国家卫生和计划生育委员会"十三五"规划教材

儿科专科医师规范化培训教材

发育行为学分册

■ 中华医学会儿科学分会
■ 中国医师协会儿科医师分会　组织编写

■ 主　编　金星明

人民卫生出版社

图书在版编目（CIP）数据

儿科专科医师规范化培训教材.发育行为学分册/金星明主编.
—北京：人民卫生出版社，2017
ISBN 978-7-117-24881-5

Ⅰ.①儿…　Ⅱ.①金…　Ⅲ.①儿科学－岗位培训－教材②行
为发育－儿科学－手册　Ⅳ.①R72

中国版本图书馆 CIP 数据核字（2017）第 180313 号

人卫智网	www.ipmph.com	医学教育、学术、考试、健康， 购书智慧智能综合服务平台
人卫官网	www.pmph.com	人卫官方资讯发布平台

儿科专科医师规范化培训教材
——发育行为学分册

主　　编：金星明
出版发行：人民卫生出版社（中继线 010-59780011）
地　　址：北京市朝阳区潘家园南里 19 号
邮　　编：100021
E - mail：pmph @ pmph.com
购书热线：010-59787592　010-59787584　010-65264830
印　　刷：三河市博文印刷有限公司
经　　销：新华书店
开　　本：787×1092　1/16　　印张：22
字　　数：549 千字
版　　次：2017 年 12 月第 1 版　2017 年 12 月第 1 版第 1 次印刷
标准书号：ISBN 978-7-117-24881-5/R·24882
定　　价：59.00 元

打击盗版举报电话：010-59787491　E-mail：WQ @ pmph.com
（凡属印装质量问题请与本社市场营销中心联系退换）

编写委员会

总　主　编　申昆玲　朱宗涵

副总主编　赵正言　王天有　孙　锟　李廷玉　罗小平

总主编助理　向　莉

主　　　编　金星明

编　　　者　（以姓氏笔画为序）

江　帆　孙克兴　李　斐　李廷玉　杨斌让　邹小兵

张劲松　陈文雄　徐　秀　童梅玲　静　进

序 言

我国儿科医师培养逐渐规范化,且与儿科医师的执业资格认定相结合。规范化的儿科医师培养可以分为三个阶段,即本科或研究生教育、儿科住院医师培养和儿科专科医师培养。儿科住院医师培养阶段采用全科轮转的方式培养,历时3年。在通过国家儿科医师资格考试后可获得儿科医师执业资格。具备儿科医师执业资格以后,可以选择专业进入儿科专科医师培养阶段,历时2年或以上。完成专科医师培养后,可成为具有某一专科特长的儿科专科医师。我国儿科教学第一阶段儿科本科教学和第二阶段儿科住院医师培养的教材已经齐备。但是第三阶段儿科专科医师培养尚缺乏标准教材。在中华医学会儿科学分会和中国医师协会儿科医师分会的共同努力下,历经三年的精心组织编撰,人民卫生出版社推出了儿科专科医师培训系列教材。

本系列教材共十四本分册,包括:儿童保健学分册、发育行为学分册、新生儿疾病分册、呼吸系统疾病分册、消化系统疾病分册、心血管系统疾病分册、血液系统疾病分册、神经系统疾病分册、泌尿系统疾病分册、免疫系统疾病分册、遗传代谢和内分泌系统疾病分册、感染性疾病分册、急诊医学分册、临床药理学分册。各分册的主编由中华医学会儿科学分会的各专科学组组长担任,遴选的编委均为儿科各专科方向的权威专家,代表了我国儿科专科的最高学术水平。根据专科医师需掌握的病种确定疾病范围,根据专科医师培训目标和基础能力确定章节内容的深浅程度,从行业角度出发,确定了明确的儿科专科医师培训目标。

各分册的框架由疾病篇和技术篇组成,其中技术篇是区别于住院医师教材的一大亮点。在疾病篇中,除了教材类专著的概述、诊断、鉴别诊断篇幅框架外,治疗决策将最新发布的指南、共识、规范等核心内容纳入,体现了其先进性,与专科医师培训需求相适应,理论和实践水平要求高于各段学历教材程度,是本教材的亮点之二。本教材疾病篇的编著将常见问题和误区防范以及热点聚焦,作为重点阐述内容,是编委的经验凝练总结,并对发展动态、争议焦点和疑难问题提出方向性的指导意见,为儿科专科医师培训过程中的起步阶段就前瞻性定位高标准高要求,不断推进儿科专科医师的持续教育培训,为提高其学习能力和指导实践指明方向,成为本教材的第三大亮点。

本系列教材以权威性、临床性、实用性和先进性为目标和基本原则,通过中华医学会儿科学分会和中国医师协会儿科医师分会的密切合作,在人民卫生出版社的审慎编辑修订下,陆续与广大儿科医师见面,适用读者不仅是第三阶段儿科住院医师,也适用于各年资主治医师。希望通过教材的应用和培训实践相结合,持续改进和优化儿科专科医师规范化培训模式,不断涌现优秀的儿科专科医师。

谨代表儿科专科医师培训教材编委会向所有付出辛勤劳动的专家们致以崇高敬意。

总主编 申昆玲 朱宗涵

2017年5月

发育行为儿科学（Developmental Behavioral Pediatrics，DBP）是顺应生物 - 心理 - 社会医学模式逐步发展起来的一门儿科学分支。它是研究从出生到18岁的儿童及青少年发育与行为规律、发育与行为异常或障碍。"发育"（又称发展）是指个体细胞、组织、器官和系统随着体积和量化的改变，其功能逐渐成熟的过程。在这个过程中，儿童与环境之间的相互作用下发生了生物学、认知和心理社会的变化和发展。"行为"是个体在维持生存和适应不断变化的环境中表现出的应答或反应。发育和行为相互关联、密不可分，发育影响着个体的行为表现，而个体的行为又依赖于发育水平。

发育行为儿科学是儿科学的基础。这门学科侧重于儿童青少年的发育、行为和心理，是儿童保健中精神神经发育的延续和纵深发展，凸显的是正常、偏离、问题、障碍儿童青少年的发育和行为的评估、诊断、咨询、干预和治疗，因此，它既有独特的学术范畴，又与儿科相关学科及其他学科有着交叉、重叠和相互协作的关系，并与家庭、学校建立合作伙伴关系。其目标是发展儿童青少年潜力，提高儿童青少年的生命或生存质量。

《发育行为学分册》按中华医学会儿科学分会和中国医师协会儿科学分会对专科医师培训教材撰写的要求，框架结构分为疾病篇和技术篇。在疾病篇中，我们根据本专业特点包含了基础的内容如强调：①儿童和青少年的发育与行为，渗透于儿科学各亚专业，将经典儿科学的精神神经发育与行为儿科学中儿童青少年行为偏离、问题和障碍有机地整合在一起；②儿童青少年的发育和行为是遗传和环境的交互作用；③家庭功能对发育和行为的重要影响。同时，我们阐述了发育和行为障碍的诊断思路和程序，并列出了常见行为问题和15个发育和行为障碍，明确各疾病应掌握、熟悉和了解的内容。特别要指出的是，每一个疾病都重点阐述了临床中常见的问题和误区防范，以及热点聚焦，包括该病目前的发展动态、争议焦点和疑难问题，这是本书的一大亮点，对专科医师的临床实践非常有帮助。

发育与行为儿科学中的技术篇基于国情，有别于传统的儿科临床操作，十分鲜明地体现了本专业的特色，着重于下述几个方面：①发育和行为的筛查和评估；②不同年龄的神经发育检查和评估；③儿童和家庭的访谈和咨询；④心理测试和社会；⑤情绪监测；⑥其他治疗，包括心理咨询、行为治疗；⑦早期干预、感觉统合训练和神经康复；⑧父母学校和发育障碍儿童的家庭支持；⑨特殊教育中的医教结合。这些临床技术的开展显现了发育与行为儿科学及相关学科间的沟通和桥梁作用，也显现了以医教结合为基本策略，使发育和行为的咨询干预、训练及治疗走进家庭和学校。

《发育行为学分册》教材的编写是由长期从事临床实践、具有丰富理论知识和临床经验的专家们的倾力之作。由于本专业尚年轻，仍在发展中，本书出版之际，恳切希望广大读者在阅读过程中不吝赐教,欢迎发送邮件至邮箱 *renweifuer@pmph.com*,或扫描封底二维码,关注"人卫儿科",对我们的工作予以批评指正,以期再版修订时进一步完善,更好地为大家服务。

金星明

2017 年 11 月

目 录

上篇 疾 病 篇

第一章　儿童发育行为儿科学基础…………………………………………… 2
第二章　儿童发育与行为 - 遗传和环境的交互作用……………………… 5
第三章　儿童常见行为问题处理…………………………………………… 9
第四章　儿童发育与行为障碍的诊断……………………………………… 26
第五章　与遗传相关的发育障碍…………………………………………… 39
第六章　与代谢性疾病相关的发育障碍…………………………………… 48
第七章　运动发育和运动障碍……………………………………………… 53
第八章　认知发育和智力障碍……………………………………………… 70
第九章　社会和情绪发育及其障碍………………………………………… 81
第十章　睡眠障碍…………………………………………………………… 94
第十一章　语音和语言障碍的临床解析…………………………………… 105
　第一节　语言障碍………………………………………………………… 105
　第二节　语音障碍………………………………………………………… 112
第十二章　学习障碍………………………………………………………… 118
第十三章　注意缺陷多动障碍……………………………………………… 124
第十四章　抽动障碍………………………………………………………… 135
第十五章　孤独症谱系障碍………………………………………………… 144
第十六章　对立违抗性障碍和品行障碍…………………………………… 153
第十七章　焦虑障碍和心境障碍…………………………………………… 158
　第一节　焦虑障碍………………………………………………………… 158
　第二节　心境障碍………………………………………………………… 165
第十八章　听力障碍………………………………………………………… 172
第十九章　视力障碍………………………………………………………… 184

下篇 技 术 篇

第二十章　儿童和家庭的访谈及咨询……………………………………… 198
　第一节　访谈……………………………………………………………… 199
　第二节　儿科咨询………………………………………………………… 203
第二十一章　发育筛查和监测……………………………………………… 210
第二十二章　行为筛查和监测……………………………………………… 222

第二十三章　社会与情绪发育监测和评估···230

第二十四章　神经发育评估和医学评估···240

第二十五章　新生儿神经发育检查···247

第二十六章　心理测试··256

第二十七章　早期干预··267

第二十八章　父母学校··274

第二十九章　儿童行为治疗··278

第三十章　　药物治疗··283

第三十一章　心理咨询··290

第三十二章　感觉统合与感觉信息处理···298

第三十三章　神经康复··304

第三十四章　发育障碍儿童的家庭支持···312

第三十五章　特殊教育中的医教结合···318

第三十六章　家庭功能··322

参考文献··341

上 篇

疾 病 篇

第一章

儿童发育行为儿科学基础

发育与行为儿科学是中国儿科学中的第 13 个亚专业,于 2011 年正式成立,这一专业相当的年轻,却又相当的重要。之所以将这门专业视为儿科学的基础,主要是因为它具有以下的特点。

一、发育行为儿科学:一门基础科学

我们将发育与行为儿科学视为一门基础科学是因为儿童发育和行为的发展过程不同于儿科学的其他专业,却又与其他儿科学专业有非常密切的联系,并关乎儿童的身心健康。在儿童健康促进中,发育行为儿科学主要侧重于发育、行为和心理。本专业是基于儿童保健中的儿童精神神经发育的延续和纵深发展,儿童保健中强调了正常儿童的发育进程,这是最基本的临床技能,只有掌握了发育进程,才能识别儿童发育和行为的差异、问题及障碍。儿童保健也强调了各年龄阶段的保健重点,而发育、行为和心理保健是其中的一部分。作为一门儿科学的分支来说,发育行为儿科学凸显的是正常、偏离、问题、障碍儿童的发育和行为,与家庭建立合作伙伴关系,指导家庭的养育及照顾,并进一步细化儿童在运动、认知、语音/语言、社会和情绪发展上的规律和特点。以此为标准,进行儿童发育行为的评估、诊断、咨询、干预和治疗的临床实践。鉴于此,这一专业既为正常儿童,又为异常儿童服务,其目标是发展儿童潜力,提高儿童生存质量。

二、发育行为儿科学:发育和行为的保健

在美国,40 年之前,朱莉·雷蒙特医师把儿童的发育视为儿科学的基础;在中国,同样是40 年之前,我国著名的第二代儿科专家郭迪教授已在儿童保健领域把儿童的生长发育称为"两条腿"并重,引领学生们开展儿童发育与行为的学习和研究,继而又陆续开展了相关的临床实践。对于正常儿童的发育和行为保健包括大运动、精细运动、认知、情绪、交流、社会适应等能力的纵向观察和监测,并对成长中的儿童和青少年进行咨询和预见性指导。对于发育与行为异常的儿童和青少年,美国儿科学会于 2007 年指出,发育行为儿科医师应对儿童和青少年的发育和行为问题及其家庭进行评估、咨询和治疗。具体包括如下:

1. 学习障碍　如阅读障碍、书写困难、数学障碍及其他与学习相关的问题。
2. 注意和行为障碍　如注意缺陷多动障碍及伴随的问题,包括对立违抗行为、品行问题、抑郁和焦虑。
3. 抽动症、多动秽语综合征、其他习惯性障碍。
4. 调节障碍　如睡眠障碍、喂养问题、训练困难、复杂的排泄训练等问题、遗尿症和遗粪症。
5. 发育缺陷　如脑瘫、脊柱裂、认知缺陷、孤独症谱系障碍、视力和听力损害。

6. 语音、语言、运动技能和思维能力发育延迟。

7. 儿科慢性疾病和残疾伴随的行为和发育问题 在儿科临床疾病的诊治过程中,有些儿童的发育和行为障碍是原发性疾病,但是,还有为数众多的儿童发育行为问题或障碍是继发性的,或伴随着疾病同时存在的,如发育落后、智力障碍、情绪问题或障碍、运动障碍等,当器质性疾病痊愈或维持稳定后,儿童的发育和行为问题或障碍就凸显出来了,需要发育和行为的咨询和干预。

三、发育行为儿科学:与家庭的密切联系

其实,儿科临床所有专业均要有医师和家庭之间的交流,而发育行为儿科学较其他专业与家庭之间有更密切的沟通和交流,又特别强调医师和儿童本人及其家庭的关系。这是因为发育行为儿科学临床的评估和诊治是多维度的,信息的来源既有医师的观察和相关的检查、病史的采集、量表的测试,也有家长的报告,综合所有的信息进行分析后,才能下结论。早在 20 世纪 60 年代就有这样的文献支持,提出医师在约见儿童和家庭时的一系列策略,并把这些策略看做是一种艺术。主要包括以下步骤:

1. 在交流中支持父母和儿童,建立联系,善于掌控诊疗环境。

2. 聆听父母有关儿童发育和行为方面的忧虑,应用引导性的提问了解家庭功能对儿童发育和行为的影响。

3. 指出儿童发育和家庭功能上的特殊风险因素,理解地域文化对儿童发育和行为的期待和作用。

4. 根据儿童发育水平给予家庭反馈及预见性指导。

5. 为父母和儿童制订所虑及问题的行动方案,达到治疗目标。

以上 5 个步骤在临床上是步步深入,前一步骤是后一步的基础,后一步是前一步的发展。

在干预或治疗过程中,家庭是不可或缺的资源。这是因为发育和行为问题或障碍的预见性指导、行为治疗、语言治疗、饮食行为治疗、运动训练、功能性排泄问题的训练等都需要家庭的积极参与,在执行训练和治疗中,不时地与家庭保持密切的联系,获得信息的反馈,以便评估疗效,调整干预或治疗方案。

四、发育行为儿科学:儿童保健和发育行为儿科的交叉部分

儿科学基础首先被认可的是儿童保健学,继而是发育与行为儿科学。在临床中儿童常见行为/情绪问题的处理是两个专业所交叉的部分。据报道,儿童常见行为问题和情绪问题的发生率在 12% 以上,包括婴儿过度哭闹、拒绝夜眠、夜醒、屏气发作、遗尿症、害怕/焦虑行为、重复性行为和习惯、喂养问题等。儿童保健专业人员可对这些问题进行筛查,根据儿童青少年诊断和统计手册(diagnostic and statistical manual for primary care,DSM-PC)进行识别、证实,同时进行干预;而发育与行为儿科医师在此基础上,还要参照精神障碍的诊断和统计手册(diagnostic and statistical manual of mental disorders,fourth edition,text revision,DSM-V)进行诊断和鉴别诊断。从症状的严重程度和功能的损害情况作界定,把发育行为儿科学临床视为一个范畴,轻度发育行为异常者可能为正常变异,中度者为问题,但不符合疾病或障碍的标准,重度者即障碍或疾病。在家庭养育儿童的过程中,最多出现、往往也是需求最大的是常见行为或情绪问题的处治,儿童保健和发育与行为儿科医师均可用行为干预的方

法,而让家庭理解和配合行为治疗,做好家庭咨询和心理咨询尤为重要。

五、发育行为儿科学:遗传和养育的交互作用

儿童发育和行为受遗传和环境的双重影响。自《从神经元到人类繁衍》一书问世后,标志着研究者们开始回答早期经验和遗传素质是如何的相互作用。例如,母乳喂养儿童有较高的智商,在分析母乳成分时发现母乳中有独特的脂肪酸,而其中 *FADSZ* 基因参与该脂肪酸的代谢,因此,有特定的 *FADSZ* 等位基因的儿童在母乳喂养下,其智商可提高 7 分,而没有这一 *FADSZ* 基因的母乳喂养儿童,其智商不会提高。又以铅中毒为例,人群研究表明,即使铅暴露低于界定值 $10\mu g/dl$,在考虑母亲的智商、各种家庭环境因素和其他混杂因素后,仍显示低水平铅暴露与较低智商有关联。近来的研究解释了两者的关联,这是因为铅影响了执行功能,包括注意、抑制、认知等,而这种不良影响仅发生于某些儿童,这些儿童具有多巴胺神经递质有关的特定的等位基因,不过这些研究仍需重复性研究以进一步佐证。总之,这些研究已开始显示基因的变异和环境的影响以及两者的相互作用。临床医师需要懂得环境因素对已明确基因诊断儿童的发育和行为有何正性或负性的影响。

综上所述,新近成立的发育行为儿科学和儿童保健同为儿科学的基础。儿科医师应当掌握正常儿童的发育和行为进程,了解遗传和养育对儿童发育和行为的影响,在诊疗中对年长儿童及其家庭的咨询,熟悉儿科临床中生物因素所致的疾病对儿童发育和行为的影响等。目前在教学医院或儿童医院,已经开始要求在住院医师培养中进行发育行为儿科的轮转,体现了儿科学对本专业的重视。随着学科的发展,发育行为儿科将与各兄弟专业共同协作,努力提高儿科的医疗质量和儿童的健康水平。

(金星明)

第二章

儿童发育与行为 - 遗传和环境的交互作用

培训目标

1. 熟悉　影响儿童发育和行为的生物学因素。
2. 熟悉　影响儿童发育和行为的环境因素。
3. 了解　遗传和环境的交互作用对儿童发育和行为多样性的影响。

　　遗传和环境在儿童发育和行为中共同发挥作用,且在整个儿童期交互影响。本章阐述遗传和环境如何交互影响儿童的发育和行为。在整个章节中,需要牢记两个概念,即个体差异和发育可塑性。因为个体差异的存在,儿童对影响其发育和行为的因素,无论是遗传还是环境因素,反应是不尽相同的。而且,越来越多的研究显示,遗传和环境的交互作用,是个体差异的根源。因为发育可塑性、遗传和环境的影响均可以受其他因素的作用而扩大或减弱。因此,遗传和环境对儿童发育和行为的影响绝不是一成不变的,而是可塑的。

一、影响儿童发育和行为的生物学因素

(一) 基因序列

　　科学家曾经预测人类基因约有 10 万个,但人类基因组计划结果显示人类基因总数在 2 万 ~2.5 万个,只比简单生物如线虫多一些,与黑猩猩的基因差别不到 5%。如此少的基因数量差别却能产生如此显著的表型不同,与人类基因选择性剪切、非编码序列及极其复杂的基因之间的相互作用有关。

　　基因因素对儿童发育和行为的影响可大可小,有时甚至是微效的。影响大时表现为伴随智力障碍和严重行为障碍的基因病。按目前分类法,基因病一般分为单基因遗传病、多基因遗传病和染色体病三大类:①单基因遗传病:如脆性 X 综合征,Rett 综合征,Lesch-Nyhan 综合征;②多基因遗传病:如 Williams 综合征;③染色体病:包括整倍体的异常,节段性缺失和复制,如 Down 综合征。某些遗传因素对儿童发育和行为的影响是微效的。如在孤独症谱系障碍中,少数是单一基因的突变,如脆性 X 综合征,但大多数孤独症谱系障碍患者受多个基因的影响。如果仅少量这样的微效基因存在,症状可能较轻,但如果多个基因存在,可能有整合的作用,从而出现典型症状。如 CNTNAP2,与孤独症和语言障碍均有关,之所以出现孤独症和语言障碍的表现,是因为有其他致病因素导致了社交障碍。

　　对于一些典型的、严重的基因病,过去人们认为其发育结局是注定难以改变的。即使对于这样一些典型的、严重的基因病,遗传和环境的交互作用也是显著的。对于一些代谢性疾病,如大家熟知的苯丙酮尿症,早期诊断和营养管理可以极大地影响结局。即使在染色体病

中,如 Down 综合征,大量证据显示环境因素可以影响发育可塑性。既往,几乎所有的 Down 综合征患者的认知水平是中~重度缺陷。现在,Down 综合征患者接受早期干预和特殊教育,他们的认知水平比上一代 Down 综合征患者高很多。

(二) 表观遗传

表观遗传并不涉及 DNA 序列改变或者蛋白表达的变化,可以在发育中稳定传递,主要包括 DNA 甲基化、组蛋白共价修饰、染色质重塑、基因沉默和 RNA 编辑等调控机制。例如,Prader-Willi 和 Angelman 是两种临床症状和遗传形式不同的遗传疾病,但是,两者的致病因素都与 15 号染色体长臂 11-13 区(15q11-13)印记基因聚集区有关。如果基因缺陷来源于父系,则造成 Prader-Willi。如果基因缺陷来源于母系,则造成 Angelman。

另一个例子是在脆性 X 综合征中发现的表观遗传现象。脆性 X 综合征是 X 染色体非编码区域 FMRP 基因的突变,在大多数病例,还伴随着 FMRP 基因的甲基化,从而阻碍了基因的表达,导致脆性 X 综合征的典型表现。在极少数病例,突变基因并没有甲基化,仍存在部分 FMRP 表达,临床症状相对较轻。

同卵双生子基因序列相同,但他们的表观遗传调节状态可以不同,因此表型不同。研究显示,同卵双生子表观遗传的差别随年龄增加,尤其是当他们在不同环境中成长时更为明显。因此,环境的不同可能是表观遗传变化的原因。

(三) 其他生物学因素

其他一些生物学因素,不一定有基因背景,也可以影响儿童发育和行为,如脑外伤、缺氧缺血性脑病、脑膜炎、先天性脑发育不良、癫痫等神经系统疾病,同样也可见于营养不良、宫内感染、慢性疾病。在这些情况下,儿童发育和行为的最终结局与疾病本身治疗和行为干预密切相关。良好的环境、教育和治疗措施可使大脑功能得到良好的恢复发展。既往认为治疗无效的一些生物学因素,随着医疗干预水平的提高,可能在将来会有更光明的前景。

二、影响儿童发育和行为的环境因素

一系列环境因素,或后天经验,广泛地影响儿童发育和行为,包括母亲教育水平、家庭环境、学校环境、电子媒介、儿童虐待、宗教信仰的力量。这些环境因素通过直接或间接的机制对儿童发育和行为造成有利的或有害的影响。尽管这些因素的影响机制并不十分清楚,但环境因素发挥作用在一定程度上依赖于大脑的可塑性。也就是说,大脑有被环境因素重塑的潜能,可能是通过神经生物学的机制发挥作用。环境因素如儿童忽视或虐待、家庭离异、家庭暴力与增加的压力有关,可能通过压力相关生物途径对儿童发育和行为产生影响。

(一) 丰富环境的神经生物学效果

Volkmar 和 Greenough 早期实验研究显示当做宠物来养育的大鼠较那些缺乏与人广泛互动的大鼠有更强的问题解决能力。相关神经生物学研究发现丰富环境可以增进脑容积,增进突触数量和树突分支的复杂性。因此,环境的变化可改变神经生物学特点。

大量研究显示,母亲教育水平是影响儿童发育和行为的强有力因素。具体的机制并不十分清楚,但可以理解为母亲直接或间接地为儿童提供的丰富环境发挥作用。近年来更多的研究侧重详细评估可观察的环境变量,如家中的书目、电子产品暴露时间、儿童对话的类型等。这些研究提示,母亲至少部分通过这些更为直接的、具体的因素影响儿童的发育和行为。

(二) 敏感期

在一些极端的、罕见的"野生"儿童的例子里,当儿童被剥夺了正常的人类交往环境,其发育和行为广泛受损。如语言发育，在生命早期缺乏合适的语言环境的刺激，将无法获得人类的语言。这些例子告诉我们儿童发育存在敏感期。除了这些极端的例子，也有一些情况同样证实环境因素与生物因素交互作用敏感期的存在。正如人们常常发现，儿童倾向于比成人更容易、更有效地获得第二种语言。

儿科医师、心理学家、家长、教育工作者和政策决策者已经发现生命的最初几年对儿童的发育极其重要，这与大脑的发育密切相关。关于国际领养的研究发现，无论这些儿童来自罗马尼亚、俄罗斯、中国还是其他国家，在机构生活超过 2 年的儿童比 2 岁前领养的儿童，其发育障碍更严重、持久。除了对认知的影响，机构养育还对行为有广泛的影响。早期严重缺乏正常的依恋会在以后成长过程中产生持续的不良影响，因此，婴幼儿期是建立亲密的人际关系的重要敏感期。

过去人们常用"关键期"这个词，现在更倾向于用"敏感期"，这一术语反映了发育过程并不完全局限于特定的时间窗。特定的发育过程在其敏感期可能更为迅速、有效，敏感期后仍可以有进展。

(三) 学校环境

很少有家长会否认正规教育对儿童发育和行为的影响，很多家长会选择居住地为孩子寻求最佳的教育资源。教育工作者一直致力于研究新的、有效的课程。近年来这些努力突破了基本认知技能的培养，一些新的学前课程目标是开发更好的执行功能（如工作记忆、抑制和注意力）。

(四) 特殊操作环境

针对特定人群的特殊环境操作是治疗干预的手段之一。如脑瘫中的强制疗法，强制性诱导偏瘫型脑瘫患儿更频繁地使用患侧肢体，可提高患儿运动功能的康复，可能与有效的重塑大脑回路有关。

孤独症干预的应用行为分析（ABA）策略也可以看做针对严重发育障碍患儿的特殊环境操作。虽然 ABA 比较刻板，局限于治疗环境，与普通儿童所面临的普通环境不同，但数据显示这种学习环境对孤独症的患者是有效的。

三、遗传和环境交互作用的科学研究

现实中，无论遗传还是环境，通常共同影响儿童发育和行为，很少独立发挥作用，独立作用只能从理论概念上区分。

(一) 遗传度

许多行为遗传学研究试图分析遗传和环境因素对各种结果或诊断所贡献的比例。人们常用遗传度来衡量遗传的影响，范围为 0~1.00。例如，注意缺陷多动障碍的遗传度估计在 0.60~0.90。IQ 的遗传度估计在 0.50~0.85，并随年龄的增长而增加（即遗传因素在更大年龄阶段影响更明显）。请注意，遗传度是一个抽象的数学概念，并没有预测的现实意义。例如，如果说阅读障碍的遗传度是 0.75，并不意味着 75% 的阅读障碍患者有遗传病因，也不是说一个阅读障碍患者的子女有 75% 的可能患有阅读障碍。遗传度仅仅描述了在特定科学研究中某一特征归因于遗传的程度。

在这些行为遗传学研究中，很多发育行为特征或疾病的遗传度超过 0.50，因此有人认为生物因素比环境因素更重要，这是一种误解。首先，很难说某种疾病更多地受遗传或环境的影响，因为目前还没有一种疾病的遗传度达到 1.00。即使同卵双生子在孤独症、精神分裂或阅读障碍等疾病中也没有表现出 100% 的符合率,这就意味着环境因素在遗传背景完全相同的情况下也可以产生具有临床意义的差别。此外,这类研究依赖于研究人群中遗传和环境变量的变化。例如,如果所有的研究对象都在同一的环境中,这项研究就会高估遗传度,低估环境因素的影响。同样,现实环境也会影响遗传度的研究。例如,Turkheimer 研究发现 IQ 的遗传度在社会经济地位高的人群中更高,而在社会经济地位低的人群中接近 0。可能的解释是社会经济地位高的人群其儿童养育环境良好且稳定,限制了环境因素的差别,提高了遗传的影响。

(二) 遗传和环境的交互作用实例

近年来一些研究反映了遗传环境交互作用对儿童发育和行为的影响。例如,在一项母乳喂养与 IQ 关系的研究中显示,母乳喂养儿童 IQ 较高,猜测可能与母乳中独特的脂肪酸成分有关。而研究者发现,脂肪酸代谢基因 *FADS2* 与 IQ 相关。拥有某特定类型 *FADS2* 等位基因的儿童,如果母乳喂养,IQ 高 7 个百分点,而设有 *FADS2* 等位基因的儿童,母乳喂养对 IQ 的影响不明显。

铅中毒是遗传环境交互作用的另一个例子。人群研究发现铅暴露,即使低于铅可接受范围 $10\mu g/dl$,仍然与低 IQ 水平相关。在既定的铅暴露水平,研究显示拥有特定的多巴胺神经递质受体基因的人群更易受损。

目前还有一类研究环境与表观遗传的交互作用。动物实验发现环境因素可以导致基因甲基化,影响基因表达,继而影响后代。这一循环可能反映了人类行为模式。

脆性 X 综合征是典型的遗传性疾病,同时也是遗传和环境交互作用的很好的例子。脆性 X 综合征是单基因突变,大多数表现为智力低下和行为问题,但程度不尽相同,可能与以下三种情况有关:一种是 *FMRP* 全基因突变,但无基因的甲基化,仍可有部分 *FMRP* 基因表达,部分 FMRP 蛋白产生,认知障碍相对较轻。另一种是体内存在基因嵌合,即部分细胞是 *FMRP* 基因突变,部分细胞是正常基因。此外,X 染色体随机失活也导致含 *FMRP* 突变的细胞比例不同。一些研究者也发现其他基因对脆性 X 综合征临床表现的影响。如血清素转运体基因可能与不同程度的攻击、刻板行为有关,提示基因的相互作用影响儿童发育和行为。环境因素,如家庭环境,包括家长对孩子的反应、教学材料的配备等,对脆性 X 综合征患者的认知和适应性行为同样重要。在适应性行为方面,家庭环境的影响甚至超过了儿童的 IQ。

四、小结

遗传和环境对儿童发育和行为均有深远的影响。基因的差别可以产生细微或显著的作用,基因组学正在努力揭示基因之间的相互作用对大脑发育和行为的复杂影响。环境因素同样可以产生细微或显著的作用。而且不同于基因,许多环境因素,如教育和行为干预,可以发挥有利的作用。新的干预措施甚至可能扩大这种有利影响。

许多行为遗传学研究试图定量遗传和环境对儿童发育和行为的相对影响,但对于疾病个体是没有太大相关性的。越来越多的研究致力于遗传和环境的交互作用,这也正是儿童发育和行为多样性的根源。

(李廷玉)

第三章

儿童常见行为问题处理

培训目标

1. 掌握 行为问题的评估、常见行为问题的处置和行为问题的治疗。
2. 熟悉 行为问题干预的理论和方法及处置和原则。
3. 了解 行为问题发生的机制。

一、儿童常见行为问题概述

行为（behavior）是心理学与教育学中的一个重要概念，但也是最难界定的一个概念。不同理论流派的学者对行为有不同的定义。美国心理学家米尔顿伯格（Milterberger）在2000年提出，界定行为的定义应具备六个基本特征：①行为是人们说的和做的具体行动，即是个体的动态情况而非静态特征；②行为是可以测量的，包括行为发生的频率、强度、发生时间和持续时间等；③行为是可以由行为者本人或别人进行观察、描述和记录；④行为是会对外界环境产生影响；⑤行为是受自然规律支配的；⑥行为包括可以直接观察的公开行为（如打人行为）和无法直接观察的隐蔽行为（如受责备后的心理感受），即行为包括外显行为也包括内隐行为。

对问题行为的研究，由于受到研究领域、研究方法及研究者所在社会文化背景的影响，所以在理论界对问题行为的含义并不完全一致。有学者从道德行为或社会行为视角出发对问题行为进行界定，如西方学者林格论认为，问题行为是指任何一种引起麻烦的行为，或者说这种行为产生麻烦；我国学者也相应界定问题行为是指儿童青少年在成长过程中常见的各种不利于品格发展和身心健康的行为。也有学者从精神病学或病理心理学角度对问题行为作出界定：问题行为是指在儿童期出现的心理和行为的失调。国内学者林崇德认为，问题行为即妨碍个体自身社会适应的异常行为。尽管各领域学者对问题行为的看法存在差异，但总体基本认同的是从儿童一般社会行为视角出发进行界定。

因此，概括众多文献资料，学者们对问题行为有基本的共识：问题行为是指儿童和青少年在发展过程中普遍存在的、反复发生的既影响他人又影响自身发展的行为和情绪异常问题；且问题行为具备两个基本特征：第一，具有有害性，行为本身既对他人不利，也对自己不利；第二，具有反复性，行为必须是反复发生的。某一行为是否是问题行为，首先要看该行为是否具有有害性，且仅具备了有害性仍然不能判断该行为是问题行为。例如，某儿童有一天打了同学，我们不能由此判断该儿童具有攻击性问题行为，只有该儿童经常打同学，我们才能判定该儿童具有攻击性问题行为。

问题行为通常被分成两大类，即外化问题行为和内化问题行为。外化问题行为包括过失行为(如撒谎、偷窃、破坏公共财物等)和攻击行为(如打架、不服从、挑衅、威胁他人等);内化问题行为主要是指儿童经历的一些不愉快或消极的情绪,包括抑郁、焦虑、恐惧、退缩等。在不同年龄阶段儿童身上,问题行为的具体和程度均不尽相同。

【病因】

有关问题行为的病因至今尚不清楚,可能是起源于遗传基因,也可能是生物和环境因素共同作用的结果。在一些特殊障碍儿童中,特殊基因的缺陷会导致一系列问题行为,如 Lesch-Nyham 综合征儿童的自伤和攻击行为、多发性抽动综合征的抽动和秽语等;孤独症谱系障碍儿童由于社交沟通技能的缺乏而导致一系列相关问题行为的产生;有一些儿童的不良行为可能是因为父母或家人在无意中的强化而维持下来,如无理哭闹、发脾气,而另一些行为是因为孩子的过失行为(如撒谎、逃课等)没有接受恰当地处理而增多。

【发生机制】

来自社会学、教育学和心理学的众多学者对问题行为发生的机制进行了各方面的阐述,其中影响比较多的理论主要有社会标签理论、问题行为理论、信息加工理论及生态系统等,这些理论从不同的角度对问题行为的发生机制作出了解释。

1. **社会标签理论**(social labeling theory) 社会标签理论是由美国著名社会心理学家弗兰克·坦南鲍姆(Frank Tannenbaum)等在 20 世纪 30 年代提出,最初是针对犯罪原因进行分析和解释,后来被广泛应用于教育领域。社会标签理论认为所谓的"犯罪"或"问题"是相对的,而非绝对的。某种现象之所以成为问题,是因为社会给行为人贴上了一定的标签。而一个人只有被他人贴上了"越轨者"的标签时,他的行为才构成违规行为,而这一标签就是"越轨者"与"正常人"区分开来的标志。该理论用"初级越轨"向"次级越轨"的过程说明了标签化对罪犯形成的影响。"初级越轨"指行为人已实施了一定不良行为,但由于未被发现或其他原因还未被作为"越轨者"来看待,行为人也没有按越轨者及其行为模式去理解自我形象,这时的越轨成为"初级越轨"。"次级越轨"也称"二级越轨",是指行为人已经实施了一系列越轨行为并被社会公开标定为"越轨者",个体本身也形成了"越轨者"的自我形象,这称为"次级越轨"。

根据社会标签理论,问题儿童并非生来就是问题儿童,之所以成为问题儿童他们经历了从"初级问题行为"向"次级问题行为"变化的进程。如幼儿园小朋友抢了别人的玩具并占为己有,但未被他人发现,因而也未因此受到惩罚。这类问题行为在学龄期儿童中较普遍存在,但同时也是暂时行动的,如果不予以强化可能过一段时间会消失,不会形成习惯性行为,当然也就不会给儿童以后的学习生活带来其他不良影响。但是,当儿童的初级"问题行为"被他人发现,并且被权威人士(如家长、教师)贴上"问题行为"的标签后,受到来自各方的指责和批评,此时儿童的问题行为就成为"次级问题行为"。儿童被标签为问题行为者是次级越轨与初级越轨的关键区别。随之,儿童本人也有意无意地接受了这一"标签",对别人的看法予以认同,开始围绕问题行为者的角色来认知自己的行为和观念,并做出相应的行为。最后该儿童加入了"问题行为儿童"群体,他的问题行为在群体和亚文化中得到支持和认可。在这整个过程中,给儿童贴标签是关键,而加入问题儿童群体则是强化剂。因此,他人或群体对初次表现出问题行为的儿童所持的否定性评价和采取的处置措施在儿童问题行为的最初形成过程中起着关键的作用。

2. **杰索的问题行为理论**(problem behavior theory,PBT) 是一种心理学模型。该理论认为,问题行为的发生进程包括三个既相互联系又具有独立特点的组成部分:个性系统、环境系统和行为系统。个性系统包括社会认知、个体的价值观、信念、期望及态度;环境系统由近环境影响因素和远环境影响因素组成,如家庭和同伴对问题行为的期望和取向等。行为系统由问题行为结构和习俗行为结构构成。问题行为结构包括如违规使用药物、不良行为等;习俗行为结构包括去教堂、去学校、品行优秀等。这三者之间是密切相关,问题行为的产生受个体的个性特点及个体所处环境的影响。杰索等认为,问题行为源自个体试图摆脱权威和社会的约束、寻求独立的强烈愿望。

3. **社会学习理论**(social learning theory)　是由美国心理学家班杜拉提出的。该理论认为,个体的社会行为源自于以偶然强化为中介的直接学习和观察学习。儿童的社会行为,包括攻击、合作、助人等,都是直接学习、模仿(观察学习)和强化的结果。直接学习是指个体直接做出某种行为并亲自体验这种行为的结果;观察学习是指个体通过观察他人的行为及其后果而实现的学习。其中,直接学习是行为获得的基本途径,而观察学习则是行为获得的主要途径。班杜拉确定了观察学习的四个分步骤:注意过程(注意到榜样行为)、保持过程(对榜样行为信息进行编码,作为表象储存在记忆中)、动作复制过程(把记忆中行为动作表象的成分构成一新的行为模式)动机过程(出现相应刺激,促使儿童出现观察过的榜样行为)。无论是直接学习还是观察学习,强化在行为获得及行为表现中都起着重要作用,它直接决定个体是否学习某种行为以及是否将习得的行为表现出来。

4. **生态学理论**(ecological theory)　最具代表的是布洛芬·布伦纳生态理论。该理论认为,人类生活的环境由若干相互联系、相互作用的系统组成,主要包括微系统(microsystem)、中间系统(mesosystem)、外层系统(exosystem)和宏系统(macrosystem)。微系统是人类发展生态学模型中最基本的单元,是指影响个体最直接的生活环境,包括家庭、同伴、邻居和学校等;中间系统是指个体直接参与的微系统(家庭、学校和同伴群体)之间的联系与相互影响;外层系统是指个体并未直接参与但却对他们发展产生影响的系统,如父母的工作环境;宏系统是指个体所处的整个文化或亚文化中的意识形态、习俗、道德观念及法律,是处于生态环境中的最外层,微系统、中间系统和外层系统均嵌套于其中。根据生态学理论研究问题行为发生的危险因素中发现,在个体水平上,与问题行为相关的危险因素有气质、性别、智商和自我价值;在微系统水平上有亲子关系、同胞关系、友谊、教养方式和家庭风格;在外层系统中有父母婚姻关系和工作经历、社会经济地位、社会支持等。

5. **生物 - 心理 - 社会模型**(the biological-psychology-social model)　由道奇和佩蒂特提出。该理论认为个体行为问题的发生和发展受多种危险因素的影响,生理、心理和社会三因素间的非线性交互作用对儿童行为的发生发展具有决定作用。而生理、心理和社会环境三者之间的交互作用都要通过儿童的社会信息加工过程进行的,因此生物 - 心理 - 社会模型,也是信息加工理论的进一步发展,是对传统众多理论的一个概括。强调个体身心因素和社会环境因素交互作用的同时,重视个体信息加工过程的重要作用,明确指出儿童适应环境的主观能动性和自我调控功能的重要性,突显了发展心理学领域中儿童社会性发展的重要性。

【流行病学】

研究表明,儿童问题行为的起始年龄较早,在婴幼儿期问题行为就已经发生。有研究报道,早期儿童问题行为的发生率在10%~15%,其中21%的学前儿童问题行为具有临床症状,较为严重的占总人数的9%。国外一项纵向研究发现,从幼儿园一直到小学持续具有问题行为的儿童占总人数的 10%。国内由于对儿童问题行为的界定不一,所以研究报道的儿童问题行为发生率差异较大。有学者以 CBCL 为测评工具对 4~6 岁幼儿问题行为进行研究,发现问题行为的检出率为 22.52%,其中男孩(25.33%)高于女孩(19.74%)。也有研究发现,学前儿童的问题行为上没有显著的性别差异。但总体而言,男孩的外化问题高于女孩;而女孩的内化问题多于男孩。

二、儿童行为问题干预的理论和方法

儿童行为问题干预是指针对问题行为开展和实施某些程序或方法技术,帮助儿童改变他们的不良行为,达到改进其不良行为表现的目的。儿童问题行为干预通常以心理学中的行为矫正相关理论为依据,根据儿童的特点制订严密的干预程序,选择合适的干预技术对儿童问题行为进行干预。目前在该领域影响较多的主要有行为主义理论、社会学习理论、认知理论及人本主义理论。

(一) 行为主义理论和方法

行为主义理论认为,个体行为的习得实际上是通过条件作用在刺激(stimulus)和反应(reaction)之间建立直接连接的过程。最著名的行为主义理论包括巴甫洛夫的条件反射理论、华生的行为主义理论和斯金纳的操作条件反射理论等。在行为主义原理中应用的行为干预技术主要包括正强化、负强化、惩罚和消退。

1. 正强化(positive reinforcement) 是指个体在某一情境下做某种行为时,如果这一行为得到奖励,则在同样情境下再出现这种行为的几率增加。这个奖励被称为强化物,可以是物质的,还可以是精神的,具体可分成三大类:物质性、活动性和社会性。物质性强化物包括儿童喜爱的食物、实物、代币等;活动性强化物包括儿童喜爱的郊游、打球、游戏等;社会性强化物包括微笑、拥抱、关注、称赞等。

2. 负强化(negative reinforcement) 是指在某一情境下,一种行为的发生,引起厌恶刺激的移去或取消,则在同样情境下,该行为的出现率会提高。初学者,常常容易将负强化与惩罚混淆,两者的根本区别是惩罚施加厌恶刺激,其目的是阻止问题行为出现,但不一定形成良好行为,其效果是不愉快的;而负强化是除去厌恶刺激,目的是建立良好行为,其效果是愉快的。运用负强化可以消除不良行为,同时建立替代的良好行为。

3. 惩罚(punishment) 是指当儿童在一定情境下产生某一行为后,随之使其承受厌恶刺激或撤销正在享用的喜爱物品或活动,那么以后在同样情境下,该行为的发生几率就会降低。与正强化和负强化的效果相反,惩罚过程其目的是减少/消除某种行为的发生。惩罚的方式有很多,常用的有隔离、谴责和体罚。隔离是当儿童表现出某种问题行为时,及时撤除其正在享用的喜爱物品或活动,把儿童转移到一个无聊的环境中去;谴责是指当儿童出现不良行为时,及时给予强烈的否定的言语刺激或警告语,以阻止或消除不良行为的出现;体罚是指儿童问题行为出现时,及时给予一种可导致儿童感觉器官不舒适感的厌恶刺激或惩罚物,以达到阻止或消除这种行为发生的效果。一般惩罚只能部分减少或暂时抑制不良行为,而不能使之完全消除。若要完全消除儿童的问题行为,通常还需要辅以其他行为矫正方法。

4. 消退(extinction) 是指在一确定情境中,一个以前被强化的反应,在行为发生之后不再给予任何强化,那么该行为在以后的发生率会降低。通过消退法可以消除已建立的问题行为,须注意的是消退所期望的效果,极少即时出现。常常是在问题行为减少前,该行为的频率和强度反而可能会出现一个短暂的增加或"暴发",经过一段时间后才逐渐见效。

应用行为主义原理进行儿童问题行为干预的基本程序:①行为评估(behavioral assessment),又称行为功能分析或行为分析,是观察并记录儿童目标行为的信息,确定儿童当前行为的表现形式,即对儿童当前问题行为进行定义,了解该行为的发生条件及过程。行为评估方法主要有直接评估、间接评估和实验法三种。②选择行为干预的方法并进行干预,包括设立基点行、选择强化物和强化标准。

(二) 社会学习理论和方法

社会学习理论也称观察学习理论,由美国心理学家艾伯特·班杜拉提出,是指儿童通过观察和模仿别人习得的行为模式。儿童的行为是后天习得的,但并非都是以直接强化为动因或性本能发展的产物,而是直接学习和模仿学习的结果。

1. **直接学习**　也称参与性学习,是指儿童通过亲自去做并体验相应行为后果而进行的学习。这是儿童习得行为的一种最基本的途径。在直接学习中,儿童必须亲自经历行为的后果,儿童的某种行为所产生的积极或消极结果直接决定着儿童是否重复这些行为。如果儿童做的某一行为得到他人的肯定,即得到强化,则会激发儿童继续这类行为;反之,如果该行为的结果是否定的,那么儿童就会设法抑制该行为的发生。

2. **观察学习**　也称替代学习,是指通过观察他人所表现的行为及其结果而进行的学习。模仿是一种儿童行为学习中更重要的途径,人类社会的一些行为无法直接学习,必须依靠模仿。通过观察学习可以帮助儿童避免行为消极后果所带来的负面影响,避免依靠直接学习获得个体所处的社会文化规范时可能遭受的惩罚。如幼儿看到别人做坏事(抢小朋友玩具)受到惩罚,自己就不做坏事(抢小朋友玩具)。

社会学习理论已被广泛应用在儿童问题行为干预中,包括榜样示范、替代性强化和自我强化等使用技术。在榜样设置中须注意:①榜样要具体明确;②榜样要切合实际;③注意不要设置不良行为榜样。同时要充分利用儿童的自我控制能力,充分调动儿童的自主能力。虽然儿童的自我评价能力、自我控制能力、情绪体验等方面尚未发育成熟,处于非常幼稚阶段,但并不意味着他们没有自我调控能力。一般来说,3岁左右的儿童已出现自尊感的萌芽,犯了错误后会感到羞愧、怕别人耻笑、不愿被当众训斥等。

(三) 认知心理学理论和方法

早期认知心理学理论是以瑞士著名心理学家皮亚杰为代表,对儿童认知发展的规律提出的完全不同于行为主义的理论观点。认为儿童是信息加工者,并具有丰富的内部资源,儿童能够利用这些内部资源与周围环境交互作用,对外界心理进行编码、储存和操作,进而影响人类的行为。认知理论认为,相同事件之所以会对不同个体产生不同的影响,是因为个体对该事件的认知评价不同。个体的异常行为主要是由个体不良认知所导致的。因此,认知理论能够很好地解释为什么在相同压力的环境下,不同的儿童会产生不同的反应,如受到老师批评后,一些儿童可能会不在意,不会产生不良影响;而有些儿童则会焦虑,甚至拒绝上学。儿童的认知特征、归因方式、个性特点及冲突处理能力等都会影响个体的认知过程,并通过认知过程影响个体的情绪和行为表现。

应用于儿童问题行为的认知干预技术主要有角色扮演、延迟满足训练、社交技能训练、问题解决技术等。

1. **角色扮演**　是指运用戏剧表演的方法,将个人暂时置身于他人的社会角色中,按照这一角色所要求的方式和态度做事,以增进对他人社会角色及自身原有角色的理解,从而学会更有效履行自己角色的方法。角色扮演有助于帮助儿童了解心理过程中的内心冲突与外在表现,为解决问题提供切实有效的途径。角色扮演法应注意以下几个问题:①所选的角色扮演情境和表演内容要贴近儿童的现实生活,以激励儿童参与获得的积极性,唤起他们的共鸣;②在角色扮演过程中,要鼓励儿童表达自己真实的想法和感受,坚决制止嘲笑表演者的行为,以免对表演者造成心灵上的伤害;③在讨论问题时,干预者要把握讨论要点和角色扮演的目的,避免将讨论局限于表面现象或无关内容,如扮演者的演技等。

2. **延迟满足训练** 延迟满足是指一种为更有价值的长远结果而自愿放弃,即是满足的决策取向及在等待中展示的自我控制能力。认知理论认为个体认知能力具有指引、调节和监督行为的功能,是一种心理成熟的表现。延迟满足能力不仅是儿童自我控制的核心成分和最重要技能,也是社会化和情绪调节的重要成分,延迟满足能力强的儿童比延迟满足能力弱的儿童其认知策略更有效。因此,训练儿童的延迟满足能力能有效提供儿童的行为控制能力,从而起到抑制和消除儿童问题行为表现的作用。延迟满足训练通常需要干预者教导儿童学会如何避免注意奖励物的诱惑、如何选择有效分心策略、如何进行有效的自我指导、如何采用适当的外部行为帮助延迟等。在这些措施落实过程中,同样会用到强化、榜样示范等基本技术。

3. **社交技能训练** 是儿童社交退缩行为干预领域最为广泛应用的方法,对于改变同伴关系、改善社交退缩行为有明显的效果。该训练技术原理是源于社交退缩儿童的交往问题是社交技能的缺失。因此,社交技能训练针对性的是包括言语和非言语沟通技能训练,具体包括技术指导(coaching)、榜样示范(modeling)和社交问题解决练习(social-problem solving training)等内容。技术指导包括编制干预计划,对儿童提供具体的社交技能指导和训练;榜样示范是指干预者通过树立同伴榜样培养儿童的积极行为,提供他们与同伴积极互动的能力;社交问题解决练习的重点就是训练儿童处理日常社交冲突问题的能力。该项技术可以用于干预个体儿童,也可以用于小组儿童。

4. **问题解决技术** 是儿童攻击行为、社交退缩干预中常用的一项技术,通常包括问题定向、问题定义、产生解决问题途径、作出抉择和具体实施并检验五个阶段。①问题定向:是设法让儿童拥有积极解决问题的态度;②问题定义:是要求儿童收集与问题有关的各种有用的信息,明确陈述自己所面临的问题;③产生解决问题途径:儿童和干预者一起讨论并找出可能有效解决问题的各种途径;④作出抉择:儿童和干预者讨论,从各种可能途径中选择出一个最佳的方案;⑤实践和检验:根据所选方案,来解决实际问题,检验其有效性。

(四) 人本主义理论

人本主义理论是20世纪中期兴起的一种心理学理论,被称为"心理学的第三势力"。美国心理学家哈罗德·马斯洛(Harold Maslow)是人本主义心理理论的主要发起者,是心理学第三势力的领导人,在心理健康与人类潜能方面的研究作出巨大贡献。根据马斯洛的人本主义理论,个体成长发展的内在力量是动机。动机是由五种不同性质的需要组成的,各种需要有先后顺序和高低层次之分,每一层次的需要与满足决定个体人格发展的境界或程度。

马斯洛的人类五种需要按由低到高的顺序排列分别为:生理需要、安全需要、爱的需要、尊重需要和自我实现需要。①生理需要(physiological needs):是指人类为存在所需的基本需求,包括食物、水、睡眠和性等需要,是推动人行动的首要动力。当个体所有的需要都处于匮乏状态时,机体会被生理需要所控制,其他所有需要或者不存在或者被置于脑后;马斯洛指出,只有这些最基本的生理需要得到满足,达到能够维持生存所必需的程度后,其他需要才能成为新的激励因素,而此时这些已相对满足的生理需要也就不再成为激励因素。②安全需要(safety needs):是指个体希望获得安全和可预测的环境,它可以免除个体生理和心理上的焦虑,如健康保障、人身安全、家庭安全、财产所有性、职位保障等。安全需要是继生理需要之后的第二层需要。安全需要在婴幼儿中表现更为明显,其原因有二:一是婴儿与成人相比对身体疾病会产生更加直接的反应,躯体疾病会让婴儿感到不安,由此而感到害怕、做噩梦,需要他人保护;二是婴儿偏爱有规律的生活节奏或秩序,需要一个可预测、规律有序的世界。因此,外界环境一旦发生变故,婴儿就会觉得世界没有规律、不可预测,随即感到焦虑不安,产生不安全感。③爱的需要(love needs):是指个体在生理需要和安全需要获得满足之后的第三层需要,寻求爱、情感与归属的需要就成为激励个体从事某种活动的动机因素。个体对爱的需求是相互的,不仅需要他人的爱和情感,也需要给予他人爱和情感。④尊重需要(esteem needs):包括尊重别人和自尊两个方面,每个正常人都希望他人对自己有一个稳定的高评价,都寻求自尊,同时也尊重他人。因此,尊重需要可分两个亚类型:第一类是指追求力量、成就、自信、独立与自由等,即自尊系列;第二类是指追求声望或名声、关注、重要地位、他人赏识等,即来自他人尊重系列。尊重需要得到满足,能使人对自己充满信心,对社会充满热情,体验到活着的用处和价值。⑤自我实现需要(self-actualization needs):是指实现个人理想、抱负,发挥个人的能力到最大限度,是人类最高层次的需要。个体要想达到这样的境界,其前提条件是生理需要、安全需要、爱的需要和尊重需要得到满足。达到自我实现需要的人,接受自己也接受他人,解决问题能力争取,自觉性提高,善于独立处事,要求不受打扰,完成与自己能力相称的一切事情。现实生活中,达到自我实现需要阶段的人不足1%,自我实现需要是在努力实现自己的潜力,使自己越来越成为自己所期望的任务。

马斯洛认为,这五种需要如阶梯一样从低到高,按层次逐渐递升,一般而言,低一层次的需要相对满足了,就会向高一层次发展,追求更高一层次的需要就成为驱使行为的动力;而相应的,获得基本满足的需要就不再是一般激励力量。

人本主义理论认为个体具有积极成长的能力和潜力,相信个体有能力引导、调整和控制自己,能够发现自我与现实的矛盾,不断修正自己去适应生活。因此,人本主义的干预技术不是教育、指导儿童,而是给儿童提供一种了解自己的特定心理氛围,减轻自我与现实之间矛盾所带来的焦虑感,从而依靠其自身的能力和潜力来修正自己,抑制或消除问题行为。其最广泛应用的就是以儿童为中心的治疗方法。可采用咨询中的常用语言、游戏疗法、戏剧疗法和玩偶治疗法,给儿童提供促进其成长的良好氛围,促进其释放自我成长的内在动力。在应用人本主义理论对儿童问题行为干预过程中,需要注意两点:一是满足儿童生理与心理需要。儿童问题行为的发生发展与早期亲子关系、家庭教养方式、家庭环境等密切相关,不良亲子关系通常是儿童问题行为发生的潜在危险因素,因此需要指导家庭建立良好亲子关系,满足儿童生理与心理需要;二是尊重儿童,发挥儿童的主动性。在整个干预过程中,需要提供给儿童一个温暖、被信任和被接纳的氛围,让儿童自己发现问题,恢复自我指导、自我调整、自我修正的能力。

三、儿童常见行为问题的处治

(一) 行为问题评估

1. **筛查**　在常规体检时,家长希望医师通过简短的时间能同时关注到孩子的行为。医师如果缺乏干预的知识或者提供转诊的资源,很可能不愿提及或者筛查行为问题。因此,在儿童体格检查过程中有些家长会报告他们孩子的行为或者情绪问题。所以,在儿童保健工作中,使用标准化的行为筛查工具能有效提高行为和情绪问题的识别。

儿童症状检查表(PSC)由家长报告的 35 个项目,已经验证能提高对 4~15 岁儿童行为和情绪问题的识别。家长可以在 5~10 分钟完成 PSC,并且可以在 5 分钟内完成计分。近来,有研究报道,17 项简表(PSC-17)可以作为更有效的儿童行为筛查工具,尽管它可能遗漏儿童焦虑障碍和没有被进行深入的研究。对于更小的儿童,婴幼儿社会性和情绪评估简表(BITSEA)或者年龄和阶段社会性-情绪量表(ASQ-SE)适合在基层儿童保健中作为简要的行为筛查工具。

2. **界定** 一旦关注的问题行为被识别,实施者需要获取儿童问题行为出现的场景;频度、强度、行为持续时间的详细资料。了解行为的这些方面是区别儿童正常行为还是问题行为的必要条件。例如,一个 3 岁儿童发脾气并非少见,但是发脾气在一天中出现多次,每次持续 30~60 分钟,且在家中和幼儿园有攻击性需更值得关注。行为发生的频度很高,强度很大,在不同的照养人或者在多个场景中出现,则提示行为或者情绪障碍。在这些情况下,停留在基层儿童保健进行干预可能更困难,表明需要转诊到相应的儿科专家。

3. **原因** 在界定行为问题后,实施者必须了解这些问题行为出现的原因。包括识别存在儿童和环境中的相关因素,以及问题之前和之后的外部因素。儿童因素包括儿童年龄和发育水平;儿童的气质和个性;行为、发育、情绪和躯体障碍的可能性。解释这个行为必须考虑儿童的年龄和发育水平。一个不能随其意就经常说"不"和哭闹的 2 岁儿童很可能是维护自主权的一种方式。但是同样的行为发生在 4 岁的儿童需要更加的关注。当评估 4 岁儿童有这种行为时,需要考虑这个儿童有发育迟缓的可能性。有语言迟缓、智能障碍和孤独症谱系障碍的儿童,其行为和情绪问题的发生率更高。

儿童对不同环境的处理和反应各不相同。有些儿童对突然改变计划很沮丧,而一些儿童很快就能适应。还有一些儿童对变化的事情感到很累。有的儿童很活跃,有的儿童很安静。这些行为不同涉及气质的不同。我们经常使用九个维度的模式解释观察到的行为差异:适应性、规律性、活动水平、反应强度、坚持性、趋避性、反应阈、心境和注意力分散度。由于遗传因素决定,儿童气质可有中等程度的变化。因此,即使在相似环境中生活的儿童可以表现不同的行为。某些气质特征与发生问题行为的可能性增加有关。这些特征包括低适应性、低规律性、逃避新环境,经常的心境低落。

当儿童的气质与对儿童的期望和要求不匹配时,很可能会发生行为问题。例如,一个由好动的父母抚养的好动的孩子,他会"总是不停地动",但是他们的父母看不到他的行为问题。相反,不活跃的父母希望他们的孩子坐在身边,或者安静地玩,则会将该儿童的好动行为认为是有问题的。如果父母不了解儿童的气质和坚持让孩子安静地活动,该儿童的好动则被父母视为对立行为。在这些环境中,帮助父母了解他们孩子的气质和调整他们的养育方式可以更好地匹配儿童的气质,降低问题行为的发生和减少父母对孩子的指责。

除了了解儿童的气质和父母(或者其他照养人)的期望之外,还需要了解在哪些情况下增加了问题行为出现的可能,了解怎么应对这些行为,以及这些行为再次出现的多少的可能性。增加问题行为出现的可能因素,被认为是行为的前因。前因包括儿童模仿常见的行为。有些前因可能是在某些情景下发生问题行为。例如,当儿童疲劳、饥饿、感觉不好或者在过度刺激的环境中,问题行为发生的可能性更大。其他前因可能是加给儿童特定的要求(或者动机),比如完成一项任务或者自娱自乐。需求和时机可以相互作用。当在看完最喜欢的电视节目和在看电视节目中指示儿童准备上床睡觉,儿童的反应将完全不同。因为前因发生先于问题行为,了解前因和矫正它们(如果可能)可以预防问题行为的发生。

在干预之前,实施者必须了解父母如何看待这个行为,父母对这些行为是如何应对的,他们是如何尝试改变这个行为的。父母理解这个行为可能受家庭、社区或者文化因素的影响,当对家庭咨询时所有这些因素实施者需要考虑在内。当问题行为反复出现,很可能对待这个行为的反应强化了这个行为。任何对行为的反应(无论反应的意图)保持或者增加了行为发生的频率被认为是强化物。在很多家庭中,一个常见的场景是当父母在打电话时,孩子希望引起父母的注意,于是就进行破坏性行为,如果家长挂掉电话,对着儿童大叫,他们的目的是通过大叫来惩罚儿童,但是他们的关注很可能强化了儿童的破坏性行为。正性强化通过提供给儿童想要的需求增加了行为的可能性,通常是成人的关注或者一个想要的东西。负性强化通过去除增加行为可能性的需求。一位老师告诉学生如果他们在星期一到星期四完成作业,星期五将不会有作业,是使用负性强化增加学生一周完成作业的可能性。惩罚是降低不良行为在将来再次发生的可能性。

当评估父母过去如何尝试改变问题行为时,重点是让父母描述发生了什么而不是仅仅讲述他们使用的程序。父母可能试图忽略具体的行为,但是操作不一致或者过程简短本身就是问题。有些父母可能通过奖励正确的行为,但是儿童几乎没有或很少获得奖励。这些父母相信他们已经通过忽略或者奖励作为行为改变的策略,但是如在我们后面章节的描述,他们没有有效地使用这些策略。相反,如果一些很好执行的行为改变策略没有获得成功,那么很可能存在行为或者情绪障碍。

在形成对行为的了解后,实施者必须决定是否对家庭推荐干预或者进行转诊。至少在某种程度上,这个决定将基于实施者的时间和实施者的兴趣以及管理这个行为问题的难易。帮助家庭改善儿童的行为难以成功的因素总结,当出现一个或者更多的这些因素,实施者应强烈建议转诊。

使行为难以改变的因素如下:

(1) 问题行为波及很长时间、很多人、很多场景。

(2) 问题行为造成在家、学校、社区的严重困扰。

(3) 问题行为威胁儿童或者其他人的安全。

(4) 既往改变行为的尝试失败(尤其在所有尝试很好执行的情况下)。

(5) 问题行为在多种心理压力下出现。

(6) 父母不同意行为管理策略。

(二)行为问题处治的原则

行为处治从获取对行为的了解开始,它将指导下一步:改变行为。行为改变的核心是出现我们希望看到的行为以及减少不希望的行为。行为干预根据特定的问题和环境分为不同的阶段。前因矫正指改变触发问题的因素以阻止问题行为的发生。与孩子沟通告诉他们我们希望什么样的行为。最后,结果矫正指改变父母(或其他人)如何对问题行为和期望行为的反应。针对不同的触发因素矫正前因和后果的举例见表3-1。

表 3-1　针对不同的触发因素矫正前因和后果的举例

触发因素	前因矫正	后果矫正
限制获取(告知儿童"不行""停止"等)	从环境中移走禁止的项目(如,威胁儿童的安全)。明确获取的规则。分散孩子注意	• 一贯的执行规则 • 对正当的行为允许获取 • 使孩子脱离某情景 • 忽视不正当行为 • 对在发脾气时攻击进行惩罚
需要或期望被关注	• 和孩子计划活动 • 当父母很忙时,让其他大人帮忙	• 对正当行为给予更多关注 • 忽略不正当行为 • 对不正当的行为使用暂时隔离
难以完成要求的任务或难以交流	• 如果难度太大改变要求或者适当休息 • 在发生挫折前帮助孩子 • 对期望的行为进行示范 • 用图片给孩子期望的任务结果提示 • 用符号语言、图片等扩展交流方式	• 成功完成任务给予奖励 • 在执行不喜欢的任务后执行喜欢的任务 • 尽管孩子的反对坚持要求完成任务 • 在合适的时候对孩子要求帮助可给予帮助
过渡、改变常规或者改变孩子期望的	• 做可视化的计划表 • 为孩子的改变和过渡作准备 • 建立路径 • 教会孩子相关的技能	• 当忽视不正当行为时平静的坚持改变 • 表扬成功的过渡 • 把喜欢的活动放在不喜欢的活动之前
被兄弟姐妹或同伴激怒	• 监视交往 • 教会正当的交往方式 • 寻找大家都喜欢的活动	• 对激怒和报复惩罚 • 当孩子们交往良好时给予关注
害怕或反感感官刺激	避免害怕的或反感的刺激物 逐渐暴露	对暴露进行奖励 回应适当地对休息或逃避的要求

1. **矫正前因**　矫正前因的方法之一是改变儿童的身体环境。儿童安全,如移去可以接近的危险因素,减少儿童玩耍危险物品的可能性。减少在玩具店发脾气可以通过避免去这些店铺。在儿童玩打架类视频游戏后攻击性行为显著增加可以通过移除儿童获取此类游戏减少攻击性行为。通过在门上放置很高的门栓减少儿童逃跑的发生。

前因矫正包括指导孩子正确行为需要的技能。因为受挫导致行为不当通常需要这些干预。教会有效的沟通技能,将是因语言困难儿童行为治疗的一部分。

另一种前因矫正的方式是让该儿童的同伴或者其他成人树立正确的榜样。儿童学习行为的重要方式是通过模仿。在 2 岁年龄阶段,他们将从他们的家庭和文化中学到很多的行为方式。他们模仿成人的词语和语调,相似的姿势和面部表情,吸收他们观察到的事情融入到假扮性游戏中,和开始用其他人与他交往的方式互相交往。为了使用榜样改变行为,父母需要留心他们希望他们的孩子表现的行为和他们自己展示这些行为。例如,对于一个暴怒的儿童,正确的榜样是平静的反应,当生气时,使用语言转嫁这些问题而不是行为。生气和对着儿童大喊塑造了一个不希望的行为的榜样。对于一个很焦虑的儿童,父母需要表现平静,信心保证。

暴露于不正确行为的儿童往往模仿这类行为。大多数儿童是很好的学习者;也就是说,在他们的能力之内,即使在短暂的暴露后,他们仍可以模仿这些新的行为:父母的咒骂可以被儿童效仿,摔跤英雄的行为可以在同伴身上试验。当儿童展示不正常的成人行为,比如性行为或暴力威胁,必须探究这些行为在哪里目击。这些行为可能在家庭环境、保姆家或者保育院中直接暴露;或者通过电视、视频或互联网间接暴露。

父母可以基于对孩子的发育能力、气质、学习差异和身心健康状况的了解,通过改变他们对孩子的期望矫正前因。例如,很好动儿童的父母,可以给孩子在进餐期间活动的时间,而不是希望在整个进餐期间安静地坐着。13岁儿童的父母可以给他们的孩子更多的责任,允许他们参与家庭事务的决策。

2. **给予指令**　通过给予儿童指令来塑造儿童的行为。帮助父母更有效地给予指令是行为咨询的重要组成部分。有效的指令从获取儿童的注意开始。这个听起来很平淡,但是在很多情况下,父母在孩子做其他事情时希望孩子听指令。当孩子在客厅沉浸于电脑游戏时,如果父母在厨房大喊"吃饭时间到了",很可能孩子继续玩游戏而不听从父母的指令。当父母看到孩子不遵照指令时,父母和孩子的关系将出现问题。如果父母在下指令前和孩子有目光接触或者收到儿童在听的口头保证,那么此类令人恼火的事将可以避免。

改变或参与一项具体行为的指令,需要使用适合该儿童理解能力的简单语言。通常,指令的长度和该儿童典型的语言长度相匹配。这并不意味着父母总是要对儿童说简短的句子,但是当父母指导孩子的行为时,使用简要的语言可以帮助孩子理解什么是父母希望的。给指令时需要用陈述语气而不是疑问句,除非这个指令是可以选择的(如"打扫时间到了"与"我们可以打扫了吗?")。陈述语气(或者命令语气)可以帮助儿童区分父母的选择方向。

具体说明期望的行为要比使用一般命令或"禁止"的指令更能遵从。用"坐到妈妈旁边来"要比说"守规矩"更有效。"走"比"别跑"更有效。减少"禁止"的指令往往需要家长忽视细小的错误行为,直接指示儿童他们希望儿童做什么。

最后,成功的指令需要父母对指令坚持到底。图3-1显示的流程帮助父母如何对孩子的指令坚持一致性。获得儿童的注意后,父母发出指令或指示,随后等待5~10秒。在这等待的时间允许儿童处理指令。如果父母注意到孩子在听,有时提供一个强化物(详见第四章)。

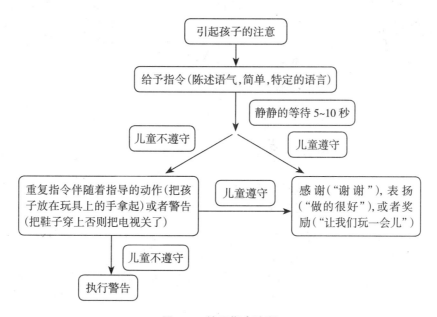

图3-1　给予指令流程

如果孩子没有在听,父母应当重新发出指令伴随着警告("如果你不马上穿上鞋子,我们将关掉电视")。如果父母注意到孩子在听,但是孩子不遵从,父母应该给予警告,如果这个指令是完成某项任务,父母重新发出指令。确实不遵从指令的孩子懂得家长只是不断重复指令或者只是威胁他们,最后父母会放弃指令。从以往的经验中他们学会,父母如果坚持指令,随后会增加威胁的内容,或者父母的声音显示出愤怒。一旦儿童习得家长会坚决贯彻,在将来警告可能将不再需要。

如果因孩子不懂得指令而不能遵从指令,那么需要使用其他途径。在这种情况下,父母可以伴随手势重新发出指令,或提示,或做榜样。

如果孩子习惯性的与父母对立,那么父母应该从孩子容易遵从的指令开始,每天少下指令,重复这个流程。成功地完成这些指令能帮助父母重塑信心和教育孩子服从能获得成人的表扬和注意。这将帮助以后更困难的指令获得成功。

3. **控制结果** 通过改变行为的结果来扩大行为变化。也就是说,改变奖励或惩罚的方式作为行为的结果。行为干预中奖励比惩罚更有效。总之,一个孩子需要大多数时候成功迎合父母的期望。起初,这需要父母改变或者降低期望(矫正前因),使目标行为更容易达到,这将使儿童和父母更能获得成功。

为了更有效,强化的结果需要对儿童有正面促进和惩罚的结果有消极作用,而且需要父母可以接受。关注对于大多数儿童来说有正面促进作用。强化物因人而不同,而且需要随时间变化。当一个强化物经常能获取,那么随着时间的延长会降低其有效性,对于儿童来说其价值在下降。为了避免儿童对强化物的失用,奖励应该选择儿童感兴趣的事物(表3-2)。

表 3-2 强化物类型

强化物	例子
社会关注	表扬、评论、训斥(负性强化仍旧是关注)、拍拍背等
实物	粘贴纸、玩具等
权利	玩电脑或者看电视、晚上床、可以更加独立等
代币(可以用于权利或者实物的交换)	钱、粘贴纸、标记等,如 3 个粘贴纸可以玩 30 分钟游戏
负性强化	干杂物、干家务

对于父母来说,可以接受的奖励意味着父母在儿童完成期望的行为后每次都愿意提供的奖赏,如果儿童不愿完成期望的行为,则限制其获得。如一个孩子为了看一场近期的电影努力达到要求的行为,如果没有完成目标,父母可以说;但是如果他好朋友一家人邀请他看电影,那么父母在这种情况下就不能说不,此时再用看近期的电影来奖励完成的行为就不妥当。

如果具体强调被奖励或惩罚的行为,那么其结果将更有效。例如,告诉一个孩子"很棒",但没有解释"什么很棒"不能增强任何特定的行为。然而,如果一个老师说"你的字写得很好,你真的很努力",这个表扬对于将来增强这个行为更有效。大多数孩子可能延迟获得奖励和惩罚,但是必须在行为和结果之间有清晰的联系。对于年幼或者有发育障碍的孩子,延迟的结果可能相反地增强或者惩罚了不期望的行为。例如,如果为了获得妈妈的注意,孩子说,"妈妈,妈妈",然后踢了一下妈妈,妈妈才有反应,"你想要什么? 亲爱的!"他其实奖励了他踢的行为,而不是口头的行为("妈妈")。一旦孩子的行为总能获得一致的奖励,奖励的频率可以降低,该行为可以被间歇的强化。

很多对孩子期望的行为不是一个单独的行为,需要孩子在过程中服从一段时间(如静静地坐着,在超市的购物车里坐着或者保持安全带系着)。为了增强这些行为,父母需要在期望行为的过程中定时的强化。通常建议父母带小奖励(如粘贴纸)在这类活动期间规律地进行使用。

如果孩子从事不期望的行为,父母可以忽视或惩罚不期望的行为。忽视不期望的行为似乎违背了父母的意愿。然而,尽管负面关注,不期望的行为通常因父母的关注而强化。考虑孩子的目的是获得任何形式的父母关注,负面关注和正面关注同样强大。当一个不期望的行为不再因父母的关注而强化,这个行为的频率随着时间的推移而减少。这个过程称之为消退。如果一个行为如允许孩子逃避要求而被强化,此时使用的消退法是需要父母坚持让孩子完成任务。实施者建议家长使用消退法作为行为改变的策略时,应当告诉家长儿童行为在改善前可能会变得更差。当一个孩子懂得通过发脾气获得饼干是有效手段时,当父母拒绝给儿童饼干,该儿童发脾气将比以前时间更长或声音更大。只有在几次失败后,该儿童将会懂得发脾气不再被强化,发脾气的频率将下降。

惩罚不会教育期望的行为,但是作为对非期望行为的处治是必要的。与奖励相似,惩罚必须因行为而异,强调被惩罚的行为,应该在每次行为出现时可以使用。如果惩罚在每次具体的错误行为出现时使用,该儿童的这个行为将逐渐消失。但不推荐体罚。大多数家长发现在每次具体行为出现时使用体罚是不可接受的。此外,体罚对亲子关系及儿童和成人的心理健康造成负面影响。体罚的行为模式对儿童展示了不适当与同伴或成人相处的方式。尽管大多数人认为并不是所有的体罚都是儿童虐待,但是大多数儿童虐待从体罚开始。因为这个原因,实施者应当阻止家长使用体罚。

可选的惩罚策略见表3-3。对于儿童最常见的惩罚措施之一是暂时隔离法。这通常要求儿童坐在椅子上、站在角落或者到房间持续较短的时间(1~5分钟)。研究发现暂时隔离法是很有效的惩罚程序,但是很多家庭正确操作此法存在困难。其缺点是不能明确被惩罚的行为。为了时间上和照养人使用该方法的一致性,所有儿童身边的人都需要知道什么样的行为用暂时隔离法。另外,选择的地方应当是面朝角落,这意味着环境很单一。有些儿童不执行这规则的可能是隔离的时间太长。对于一个从来没有隔离超过几分钟的儿童,30秒可能是正常时间。除非当孩子认识到时间的流逝,否则2分钟将是最大限度。当孩子知道3分钟和5分钟的差别时,可以增加更长的时间。如果孩子在时间结束前离开,他们将再次接受惩罚,但是不能从家人那里获得关注。没有一项惩罚对所有儿童和家庭有效,如果暂时隔离法无效甚至不能正确使用,可以选择其他的方法。

表 3-3　良好的睡眠卫生

环境	安排	睡前活动
黑暗(最多一盏夜灯)	规律的早晨起床时间	儿童放在床上时应该昏昏欲睡,但还是醒着的
安静	每天一致的小睡时长	上床前不能被故事或者电视节目惊吓
凉爽舒适	规律的上床时间	上床前没有过度的活动
		每天一致的和舒缓的睡眠准备
		上床避免吃东西或者饥饿

当行为处治的建议正是父母和孩子需要的，行为咨询可以获得很好的经验。当然，它需要完全理解影响这个行为儿童因素、环境、期望和结果。千篇一律的建议既无用处也不会成功。

（四）常见行为问题

1. **婴儿哭闹** 婴儿哭闹的时间逐渐增加，在生命的第 2 个月将达到平均每天累计哭闹时间 2.5 小时，随后时间逐渐减少。当一个健康的婴儿哭闹的强度超过这个时间，通常被认为有腹绞痛。诊断腹绞痛需要达到的哭闹强度仍有争议，但是在研究中，每天超过 3 小时，大于每周 3 天是常用的定义。

诊断腹绞痛需要该儿童除此之外健康和喂养良好。因此可以导致过度哭闹的身体问题应当被排除。导致儿童哭闹包括感染、角膜损伤、青光眼、头颅或者长骨骨折、嵌顿性疝、室上性心动过速、肠套叠、肠扭转等。一些慢性疾病也可以导致婴儿腹绞痛，包括牛奶蛋白过敏、乳糖不耐受、便秘、胃食管反流。在任何一个病例中这些都可能是导致婴儿哭闹的潜在原因，目前没有设计良好的研究提示这些是导致过度哭闹的常见原因，使用对症干预的对照研究也没发现对大多数婴儿有效。

与那些哭闹较少的婴儿相比，过度哭闹的婴儿有难养型的气质。这也许并不奇怪，父母往往认为这些婴儿更易紧张和更难安抚。在独立观察中，正是过度哭闹婴儿有这些气质特点。持久哭闹的儿童与较少哭闹的儿童相比，他们有更高的哭闹频率（提示紧张度高），很难用口服糖溶液缓解哭闹。

哭闹的处治包括：让家长们确信他们的孩子是健康的，帮助父母理解婴儿的气质特点是导致哭闹增加的因素。应该告知家长哭闹是婴儿的一种沟通方式，并非一定是疼痛或疾病的症状。家长通常认为婴儿想要什么，比如陪他玩、喂奶、换尿布等。然而，家长可能不会考虑哭闹是需要静静的拥抱、非营养性吸吮或独立睡眠。此外，家长应该理解这些儿童难以安抚，尽管当家长给婴儿提供了他们所需要的，但哭闹还是要持续很久。如果家长快速地从一个抚慰换到另一个无用的抚慰，试图使婴儿停止哭泣，其结果是在婴儿与家长沟通所需之前，家长因为频繁更换抚慰而没有满足婴儿的需求，于是哭闹就不会终止。

2. **拒绝睡觉／夜醒** 在大龄儿童和成人中典型的睡眠周期是 90 分钟，但是在低龄儿童中则更短。在睡眠周期中，儿童从轻度睡眠（Ⅰ期和Ⅱ期）到深度非快速眼动 REM 睡眠（Ⅲ期和Ⅳ期）或者 REM 睡眠。大多数深度非 REM 睡眠发生在整晚的前 1/3，大多数 REM 睡眠发生在后半夜。每个人在睡眠周期间会有短暂的醒来，但是似乎并没有意识到然后很快进入下一个睡眠周期。

在平静和熟悉的环境中容易入睡。对于幼儿园或者学龄前期儿童，一个毯子、玩偶、枕头或者其他东西可能是熟悉环境的一部分，它都能帮助儿童入睡（这些东西不适合婴儿，可增加发生婴儿猝死的可能性）。这种类型的物品与睡眠相关，当没有这些物品时，睡眠启动将出现困难。在大多数夜醒的儿童中，真正的问题不是夜间醒来，而是没有父母的介入而不能重新入睡，因为父母是儿童睡眠相关的一部分。例如，在很多地域文化中父母和孩子同床，因为家长整晚都陪着，不会导致夜间醒来。大多数父母希望孩子睡在他们自己的床上，因为家长躺在儿童旁边会造成入睡问题和夜醒问题，当儿童醒来时发现父母不在易产生紧张。其他常见的睡眠相关的问题包括通过摇晃或者进食让婴儿入睡。父母不应是睡眠相关的一部分，但是父母可以提供婴儿所需的睡眠相关物件。例如，一个婴儿通过吸吮安慰奶嘴入睡，但是当安慰奶嘴从嘴巴掉出，这个婴儿希望家长帮助他把安慰奶嘴放回嘴巴。处治儿童夜醒的方法是教会孩子在没有睡眠安慰的情况下入睡。通常这会导致拒绝入睡，对此可按如下操作方法。

如果一个孩子存在入睡困难,实施者需要评估是否保证了良好睡眠卫生的原则(表3-3):规则的早晨起床时间,一致的小睡时长,和一贯的安静的上床模式。当这些信息不清楚时,应帮助父母完成1~2周的睡眠日记,关注期望的睡眠时间与儿童的生理需要或倾向是否一致。让一个不太累的孩子或者生物钟应该醒着的孩子睡觉通常是很难成功的。然而,即使在正常的上床时间,要求孩子学会缺乏既往睡眠相关的安慰能入睡会出现拒绝上床。在这种情况下,家长通常会采取让孩子哭到入睡。经过几个晚上后,大多数婴幼儿学会自己入睡,个别孩子在最初几天可能会很烦躁,入睡会延长。对于大多数家长忽视啼哭很困难,但是如果家长依旧采用睡眠相关的抚慰方法(如睡在孩子旁边),这将使孩子学会哭闹能取得他们想要的结果。

3. 屏气发作　是一种反射行为,它们通常是对导致生气、挫折、恐惧或者轻微伤害事件的反应,在呼气结束后屏气,随后变得苍白或发绀。该儿童可能失去意识或者发生短暂的惊厥。屏气发作通常发生在3~18月龄,可能一天发生多次或者不频发。很少有屏气发作持续到7岁以后。屏气发作被认为是自主神经失调。

对有屏气发作的儿童血红蛋白和铁的研究发现,它与贫血和缺铁相关。如果病史典型,不需要进一步的检查。当病史明确,需要借助脑电图区分屏气发作和癫痫。如果一个孩子表现为苍白和意识丧失,需做心电图区分屏气发作合并心律失常,如QT综合征。对于婴儿,需要考虑胃食管反流可能导致的窒息。在极少数病例中,屏气发作也和肿瘤或者畸形导致的脑干功能失常有关。

在大多数病例中,治疗原发因素和确信即使儿童意识丧失,如果孩子能重新开始呼吸也不需要干预。父母应该慎重避免导致屏气发作的环境因素,限制屏气发作。如果孩子习得情绪暴发可以阻止家长所设置的环境限制,暴发的频率和相关的屏气发作将更加严重。

如果孩子有贫血,他或她应该用铁剂治疗,在大多数儿童中能降低屏气发作的频率,有报道用铁剂治疗有屏气发作且没有贫血的儿童同样有效。因此,如果屏气发作很严重,需考虑用铁剂治疗。

4. 夜间遗尿　夜间遗尿定义为5岁后夜间尿失禁在过去的3个月里每周至少发生2次。大约10%的学龄儿童发生尿失禁,这个发生率随着年龄的增长逐渐降低。在5岁以后,每年有16%的儿童自行缓解。家长应该确信在5岁内或更小的儿童中发生尿床是正常范围,在夜间因此被唤起是可以接受和正常的。在5岁以后,何时治疗取决于尿床对儿童和家庭的困扰程度。在儿童如厕训练后白天遗尿的可能性较少,通常与尿路本身或者功能不正常有关,需要到泌尿科咨询。少于10%的有夜间遗尿的儿童有相似的异常。慢性便秘也可导致白天或夜间遗尿。

对夜间遗尿的干预包括生物行为治疗或药物治疗。最成功的生物行为治疗方法是报警器和睡衣相连的湿度传感器,当孩子开始排尿时出现报警声音,这样唤醒家长和儿童,由此儿童可以停止排尿,去卫生间继续排尿,保持干净,然后上床睡觉。有时报警器不能唤醒儿童,在这类病例中,当报警器响起时,父母应该唤醒儿童,使该儿童学会在报警声中醒来。偶尔报警声也可能吓到儿童,尤其如果在使用前没有向儿童展示而在夜间响起。报警器的成功率是78%,当孩子受到停止尿床的激励后,治疗将更顺畅。与使用报警器一起治疗的程序有憋尿训练(让该儿童饮一大杯水,当他感到有尿意时,憋足够长的时间,当时间够长时给予奖励,逐渐延长到45分钟)和铺床训练(让该儿童在警报响后入睡前重新整理床铺),超量学习(在该儿使用报警器不尿床 2 周后,在睡前给予适当的水,继续使用报警器)以减少复发率。其他生物行为治疗包括夜间定时唤醒和排尿、催眠疗法和认知行为法。这些治疗方法在有限的研究中获得成功,但是没有与使用报警器研究中的效果那么显著。

治疗遗尿的药物包括去氨加压素片(去氨加压素滴鼻剂因增加发生低钠血症的风险而不再应用于原发性夜间遗尿的儿童)和丙米嗪。使用任何一种药物,大约 20% 的儿童在夜间可以保持持续的干燥,但是当药物停止后不能保持这个效果。尽管去氨加压素比较安全,水中毒导致的低钠血症不太发生,但是一旦发生将很严重。预防和识别导致低钠血症的危险因素是不过多的液体摄入、药物过量、年龄小于 6 岁,与其他药物合用。因此,当使用去氨加压素时,应该指导家长在夜间睡眠之前不能让该儿童摄入超过 240ml 的水,不能超剂量服用;如果出现头痛、恶心或者呕吐应该停止用药和寻求治疗。丙米嗪因为很高的不良反应风险和超剂量有生命危险而很少被使用。

5. 遗粪 通常因伴随大便嵌塞的慢性便秘和充溢性大便失禁引起。失禁导致短裤上有硬或者软的大便。家长可能认为是腹泻导致大便的漏出。该儿童偶尔有大量排便导致厕所堵塞。通常家长认为该儿童是故意弄脏短裤、设置复杂的如厕计划、对意外惩罚、对正常表扬。这样的干预通常不会有效,因为大便失禁是生理问题而不是问题行为。严重的便秘会影响肛门括约肌的功能,因此大便失禁超出儿童能控制范围。

治疗包括向儿童和家长解释这是生理功能紊乱,是需要治疗的,这样家长和儿童才能依从治疗。当一个孩子长期受大便的影响,肛门壁的肌肉过度拉伸和大便不能排出,导致问题的进一步恶化。由于肛门壁的过度拉伸,该儿在大便堆积时缺乏排便的冲动。一些儿童完全丧失了大便的冲动或者只有大便在肛门边缘时才有大便冲动。

治疗遗粪首先需要排空结肠,随后维持治疗。最安全、最有效的排空结肠中大便的方法是每天或者隔天使用灌肠剂。通过口服泻药可能导致在不可预知的时间内发生腹部绞痛和腹泻。如果该儿童对以上的治疗失败,需要腹部 X 线检查,确认导泻是成功的,面临最常见的问题是保证大便充分的排空。

一旦大便排空,维持治疗阶段包括如下:

(1) 每天使用缓泻剂导致每天有软的、容易排出的大便。依据该儿童服药的能力及药物的效果和不良反应,患儿可能使用不同的缓泻剂。

(2) 按照家庭的习惯保证每天 2 次排便(最好在餐后,通常是早饭和晚饭后)。该儿童应蹲下排便 10 分钟左右,规律地用力。他们的双足应该放在坚硬的地面,膝盖轻微比臀部高,有些学龄儿童可能需要脚部的支持。有些儿童需要学习如何用力和瓦氏呼吸练习是有帮助的。

(3) 排便时间应当在喜欢的活动后,比如看电视、玩游戏和餐后。

(4) 如果孩子在 48 小时内没有排便,应当使用缓泻剂或灌肠治疗。

一旦该儿童能自行大便控制超过几个月(通常是 4~6 个月),缓泻剂可以逐渐停用。如果该儿童只是发生短期的便秘,则缓泻剂可以更快停止。

6. 恐惧 / 焦虑行为 恐惧和焦虑都是人类体验的一部分。他们都能警告我们现实中的危险。然而,因某种原因,一旦激起严重的恐惧反应和不能控制情绪,可以导致无数的时间和精力消耗在沮丧和担忧中。当恐惧和焦虑干扰了睡眠、日常活动、社会功能或者学习时应当建议治疗。初始治疗由行为治疗组成。当行为治疗不可行或者无效考虑药物治疗。研究发现对焦虑症的儿童用行为治疗超过 50% 的病例有效。

行为治疗由逐步暴露刺激物组成,通常从最不容易引起恐惧的刺激物或者环境到最恐惧的刺激物或环境逐步暴露。学习放松技术帮助管理情绪唤起。建立每天练习的计划,对于成功耐受暴露的行为进行奖励。例如,一个孩子怕猫,首先可以让该儿童接受猫的图片,随后让他和猫在一个房间,再让其他人抱着猫的时候触摸猫,最后自己抱着猫触摸。当患儿8~9岁,治疗师可以对患儿进行认知行为治疗。

当行为治疗不可行或者无效时,对焦虑症患儿考虑药物治疗。对焦虑症儿童的药物治疗的研究很有限,但是5-羟色胺再摄取抑制剂(SSRIs)是最常用的药物。极低剂量的SSRIs就可以起效,剂量应该缓慢增加以减少不良反应。使用SSRIs的儿童应该监测其自杀意念,可能发生在极少一部分使用该药的儿童中。对有焦虑的儿童可以使用苯二氮䓬类药物,但是通常不作为常规用药,因为对认知功能的潜在影响。

7. 重复性行为和习惯　重复性行为是正常儿童发育过程的组成部分。摇晃、碰撞或吸吮手指在出生后的第1年中发生于大多数的婴儿。在幼儿或者学龄前儿童中这些行为逐渐减少,但是偶尔会持续至成人。重复性行为可能帮助儿童调节觉醒水平。当焦虑唤醒状态下可能有自我安静的功能,当低觉醒水平有自我刺激功能。当重复性行为导致组织损伤或者儿童自己苦恼可以视为问题,如果只是父母苦恼不是治疗重复性行为的原因。

重复性行为代表很多样式的行为,包括摇晃、吸吮手指、撞头、咬指甲、拔毛、抽动、抽动秽语障碍。这些行为当中,吮拇指是儿保门诊中最常见的行为问题,本节将详述这个行为。吮吸拇指通常对婴儿和低龄儿童无害,但是在4~6岁后仍存在且吸吮频率很高将导致一些问题。最常见的后遗症是口腔问题,如前牙开𬌗,降低牙槽骨的发育、黏膜创伤甚至面部骨骼的改变。吮吸拇指或手指是儿童甲沟炎的常见原因,而且与误食的风险增加有关。很少发生手指或者拇指的畸形。吮吸拇指会被成人和同伴当做笑柄,且会视这类孩子为不可取的同伴。

当孩子大于4~6岁后,吮拇指才应考虑治疗。然而,如果吮吸拇指发生不频繁(如仅仅在晚上)或者只是对压力的短暂反应,通常表明不需治疗。如果吮吸拇指导致口腔问题、手指畸形、孩子苦恼表明需要治疗。如果吮吸拇指导致父母严重的负面反应,停止父母对吮拇指的评论应先于其他任何治疗。如果因父母的关注而强化,减少家长和孩子间的紧张性可以减少吸吮的发生。如果其他的压力或焦虑源被认为与吸吮拇指相关,在治疗吸吮之前应制订缓解这些压力源的计划。如果孩子愿意参与这个过程,治疗将会很有效。

对矫正吸吮联合使用提醒孩子和阻止吸吮的装置是最常见的治疗方法。治疗的装置从创可贴到拇指套种类很多。厌恶疗法,使用市场上可以买到的辣椒涂指甲,提醒孩子不要吸吮手指。也可以使用由牙医嵌入的口内装置阻止孩子吸吮。如果孩子没有动力停止吸吮,那么所有的这些治疗都没有意义。如果孩子希望继续吸吮拇指,那么手指上的装置可以被孩子移走,口内装置可以弯曲或者破坏。

四、总结

儿科医师面临许许多多关注他们孩子行为问题的家长。通常,了解儿童生理和气质因素对儿童行为的影响,随同对行为出现的环境、行为的前因、行为的后果的评估,将能使实施者给家长提供对孩子的行为成功管理的建议。偶尔,这些评估能揭示行为的严重破坏性、危险性、广泛性或者在多个社会心理应激源的作用下发生。在这种情况下应该考虑转诊到精神卫生专业人员。

(徐　秀　金星明)

第四章

儿童发育与行为障碍的诊断

培训目标

1. 掌握　发育的延迟、偏离、分离的概念。
2. 掌握　发育与行为障碍的病史询问、体格检查和行为观察。
3. 掌握　发育与行为障碍的诊治程序。
4. 熟悉　发育与行为障碍的谱系和整体性概念。
5. 熟悉　发育与行为障碍的心理测量。
6. 了解　发育与行为障碍的各项医学检查。

一、概述

发育行为儿科学是儿科学的亚专业,发育行为儿科学医师是儿科医师,这就决定了其在发育行为障碍的诊断治疗过程中,首先必须遵守儿科学的基本的程序,包括完整的病史询问、详细体格检查、实验室检查等。然而,发育行为儿科学以儿童发育中的行为作为研究对象,必然有其专业的特殊要求,那就是在疾病诊断治疗过程中,充分运用儿童发展心理学的知识和技能,包括行为观察、心理咨询、心理测量和心理治疗等。同时在疾病诊断治疗的程序安排、环境布置以及诊治技巧方面亦有其独特之处。

二、诊断与鉴别诊断

(一) 病史询问

1. **患儿和家庭一般资料**　包括儿童姓名、年龄(准确到月龄)、性别、就读学校(幼儿园)、家庭住址和联系电话、父母年龄、家庭其他成员、住房面积和周边环境状况、家庭经济状况、父母感情、父母育儿观念及家庭教育方式、幼儿园、学校教育状况等。为节省医师诊治时间,此部分内容可由家长在候诊时完成,接诊护士必要时给予协助。

2. **主诉**　患儿当前存在的最主要问题以及持续时间。例如:"对您的孩子,您当前最关心的问题是什么?""这个问题持续多长时间了?"家长如回答:"孩子两岁了,还不会说话。""我的宝宝 8 个月,头依然竖不直。"则可以让医师对患儿的主要问题有一个明确的认识。但有一些家长的回答可能较为含糊,如"我觉得我的孩子有一些问题。""我的孩子好像比不上别的孩子。"医师需要继续询问加以明确。

3. **现病史**　详细询问主要发育和行为问题、次要或伴随症状的发生发展经过。通常从主诉开始展开,如主诉为"孩子两岁还不会说话"。则就患儿的语言发育过程展开询问,并逐次询问包括患儿的感知觉、粗大和精细运动、认知(智力)、社会交往、生活自理(包括生活起居、饮食、穿衣、睡眠、大小便自理等)、情绪情感等各个方面。进一步询问可能的诱因,既往诊疗经过。尽可能请家长提供既往病历和检查记录及患儿以往的视频、照片和活动产品如作业本、绘画册、老师评语等,这些资料是发育行为障碍诊断的重要线索。

务必注意,多数家长在叙述患儿发育或行为问题时,往往忽略对患儿在其他领域的能力或优点的描述,医师需要对此给予特别的关注和进一步询问,这些线索可为诊断提供重要参考,同时还是针对发育行为问题展开咨询和治疗的重要依据。

4. **个人史**

(1) 妊娠史:父母生育年龄、孕前父母健康状况、是否饮酒抽烟等;孕期中母亲身体状况,包括营养、情绪、患病与否等。

(2) 分娩史:胎次、产次、顺产、剖宫产、是否有宫内窘迫、羊水浑浊等。

(3) 出生史:包括体重、身高、头围,是否存在肉眼可见先天畸形等;是否有窒息、颅内出血、缺氧缺血性脑病、病理性黄疸等病史。

(4) 喂养史:包括母乳喂养、辅食添加、目前饮食和饮食行为等内容。

(5) 生长发育史:出生后体重、身高、头围增长情况,出生后儿童在感知觉、运动、情绪、气质、语言、认知、社会性等领域的发展情况。

(6) 预防接种史:是否按计划免疫程序接种各类疫苗。

5. **既往史**　重点询问既往有无癫痫、中枢神经系统感染、头颅外伤、中毒等病史。

6. **家族史**　重点询问家族中有无神经、精神障碍性疾病的患者。

(二) 体格检查

需要按照一般儿科体格检查的程序和方法对患儿进行全面的体格检查,包括患儿生命体征、一般情况、头颈部五官、心肺、肝胆脾肾、生殖系统、四肢、神经系统等。在此不做赘述。但在进行体格检查过程中,以下内容需要给予特别关注。

1. **生长发育状况**　包括身高、体重、头围。相比普通儿科,发育行为儿科学特别重视这些生长发育基本数据,医师不仅据此了解儿童生长发育状况,同时也为发育行为诊断提供重要线索,其重要性不亚于头颅影像学检查。很多的发育行为障碍都不同程度在身高、体重、头围方面有异于正常发育儿童,如 Prade-Willi 综合征患儿特征性的肥胖,Rett 综合征儿童的小头围,Sotos 综合征的过度生长和大头围。

2. **身体畸形检查**　严重发育行为障碍多数有不同程度的基因异常背景,除了在认知、社交、动作等方面的发育迟缓或障碍,往往也会有不同程度的外显的身体器官发育异常,一些畸形是非特异性的,可以在诸多的发育障碍疾病中出现,如大头畸形、小头畸形、外生殖器异常、肢体、手指、足趾异常,有一些畸形是具有特异性的,往往直接提示具体的发育行为障碍诊断,如唐氏综合征、脆性 X 染色体综合征患者的特殊面容,结节性硬化患者皮脂瘤,苯丙酮尿症患儿皮肤白皙等。

3. **性发育和其他内分泌系统检查**　很多发育行为障碍患者会同时伴随内分泌系统的异常,因此要重视性腺、甲状腺、肾上腺等内分泌系统的体格检查,如 Prade-Willi 综合征患儿的外生殖器短小,21- 三体综合征的发育延迟等。

4. **神经系统检查**　神经系统异常是导致发育行为障碍的主要病理基础。因此,全面系统的神经系统检查是发育行为儿科体检的核心内容,除了前述的生长发育史及后述的行为观察,熟练运用儿科诊断学中的神经系统体格检查方法可以发现患儿神经系统发育不成熟、受损、感染、畸形的证据,对医师获得准确诊断意义重大。体检内容包括患儿姿势、步态、肌力、肌张力、运动技能、生理反射、病理反射检查。对于无明显神经系统异常患者,所谓"神经系统软体征"(soft neurological signs)检查非常重要,这是一组定义模糊的神经系统异常体征,往往反映了中枢神经系统的不成熟或亚临床损伤,通常包括快速轮替动作笨拙,共济活动不协调,不能直线行走,闭目难立,指鼻试验阳性,空间位置觉障碍、说话不顺畅、明显的笨拙、左右混淆等,在注意缺陷多动障碍(ADHD)、学习障碍、发育性运动协调障碍的患儿中常见。

(三)行为观察

由于家长在描述患儿行为中可能存在片面性、主观性的问题,医师对患儿的直接行为观察在发育行为障碍诊断中有着举足轻重的作用。从家长和患儿走进诊室,对患儿及其家庭的行为观察就已经开始了。与前述体检中对畸形的检查类似,有一些行为异常是很多发育行为障碍所共有的,如各类全面发育障碍儿童的动作迟缓、言语不清、目光呆滞,以及孤独症谱系障碍患儿普遍存在缺乏目光注视、呼之不应等表现。另外,一些行为却可能是有特异性的,结合其他特征可以直接指向特异的诊断,如 Willims 综合征患者特征性外向性格、嘶哑但好听的歌声,Rett 综合征患儿交叉搓手动作,Angelman 综合征患儿突发大笑等。

一般采用非正式、半结构化和结构化的方法对患儿行为进行观察。所谓非正式是指在和患儿及其家长进行病史询问和体格检查时的自然观察,以获得诊断线索。例如,观察儿童进入诊室后是小心谨慎的,还是横冲直撞的,也许就能对患儿的行为状况有了初步的线索。在后续过程中,根据情况医师可适时有针对性向患儿或家长提出一些问题或进行直接对话,例如家长反映患儿在校期间和同学交往很差,在家也不听指令,可是医师了解到患儿对恐龙感兴趣,可以就恐龙的话题进行展开对话,如发现患儿此时言语流畅,虽然水平很高但显得夸夸其谈别人难于插话,则可能提示阿斯伯格综合征可能;所谓结构化行为观察类似心理测量,运用固定的问题和方式对患儿进行观察;半结构化则介于两者之间。

行为观察的内容包括儿童的气质、性格、依恋、认知、社交、生活自理、情绪调控、行为能力、大大小小运动等儿童发展的各个方面,当然,由于时间的限制,医师需要根据情况对观察重点内容加以选择。发育行为儿科医师能力就体现在善于捕捉每一个行为细节中所包含的多种心理特征。由于养育环境因素对儿童发展的重要作用,在对儿童行为观察的同时,对家庭成员与儿童的互动观察也是对于诊断乃至治疗有重要意义的内容。

(四)心理测量

心理测量是标准化、可重复并基于临床实践有科学依据的检测,修订心理测验工具、完成并解读心理测验结果已是发育行为儿科学临床和研究领域的重要组成部分。我们可以根据其心理测量学特性,包括可靠性、有效性、敏感性、特异性及实际临床需求选择使用合适的心理测试工具。心理测量包括一般心理行为特征测量和特异性心理测量,前者包括智力、学习能力、沟通、运动能力、自理能力、行为调整、气质和其他自我适应功能等,如韦氏智力测试、Rutter 问题行为量表、气质问卷等;后者则直接与具体发育行为障碍有关,如儿童多动症量表、儿童孤独症诊断量表、儿童抽动症诊断量表等。

心理测量还可分筛查量表、诊断量表、家长问卷、教师问卷、医师用量表等,筛查量表较简单,由少数与疾病相关的核心问题组成,费时短,用于疾病的初筛;诊断量表则往往由较多的测试项目和(或)行为观察构成,耗时较长,评估者需要接受相应的培训,获得合格的资质。

需要指出的是,尽管各类合格的心理测量都是经过严格、规范的过程制定出来,也经历了信度、效度的检验,但是依然存在较强的主观性问题,尤其是筛查问卷和家长、教师简易问卷,不可仅仅根据心理测量的结果作出最后的诊断,而是应该结合前述的病史询问、体格检查、行为观察和实验室检查,结合医师的临床经验作出最后的诊断。和很多躯体疾病有所不同,很多儿童发育行为障碍缺乏特异的生物学指标(biomarker),导致诊断过程中,医师的经验和判断可能是决定性的。这可能是发育行为障碍最终诊断作出后,容易受到家长或其他医师质疑的原因,也说明我们需要更多的科学研究去提高本专业疾病的诊断可靠性。

(五) 医学检查(神经影像学检查、遗传学检查等)

医学检查的目的主要用于发育行为障碍的病因诊断或排除其他躯体性疾病。随着医学尤其是基因检测和神经影像学领域的进步,我们已经可以对越来越多的发育行为障碍开展这方面的检查,获得疾病的最终病因诊断。但这类检查多数价格高昂,部分检查阳性率偏低,在我国,医师还需要根据患儿及其家庭实际需求和经济状况等选择开展。

针对发育行为障碍开展的医学检查包括如下常规检查:

1. **常规实验室检查**　如三大常规、血液生化、生长激素、甲状腺素等各类激素水平检测等。

2. **神经电生理检查**　包括脑电图、听觉、视觉诱发电位、事件相关电位等神经电生理检查。很多发育行为障碍共患癫痫,脑电图检查可以帮助确诊或排除癫痫。通过听觉诱发电位可以帮助了解听力异常,视觉诱发单位有助于了解视觉功能。

3. **放射检查**　主要指头颅 CT 或结构性与功能性磁共振成像(MRI 和 fMRI)等神经影像学检查,如结节性硬化可发现特征性室管膜下脑室边缘及大脑皮质表面多个结节状稍低或等密度病灶。fMRI 可以在一些孤独症谱系障碍患者中发现灌流、血流量或纤维束走向的异常等。不过,由于诸多发育行为障碍的临床异质性和病因异质性,一些 fMRI 的异常还缺乏特异性,研究价值大于临床意义,解读结果需要慎重。

4. **染色体和基因检测**　例如通过染色体检查发现 21- 三体综合征(唐氏综合征)、Turner 综合征、Edward 综合征、Patau 综合征等;通过基因检查可以确诊脆性 X 染色体综合征、Rett 综合征、Williams 综合征、Angelman 综合征等。这一领域近年来进展迅速,有很多过去未知原因的发育行为障碍通过基因检查可以发现特异性的基因异常。据报道,有超过 50% 的严重智力障碍和接近 40% 的孤独症谱系障碍可以发现不同类型的基因异常(包括常见和罕见基因突变、拷贝数量变异、表观遗传异常等),成为当前发育行为儿科学检查的重要手段。不过,与上述 fMRI 检测类似,不少异常发现也缺乏特异性,研究价值大于临床意义。

5. **遗传代谢性疾病检查**　苯丙酮尿症、甲状腺功能减退、白化病、Delange 综合征等可以通过遗传代谢检查发现特异性酶、代谢产物异常。

三、诊治程序

儿童的行为发育与行为障碍的发生和发展与儿童个体的遗传、养育、疾病及家庭和社会环境等均有密切关系,要获得正确的诊断需要对上述资料的完整了解,这使得问诊、检查内容和诊治过程需要较长时间。少数发育行为疾病可以通过一次的就诊获得确诊,但对于多数发育行为疾病来说,可能需要多次就诊才能够获得最终确诊。

1. **初诊**　患儿及其家长初次就诊,带着需要解决的问题与医师会面。医师在首诊会面过程需要完成病史询问、体格检查、行为观察和简单的神经心理评估,其中重点内容是病史询问、体格检查和行为观察。通过上述步骤可以初步诊断或者疑似诊断的患儿均需要安排进一步检查和评估。当然,对于各类发育行为障碍患儿,在首诊会面过程中,针对患儿的心理咨询和心理治疗可以同时进行,例如对于存在家庭教养方式不当的患儿,针对其家长的教育指导也可在首诊时同步进行。

2. 医学检查或调查　初诊后,医师需要根据初诊形成的认识安排后续的医学检查,如心理测量、神经影像学检查、基因检查等。有条件的医院可以自行开展这些检查,无条件的医院则可能需要转诊到其他医院进行检查。很多发育行为障碍的诊断需要获得儿童在不同场合的行为表现资料,尽管在初诊中获得了家长提供的疾病表现情况,我们还可能需要儿童的教师或家庭其他成员甚至社区人员提供儿童情况介绍,例如ADHD诊断中就要求教师对患儿在校注意力缺陷和多动与冲动症状按照半结构化或结构化问卷给予客观准确地填写。如初诊时携带患儿前来就诊者并非患儿的主要照顾者,则需要主要照顾者提供情况介绍。对一些可能存在家庭忽视、虐待或遭受性侵、家暴的患儿,则需要通过社区或公安部门协助调查患儿的家庭真实养育的状况。

3. 复诊　完成上述检查和评估以后,患儿及家长按照预约前来复诊,在复诊过程中,医师首先需要向家长详细地归纳和总结初诊印象,核实和分析有关检查、问卷和评估结果,并作出判断,然后给患儿家长提出治疗干预建议。

(1) 医学治疗:包括药物治疗,如诊断ADHD患儿可使用哌甲酯、托莫西汀等改善注意力和减少多动与冲动症状;针对共患癫痫的发育行为障碍患儿使用抗癫痫药物;对脑瘫患儿进行肢体康复治疗;针对各类发育行为障碍,开展以医院为基地的认知、社交、行为早期干预或干预指导。发育行为儿科医师必须勇于坚持真理,承认医学科学的局限性,不为安慰家长或为不当获益而使用一些未经循证医学证实有效的"神经营养"或其他"神奇疗法"。

(2) 家庭干预:实践证明,对于发育行为障碍的治疗,家庭干预的作用是如何强调都不过分的,医院和特殊康复教育机构应该合力帮助家长开展以家庭为中心的康复教育和干预工作,指导家长开展个体化干预训练,包括协助家长完成训练计划的制订,提供行为处方,为针对性地解决问题行为提供干预指导,以及认知能力、社交能力、生活自理能力训练指导等。

(3) 医学多学科合作:发育行为障碍尽管是由发育行为儿科医师为主开展诊治,但由于该类疾病的复杂性,常常需要其他医学专科(如康复、精神、神经专科等)会诊或转诊治疗。对于本院无条件治疗的疾病需要转入其他有条件的医院或专科。一些发育行为障碍,本身有多重畸形和障碍,需要多学科合作诊治,如Rett综合征患儿,早期表现孤独症谱系障碍,可以给予孤独症行为干预;患儿常常合并癫痫,则需要神经内科诊治;而在疾病的后期患儿会出现脊柱侧弯、运动障碍,则需要脊柱外科和康复科联合诊治。多学科合作由此可见一斑。

(4) 特殊教育:由于慢性病程,很多发育行为障碍患儿需要在开展医学和家庭干预的同时,根据情况接受特殊教育,可以采取接受主流教育的同时进行特殊教育,以使发育行为障碍儿童可以回归主流。对于障碍严重者,给予特殊教育。特殊教育机构通常发挥治疗和教育双重功能。

(5) 提倡医院、家庭和学校联合干预:大多数发育行为障碍病程属于慢性或终生性问题,医疗、教育、家庭合作帮助患儿,是这些患儿得到改善或康复的最佳的、可持续的干预方法。

(6) 社会关怀:一些严重复杂发育行为障碍并无医学治疗方法,需要国家和社会的关爱,需要形成整个社会关爱有特殊需要儿童的氛围,保障患者的基本权利,最大限度减轻家庭的照顾负担,让患儿得到最佳安置,这对于促进社会和谐稳定有益。

对于经过初诊、检查评估后依然不能确诊的病例可在一定时间的继续观察后随访和复诊,或通过会诊、转诊等帮助患儿明确诊断。需要指出的是,一些发育行为障碍,由于缺乏特异生物学标志,诊断主观性较大,不同医院不同专家可能存在不同的诊断或观点,此时,针对患儿的实际行为及能力的评估和检查显得十分重要,在不能获得准确诊断的前提下,同样可以积极开展相关的行为干预和教育训练,例如对于可疑的孤独症谱系障碍患儿,应该及时开展早期社交和行为干预。

四、诊治环境和晤谈技巧

发育行为儿科学诊室中,家具的设置与摆放,主诊医师的衣着打扮,以及医师与患儿及其家长的交往技巧都会不同程度地影响诊断的过程和结果。一个走进诊室就一直啼哭的患儿肯定会对医师的准确诊断带来不良影响,而当患儿或家长以合作的态度与医师进行沟通和对话时,自然会给主诊医师带来更多的诊断线索。

1. **诊室设置**　发育行为儿科诊室需要保证一定的面积,以容纳一张茶几,至少三张以上的凳子(或沙发)和一个诊床。需要至少两个工具柜(箱),其中一个摆放医师的诊断工具(听诊器、检眼镜、压舌板、棉签、叩诊锤、皮尺及各类量表和行为处方),另外一个是专为患儿准备的工具柜(箱),摆放适合各种不同年龄儿童的玩具、彩笔、白纸和书籍等,根据情况还可以在房间的一角设置小游戏区,该区域铺设地毯,放置一些小车、大笼球供患儿嬉耍,或摆放一个小桌子、小凳子供患儿画画或写字等。为了行为观察的目的(也为了观摩教学需要),每一个诊室需要在墙壁上安装单面镜,让医师或家长(包括参观学习者)可以在另外一个房间内对患儿进行行为观察。这个过程也可以通过安装视频录像系统实现,但必须在事先向家长给予说明并获得知情同意。

2. **衣着与座位**　鉴于发育行为障碍为非感染性疾病,为避免低龄儿童普遍存在对穿白大褂医师的恐惧,发育行为儿科医师可以穿便装面对患儿及其家长。但为了规范和便于识别,必须佩戴统一的医院证章。通常医师坐在患儿对面,保持令人舒服的距离,中间可以隔着小茶几,茶几上根据患儿年龄摆放适龄的物品或玩具,家长可以坐在茶几的两个侧边。若有多位家庭成员同时在场,需要提供足够的座位。

3. **会面、观察和对话**　会面和对话中,医患双方的视线应当保持同一个高度。当患者坐在座位上,医师不应当站着与其对话;如在医院病床边,医师应当搬把椅子坐在病床边并调整病床的高度,以便与患者保持同一视线水平和合理的交流距离。医师可以首先和患儿进行交流和对话,此时需要根据患儿的年龄和能力恰当使用适合的交流方法和技巧,例如抱起低龄的婴儿以了解其依恋状况和互动能力,与3岁的幼儿一起共同搭建一个积木以了解患儿的手眼协调能力和认知能力,与一名8岁的学龄儿童讨论他(她)喜欢的网络游戏或学校活动,这些均是了解患儿病情和行为的好开端。此后可以根据患儿年龄选择让低年龄患儿继续在诊室内玩耍,而高年龄儿童去到另外一间专门的游戏室或行为观察室,再开始询问家长对患儿问题的关注和其他相关情况。而对年龄较大的学龄青少年,可以参加面谈,就让他们坐在父母旁边的座位上;会谈涉及可能令人情绪波动的内容,譬如向家长告知严重疾病诊断时,应当注意观察家长的反应,提供必要的安慰和保护措施,如确保隐私,提供纸巾、茶水等。在会面过程中的分心因素譬如手机铃声或敲门声应当尽可能避免,要求家长均将手机调整为振动状态,在诊室房间门口贴出“房间正在使用”的标示以避免不必要的打扰。

五、医患沟通技巧

有效的临床会面需要医师和患者建立信任的关系,如果临床医师表情过分严肃,采用商业化的谈吐或者支配、判断式的语气,患者可能会歪曲或隐瞒信息,因此提高医患沟通技巧,建立并维护医患良性互动是完成会面目标的重要条件。

(一) 认真倾听,重复和总结会面过程中患者或其父母所诉,提高医患沟通的效率

聆听过程中保持合理的目光接触,聆听中尽量不打断对方的谈话(如有明显离题可以适当提示),用适当的语气词如"嗯、哦",恰当的表情,点头或重复某句话显示你的认真聆听和理解。当家长或患儿诉说完毕后,用自己的语言对病史简短重复、总结,给对方澄清的机会。同理、同情、移情和反移情与普通儿科病史询问相比,发育行为儿科医师在病史采集和咨询治疗过程中要更多表现出同情(sympathy),即对他人的苦难、不幸会产生关怀、理解的情感反应,应适时自然地使用关切的表情、关怀性语言和安抚动作,例如给激动流泪的家长递上一张纸巾;运用同理心(empathy),即换位思考、共情,需站在对方立场设身处地思考,体会患方的情绪和想法,理解患方的立场和感受,表达尊重。需要注意移情(transference),指患方对医师产生的一种强烈的情感,患方将自己过去对生活中某些重要人物的情感投射到医师身上的过程。认识并合理利用移情可以对疾病诊治带来益处,但要避免为了私利不合理地利用移情。但医师必须认识和避免反移情(counter-transference)现象,即医师把自身对生活中某个重要人物的情感、态度和属性转移到了患儿或家长身上,把压抑的潜意识和情绪(喜爱或憎恨)转向患方,把患方当做发泄对象。很多医患冲突的发生与我们对移情和反移情现象的认识不当有关。

(二) 医患合作关系

与传统医学模式中医师往往处于支配性地位不同,发育行为儿科疾病诊治过程中,医学处理、家庭治疗(有时包括教育)和患儿合作是疾病诊治成功的重要保障,医师并不能仅仅根据医学的专业观点作出最后的诊断和治疗意见,而是要根据患儿、家庭的个体和社会经济等状况与家长和患儿共同商定。患者不仅仅只是接受和依从,双方互相充分沟通和交流对于诊治有重要意义。

(三) 以患者为中心的个性化诊治技巧

发育行为儿科学认为,每一个儿童都是与众不同的,儿童的不同是人类的财富。同样每一个家庭也是不同的。与诊治传统躯体疾病不同,针对行为疾病的诊治必须充分考虑到这种不同。首先发育行为儿科医师务必将理解、尊重和保护儿童的与众不同视为义不容辞的责任。同时在诊治疾病过程中需要考虑到每一个患儿及其家庭的不同,提出个性化的诊治方案。

六、发育与行为疾病的诊断特点

发育与行为疾病的诊断特点包括:发育与行为障碍的谱系(spectrum)和整体性(continuum)。

(一) 发育与行为障碍的病因诊断

发育与行为障碍是常见的慢性疾病。临床诊断分为两方面:一方面每个儿童需要进行详细的发育与行为评估,另一方面寻求正确的实验室检查,如染色体分析、代谢病筛查、头部影像学检查等建立病因诊断。例如,一名严重的全面发育迟缓儿童在智力发育诊断的同时,实验室检查将揭示该儿童存在染色体缺失的综合征。同样,对一名孤独症儿童进行诊断时,可能在实验室检查中发现脆性 X 综合征。

发育与行为障碍越严重,越容易发现特定的病因。然而,纵观发育与行为障碍的范围,轻微障碍相比严重障碍占多数,因此,对于轻度发育与行为障碍儿童来说,大多数儿童不能发现特定的病因。例如,有报道在43%的中~重度智力障碍(IQ<50)儿童中能明确由生物因素导致的,而在轻微智力障碍的儿童中,明确病因的仅为13%。在将来,随着基因检测和神经影像技术的进步,越来越多的发育与行为障碍的儿童将开展病因诊断。而每一个儿童的发育评估可发现儿童的优势和弱势,指导预后、教育和康复干预。特定的病因诊断可以针对家庭进行遗传咨询,让家长能够坦然地接受为何他们的孩子有这个障碍。

(二)发育与行为障碍的谱系

发育与行为障碍根据谱系和整体性可以分为高患病率、低严重度[如发育性运动协调障碍(developmental coordination disabilities,DCD)、学习障碍(learning disabilities,LD)、ADHD]和低患病率、高严重度两种[如脑瘫(cerebral palsy,CP)、智力障碍和孤独症]。Capute和Accardo为了促进发育与行为障碍的诊断形成一个模式,通过理解谱系和整体性分析,总结了三个基本的神经发育进程:延迟、分离、偏离。发育延迟是指发育进程的显著落后,发育延迟通常表现为贯穿所有能区的全面延迟。发育分离是指两个能区发育速度的显著差异,一个能区较其他能区有显著的延迟,由此而出现不同能区发育的散乱和不平衡。例如,特定性的学习障碍就是发育分离的一个例子。特定性的学习障碍定义为智力和学习成就之间显著的不一致或者分离,即智商高于学习成就。言语和非言语认知能力之间显著的分离即基于语言的学习障碍中,相对优势的是非语言的视觉问题处理能力,相对弱势的是语言能力,两者存在显著的分离;而基于非言语学习障碍中,相对弱势的是非言语,相对优势的是言语认知能力,两者也存在显著的分离。发育偏离是指非常态的发育顺序(如较难的能力出现先于简单的能力)。这里要特别强调的是,发育分离是指贯穿不同能区发育能力的散乱或者不一致,发育偏离以一个能区内能力的显著散乱或者不平衡。例如,孤独症的儿童有50个词汇量(正常发育24月龄达到),而不会正确使用"爸爸"和"妈妈"称呼父母,尽管有高于年龄水平的词汇量,但是有很多回声样语言和代词使用混乱。

每一个体表现出其独特的发育优势和弱势,无论是在不同能区或者某一能区之中,分离和偏离主要用于描述发育能力的显著散乱或者不平衡。反映了潜在的中枢神经系统功能的失调。当延迟、分离和(或)偏离的程度增加,则发育与行为障碍的谱系和整体性由轻度至重度发展。

Capute和Accardo为了诊断发育疾病而开发了一套模式,把复杂的大脑功能分为三个主要能区,每条边代表发育与行为障碍的谱系和整体性(图4-1),即运动、认知和社会交往,用以描述发育与行为障碍的谱系,以及波及这三个能区的发育与行为障碍的整体性。

发育与行为障碍的严重程度从轻至重,在每个发育能区内,轻度障碍的数量远远多于严重障碍。同时在三个发育能区之间,也存在发育与行为障碍的整体性,临床在以一个能区的障碍为主要诊断的同时,有其他1~2个能区的相关障碍或共病作为次要诊断。

严重的发育与行为障碍的谱系和整体性是最容易识别的。例如,运动障碍的儿童中,很容易把严重的脑瘫从轻微的发育协调障碍中区分出来,但是当个体的运动异常处于中等程度时,诊断就有一定的困难,这就是我们所说的发育行为障碍的谱系。同理,在发育障碍的整体性中,把基于语言的学习问题和有ADHD共患病的儿童与严重的社会互动和交流缺陷伴重复、刻板行为的孤独症

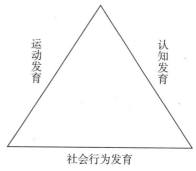

图4-1 Capute三角:谱系和整体性

中区别出来是容易的,但是把一个处于中间程度的语言损害共病社会行为问题的个体与非常轻微的不典型孤独症谱系障碍区别出来是困难的。

发育与行为障碍的谱系包括如下:

1. 运动障碍范围的谱系 运动发育包括大运动、精细运动和口腔运动(言语、咀嚼/吞咽)技能三个能区。每个能区中有其运动障碍的严重程度范围,有频繁发生的轻微运动障碍和严重的障碍(图 4-2)。

轻微→→→→→→→→→→→→严重		
大运动:	发育性协调障碍(DCD)→→→→→脑瘫	
	"笨拙儿"	
精细运动:	书写障碍 →→→→→→→→→脑瘫	
口腔运动:	语音清晰问题;→→→→→→→构音障碍/吞咽困难	
	流口水	

图 4-2 运动障碍谱系

从大运动发育来看,轻微运动障碍过去被诊断为笨拙或者发育性运动障碍,但是目前在精神障碍诊断和统计手册,第 5 版(DSM-Ⅴ)中被称为发育性协调障碍(developmental coordination disorder,DCD)。这些儿童存在轻微的大运动延迟和动作计划困难及"软"神经征象(如联带运动、舞蹈病样运动等)。严重的大运动延迟儿童,往往伴随着"硬"的神经征象(如持续的原始发射、痉挛、共济失调等),用脑瘫作为诊断可能更正确。从精细运动来看,轻微的精细运动缺陷导致书写困难(失写症),日常生活技能差,如解纽扣和系鞋带,更严重的精细运动延迟可以在麻痹型和偏瘫型脑瘫中看到。从口腔运动来看,轻度异常包括喂养问题、流口水、轻微的语音清晰问题,而严重端包括伴随严重脑瘫的构音障碍和吞咽困难。与其他能区发育一致,轻微运动障碍的数量占绝大多数。存在大运动笨拙、书写困难和语音清晰问题(患病人数占 DCD 的 10%)的儿童远远多于存在脑瘫(患病率 0.36%)的儿童。

2. 认知障碍的谱系

(1) 全面认知障碍:全面认知障碍的诊断谱系是根据具体的 IQ 和适应性行为在正态分布中决定的(图 4-3)。

轻度认知低下的儿童,韦氏儿童智能量表(WISC-R)界定为"迟钝"的范围是 IQ 在 80~89 分。目前,在 WISC-Ⅳ中,儿童的智力在这个范围内被归为"低常",即"较慢学习者",在正常的班级中,他们难以跟上其他同学。随着全面认知障碍的严重程度增加,IQ 在 70~79 的儿童界定为智力边缘,IQ 和适应性行为在 70 以下的被定为智力障碍。如同其他所有的发育障碍,轻度的智力障碍占绝大多数,在智力障碍的人群中,22% 的儿童是在较慢学习或者边缘智力,而统计学上有 2%~3% 的人有智力障碍,因方法学问题,实际上仅有 1% 的人确定为智力障碍。在全面认知障碍的谱系中,认知的各个能力之间没有显著地不一致或者分离。然而,当认知能区(语言/交流与非语言/视觉处理)有不一致或者不均衡的延迟,这种存在分离的现象被描述为语言/交流的偏离障碍和非语言/视觉处理的分离障碍。

(2) 分离性语言/交流障碍的谱系:当一个儿童存在语言/交流延迟不一致或者不均衡,并影响到他(她)的非言语/视觉处理的发育,则诊断为语言/交流障碍谱系(图 4-4)。当然,当一个儿童表现出语言表达或者语言发育延迟的不一致,应该首先确认该儿童的听力状态

轻微 → → → → → → → → 严重

较慢学习→ → 边缘 → → 智力障碍 / 精神发育迟滞

（IQ 80~89）　　（IQ 70~79）　　　　（IQ<70）

图 4-3　全面认知障碍谱系

（分离和（或）偏离）轻微 → → → → → → → → 严重（严重增加）

语音加工障碍（诵读困难）→ → DLD/SLI/LLD → →社会交流障碍

（语言 / 非言语交流分离 / 偏离）

图 4-4　语言 / 交流分离障碍的谱系

注：DLD，发育性语言障碍；SLI，特殊的语言损害；LLD，基于语言的学习困难

是否正常。当这一障碍的谱系从轻度到重度，除了因语言 / 交流比非言语问题解决更延迟之外，还要注意语言 / 沟通能区内的发育偏离现象。

轻度的语言发育分离导致语音处理的缺陷，阅读障碍的人群在语音加工上有困难，存在押韵，读字和书面符号的发音困难。他们对不认识的单词发音有困难，尽管他们能够通过视觉记忆记住所有看到的单词，但是存在阅读解码困难。尽管阅读障碍通常只有在学习中 IQ 分值和低的阅读成绩之间有分离时才被发现。比较轻度的全面认知障碍（学习慢）和轻度的语言分离障碍（阅读障碍），全面认知障碍远远多于局限性或者分离的认知障碍，较慢学习者占群体的 22%，而认知和阅读分离的阅读障碍则占群体的 8%。

中度障碍儿童有感受性和表达性语言加工延迟的不一致，这样的个体可以诊断为发育性语言障碍（DLD），也可以诊断为发育性言语障碍或者特殊的语言损害（SLI）。在 IQ 测试中，语言推理能力显著低于非语言推理能力，这样的个体可以诊断为基于语言的学习障碍。这些儿童的听觉理解、口头表达、阅读理解、书面表达和完成数学应用题的困难程度不一。

严重的语言 / 交流分离障碍其偏离程度增加，出现在语言和非语言交流和语用的偏离性延迟，对社会交流产生不良的影响。当个体处于严重的语言 / 交流问题时可以诊断为基于语言的社会交流障碍。这些儿童除了存在表达和感受性语言发育迟缓外，相关的非语言视觉问题加工发育也迟缓，但两者的迟缓程度不一致，同时还存在语言 / 交流能区内的显著偏离，表现在非语言 / 语用（如目光接触差和缺乏肢体语言方面）上的异常。在语言表达和感受方面（如持续的回声样语言和代词混乱）存在延迟偏离，尽管他们的语言功能在其他方面似乎很好（通常是生搬硬套）。当存在基于语言分离形成的社会交流困难，而且是社会交流互动为主的缺陷，需要考虑孤独症的诊断。近期的研究显示有特殊语言损害的个体与社会交流障碍的孤独症个体之间有显著的重叠和诊断上的混淆。

如同其他发育与行为障碍一样，语言 / 交流分离障碍的谱系中，轻微障碍占主要部分。许多语言方面存在差异和延迟不一致的个体，他们没有社会交流缺陷，有语言和非语言社会交往缺陷的孤独症谱系障碍的发生要多得多。

（3）分离性非语言障碍的谱系：当儿童的非言语 / 视觉解决问题发育存在延迟的程度不一，并波及他们的言语 / 语言发育时，则诊断为分离性非语言障碍（图 4-5）。显然，当一个儿童表现出视觉解决问题发育的延迟出现偏离时，发育行为儿科医师应该首先排除该患儿的视觉问题。分离性非语言障碍从轻度至重度的谱系中，除了在非语言 / 视觉问题加工能力

(分离和(或)偏离) 轻微 →→→→→→ 严重(严重增加)
拼写加工缺陷 →→→ NVLD →→→ 社会交流障碍(非言语交流分离 / 偏离)

图 4-5 分离性非语言障碍的谱系

注:NVLD,非言语学习障碍

的分离性延迟外,其他非语言技能发育偏离也有所增加。

在轻度分离性非语言障碍儿童中,非言语 / 视觉问题加工发育的分离导致在拼写时的信息加工缺陷,包括字母的识别和字母在单词中位置的视觉加工,视觉-空间特征分析困难,难以记住单词的形状和如何正确书写形成单词,在阅读和书写时会导致字母的倒置("b"变成"d")和单词的反向("saw"变成"was")。有拼写加工障碍的儿童存在视觉记忆单词的困难,但是他们可以读出他们不认识的单词,他们可以按语音拼写。

在中度分离性非语言障碍儿童中,非语言 / 视觉问题解决过程延迟的更加不一致时,此时可以诊断为非语言学习障碍(NVLD),在 IQ 测试中言语推理能力显著超过非言语推理能力。存在视觉-空间、视觉-知觉、视觉-运动处理的弥散性困难,而不是孤立的拼写字母和单词的困难。这些儿童在辨别和区分视觉细节和视觉-空间方向如左右方向辨别的缺陷。这些儿童也存在理解空间关系困难,包括理解人际交往时的适当距离。从学习的观点剖析,儿童存在数学视觉-空间和概念方面的困难(多位竖式计算,几何),以及他们的视觉-运动的缺陷对他们的书写造成不利的影响。

在重度分离性非语言障碍的儿童中,上述的偏离更明显。尽管他们的语言和言语推理能力为相对优势,但是由于他们在非语言社会交往的延迟,可以诊断为社会交往障碍。这些非言语社会交往缺陷包括目光对视差、难以理解和使用肢体语言和面部表情、不能读懂社会环境信息。因为他们相对优势的言语推理和结构化的语言,所以这样的儿童个体通常说得很多,但是他们不理解在社会环境中如何使用他们的语言进行有效的交流。这些个体存在交流中轮替,维持主题,理解比喻的困难。他们更倾向于单方面的交流风格,关注于他们有限的兴趣。这些儿童按 DSM-V 标准衡量,可被诊断为 ASD。

同其他发育与行为障碍一样,非语言障碍的分离程度中,轻微障碍占大多数。存在书写处理困难的学习困难儿童大多数不存在社会交往缺陷,其发病率也远高于上述非语言障碍伴有社会交往缺陷的儿童。

3. 社会行为障碍的谱系 我们必须认识到正常发育的儿童他们的行为存在很多变化,应该在了解发育的水平和家庭 / 社会 / 文化环境的前提下解释儿童的行为。在社会与行为发育的范围中,正确诊断儿童的行为问题应该首先分析孩子的气质。气质从九个维度描述儿童的行为方式:心境,注意力的广度 / 持续性,分散度,活动水平,感觉阈,反应强度,适应性,节律性,趋避性。在这些气质维度中的正常变化通常导致行为问题,其次儿童气质与他或她的照养人的气质存在不匹配。再有,考虑到正常儿童的行为多样性,在社会行为障碍的范围中,通常很难把困难气质的儿童从轻度社交-行为障碍的儿童中区分出来。

类似于先前所述的运动和认知障碍的范围,社会行为障碍从轻度到重度根据这一谱系(图 4-6),害羞的儿童或者启动缓慢型气质的儿童占据社会发育谱系的轻度端。他们可能表现出正常的行为差异或者行为问题,但是不会出现功能损害。然而,进一步的向不良方向发展,将肯定会面临着社会行为问题并导致功能损害,如干扰同伴社会交往的不恰当行为

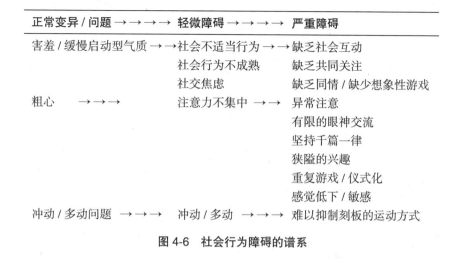

图 4-6　社会行为障碍的谱系

（轮替、正确发起和回应交往、攻击性等问题）。显著的社会焦虑是处于这个谱系的中间程度。重度则是社会交往障碍、共同关注、想象性游戏和同情的严重缺陷，这些是 ASD 的特征。

　　社会行为障碍谱系的另一个例子与气质维度的注意广度 / 持续性、分散度、活动水平和感觉阈相关。当一个儿童表现出这些维度的困难，但是没有导致功能损害，则诊断"差异"和"注意分散问题"或"多动 - 冲动问题"。然而，当存在注意困难，冲动行为，控制差，过多的活动，出现在多个场合，与他的发育程度不相适应并导致显著的功能损害，则应该诊断为 ADHD。当个体的行为进一步向重度发展时，那么可以观察到注意力缺陷，发育偏离和异常注意，他或她的注意广度连目光交流也难以维持，但是却过于关注某些事物，无论是视觉或者言语方面存在持续狭隘的兴趣或者重复的行为，或表现为对感觉刺激过低或者过分敏感，如疼痛阈值高或者不能忍受某些声音、过紧的衣服或者某些食物质地。重度社会行为障碍儿童则有更多异常的、发育偏离的刻板运动性活动，如手的扑翼状活动，摇晃或旋转身体（见图 4-6）。

　　应当注意的是，社会行为障碍中，其异常的行为特征越多，越可能反映其伴随的认知障碍。相反，在认知发育中延迟、分离、偏离明显的儿童中，其信息加工较无认知发育延迟、分离、偏离儿童出现更多的异常。这些个体的行为也越有可能表现异常。因此，我们临床所观察到的重复和刻板行为往往可见于重度或极重度智力障碍或社会交流障碍的患者中。而孤独症谱系障碍所表现的社会交往缺陷、狭隘兴趣及异常行为则反映了发育行为障碍中的整体性特点。

（三）发育与行为障碍的整体性

　　如前所述，在发育与行为障碍的儿童中离散性的发育与行为功能失调比发育与行为障碍的局限性功能失调更常见，并存在相关的共病。这是常见现象。因此，每个发育能力的障碍谱系是从轻微到严重，而发育障碍的整体性也是从轻微到严重。虽然发育与行为的主要诊断集中于单一的发育能区，以解释儿童独特的发育延迟、分离和（或）偏离，但是往往同时也伴随次要诊断。因此，发育与行为障碍的诊断除了区分障碍的严重程度即谱系之外，我们还要强调特定障碍所致的其他能力或技能的损害，甚至伴发的障碍，这就是发育与行为障碍诊断的整体性。

　　通过了解运动、全面认知和行为三个能力严重的发育异常，就可了解发育与行为整体性的概念(图 4-7)。儿童某一能力的严重障碍明显波及其他能力,例如,大约 50% 的脑瘫个体存在智力障碍,而 25% 有智力障碍的个体也存在脑瘫(在人群中 3.6/1000);此外,很多有严重或极重度智力障碍的个体存在重复、持续的、刻板的行为。此外,有脑瘫但是没有智力障碍的个体罹患其他认知或行为障碍的风险比没有脑瘫的个体要高,比如学习慢、学习障碍和注意力缺陷多动障碍。

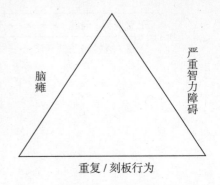

图 4-7 严重的发育和行为障碍的整体性

又如孤独症谱系障碍儿童,除了互动性社会交往的缺陷和社会沟通的障碍,他们的语言存在严重的分离或偏离,而非语言的视觉问题解决的技能相对较好。在语言方面已达到 30 个月的水平,却持续的回声样语言或代词混淆,这也部分解释了这些儿童的语言分离或偏离现象。他们的语言理解和应用上出现明显的异常,而视觉问题解决是他们的优势,所以孤独症谱系障碍儿童喜欢寻求视觉刺激如喜欢强烈的灯光、分类排列或旋转物品等,方向感也很好,反映其视觉记忆的能力。正是因为这个优势,所以也就解释了他们在视觉行为上的同一性、仪式样的特征及刻板的兴趣,而对听觉或语言刺激的应答因其缺陷而反应差。

大多数孤独症谱系障碍儿童表现以语言为主的社会交流障碍,同时有智力障碍。即使如此,其语言发育与视觉问题解决技能的发育相比较,仍存在不匹配或差异。相反,75% 的严重或极度智力障碍个体中表现为孤独样的特点,表现为重复和刻板样的行为,但实际上他们不是孤独症谱系障碍。所以,诊断孤独症谱系障碍时,如果出现重度或极重度,需要注意其社会交往的缺陷、不平衡及社会交流发育的偏离。

七、常见问题和误区防范

1. 在儿童发育与行为障碍的诊断中,常常易犯现象诊断的错误,这是因为临床疏忽了:①全面的评估,包括生理、心理和社会各领域的影响因素;②发育和行为的评估,没有按照儿童的发育和行为水平衡量其临床表现,而是机械的以生理年龄看待其行为,结果就会扩大诊断,所以详细地评估十分重要。

2. 儿童发育与行为障碍的诊断是一个过程,不能一蹴而就,必须按部就班地进行。同时,它又有别于传统医学的分类诊断(即是与否),而是维度诊断(即考虑多重因素之后的诊断)。这样的诊断才能保证诊断的正确无误。

3. 临床发育与行为障碍的诊断常以一个主要诊断伴一个或多个次要诊断。我们必须考虑到发育与行为障碍的谱系和整体性两大热点。

八、热点聚焦

1. 发育与行为障碍有轻有重,诊断不一,轻度和重度障碍者诊断相对容易,而症状有轻有重,界于中度障碍时,诊断就有困难。

2. 发育与行为障碍在临床上往往以一个主要诊断共病其他障碍作为次要诊断,既要考虑谱系,还要综观全局,注重整体性。

(邹小兵　金星明)

第五章

与遗传相关的发育障碍

培训目标

1. 掌握　常见遗传性疾病异常的发育行为特征。
2. 熟悉　常见的与发育行为相关的遗传性疾病。
3. 了解　遗传性疾病的诊断方法。

一、概述

遗传性疾病(genetic disease)是指生殖细胞或受精卵的遗传物质(染色体和基因)发生改变所致的疾病,对生长发育有着重要影响。随着儿童疾病谱的改变,遗传性疾病显得日益重要,同时随着人类对遗传性疾病的认识不断深入,其诊断技术也在不断完善。本章以有代表性的遗传性疾病为例,重点探讨遗传性疾病下儿童的行为发育特点及临床如何诊断遗传性疾病。

遗传代谢性疾病对发育行为的影响:

1. **遗传代谢性疾病的发育行为表型**　同一遗传性疾病,临床表现并不一定完全相同,典型的例子如 Down 综合征,患儿从特殊面容、先天畸形、异常的神经心理发育到神经退行性变都可能存在显著差异,说明基因型的异常和差异可引起表型的广泛变化。与发育行为相关的表型即行为表型(behavioral phenotype),这一概念涉及的行为包括从戏剧性的、局限性行为(circumscribed behavior)到气质特征、认知能力、认知发展过程等,跨度广泛。具有代表性的局限性行为如 Rett 综合征的搓手、Smith-Magenis 综合征的痉挛性的"自我拥抱";介于局限性行为和普通行为气质之间的有 Prader Willi 综合征的贪食、Smith-Magenis 综合征的极度睡眠困难(可能与褪黑素分泌的昼夜节律异常有关);遗传的特殊气质(或个性)表型如 Williams 综合征、Prader-Willi 综合征、Angelman 综合征、Digeorge 综合征。目前研究得较为清楚的特殊发育轨迹有:Rett 综合征和 Down 综合征的退行性模式(后者是在成年期)、Prader-Willi 综合征在早期肌张力低下和运动发育迟缓改善后出现贪食的起病模式、Williams 综合征在幼儿期和学龄前期的语言能力快速提高(类似的"词语暴发"常见于 2~3 岁正常儿童)。遗传性疾病还与精神性疾病有关,如 Williams 综合征成年期的内化障碍,脆性 X 综合征与孤独症的复杂关系,Digeorge 综合征与情绪和精神疾病的关系。表 5-1 列出了与发育行为儿科有关的行为表型类型。

2. **遗传和环境对发育行为的作用**　有人认为,表型和遗传性疾病的关系不会因环境改变而改变,但同卵双生子研究证实,环境因素(如教育和其他干预、家庭环境、生活经历等)可能改变表型。同卵双生子有相同的基因型,但神经发育上没有表现出 100% 的一致性,不论

表 5-1　以遗传为基础的行为表型类型

行为表型	病例
刻板性行为	<ul><li>Lesch-Nyhan 综合征的自残</li><li>Smith-Magenis 综合征的痉挛性自我拥抱</li><li>Rett 综合征的搓手</li><li>Prader Willi 综合征的贪食</li></ul>
认知 / 神经精神	<ul><li>Down 综合征的语音 / 言语记忆损害</li><li>Williams 综合征的空间记忆和视觉 - 运动缺陷</li><li>Turner 综合征的非言语学习障碍</li></ul>
行为 - 发育轨迹	<ul><li>Prader-Willi 综合征在学龄前出现的贪食和肌张力低下</li><li>Down 综合征过早出现老年痴呆</li></ul>
气质和个性	Williams 综合征的社会能力
精神心理素质	<ul><li>脆性 X 综合征和孤独症</li><li>Williams 综合征和内化障碍</li><li>Digeorge 综合征与情绪、精神症状</li></ul>
生物性行为	<ul><li>Smith-Magenis 综合征的睡眠障碍和褪黑素失调</li><li>药物基因组学影响,如在肝脏代谢的差异</li></ul>

是认知特点(如 IQ)、缺陷(如诵读困难)还是疾病(如孤独症、ADHD、抑郁症)都不会完全一致,其他疾病如癌症、炎症性肠病、身高、体重等也有相同的发现。双胞胎个体,随着年龄的增长,很多基因的甲基化差异随之增加,这种区别在分开生活的双胞胎尤其明显。可见,环境对遗传的作用不仅是影响行为结果,也作用于基因本身。

环境是如何影响遗传性疾病的行为表型的? 以 Down 综合征为例,患儿的认知能力能在环境改变后得以提高,此为实证,而有效的早期干预则进一步证实,环境也能改变因遗传影响的表型。也许遗传差异可以是缺陷性表型的危险因素而非致病因素,如脆性 X 综合征可能是孤独症的危险因素,Smith-Magenis 综合征可能是睡眠障碍的危险因素,但最终的表型可能还依赖于其他遗传和环境变量。很多等位基因差异被认为是特殊神经发育的敏感因素,现已确认导致诵读困难、孤独症谱系障碍和 ADHD 风险的基因,单个基因差异可增加相应疾病的风险,但每个基因并不足以单独影响表型。

二、遗传性疾病的诊断与鉴别诊断

遗传性疾病的诊断主要是根据临床表型、实验室检查结果确诊。遗传学机制不同,采用的实验室方法不同。以下介绍各种遗传学机制及相应的诊断方法。

(一) 诊断方法

1. **染色体非整倍体**　非整倍体是指生殖细胞的染色体发生部分不分离,受精时出现个别染色体的数目增加或减少。Down 综合征是最常见的非整倍体,其次是 18- 三体综合征和 13- 三体综合征,患儿表现为生长发育障碍,而其他常染色体非整倍体几乎都会导致死胎。性染色体非整倍体比较少见,如 Turner 综合征(45,XO)、Klinefelter 综合征(47,XYY),患儿生长发育也受到严重影响,但表型相对较轻。染色体非整倍体可在常规染色体核型分析中检出。

2. 染色体其他异常　染色体较大片段的缺失意味着大量基因的缺失,缺失数量从数个到数百个,临床常见有发育障碍合并器官畸形。染色体某一部分的重复导致基因"过量"也是某些发育行为疾病的原因。异常染色体如环状染色体、染色体衍生物(由多条染色体的片段重组而成的一条不规则的染色体)、染色体平衡和非平衡异位也可导致行为发育障碍,原因是在形成新染色体时有染色体的丢失,或者是原染色体"断点"处基因断裂失去功能。这些染色体异常能在常规染色体核型分析中检出。

3. 端粒异常　端粒和亚端粒是染色体的终末部分,是包含长的 DNA 重复序列但不含基因的特殊区域。端粒功能及其分子生物学仍在研究中,目前已知染色体在亚端粒的重组可能与癌症、干扰细胞衰老相关。亚端粒的染色体重排,可导致 5%~10% 的中重度精神发育迟滞,典型的亚端粒重排病例伴有先天畸形,大多数亚端粒重排病例与新的缺陷综合征有关。亚端粒重排包括染色体缺失和复制,常规核型分析很难发现,需用特殊诊断手段识别。

4. 相邻基因缺失综合征　两个典型的病例是 Williams 综合征和 DiGeorge 综合征(软腭-心-面综合征),染色体分别在 7q11.23 和 22q11.2 出现缺失,导致基因缺失。相邻基因缺失多自发发生,能垂直传播,彼此无关的患儿可出现类似缺失。相邻基因缺失综合征所因缺失的染色体片段太小,传统的核型分析不能检出,但能被染色体原位杂交荧光(FISH)检出。

5. 单基因病　单基因异常对发育行为的影响等同于染色体疾病,如 Lesch-Nyhan 综合征(自毁容貌综合征,在下一章代谢性疾病中也有提到)因 *HGPRT* 基因突变引起,与严重的精神发育迟滞和自伤行为有关;脆性 X 综合征在 X 染色体上有三个碱基对的过度重复(三联体重复),三联体重复还见于亨廷顿病、进行性肌营养不良、共济失调综合征。单基因病的诊断只能根据临床表现疑诊、特殊检查(包括尿液、血清等代谢测试、基因测序及其他分子诊断方法)确诊,普通核型分析不能检出。单基因病的诊断性测试应由遗传代谢专家指导完成。

6. 线粒体基因　人类胚胎除了接受精子和卵子的核基因组,还接受卵子线粒体的遗传物质(来自精子的线粒体在受精卵中不能生存,因此父亲的线粒体不能传递给子代)。线粒体基因组比核基因组小,仅含 37 个基因,但基因突变时极有可能影响脑发育或脑功能,可能是由于脑需要大量能量,特别依赖线粒体的功能。线粒体 DNA 突变导致的疾病,包括线粒体脑肌病伴乳酸血症和卒中样发作(MELAS)和肌阵挛性癫痫伴破碎红纤维综合征(MERFF)。有的临床综合征,如 MELAS,可能源于许多不同的基因突变。线粒体疾病的诊断流程是:临床疑诊,儿科神经学评价,特殊检查(有时需要肌肉或其他活组织检查)。有的线粒体疾病的确诊需做 DNA 检测。

7. 多基因病和等位基因差异　与单基因病和染色体病不同,多基因病影响行为发育的基因很多。如阅读障碍和孤独症患儿复杂的行为是多基因影响的结果。基因突变或等位基因差异涉及很多基因,单论其中之一,可能影响微小甚至毫无影响;但是,如果多个基因异常,或是以致病等位基因的形式出现,那么可能导致典型的症状。以孤独症为例,如果只有一个或几个异常,个体可能仅表现出害羞的气质或是有点刻板行为倾向;有限数目的基因异常可能表现出兴趣狭窄;当异常的相关基因或等位基因数量达到关键数目时,孤独症全部的临床症状就可能显现出来。现在已知一些基因和 ADHD 有关,其等位基因怎样增加 ADHD 的风险尚不清楚,而这些遗传差异并不能预防或导致 ADHD,不过可以假定,它们通过与其他基因和(或)环境因素相互作用来发挥作用。

8. 表观遗传学 表观遗传学调控的两个方法:一是甲基化作用使基因失活;二是莱昂化作用使 X 染色体失活。基因组印迹(genomic imprinting)是通过甲基化作用完成的,在这个过程中甲基组在某个基因的启动子区附着于 DNA。基因组印迹能分辨出特殊基因是父源性还是母源性,Tuner 综合征可反映基因组印迹的意义:继承父源性 X 染色体的患儿比继承母源性 X 染色体的患儿有更强的社交能力。莱昂化是早期女性胚胎的正常过程,每个细胞中的两条 X 染色体之一失去活性,然后形成性染色体。对于携带 X 连锁疾病的女性,随机的莱昂化过程会导致疾病基因的正常等位基因失活,而细胞的失活百分比是随机的。脆性 X 综合征患儿临床表型的严重程度与 X 染色体莱昂化比例有关,类似表现亦见于 Rett 综合征。在多基因病中与表观基因组有关的行为发育疾病,如 Angelman 综合征、Prader-Willi 综合征和 X 连锁疾病如 Rett 综合征、Tuner 综合征、脆性 X 综合征。

9. 基因组学和蛋白质组学 基因组学的研究任务是:阐明每个人超过 25 000 个基因的功能和相互作用、调节基因的作用、基因内含子和基因之间的"垃圾 DNA"、从简单基因的转录到剪接的扩增过程。蛋白组学的研究任务是:要了解基因的无数蛋白质转录产物在生理过程中怎样相互作用,最后在儿童及成人典型和非典型的生长、发育、行为过程中得到证明。而理解环境因素与生理过程的相互作用,则是超越基因组学和蛋白质组学的更大的挑战。

诊断基因缺失,有代表性的方法是荧光原位杂交技术(FISH),针对所怀疑的疾病使用特殊的分子探针,因此有特殊的临床怀疑才做特定的检测。常规核型分析可用来诊断一些常见的基因病(明显的性染色体非整倍体)。特殊的分子遗传学异常能用其他直接检测方法来诊断。如今分子生物技术的快速发展带来了很多新技术,如基因芯片方法,能用少量血液或组织样本同时评估成百上千个基因。不久的将来,实验室就能应发育行为儿科医师的要求快速而廉价地筛选出和临床病史有关的已知上千种的基因疾病。不同遗传性疾病的诊断方法总结见表 5-2。

表 5-2　遗传性疾病的机制、诊断方法和代表性疾病总结表

遗传学机制	诊断方法	遗传性疾病举例
非整倍体	核型分析	• Down 综合征 • 性染色体异常,如 XO 综合征(Turner)、XXY 综合征(Klinefelter)、XYY 综合征
染色体缺失和复制	核型分析,可能与易位、环状染色体及其他染色体异常有关	Wilms 瘤(肾母细胞瘤)、无虹膜畸形、泌尿生殖器畸形、精神发育迟滞(WAGR 综合征):11p⁻
端粒重排(丢失或复制)	荧光原位杂交;核型分析	Cri-du-chat 综合征(5p 端粒重组)
微缺失(相邻基因缺失综合征)	荧光原位杂交	DiGeorge 综合征 / 软腭 - 心 - 面综合征(22q11.2 缺失),Williams 综合征(7q11.23 缺失)
单基因遗传病	特殊 DNA 或代谢产物检测;有时多为临床诊断	• Lesch-Nyhan 综合征(诊断需测定酶活性,也可行 DNA 测定),脆性 X 综合征(DNA 测定以确定三核苷酸重复长度) • 结节性硬化症(有典型临床表现即可诊断,可行 DNA 测定) • 多发性神经纤维瘤病 1 型(有典型临床表现即可诊断,可行 DNA 测定)

遗传学机制	诊断方法	遗传性疾病举例
线粒体基因病	多种方法,包括临床、组织病理学检查、DNA 分析	线粒体脑肌病伴乳酸血症和卒中样发作(MELAS)
等位基因差异及多基因病	一般仅用于研究	阅读障碍、孤独症谱系障碍、ADHD
表观基因组调整	一般仅用于研究	● 基因组印迹:Angelman、Prader-Willi 及 Turner 综合征 ● 莱昂化作用(X 染色体失活):脆性 X 综合征、Rett 综合征及其他 X- 连锁疾病

基因检测何时进行为好？这个问题不能一概而论。现在仅对有多种先天畸形的患儿进行基因检测,因为只有他们可能会有阳性结果,但随着诊断技术的进步和基因诊断范围的扩大,受益于基因诊断的患儿必将迅速增多。专家建议:凡是病因不明的发育迟缓都应接受包括核型分析、端粒探针、脆性 X 综合征 DNA 检测在内的基因检测,因为以上检测阳性都可能与非特异性的发育缺陷有关。

发育行为儿科医师应明白,遗传性疾病诊断的最大价值在于其对家长和儿童的心理作用和社会作用。明确的诊断一方面能缓解家长的自责感,另一方面能减少家长对患儿预后的担忧。西方国家有一些特殊的家庭支持资源,如家庭支持小组,通过这个共享的平台,患儿家庭能互相提供医疗、学校、课外活动及其他信息,从而获得心理支持。

对某个特定的患儿而言,大多数人有效的治疗方法对某一个体儿童并不一定有效,因此,为了达到有效干预的目的,发育行为儿科医师能做到的也是最有用的评估,是对每个患儿进行全面的神经心理评价。

治疗策略涉及特殊教育学和神经心理学。比如 Down 综合征,语言发育明显落后,当交流能力低于基本认知能力时,就可能出现行为问题。因此许多专家建议患儿在小时候学习手语,早期引入符号语言可提高其交流能力和社会技能。

目前基因治疗神经发育障碍还处于理想阶段,因为基因治疗必须以基因诊断为前提,而基因缺陷对发育行为的影响在大脑发育完成之前是诊断不出来的,而且现在还不清楚影响基因治疗的因素。很多基因缺陷影响大脑结构的发育和大脑功能的成熟,但生后治疗不可能逆转已发生的发育异常。产前基因治疗是有可能的,但至今尚无先例。

(二) 常见的染色体疾病

1. **Down 综合征(Down syndrome)(21- 三体综合征)** Down 综合征是染色体病中最常见的一种类型,是生殖细胞在减数分裂过程中,由于某些因素的影响发生 21 号染色体不分离所致。按核型分型可分为标准型、易位型和嵌合体型三类。在活婴中发生率为 1/(600~800)。病因与母亲妊娠年龄、遗传因素、妊娠时使用化学药物、放射性照射及病毒感染等有关。其发病率随母亲妊娠年龄的增大而增高。

(1) 发育行为表型:标准型和易位型在表型上不易区分,嵌合体的临床表现示正常细胞所占比例而定,可以从接近正常到典型表现。出生时已有明显的特殊面容:眼距宽,眼裂小,外眼角上斜,有内眦赘皮,鼻梁低平,外耳小,舌常伸出口外,流涎较多。患儿体格发育迟缓,出生体重较正常儿低,骨龄滞后。乳牙萌出晚,囟门闭合晚。手指粗短,小指向内弯曲。

随着年龄增长,其智能低下表现逐渐明显。智商通常是中度低下,主要表现为口语记忆能力和口语处理能力的缺陷。语言能力比一般认知能力差,词汇理解力在成年早期还能继续提高。如果存活到成人期,常在 30 岁后出现老年性痴呆症状。大多性情温和。

约 50% 的患儿伴有先天性心脏病,主要是室间隔缺损、房间隔缺损和动脉导管未闭。因免疫功能低下,易患各种感染,白血病的发生率也增高 10~30 倍。有的患儿可伴癫痫症状或甲状腺功能减退。男性无生育能力,女性有极少数可生育的报道。

(2) 发育行为儿科的关注重点:应定期进行健康检查,包括先天性心脏病、眼科疾病、听觉损失和甲状腺功能减退等检查。随着先天性心脏病的诊断和手术干预技术的进步,患儿的预期寿命和生活质量明显提高。重要的是促进沟通能力的发育,以促进其他方面的发育,同时避免行为并发症。患儿学手语比口语容易,同时并不降低最终的口语水平。

2. 47,XXY 综合征(Klinefelter 综合征)   47,XXY 在男婴中的发生是在 1/700。典型的临床表现随年龄而异,现已成为最主要的性腺发育不全和不育的原因。染色体分析发现 47,XXY 即可确诊,其原因可能是父方第一次减数分裂出现错误,也可能是由于母亲第一次减数分裂或第二次减数分裂异常,还有一小部分原因是合子形成后有丝分裂异常。

(1) 发育行为表型:XXY 男性并无显著的五官畸形,可在童年出现轻度肌张力低下、斜颈、膝外翻和平足,高身材是下肢长度增加并持续到青春期所致。青春期和成年男子可能出现窄肩、缺乏男子气概的体形、乳房发育(30%~50%)、肌肉储备减少。睾丸曲细精管逐步纤维化导致微小睾丸,青春期和成年期睾丸激素产生不足,通常不育。受影响的成年男性还有乳腺癌、骨质疏松症、糖尿病、甲状腺功能减退症和自身免疫性疾病的风险。

早期发育延迟可表现为语言、大运动的发育延迟。语言表达往往比语言理解更差,前瞻性研究显示,高达 75% 的 XXY 患儿有以语言障碍为基础的学习障碍和阅读障碍。智商范围在均值上下,总智商介于 85~90。

XXY 的行为和情绪症状并不普遍,可有焦虑症状、注意缺陷(35% 有注意缺陷/多动障碍)、社会退缩、相对同伴和社会的不成熟。

(2) 发育行为儿科的关注重点:研究发现,在儿童期对 XXY 综合征的确诊有助于 11~12 岁时对其进行前瞻性睾酮替代治疗,有助于患儿男性体征的形成。而确诊发育迟缓的,应对言语、运动发育实施早期干预。XXY 的适龄儿童应进行语言、心理教育评估、学习障碍和阅读障碍评估。普遍存在的运动协调缺陷和书写问题,可接受课堂辅助。有行为问题时应接受行为评估和必要的干预。

3. 47,XYY 综合征   男婴中的发生率为 1/1000,但患儿直至成年都很少被察觉。其诊断一般是由于偶然性的产前诊断或有发育延迟或行为困难时行基因检测时确诊。多余的 Y 染色体是父源性的,因此与高龄产妇无相关性。

(1) 发育行为表型:大多数 47,XYY 男性表型正常。最一致的临床特征是身材高大,多数在第 75 百分位或以上。肌肉骨骼表现包括平足、运动痉挛性抽搐和原发性震颤。青春期发育与睾酮产生正常,生育一般不受影响。

对新生儿筛查确诊为 XYY 的患儿进行前瞻性研究表明,患儿认知水平在正常范围,但伴有语言学习障碍的轻度风险。更为常见的是动作协调障碍、书写运动问题。对产前与产后诊断的病例对比研究表明,出生后确诊的病例有更多的神经发育问题,包括发育迟缓、学习障碍、多动症和孤独症谱系障碍。XYY 可以有注意缺陷多动障碍的行为表现,包括多动、冲动和焦虑。47,XYY 男性的跟踪调查显示患儿在儿童期和青春期并没有严重行为问题。10% 诊断为 XYY 的儿童有孤独症谱系障碍。

（2）发育行为儿科的关注重点：患儿有发育迟缓的风险，故产前确诊病例应密切监测，从6~12个月开始进行发育评估，并早期干预。对于出生后诊断的患儿，应进行全面的语言和运动的评估、干预。伴有行为问题的患儿建议在指导下进行评估和行为干预，必要时予以药物治疗 ADHD 和其他情绪和行为症状。有社会交往缺陷的 XYY 儿童应进行孤独症谱系障碍的评估和训练。

4. Turner 综合征（45，X 综合征）　又称先天性卵巢发育不良，是一种性染色体全部或部分缺失引起的先天性疾病。多数 45，X 孕体在妊娠早期即死亡，活产女婴中发病率约1/2500。与精子／卵子在减数分裂或受精卵在有丝分裂时，性染色体不分离有关；某些患儿有一部分细胞的染色体缺失，而另一部分细胞染色体完全正常，称为嵌合体，如 45，X/46，XX；此外，X 染色体结构发生改变，如长臂或短臂缺失、等臂染色体、环状染色体，也可引起本病。

（1）发育行为表型：出生时即身材矮小，出生后身高增长缓慢，成年最终身高为135~140cm。典型的体征包括后发际低、颈短、乳距宽、肘外翻、膝外翻、脊柱可有后凸或侧弯畸形，约 35% 伴有先天性心脏病。患儿平均智商约 90，但可能有空间知觉异常，导致出现学习困难。卵巢未发育或发育不全，青少年出现原发性或继发性闭经或缺乏第二性征，大部分患儿不能生育。特纳综合征患儿易合并自身免疫性疾病，桥本甲状腺炎多见，并常导致原发性甲状腺功能减退症。患儿常有自卑、害羞、焦虑等表现，这是因为患儿对此病认识不多、不知如何面对所致。

（2）发育行为儿科的关注重点：由于儿童期性腺发育不全不明显，因此任何不明原因的矮小女孩，若有可疑临床表型，均应进行染色体检查。建议在儿科内分泌医师的监测下使用生长激素、雌激素治疗，可使许多患儿达到正常成人的高度和第二性征的发育。10%~30%患儿会发展为甲状腺功能减退，建议每 1~2 年进行甲状腺功能的筛查。注意加强健康教育，鼓励和支持患儿参与社会活动。

5. 脆性 X 综合征（fragile X syndrome，FXS）　脆性 X 综合征是最常见的 X 连锁智力低下遗传病，也是与孤独症谱系障碍最相关的单基因突变性疾病。国外报道 0.4‰~0.8‰的男性和 0.2‰~0.6‰的女性患有 FXS。其发病机制是 FMR1 蛋白基因 5′末端非转录区的三联体重复扩增所致。"前突变携带者"三联体重复程度为中度扩增，其后代重复扩增风险很高，其结果是基因超甲基化，导致不能产生 FMR1 蛋白。

目前的诊断需要做 DNA 检测。通常 FMR1 基因 CGG 在 5 和 44 之间重复。FMRP 是由这个基因产生的蛋白质，是传递突触成熟和可塑性的许多重要信息的一种转录调节因子。前突变（55~200CGG 重复）在普通人群中常见（在 130~250 名女性中有 1 位和 800 男性中有1 位），并且是不稳定的，以至于女性的携带者可将全突变（大于 200 的重复）传给她的后代，男性的携带者仅传给他的女儿，因为精子只能在 X 染色体携带这种前突变。全突变通常由于甲基化所致，这个基因很少或不产生 mRNA，因此很少或无 FMRP 产生。FMRP 的缺失或不足将出现 FXS。FMRP 水平的不足与 IQ 相关，FMRP 越少，IQ 越低。

（1）发育行为表现：FXS 的身体特征包括大或突出的外耳、过长的脸、过度伸展的指关节。几乎所有这些男性在青春期开始前出现大睾丸。但是 30% 的 FXS 患儿没有很明显的身体特征，所以 DNA 检测不一定必须要依靠这些身体特征，任何一个儿童出现不明原因的发育迟缓都应该进行 DNA 检测。

大多 FXS 的男性患儿有智力障碍，大部分为中度智力低下。近 15% 的男性没有智力障碍,但有 ADHD 和学习障碍。在学龄期,FXS 男性有 3/4 表现出明显行为问题,包括刻板行为、ADHD、攻击行为和纪律问题。FXS 女性在认知和行为方面的异常通常比男性症状轻,通常不会有智力障碍,但会表现为学习障碍、注意力问题或 ADHD 并伴有害羞和社会焦虑。重复性语言在 FXS 的患儿中很常见。近 30% 的 FXS 的男孩有孤独症表现;另外 20% 的患儿符合广泛性发育障碍未分类的诊断标准;2%~6% 存在孤独症表现的儿童都有 X 染色体脆性突变。即使没有孤独症的患儿也通常表现出眼神交流少、手部动作如拍手、咬手或重复性语言。所有孤独症谱系障碍或智力障碍的儿童都应做脆性 X 染色体 DNA 检查排除 FMR1 的突变。

(2) 发育行为儿科的关注重点:尽早诊断才能更好地给予 FXS 患儿相应的干预。根据认知损害程度和类型采取不同干预措施进行训练和教育,包括语音和语言训练、特殊教育支持。很多 FXS 患儿可针对性给予 ADHD 药物治疗;选择性 5- 羟色胺再吸收抑制剂用以对抗焦虑;非典型的抗精神病药物用来治疗情绪不稳或过度兴奋等症状。大部分研究未能证实叶酸对行为和认知有确定的疗效。FXS 为单基因缺陷,将来存在基因治疗的可能。

(三) 常见的遗传综合征

遗传综合征是指若干种症状同时遗传的疾病,大多是由一个或多个基因缺陷或染色体结构畸变或数目异常所致。可能是遗传所致,也可能是散发。以下简要介绍较常见的与发育行为相关的遗传综合征。

1. Angelman 综合征 发病率为 1/20 000~1/12 000。引起本病的遗传因素涉及染色体 15q11-q13 区。绝大多数为散发。临床特点为共济失调和急速的上臂运动类似于"木偶样"动作,头颅短小,下颌前突,频繁的阵发性大笑。神经系统问题包括震颤、癫痫和共济失调。有严重的智力低下,伴有明显的运动技能发育延迟。

2. Prader-Willi 综合征 发病率为 1/25 000。Prader-Willi 综合征致病基因位于 15q11-13。50% 存在父源染色体 15q11-13 缺失。临床特点为婴儿期生长障碍,随之饮食无节制导致明显肥胖。常伴身材矮小、手足异常(手足小)、特殊外貌及性腺发育落后。婴儿早期呈严重的肌张力减退。常伴不同程度的智力低下、行为问题、易怒、倔强和强迫症。

3. Williams 综合征 发病率为 1/20 000。大多为散发,也有由父母遗传给子女的报道。遗传性和散发病例均由 7q11.23 区域微缺失所致。临床特点包括特殊面容:塌鼻梁、眼眶周围皮下组织肿胀、星状虹膜、嘴唇突出等,新生儿高钙血症和高钙尿症,心脏杂音(典型的主动脉瓣狭窄),发育迟缓,身材矮小,肌无力,关节松弛,疝气,胃 - 食管反射等。童年后期出现性早熟和高血压。青春期血压可能升高,并出现高频感音神经性听力损失。成年时期可能伴有明显的肾衰竭。常伴智力低下,个性友善。

4. DiGeorge 综合征 目前估计的发病率约为 1/6000,由于 22q11.2 邻近基因缺失所致。临床特点包括生长迟缓、圆锥动脉干心脏缺陷(法洛四联症、主动脉弓中断、室间隔缺损、动脉干)、腭咽闭合不全和腭弓异常、相对宽的眼距、鼻梁扁平、小下颌等其他特殊面容。甲状旁腺发育不全或缺如,导致婴儿期严重的低钙血症和抽搐。胸腺发育不全或缺如,可导致严重的感染性疾病。常伴有轻 ~ 中度智力低下或特殊性非语言学习障碍。

5. Rett 综合征 女性发病率为 1/(8000~10 000),是 Xq28 区的 *MECP2* 基因突变所致。99.5% 的突变为散发。患儿出生后 6~9 个月前通常发育正常。9~16 个月时发育进程受阻,并有癫痫发作的可能。头围增长缓慢,逐渐出现小头畸形。2~3 岁时丧失已获得的有目的的手的技能,出现手部无目的的刻板动作,如扭曲手指、拍手、搓手或洗手样动作;出现孤独症样表现,丧失言语功能、社会交往的能力。5~7 岁时症状相对稳定,表现为严重的智力低下和身体姿势异常。5~15 岁及成年表现为躯干运动共济失调和失用,进行性脊柱侧弯和后突,一些患儿失去行走能力,但交流、认知功能及手的技能不再倒退,手的刻板动作较前减少。

三、热点聚焦

当发育与行为障碍趋向病因诊断过程中,遗传性疾病一定是不可忽视的相关领域。这也是发育与行为儿科医师的一大挑战。当病因诊断明确后,发育与行为评估及随访很重要,因为这关乎儿童的生命质量,因此对遗传性疾病的诊治应当是不同亚专业的团队组合。

(李廷玉)

第六章

与代谢性疾病相关的发育障碍

培训目标

1. 掌握　与发育迟缓相关的先天代谢性疾病的体检线索。
2. 熟悉　与代谢性疾病的常见实验室检查。
3. 了解　代谢性疾病的特殊评估。

概述

脑是人类代谢最旺盛的器官之一,它需要消耗大量的能量及合成各种生物分子。代谢过程中的微小变化对大脑产生的影响较其他重要器官(肝、肾、心脏)更早、更严重。大部分代谢性疾病可以导致发育异常,而发育迟缓常常是潜在的代谢性疾病的最初表现。本章主要阐述代谢性疾病在人类发育过程中的作用,如何在发育迟缓或行为异常的儿童中寻找代谢性疾病的原因及诊断治疗的策略。

【影响发育的代谢异常分类】

1. **能量代谢障碍**　三磷腺苷及其他能量底物对维持细胞功能很重要,多数代谢异常都是能量代谢障碍所致。在这类疾病中最常见的是线粒体疾病。大量与线粒体能量代谢有关的蛋白由细胞核而不是线粒体基因组编码。这些疾病通常导致能量产生不足及乳酸产生过剩。其次是糖代谢异常。多数情况下(如糖原累积症、糖异生缺陷)导致大脑能量底物供应的减少。第三,脂肪酸氧化异常同样可以引起葡萄糖来源受限,迅速导致三磷腺苷和能量的消耗。

2. **生物分子转换障碍**　这是一组分子间转换系统缺陷疾病,包括苯丙酮尿症、高胱氨酸尿症、高甘氨酸血症、酪氨酸血症和有机酸血症。在这些疾病当中,分子转换的失败将导致前体代谢物的过量及代谢产物的减少。如苯丙酮尿症,苯丙氨酸羟化酶的缺乏导致苯丙氨酸的累积,较高水平的苯丙氨酸具有神经毒性。而半乳糖血症是半乳糖不能转换成葡萄糖导致神经毒性和肝毒性,并存在由葡萄糖供能的丢失。

3. **生物分子清除障碍**　这类疾病是体内有毒分子的清除障碍。如尿素循环,代谢过程中人体必须定期清理体内的氮元素,如果尿素循环不能将氮转换为容易排出体外的尿素分子,血氮水平将会迅速提升。另一个例子是甘氨酸的降解。甘氨酸降解失败导致甘氨酸积聚于中枢神经系统,甘氨酸的神经递质作用可在多个水平上影响脑功能。Lesch-Nyhan syndrome 中,嘌呤代谢途径的毒素清理缺陷导致了毒素的蓄积。生物分子清除障碍还包括了溶酶体贮积症,溶酶体的作用是清除相对惰性分子(如黏多糖和低聚糖),这些分子日积月累,占据细胞间隙从而发挥其毒性。

4. 细胞功能障碍 这是一组细胞某些基本功能缺陷导致的疾病,以广泛影响细胞代谢功能为特点。如天冬氨酸运输缺陷(维生素 PP 不足或 Ⅱ 型瓜氨酸血症)引起葡萄糖及氨基酸代谢减低。这些疾病影响脑发育,产生慢性毒性。过氧化物酶障碍,如 Zellweger 综合征引起的整个细胞器功能衰竭,导致脑和其他器官的损伤。

【发育迟缓起病与代谢性疾病性质的关系】

发育迟缓的起病为代谢性疾病的性质提供了重要线索。

1. 急性发作 一些代谢物仅在疾病急性发作时引起快速的损害,如尿素循环缺陷中堆积的氨及脂肪酸氧化缺陷(如中链酰基辅酶 A 脱氢酶缺乏症)引起的急性低血糖。发作之前患者往往是正常的,发作之后除非另一次危机发生否则病情都会维持在稳定状态。急性发作中神经元损伤导致的长期损害常常会引起卒中样后遗症。

2. 进行性加剧 进展性疾病的患者一开始发育是正常的,之后他们的发育轨迹出现了偏离,使其失去一些已经获得的技能,如苯丙氨酸和同型半胱氨酸的神经毒性产物或长期暴露于高氨环境。这些患者的临床过程反映了正在进行的由毒素引起的神经中毒和细胞死亡。

3. 产前发病 一些患者发育问题起病于出生之前,如高甘氨酸血症或过氧化物酶障碍。在这些疾病中代谢产物的积累超出了胎盘的过滤能力或导致了细胞内毒性。这些疾病导致胎儿出生后神经系统持续退化,通常难以治疗。

4. 混合型 某些疾病混合了这些特点。尿素循环障碍的患者可以引起急性高氨血症而损害大脑,同时也出现由氨及其他循环中间体(如精氨酸)慢性升高引起的神经毒性。患有能够引起乳酸酸中毒(如丙酮酸脱氢酶)疾病的患者可以发生乳酸酸中毒的急性发作也可以遭受慢性神经组织损伤。

最重要的是,如果发生发育的倒退和(或)失去已获得的技能,这是毒性代谢过程正在进行的强烈暗示。

【代谢性疾病的病史线索】

对于发育迟缓患儿,详细的病史不仅可能提示需要做涉及代谢性疾病的检查,而且常常能够提示疾病诊断的思考方向。

1. 疾病进程 功能不断恶化的发育过程提示慢性神经毒性代谢产物。进展性疾病是代谢性疾病的可能性比非进展性疾病更大。

2. 家族史 虽然我们讨论的所有代谢性疾病都是由基因缺陷所导致,但患儿家族史却往往没有异常,因为大多数遗传缺陷是常染色体隐性遗传。但应该记住几个例外。X 染色体缺陷疾病,在几代人中通常有男性亲属受影响的家族史,包括尿素循环障碍(鸟嘌呤氨甲酰基转移酶)及嘌呤代谢紊乱(Lesch-Nyhan syndrome)。然而在这两个疾病中有相当数量的女性因为非随机的 X 染色体失活而部分甚至全部受到影响。此外,因为线粒体只通过卵细胞传递给后代,精子不参与其中,所以线粒体 DNA 突变导致的线粒体功能障碍性疾病常常表现出母系家族史。在家族中有人患病的情况大大提高了常染色体隐性遗传代谢性疾病的患病风险。

3. 常见疾病 代谢系统部分缺陷的患者常常表现与其他疾病相关的综合征。嗜睡、从常见的病毒性疾病中恢复缓慢、感染频率的增加都提示有潜在的代谢性疾病可能。轻微疾病引起的惊厥发作也高度提示代谢性疾病。在发育迟缓患儿中惊厥的发展常常提示毒性代谢产物的存在,这种毒性产物是惊厥和发育迟缓的共同原因。长期的惊厥与此关系更加紧密。

4. **新生儿期病史** 新生儿期是代谢压力最大的时期。在无病原感染存在的前提下，精神不振、嗜睡、拒食、行为异常、癫痫发作、体温不规律都是可能存在毒性代谢产物的提示。

【先天代谢性疾病的体检线索】

许多代谢性疾病不一定有特定的体征，但一些临床表现也有助于确定检查方向。

1. **一般检查** 毒物及缺乏关键底物导致细胞代谢紊乱，通常不仅引起脑组织生长不良，而且出现身材矮小和外观瘦弱。

2. **头、耳、眼、鼻、喉** 小头畸形和巨头都是代谢性疾病的特点。在氨基酸代谢缺陷及突然起病的代谢危象疾病中，小头畸形常常是由神经组织发育不良所致。在戊二酸代谢紊乱中，巨头常常出现，且常与影像学可见的脑室异常相关。大囟门常常出现在过氧化物酶紊乱的患儿中。角膜混浊的出现常常提示贮存紊乱，白内障常常由代谢产物的沉积引起（半乳糖相当常见）。在胱氨酸尿症患儿中，晶状体移位是由固定晶状体的纤维破坏引起的。眼科医生在裂隙灯下的检查非常有用，这样同时可以检查角膜樱桃红色斑点。角膜樱桃红斑点在多种贮存功能紊乱中发生。咀嚼嘴唇可以在痛觉减退的患儿中被观察到，如 Lesch-Nyhan 综合征。

3. **头发** 头发在代谢性疾病判断中非常重要。头发的生长需要蛋白质的制造和胶原的交联。在氨基酸代谢性疾病中头发生长可能会减慢。在尿素循环障碍（特别是精氨酸琥珀酸裂解酶缺陷）中，患儿不能产生精氨酸从而导致结节性脆发症的特征性表现。显微镜检查显示头发的竹样外观伴随头发上的大量的易碎点。这些易碎点导致了头发的断裂。头发质地粗糙或绞结提示铜代谢缺陷。铜代谢缺陷影响胶原的交联。显微镜检查显示头发的扭曲。酪氨酸能够生成色素，无色素或很少色素的头发提示苯丙酮尿症或酪氨酸代谢缺陷。

4. **腹部** 慢性肝大的出现提示产物贮积。糖原累积症可以有肝大的临床表现，当伴随脾大时提示贮存紊乱。

5. **皮肤** 广泛皮疹的出现提示关键代谢基础物质如氨基酸（赖氨酸尿性蛋白耐受不良）的缺乏或未加工的代谢物的增加（如在脂肪酸氧化障碍中的脂肪酸）。

6. **神经系统** 一些特征性的神经系统体征提示特定的代谢性疾病。超出规定范围的肌张力减退和肌发育不良提示线粒体肌病。但是它很难与一般的肌张力减退相鉴别。

【先天代谢性疾病的实验室检查】

1. **常见的实验室检查**

（1）血常规：红细胞和白细胞在骨髓中的产生可能会受到大量异常代谢物的影响。有机酸血症能够抑制骨髓造血功能从而使全血细胞减少。异常白细胞的产生（如 Gaucher 细胞）和骨髓造血过度减低能够反映贮存性（黏多糖和寡糖）疾病中骨髓间隙被占领的情况。细胞功能的紊乱（如有些与过氧化物酶相关的细胞功能紊乱），也可以降低全血细胞计数。在慢性代谢性疾病中，贫血较常见。

（2）电解质与碳酸氢盐：电解质与碳酸氢盐的测量判断循环中不明酸性物质非常有用。计算阴离子间隙（阴离子间隙 = 钠—氯—碳酸氢盐）可以显示有机酸的增加。有机酸和乳酸的增加均可增加阴离子间隙。当间隙接近或大于 15mmol/L 时，应考虑检查这些物质的存在。

（3）葡萄糖：在能量代谢缺陷中，循环中葡萄糖水平（尤其在危象期间）可以显示潜在的问题。在脂肪酸氧化障碍（尤其是与中链脂肪酸相关的障碍）中，低血糖是常见的表现，它能够产生许多相关症状。在有机酸血症和丙酮酸羟化酶缺陷中，糖异生受抑制。在与葡萄糖（糖原）贮积相关的障碍中，低血糖是常见的表现，并且与这些疾病的许多毒性反应相关。

(4) 血尿素氮:尿素氮的测量通常被用来确定体液的状态及患者的肾功能。低或非常低的血尿素氮浓度可能反映了尿素氮循环中的缺陷,并有必要后续检查。

(5) pH:像阴离子间隙一样,血液的 pH 可以用于测量系统中不明酸性物质的出现。严重代谢紊乱患者出现酸中毒。血液中的 pH 升高可以反映呼吸性碱中毒的情况。此时若出现脑水肿,可能是氨水平升高的结果。

(6) 尿酮:尿液中的酮体反映脂肪酸在能量代谢中的情况。在有机酸血症、糖原贮积病及线粒体疾病中,正常的能量代谢被扰乱,尿酮会升高。在严重发育迟缓的患儿,尿酮升高也可以是因为营养状况差。在血糖水平低的患者,酮体缺乏提示脂肪酸氧化缺陷,这需要后续的检查。

(7) 尿还原物质:尿中还原性物质的出现提示还原糖泄露入尿。半乳糖和果糖是这一组中最常见的异常代谢物。不过应注意的是,大多数青霉素类抗生素也会产生阳性反应。

2. 可选择的实验室检查

(1) 乳酸:影响能量代谢的疾病会出现血乳酸的升高。乳酸是葡萄糖分解的中间产物,它的产生反映了糖代谢系统的过度使用或糖代谢过程的直接阻断(如被丙酮酸脱氢酶或丙酮酸羧化酶阻断)。线粒体能量代谢障碍或脂肪酸氧化缺陷也会导致乳酸升高。乳酸水平必须在自由流动的血源(无止血带时)中获得,并且测量过程要迅速以防读取错误的结果。缺氧、快速消耗(如惊厥发作和剧烈运动)或心脏病也可导致乳酸水平的显著升高。乳酸除了可以用于衡量代谢异常,高浓度的乳酸也对神经系统具有毒性作用。如果可能的话,丙酮酸水平应在同一时间获得,因为这样可以区分葡萄糖代谢的原发和继发缺陷。

(2) 氨:氨在儿童升高超过 $100\mu mol/L$,在成人超过 $50\mu mol/L$ 被视为异常,并且需要进一步的检查。当其与低尿素水平相结合时,氨水平升高提示尿素循环缺陷。有机酸可以干扰尿素循环功能,表现出氨水平升高。一些疾病如病毒性肝炎和某些化学物质严重扰乱肝功能可导致高氨血症。被用于治疗许多发育疾病的药物丙戊酸,也可以干扰尿素循环提高血氨水平。

3. 影像学检查

虽然影像学检查在代谢疾病中很少具有特异性,但有些结果会出现得更频繁。如在高甘氨酸血症的患者中,除了整体的大脑发育不良外,也会发现部分或全部的胼胝体发育不良。在戊二酸尿症的患者中,易出现巨头伴随有脑室扩大。乳酸酸中毒的能量代谢紊乱,在病程早期影响基底节,在磁共振成像中经常被描述成瑞士奶酪外观(swiss cheese appearance)。这在影像学中常常被称作 Leigh 脑病。磁共振成像中神经组织的广泛损伤也提示有潜在的毒性物质或过程。腹部成像可见肝脾大提示贮存功能紊乱。心脏扩大或肥厚也提示代谢性肌症或贮存功能紊乱如庞贝症(Pompe disease)。

4. 代谢性疾病的特殊评估

代谢性疾病的特殊评估都需要在严格质量控制的专业实验室中进行。这些测试通常主要由大学附属医院及一些参考实验室提供。对结果的解释往往非常困难,需要生化遗传学专家的协助。在代谢产物水平并非相当高的情况下,需要一个重复的样本用以确诊。然而,我们应该注意到任何原因引起的急性疾病可以导致许多试验结果的升高或降低。而且,使用肠外营养可以影响这些测试中代谢产物的水平。与这些问题相关的信息应该尽可能多的提供给实验室,以便结合病人的前后病情给出适当的解释。

(1) 血浆氨基酸:血浆氨基酸测试用于测量分离的血浆样本中游离氨基酸的浓度。尿氨基酸难以解释,并很可能表现出假阳性。血浆氨基酸水平不应在饭后或喂养后马上测量(2小时的间隔是最好的)。这项测试可以检测氨基酸加工缺陷,如苯丙酮尿症、酪氨酸血症、高甘氨酸血症、支链氨基酸病(如枫糖尿病)、高胱氨酸尿、蛋氨酸缺陷及赖氨酸转运障碍。它还通过测量精氨酸及其他循环中间产物检测尿素循环功能问题。影响肝脏健康的疾病表现为由肝脏处理的氨基酸(如苯丙氨酸、酪氨酸、蛋氨酸、半胱氨酸、亮氨酸、异亮氨酸、缬氨酸)的水平升高。氨基酸测量可以验证乳酸的升高,因为它的前体丙酮酸可以转换成丙氨酸。

(2) 尿有机酸:这是一个非常好的有机酸血症的诊断性测试,适用于丙酸、甲基丙二酸及异戊酸。它还可以检测戊二酸,它是属于生物分子转换缺陷中的进展性神经毒性物质。脂肪酸氧化缺陷也会引起尿液中出现异常化合物。琥珀酰丙酮的出现是酪氨酸血症的标志。同样的,出现异亮氨酸的代谢产物是枫糖尿病的标志。乳酸和丙酮酸可以在有机酸分析中被检测,但并不总能与血浆水平相吻合。

(3) 血液酰基肉碱谱(blood acyl-carnitine profile):这项试验只能在少数国家部分实验室中进行,但是它非常有用。该试验可以在一个血斑样本上进行,进一步增加了其效用。它可以检测到脂肪酸氧化的缺陷,因为这些化合物容易结合到肉碱上并从线粒体输出。其他化合物如尿素循环中间产物精氨酸琥珀酸同样结合于肉碱并且容易被检测到。

(4) 血浆长链脂肪酸:用于评价过氧化物酶功能,对肾上腺脑白质软化和 Zellweger 综合征的诊断也非常重要。

(5) 转铁蛋白电泳:用于检测转录后糖类与蛋白质结合缺陷。

(6) 线粒体基因突变:代谢性疾病中肌肉线粒体功能检测非常困难,使得线粒体基因突变试验成为可被接受的替代试验。出现以下情况可考虑使用这项测试:肌阵挛、癫痫、破碎红纤维(MERRF)、线粒体肌病、脑病、乳酸性酸中毒和卒中样发作及其他常见的突变性疾病。

(7) 尿中黏多糖 / 寡聚糖筛查:尿黏多糖和低聚糖筛查对溶酶体贮存功能紊乱的检测非常重要。

(8) 特定疾病检测:这些测试通常难以执行,因为其价格昂贵并且需要对测试材料进行精心处理(通常是活检材料)。建议这些测试由生化遗传专家实施或者与其他有经验的人合作进行。

(9) 串联质谱分析法:用于检测有机酸及大部分参与脂肪氧化并且与肉碱结合的化合物。它也可以通过二级代谢产物来检测苯丙酮尿症和酪氨酸血症。这项测试可以作为一个性价比较高的筛查工具应用于临床。但有局限性,不能用于以下疾病的检测:贮存功能紊乱、线粒体缺陷、糖原累积症、大多数尿素循环缺陷、氨基酸转运缺陷、长链不饱和脂肪酸、糖蛋白缺陷及许多其他疾病。

【诊断代谢性疾病的方法】

通过全面的病史和体格检查,当发育行为儿科医生考虑到代谢性疾病时,可以考虑选择血浆氨基酸谱、尿有机酸谱、酰基肉碱谱及可能的转铁蛋白电泳等特殊检测。如果患儿表现出神经系统疾病进行性发展的证据,应加入尿黏多糖和寡糖检查及血浆长链脂肪酸分析。更详细、全面的调查应该由一个代谢专家进行,以便控制成本和正确引导诊疗方向。

(李廷玉)

第七章

运动发育和运动障碍

培训目标

1. 掌握　并能独立开展运动发育评估。
2. 掌握　并能独立开展运动障碍诊断、治疗及管理。
3. 熟悉　国际和国内运动发育评估与运动障碍诊疗的要点。

一、概述

婴儿期及儿童期是一个生长与发育充满变数的时期。神经发育及体格生长以有序及可预测的固有模式进行。技能的进步从头到脚;从近端到远端;从普通的、以刺激为基础的反射,到逐渐精确的、以具体目标为取向的反应。如 Lipsitt 所述:"婴儿(及儿童)在他们成长的过程中是非常有序的,他们实际上的行为(及发育)按照法则可以探索、发现、确认、重新确认"。这些神经发育的"法则"或次序常用传统的发育里程碑(developmental milestones)来描述。发育里程碑提供一个框架用来观察及监测儿童随时间而发育的生长过程。

【发育进程】　关注发育进程,应理解两个重要的概念,即中位数年龄(median age)及极限年龄(limit age);中位数年龄指一个标准的儿童人群 1/2 达到相应发育水平的年龄,如 50% 儿童独走的年龄是 12 月龄。极限年龄(指均数加上两个标准差的年龄)指本应该达到的发育水平的年龄,如 97.5% 的儿童独走的年龄是 18 月龄;那些达到极限年龄还不会独走的儿童,许多之后仍可正常独走,但有一定比例的儿童将可能患有潜在的医学问题,如脑瘫、原发性肌肉障碍或全面发育迟缓等。因此,任何儿童如果在 18 月龄还不会独走应接受进一步的评估及检查。如非特指,文中所提的发育里程碑皆指中位数年龄。

(1)粗大运动发育进程:粗大运动(gross motor)发育终极目标是获得独立及随意的运动。新生儿很少有自主的运动能力,且被原始反射所限制。原始发射(primitive reflex)在妊娠时发育,出生后持续数月。这些脑干及脊髓的反射是针对具体感觉刺激的反应,产生刻板的运动,如拥抱反射(Moro 反射)、不对称颈强直反射(ATNR)及阳性支持反射等。原始反射的生理意义体现在:一种避开有害刺激或保持生存状态的本能反应;标志着运动的发育,决定了中枢神经系统的成熟度;它的消失则标志着中枢神经系统发育分化的过程。随着中枢神经系统的成熟,原始反射被抑制,使得婴儿能够执行有目的的运动。例如,在 ATNR 持续的时间段,婴儿是无法从背部向腹部翻身,将手移到中线位,或伸手拿物。这一反射在 4~6 月龄消失,而在同一时间段上述的技能如翻身开始出现;拥抱反射干扰了头控及坐姿平衡。6 月龄时因为这些反射减弱及消失,儿童获得了坐姿稳定性方面的进展。

除外原始反射,姿势反应(postural reaction),如保护反应,出生时并没有出现,但随后在3~10月年龄发育。当保持头及躯体伸直及转向,姿势反应允许功能性运动的发育。这些反应在中脑水平介导,针对头及躯体正常的空间关系,相互作用。保护性伸展反应,例如,当往前、向侧或向后倒,允许婴儿能够保护自己。这些反应在6~9个月发育,在同样的时间段,婴儿学会了坐的姿势、随后的递物及跪地等行为。随后不久,更高的皮层中心介导了平衡反应的发育,使得婴儿在9月龄能站立,在12月龄开始走。

出生后的第1年,婴儿通过运动发育能够从躺到翻身,逐渐用手撑起至坐位,然后过渡到跪位或拉双手站起,以及独立行走的能力。必须注意的是,爬行并不是行走的一个必要条件,而拉手站起是婴儿能够开始迈出第一步之前,必须发育的运动技能。出生后的第2年,随着平衡反应的进一步发育,使得更加复杂的双足运动能够执行,如前后移动、跑及跳等。

大运动发育在随后的岁月中在平衡、协调及力量等方面持续的精细化的微调。12月龄时的下肢较分开的步态,轻微的蹲伏,断续的步态,逐渐向流畅的、直立的及下肢正常的步态过渡。手臂姿势从内收及轻微抬高向交互摇摆的方式过渡。3岁时步态达到成人模式。

(2)精细运动发育进程:精细运动(fine motor)技能与使用上肢相关。对一个人执行自我帮助任务、玩及完成工作,它们是必需的。如同所有的发育流(developmental stream),精细运动发育进程并非孤立的发展,它与其他相关的技能同步发展包括大运动、认知及视觉感知技能等。上肢在平衡和灵活性方面扮演重要角色。手被用来支持,首先是俯卧姿势,然后是坐姿。手臂帮助翻身及爬,然后拉着站立。婴儿开始使用他们的手来探索,甚至在仰卧姿势的时候。当大运动技能已经发展,婴儿在直立的姿势更加稳定及能够更加容易的活动,手就可进行更有意义的探索。

【运动发育评估】　现代发育评估很大程度上基于 Dr Arnold Gesell 的研究,其建立了5个发育流的第一个常模。运动发育(motor development)始于宫内时期,儿童期延续,成年早期完成,分为粗大运动与精细运动发育。粗大运动发育关注粗大的全身运动,主要涉及躯干及腿部发育,与坐、爬、走及跑等运动密切相关;精细运动发育关注肩膀、手臂及手的使用,将运动细化至手及手臂运动,如抓、握、捏及掷物;在运动发育的各环节,不同体位或精细动作之间的转换都可能发生运动障碍。儿童粗大/精细运动发育里程碑中位数年龄见表7-1,重要技能极限年龄见表7-2。

表7-1　儿童粗大运动/精细运动发育里程碑(中位数年龄)

年龄	粗大运动发育	精细运动发育
新生儿	四肢屈曲	紧握拳
1月龄	俯卧下巴抬高	可在近脸面处握拳
2月龄	抬头45°	近半时间不再握拳,可留拨浪鼓在手
3月龄	抬头45°~90°、俯卧前臂支撑、可侧卧	手松开
4月龄	抬头90°、胸抬离床面	伸手抓物
5月龄	翻身	自发握
6月龄	撑坐	尺侧握
7月龄	独坐	桡侧抓握、换手抓物
8月龄	扶栏站立	会拍手
9月龄	爬、试独站	拾起及松开物体、拇、示指对指拿物

续表

年龄	粗大运动发育	精细运动发育
10 月龄	双手扶家具走数步	将盒中物体放进及取出
11 月龄	站立数秒、单手扶家具走数步	扔物
12 月龄	独走、宽步态	钳式抓小珠
15 月龄	独走稳、蹲着玩	搭 2 块积木
18 月龄	爬台阶	有目标扔球、搭 3 块积木
2 岁	双足跳、双足上台阶	画线、用勺子吃饭、搭 6 块积木
3 岁	单脚站数秒、单足上台阶	扣纽扣、穿脱简单衣服、洗手、洗脸
4 岁	单足下台阶、单足跳	会穿鞋、画十字
5 岁	双足跳绳、向后跳	系鞋带、剪纸、画三角形

表 7-2　儿童粗大运动 / 精细运动发育重要技能极限年龄

极限年龄	粗大运动发育	精细运动发育
4 月龄	头控	
6 月龄		伸手抓物
8 月龄		换手抓物
9 月龄	独坐	
12 月龄	独站	拇、示指对指拿物
18 月龄	独走	

　　得出一份合格的运动能力评估报告需获得及整合以下资料,包括病史、体格检查及神经发育检查。神经发育检查又包括:①运动发育里程碑;②传统神经学检查;③大脑神经运动成熟标志(原始反射及姿势反应)。

　　运动进程可从发育史及运动发育检查期间的观察中得出。父母通常能够较好地提供粗大运动进程的历史,但精细运动进程的历史有时也许较难准确提供。这样,在运动发育评估期间,精细运动技能进程应该在评估时尽可能诱导出来。

　　运动进程评估的结果最好能够总结成运动年龄(motor age),并转化为运动商(motor quotients,MQ)(MQ=[运动执行年龄(motor performance age)/实足年龄(chronologic age)]×100)。MQ 超过 80 为正常,小于 70 为异常,70~80 为临界。运动里程碑评估的不足之处,在于对儿童运动能力的质量性的评判兼顾不足。

　　传统神经学评估运动能力的措施,包括静态观察、步态、肌张力、肌力、深肌腱反射及协调性,是对运动能力质量特征的进一步评估。自发的或立即的运动活动(如坐或站位重量的承载),需要足够的力量。识别无力最好是观察静态姿势及动作过渡的质量。Gower 征(具体表现为先翻身呈俯卧位,接着屈膝及髋关节,用手支撑躯干成俯跪位,并用手推离地面,再用手按压膝部身体呈深鞠躬位,然后用手去“攀升”腿支撑躯干,最后才达到直立位)就是一个典型的例子,提示骨盆带及股四头肌的无力。针对肌张力低下 / 肌无力及痉挛性高张力,自发姿势(如蛙 - 腿,下肢剪刀状腿)提供了一个可视的线索。对比婴儿期,2~3 岁之后,因为儿童体检配合性的进步,神经学体检变得更加容易,检查结果也更加有意义。

运动神经成熟标志是原始反射及姿势反应。拥抱反射、紧张性膜迷路反射、非对称性颈强直反射及阳性支持反射是临床上较多应用到的原始反射。正常婴儿非持续及短暂展示这些反射,尽管那些存在神经损伤的婴儿展示更强及持续的原始反射。

姿势反应主要涉及扶正、保护及平衡能力,通常在婴儿3月龄之后有序出现,能够提供更深层次的、有关婴儿运动潜力的信息。对比原始反射,这些姿势反应很少是刻板的。在正常婴儿当中,姿势反应容易诱出,但在神经系统损伤的儿童当中,它们的诱出显著变慢。

典型的原始反射及姿势反应是对称的。明显及持续的不对称提示更少反应的那一侧存在异常的可能。例如,Moro反射在一侧持续完整及典型存在,但在另外一侧迟钝,提示锁骨骨折,臂丛神经损害或一侧脑损伤可能。

值得一提的是,因为左右利手在1~2岁前或之后尚未获得,1岁之内不对称性的运动技能总是异常的,也许提示了一个潜在的偏瘫可能。

【评估结果的诠释】 如果只根据主观参数如肌张力、协调性等,临床医师、治疗师、教师及其他的训练者常在诠释检查结果是否有意义上,看法存在分歧。如前所述,获得运动商,对粗略估计是否运动迟缓,是最有用的。小于2岁的儿童,运动商最容易应用。再加上儿童神经学检查其他方面的内容,使MQ成为具体诊断运动损害的基础。MQ小于50考虑运动受损的意义显著地增大,最常见脑瘫;当MQ值介于50~70,代表轻度的运动迟缓,这些常常指张力低下或运动协调困难,以及常见与其他发育领域相关联的迟缓或偏移。

异常运动发育的模式能够归类为:迟缓但稳定进展、平坦现象及倒退。严重程度则归类为轻度、中度、严重及极重度。异常运动发育的评估存在迟缓及偏离(或背离)原则。运动发育迟缓描述了一个现象,即运动发育里程碑以通常的次序达到,但达到的速率更慢;偏离或背离代表运动发育过程中不同寻常的发展次序,如儿童在他(她)能够坐之前就会爬,显示粗大运动技能发育的偏离。

当运动发育异常时,发育行为儿科及儿童保健工作者要及时给予诊断性运动发育评价及运动残疾相关联的临床医学评估,以明确诊断,进而给予进一步的相应处理,同时注意必要的亚专科(小儿神经/神经发育儿科)的转介及早期干预。

【运动发育损害】 运动发育异常可能表现为运动发育里程碑获得的延迟,如抬头、翻身、坐、站、走或具有平衡问题、异常步态、不对称手的使用、不自主的运动或仅仅损失了运动技能等。关注运动发育常常出现在6月龄~2岁的年龄,是运动技能的发育最迅速的时期。粗大运动技能是发育初始进步最明显的领域,假如不能达到里程碑,可能成为发育迟缓的最初始的指征。体检可能发现潜在的异常的运动体征。

因神经系统[中枢和(或)外周]和(或)骨骼系统发育缓慢或成熟障碍,导致获得运动技能的年龄延迟,可导致各种运动谱系障碍(motor spectrum disorders)。谱系范围可包括轻度的运动协调障碍;以中枢神经系统非进行性损害为基础的疾病如脑性瘫痪;以进行性运动单位损害为基础的神经肌肉性疾病如进行性肌营养不良(肌肉)、脊肌萎缩症(脊髓前角);以周围神经损害为基础的疾病如遗传性感觉运动神经病,以及因先天异常所致先天神经运动障碍如脊柱裂,或者只是全面性发育迟缓,综合征或未明原因疾病当中的一个临床表型。有些运动障碍是暂时的,随着原发病的治愈而消失,而有些运动障碍,特别是神经系统或肌肉骨骼系统发育所致运动障碍可能持续时间相当长,甚至终生。这一章将论述一些常见的运动障碍性疾病:脑性瘫痪、神经肌肉疾病(Duchenne型肌营养不良和脊髓性肌萎缩症)及脊柱裂与遗传性感觉运动神经病。

(一)脑性瘫痪

脑性瘫痪(cerebral palsy,简称脑瘫),传统定义是指出生前到出生后1个月内各种原因所致的非进行性的脑损伤,主要表现为中枢性运动障碍及姿势异常。这一定义除外了进行性疾病(如各种代谢病或变性疾病)所致的中枢性瘫痪及正常小儿一过性发育落后。新建议的脑瘫定义是指一组持续存在的导致活动受限制的运动及姿势发育障碍综合征,该综合征是因发育中的胎儿或婴儿脑部受到非进行性损伤而导致的。脑瘫的运动障碍常伴随感觉、感知、认知、沟通、行为障碍和(或)癫痫以及继发性肌肉骨骼障碍。运动的损害通常在18月龄前出现。

【病因】 脑损伤或发育缺陷导致脑瘫可能发生在出生前、围产期或出生后。出生前危险因素包括:极低出生体重、多胎、绒毛膜羊膜炎、母亲感染、产前阴道出血、第二产程持续超过4小时、胎儿生长受限、胎儿感染(包括神经系统感染)及致畸物或药物的暴露等;围产期脑损伤包括:缺血缺氧性脑病、产伤、新生儿脑卒中、颅内出血等;出生后脑损伤包括:高胆红素血症、中枢神经系统感染(脑膜炎、脑炎及脑病)、头创伤(意外或非意外)、症状性低血糖、脑积水等;早产相关脑损伤包括:与足月正常体重儿相比,早产儿及极低体重儿,尤其易遭受脑损伤,罹患脑瘫的危险性急剧增加,主要为脑室周围软化(PVL)及脑室内出血;先天发育异常包括:脑发育畸形(妊娠期间皮层移行障碍或脑结构发育异常),一些异常与基因缺失相关。近年还发现脑瘫与遗传因素如遗传性血栓形成症基因、细胞活素基因、载脂蛋白E等候选基因有一定相关。

【流行病学】 脑瘫患病率介于(1.5~2.5)/1000,是目前小儿时期最主要的运动功能伤残疾病。国内报道六省区脑瘫患病率为1.92/1000。低出生体重儿成活率的改善造成了这一群体脑瘫患病率的提高,但出生体重2500g或更高的儿童脑瘫的患病率总的来说保持不变。出生后致病因素仅约占10%的比例,包括严重的新生儿感染、脑梗死、代谢疾病或创伤。研究发现,除外出生后因素,出生前及围产期因素各占22%和47%,剩下的病例致病原因不明。低出生体重儿组别,59%有围产期致病因素。一般而言,患PVL的早产婴儿占35%~40%患脑瘫的儿童。早产出生及低出生体重(<1500g)是造成脑瘫最密切相关的危险因素,28周前出生的婴儿每1000个中有100个会发生脑瘫。

【诊断】

(1)临床表现及分类:脑瘫临床症状多样,但运动功能障碍是本病的特征,主要表现为:运动发育落后,粗大运动如抬头、翻身、坐、站立、行走,以及精细运动指标不同程度地落后于同龄儿,而且主动活动减少;反射异常,如原始反射延迟或消失,保护性反射减弱或不出现;肌张力异常及姿势异常。不同年(月)龄肌张力表现有所不同。异常姿势多种多样,与肌张力异常及原始反射延迟消失有关,如头控差、皮质拇指、角弓反张、双腿交叉呈剪刀状;异常的神经学检查,表现为原始反射保留,反射不对称,反射亢进和(或)持续的踝阵挛等。根据神经系统累及类型、功能障碍解剖学分布情况,脑瘫分类如下:

1)按运动障碍的特征分类,存在3个主要的脑瘫临床类型,每个反映了一个具体运动通路的失功能。即痉挛型(70%)、共济失调低张力(10%)、肌张力障碍型(10%)及混合型(10%)。

痉挛型(spasticity):主要累及锥体系统。表现为肌肉僵硬,上肢屈曲,下肢内收或交叉,足尖着地,行走时呈踮足、剪刀样步态。腱反射亢进或活跃,踝阵挛阳性,2岁后巴氏征仍阳性。

手足徐动型(athetosis):主要累及锥体外系,表现为难以用意志控制的不自主运动。单纯手足徐动型脑瘫腱反射不亢进,巴宾斯基征阴性,肌张力呈齿轮状增高。

共济失调型(ataxia):表现为小脑症状,步态不稳,走路摇晃,四肢动作不协调,上肢常有意向性震颤,肌张力低下。

肌张力低下型(atonia):表现为肌张力低下,四肢呈软瘫状,仰卧位时四肢呈外展外旋位,好似仰翻青蛙,此型常为婴幼儿型脑瘫暂时阶段,以后多转为痉挛型或手足徐动型。

混合型(mixed):同时患有两种或多种类型,如痉挛型伴手足徐动型。

2) 按瘫痪部位分类,多应用于痉挛型患者。

- 四肢瘫(quadriplegia):四肢及躯干均受累,上下肢受累程度相类似。
- 双瘫(diplegia):亦是四肢受累但双下肢受累为主,上肢及躯干比较轻。
- 截瘫(paraplegia):双下肢受累明显,躯干及上肢正常。
- 偏瘫(hemiplegia):一侧肢体及躯干受累,有时上肢损害较明显。
- 三肢瘫(triplegia):一个上肢及两个下肢受累。
- 单瘫(monoplegia):单个肢体受累,此型较少见。

(2) 脑瘫共患病:脑瘫患儿常与多种及一些严重的共患病相关联(表 7-3)。与脑瘫相关联的躯体问题包括因超高或异常的低肌张力所导致的骨畸形及肌腱和肌肉挛缩。脑瘫儿童的运动障碍常包括了口咽运动功能失调,表现为流涎、呼吸道分泌物处理困难,咀嚼和吞咽障碍,以及构音障碍;生长及营养问题常在脑瘫患儿身上发现,也许与多种共病相关联,生长缓慢及与进食相关的咳嗽应该开展吞咽功能失调的评估。此外,即使缺少咳嗽或被噎到的现象,因脑瘫患儿球功能失调常见及可能存在没有被认识到的误吸,能够导致显著的呼吸道发病率及死亡率,在临床上应提高警惕,关注存在静默误吸的可能性。

表 7-3 脑瘫相关障碍

脑瘫常见共患病	• 听力缺失(感觉神经或传导性)
整形外科畸形	口部运动执行损害
• 肌肉 / 肌腱挛缩	• 语言缺失(构音障碍)
• 骨畸形 / 排列不齐	• 喂养功能障碍(吞咽困难)
• 关节脱臼 / 退化	• 流涎
• 脊柱侧弯	• 误吸
• 骨质疏松及骨折	胃 - 食管反流
认知缺失	肠道及膀胱问题
• 智力障碍	惊厥
• 学习障碍	颈部神经病
生长差 / 营养不良	行为 / 情绪障碍
感觉缺失	• 器质性的
• 感觉缺陷	• 获得性的
• 视觉损害 / 视觉运动障碍	

许多患有痉挛性脑瘫的儿童也许继发于能量消耗的增加,存在单纯体重增加困难。因肠道运动性也受到神经系统损伤的影响,脑瘫患儿常有继发性胃肠道运动损害的并发症。胃食管反流是一种严重的延迟了胃排空的并发症,也常常影响脑瘫儿童,相关的疼痛也许限制了口腔的吞咽。便秘在脑瘫当中很常见,可以是因为肠道蠕动功能失调和(或)躯体活动减少。它能导致疼痛症状,增加痉挛,减少口部吸入,造成呕吐,以及在非常严重的情况下,可造成肠道穿孔。便秘的症状能容易发现,通过询问排便次数,排便是否疼痛,粪便是否硬

或非常粗大等。假如需要,腹部平片能够进一步帮助诊断。

脑瘫患儿有相关神经并发症风险,包括惊厥障碍、智力障碍、行为问题和感觉损害以及视觉和听觉问题。儿童患有更多严重运动损害增加了智力障碍的风险。此外,脑瘫患儿常见的医学共患病还包括龋齿、皮肤破损、骨质疏松及尿道的功能失调等。

(3)早期识别:脑瘫在出生时症状并不常常明显。新生儿及婴儿早期,轻型脑瘫患儿的识别较为困难。因此,必须对具有显著的危险因素的婴幼儿进行密切的早期监测。儿童具有明确的危险因子,尤其是婴儿在 32 周之前出生,应该被考虑具有患脑瘫的风险,即使缺少 MRI 的异常。早期发现患脑瘫的婴儿及幼儿,除外运动里程碑的评估及传统神经学检查,还有赖于在不同年龄段反复的评估以及评估的质量。重要的运动模式包括原始反射,如非对称性颈强直反射,随着发育成熟而消失;姿势反应,如躯干平衡反应及降落伞反应,随着年龄增长而出现。常用筛查评估项目包括:Alberta 婴儿运动量表,Chandler 运动评估婴儿筛查测验等。预测发育最好的结果是基于纵向的系列评估。

超声检查发现持续的脑室扩张,囊性 PVL 及Ⅲ~Ⅳ级颅内出血,高度预测随后脑瘫的发生。美国神经病学会及小儿神经病学学会建议,对所有小于 30 周孕龄的极低出生体重儿,在第 7~14 天常规进行头颅超声检查,并最好在第 36 周及足月之间重复一次。MRI 包括弥散加权成像(DWI)关注内囊后肢在妊娠 36~40 周髓鞘化情况,具有早期发现 PVL 及预测之后可能发生脑瘫有很大价值。它比颅脑超声能更好地发现早产儿弥漫性的 PVL,并在评估早产婴儿患急性缺血方面有帮助。神经影像学的应用可能是目前早期诊断脑瘫与判断预后最有前景的诊断工具。

(4)诊断:诊断主要依靠临床病史、体检及辅助检查,特别应注意四肢及躯干的肌张力的评估、姿势、手功能及步态。美国神经学会及小儿神经学会实践委员会建议,对所有脑瘫患儿,如病因不明确,应行神经影像学检查如 MRI 检查,并对偏瘫性脑瘫及不能解释的出血性梗死患儿考虑行出凝血检测;额外的检查,包括遗传的(当儿童表现出畸形的特征)或代谢的检查(在肌张力不全脑瘫的病例,没有明确的脑病的病史),基于个体化的原则,应该被执行;分清神经运动损害的类型及分布,发现致病原因及发病时间,筛查相关健康问题,如智力障碍、视力损害、听力损伤,营养、生长及吞咽失调监测等;诊断评估疑似脑瘫患儿应由多学科专业团队共同执行,包括神经科医师、发育儿科医师、儿童神经康复医师等。表 7-4 列出了脑瘫患儿代表性的发育评估工具。

表 7-4　脑瘫患儿的发育评估工具

发育评估工具	发育评估工具
言语及语言 • 学龄前语言量表Ⅳ(PLS) **运动技能** • Peabody 运动发育量表 -2(PDMS-2) • 粗大运动功能评价(GMFM) **功能技能** • 儿童残疾评价量表(PEDI)	• 儿童功能独立检查量表(WeeFIM) **认知发育** • 贝利婴儿发育量表(第 2 版) • 韦氏智力量表(第 4 版) **注意与行为** • 儿童行为量表:父母、教师及青少年版(CBCL)

【鉴别诊断】　许多不同的鉴别诊断也许与脑瘫相混淆。包括其他静态的障碍如习惯性足趾尖行走,临床医师可能将习惯性的足趾尖行走误认为是轻度的痉挛性双瘫痪,这些儿童

没有痉挛性证据或其他神经学疾病,他们或许没有跟腱挛缩以及可能有足趾尖行走阳性的家族史,肌电图可帮助疑难病例区分两者不同;多巴胺反应性肌张力不全发病初期常被误诊为脑瘫,它是常染色体显性遗传病(源自 *GCH-1* 基因的突变),对低剂量的 L- 多巴胺的反应迅速;如疾病表现为神经系统进展性及退行性病变,应考虑有家族性痉挛性截瘫或共济失调毛细血管扩张症的可能。

【治疗】 脑瘫的干预需要多学科的协作,包括儿童保健、矫形外科、物理治疗师、神经医师、发育行为儿科医师、以及在照顾运动障碍儿童方面有经验的治疗师等。患者所累及的范畴是复杂的,干预模式的选择需综合考虑。

脑瘫损害包括口腔运动失调、关节挛缩、髋关节半脱位与脱臼以及脊柱形状的改变(脊柱侧弯、脊柱后弯及脊柱前弯)。功能问题包括喂养失调、言语延迟、独立活动受限、书写障碍及自我照顾困难。造成脑瘫患儿损害及功能问题的原因可能是因一种或多种的病理生理性损害:高张性(痉挛性与张力障碍)及低张性;肌无力及易疲劳;失去选择性运动控制;平衡损害及不自主运动。健康相关问题,如不合适的营养及难于控制的惊厥发作可能严重影响了脑瘫患儿的功能。

(1) 评估:通常要求脑瘫患儿每 6~12 个月进行重新评估或监测他们的运动进展情况、相关健康问题及治疗后的再评估。评估的内容包括肌张力、步态及生命质量评估等。

1) 肌张力:张力增高也许是因为强直、痉挛、张力障碍或所有这些障碍的综合,张力评估可通过 Ashworth 量表、改良 Ashworth 量表及 Tardieu 量表执行。张力障碍的严重性可通过 Barry Albright 张力障碍量表定量。痉挛及张力障碍的鉴别对治疗计划的确定是重要的。

2) 步态分析:三维计算机步态分析能够帮助制订手术前的计划,特别是多水平段骨科手术,以及能够记录手术及非手术治疗之前及之后的变化。步态分析的组成包括肌电图分析、运动学录像评估(关节角度及速度)和动力学(关节的运动力以及场地反应力、反作用力测定板分析及有氧耗量)。标准步态参数包括踏步及跨步长度、步态速度及步调。试验步态分析补充了儿童的临床评估。

3) 生命质量量表:生命质量评估对重症脑瘫患儿的家庭特别重要。例如,针对 GMFM 分类为 V 级脑瘫以及正在接受鞘内巴氯芬治疗的脑瘫患儿,其目的是为了能够更容易照顾及帮助患儿睡眠,减少疼痛及不适,并非以改善功能技能为首要目的。疼痛对儿童或成人脑瘫而言是一种共同的经历。虽然已认识到生命质量及疼痛评估的重要性,但当前评价生命质量及与健康相关生命质量量表存在局限性。儿童健康问卷是生命质量测定的例子。正在发展几个针对脑瘫儿童评估健康相关生命质量及疼痛量表。

(2) 干预:痉挛干预的目的在于改善功能,维持运动范围,减少疼痛,增加照顾的容易度,以及阻止畸形。干预的程度是依赖于痉挛的程度,通常先执行更少的侵袭性的方法。一线的干预涉及具体的伸展及活动的锻炼。有时候物理治疗师能帮助这些活动,但总是涉及每天家庭的参与。脑瘫治疗计划包括物理与职业治疗;支架及适应性器材;坐具及定位装置;口服、肌内、鞘内的药物治疗;矫形及神经外科手术;其他治疗如电刺激。总的来说,针对脑瘫患儿的各种治疗,循证基础支持仍有限,但已有进步。此外,许多干预的循证基础还是粗略的。

1) 物理与作业治疗:物理与作业治疗的指征是指学龄前常规治疗及之后间断的治疗服务,用来改善肌力、耐力及速度;有循证基础支持物理及职业治疗的功效,但是有限。有研究报道物理治疗有增强脑瘫儿童肌力的功效,包括功能改善、活动水平增加。美国脑瘫及发育医学协会治疗结果委员会发现,针对患脑瘫患儿,还没有足够证据支持神经发育疗法的功效。其他研究报道一种相对新的针对偏瘫患儿的治疗方法,即限制引导治疗。这一治疗方法是将没受到影响的手臂限制在石膏中或用其他的方法限制,为了强迫儿童使用受到影响的手及手臂。

2)支架、适应性器械及姿势装置:上下肢支架(矫形器)可维持关节正常位置,阻止畸形及改善功能。但支持一种支架好过另外一种支架的研究证据有限。故目前多依据临床经验来决定矫形器的选择。有相当多的证据支持患动力性马蹄足患儿使用踝足矫形器优于裸足行走。适应性坐姿对改善一些患脑瘫患儿(GMFM水平Ⅳ及Ⅴ级)的功能十分关键,包括喂养及言语,改善生命质量,阻止继发性问题进展,如脊柱侧弯,以及提供安全独立的活动机会。

3)张力治疗:早期张力治疗的目的是阻止矫形科并发症,如屈曲挛缩,以便回避之后可能需要矫形外科手术需要。张力治疗的计划包括口服药物、肌内注射肉毒素、苯酚或乙醇神经阻滞,鞘内注射巴氯芬,以及选择性脊髓后根离断术(SDR)。显著痉挛和(或)张力障碍的儿童可能得益于这些治疗的组合。有研究报道在早期如经过积极的张力治疗计划,8岁时,针对挛缩及骨骼扭转畸形的手术发生率由40%减少至15%。口服药物:治疗痉挛性及张力障碍的口服药物包括巴氯芬、苯二氮䓬类、丹曲林、替扎尼定、加巴喷丁及其他针对肌痉挛 α_2-肾上腺激动剂及左旋多巴-卡比多巴及苯海索。一个关于口服抗肌痉挛性药物的系统综述发现证据尚缺乏及微弱。一个小样本的随机对照研究发现简单的夜间的地西泮给予显著地减低了张力,改善了脑瘫患儿的活动程度,这种方法也许对那些无法使用其他治疗方法如肉毒素及鞘注巴氯芬的患者可能是有益的。使用丹曲林及替扎尼定已经发现与肝功能失调相关,必须监测肝功能。肉毒毒素、苯酚及乙醇注射:患儿具有局部痉挛,局部治疗优于系统性给药。传统上,苯酚及乙醇已被采用注射到运动点或在运动神经上,用来减少痉挛状态。可造成所支持的肌肉组织的神经坏死,从而达到减少痉挛的目的。因轴索可再生,需要重复注射。治疗的指征包括改善对痉挛状态的照顾、改善步态及治疗继发于痉挛状态的疼痛,但存在慢性疼痛或感觉障碍风险。肉毒毒素已成为神经肌肉阻滞规程的选择,因其易操作、不良反应低及起效快速。它在神经肌肉接头处与释放乙酰胆碱相互作用。使用肉毒毒素的主要限制是疗程相对短(从起始注射后达到3个月)及有限数量的肌肉能够一次接受注射。两个血清型(A及B)当前是适合于临床使用,且他们的剂量及作用的期限不同,已有剂量使用指引。鞘注巴氯芬:患儿有显著的下肢的痉挛不太适合给予口服制剂也许得益于鞘注巴氯酚。这一模式对轮椅的患者最有用,他们在卫生或移动方面困难,因为继发于极端下肢痉挛。该技术涉及在腹部外科植入一个泵装置可持续地注入巴氯芬。因直接给药,全身副作用最小,虽然它们还是可能发生。巴氯芬是GABA激动剂,它的激动部位是脊髓。能够给予鞘内注射小的剂量以达到最大的益处及限制副作用。单独巴氯芬鞘内注射的作用仅持续数小时,所以,它需要通过持续的泵注给药。美国脑瘫及发育医学协会治疗结果委员会发表系统综述发现巴氯芬鞘内注射可减轻上下肢肌张力,改善照顾容易度及睡眠,减少疼痛,且减轻躯干张力。需要注意的是:突然的巴氯芬撤药能够导致严重的不良反应,最常见的原因与鞘注巴氯芬泵系统的硬件功能失调相关,是最为严重及潜在的致命的并发症,包括瘙痒症、痉挛状态增加、意识错乱、幻觉及惊厥发作。在急诊或ICU快速地认识这一症状及治疗有重要的防止潜在的生命威胁的作用。重置鞘内注射泵是最终的治疗,但在紧急情况下,可使用口服或肠道的巴氯芬、口服或静脉注射苯二氮䓬类。选择性背根切断术(SDR):SDR是一个治疗痉挛性脑瘫的神经外科规程,对张力障碍无效。它涉及从 $L_2 \sim S_1$ 或 S_2 水平割断背根脊神经根。

但每个中心针对切断神经根数量及其他程序问题不同。理想的 SDR 候选者为早产患儿,患痉挛性双瘫,活动能力受限或没有躯干无力。手术之后数周,多数患儿可出现显著无力,最大限度的功能改善要到术后 6~12 个月才发生。SDR 之后的功能改变随时间持续。SDR 禁忌证包括患儿具有手足徐动症、共济失调、肌无力及严重的固定的挛缩。值得注意的是,患儿行 SDR 人数显著减少,而鞘内注射巴氯芬人数在增加。少有研究对比 SDR、鞘内注射巴氯芬或矫形干预的疗效。

4) 矫形外科治疗:脑瘫患儿肌肉骨骼问题包括髋关节半脱位及脱位、脊柱侧弯及其他脊髓畸形、屈曲挛缩、足及踝变形、手及手臂变形、腿旋转变形、手及手臂变形、下肢不等长、高位髌骨、骨质减少及骨折、关节疼痛、术后肥大性骨化。临床步态异常包括蜷缩步态及膝僵硬步态。矫形外科是多数这些问题治疗方法的选择之一。针对轻度的挛缩,特别是在较年幼的儿童,将手术推迟是优先的选择,系列的挛缩关节的石膏治疗可以先努力尝试。总的来说,除非结构问题确实需要早期手术来确保功能,矫形手术常在 5~8 岁之后,当腿的所有方面的畸形可在同一个时间处理(多水平的手术)。

5) 相关问题:儿童脑瘫相关健康问题包括骨质减少、体重不增、口腔运动失调、胃 - 食管反流、失禁、便秘、流涎、惊厥发作、疼痛及构音障碍等。脑瘫患儿的骨质减少是因骨矿化作用生长速率慢,治疗包括维生素 D 及钙添加及站立计划。针对单纯体重增加困难,在不显著增加食物的容积需求的前提下,增加最大的热量及食物的营养内容。口腔运动失调征象包括唇闭合差、流涎及无能力处理分泌、吮吸差、缺少年龄相适应的咀嚼、强直性的咬和伸舌、喂养时咳嗽及作呕,处理不同质地食物及稀的流质困难。喂养问题在脑瘫患儿当中常见,与健康状况差及营养不良高度相关。患有严重口腔运动失调的患儿也许需要肠道喂养以保持合适营养;脑瘫患儿流涎来自口腔运动失调,不是因为唾液过度分泌。流涎治疗需要个体化,包括作业治疗、药物、注射肉毒毒素及外科手术。甘罗溴铵是常用的药物,因为它没有其他抗胆碱能药物所致的中枢神经不良反应。腺体内肉毒毒素注射是相对新的干预措施。外科手术干预包括唾液腺切除及唾液管道结扎;胃 - 食管反流在神经损伤儿童当中常见,也常与营养差及口腔运动失调及误吸危险相关联。给予少量、稠厚的喂养食物及姿势矫正也许能改善胃 - 食管反流;持续胃 - 食管反流的儿童需药物如质子泵抑制剂来减少胃酸、中和胃酸或增加肠蠕动性。患严重胃 - 食管反流婴儿可能需要 Nissan 胃底折叠术;多数脑瘫患儿成功如厕训练年龄显著延迟,约 1/3 的脑瘫患儿有排泄失调。治疗需要个体化及主要涉及使用抗胆碱能药物,在个别病例,需要间断的插管;慢性便秘是很常见的疾病状况,发病率为 70%~90%。治疗慢性便秘及继发性嵌塞包括评估上厕所姿势及坐姿的调整,分析行为问题、改变食物,对有嵌塞的儿童实施"清除"计划(灌肠、口服刺激剂或聚乙二醇),以及开始每天维持计划(添加纤维及流质,矿物油、山梨醇、乳果糖或聚乙二醇);基于脑瘫的解剖类型及是否合并智力障碍,脑瘫患儿癫痫发病率显著不同。20%~40% 患脑瘫及智力障碍患儿患癫痫。患四肢瘫的脑瘫患儿更易患癫痫,且更难控制;疼痛关注也很重要,但此类研究偏少。一个研究分析了 43 个家庭,67% 的父母报告他们的孩子在过去 1 个月里有疼痛。辅助牵张是最常与疼痛相关联的生活活动。另一个研究发现,11% 脑瘫患儿(GMFM 水平 Ⅲ~Ⅴ级)的父母报告他们的孩子每天都有疼痛。疼痛与运动损害严重性及缺课天数相关。儿童患脑瘫疼痛的评估是困难的,因他们可能与沟通或认知缺陷相关。对具有显著的构音障碍的患儿,潜在地给予扩增的沟通工具的使用,也许很大地改善了他们的交往能力及生命的质量。

6) 补充及替代疗法:补充及替代疗法(CAM)在儿童患慢性病及残疾中常用,包括脑瘫。

56% 的脑瘫患儿的家庭使用一个或更多 CAM 治疗。患四肢瘫不能自由活动的儿童更常使用 CAM 治疗。研究报道常用的补充及替代疗法包括顺势疗法、针灸、中药、高压氧、阈值电刺激、颅骶治疗、按摩疗法、水疗等。目前，少有针对脑瘫患儿循证依据高的 CAM 研究。

7) 发育及精神健康问题：脑瘫患儿可能合并注意力缺陷多动障碍（ADHD）及学习障碍或患有智力障碍。儿童患脑瘫及智力障碍比其他患儿更易患癫痫及其他慢性健康问题如胃-食管反流。青少年脑瘫患者与他们的同辈相比较自信心更低，在社交上更易被孤立。虽然他们认为有朋友非常重要，但在校外与他们朋友的联系是有限的。此外，早期识别潜在的感觉损害，通过正式的听及视觉评估，将帮助优化学习。

【预防】 近年来，有研究开始关注脑瘫预防。早产儿脑瘫病因研究已经关注脑损害的两个机制：母亲的或新生儿感染潜在地触发了脑灌注不足及细胞因子介导损害。例如，许多研究已经表明在绒毛膜羊膜炎（感染）、炎症细胞因子及白质损害之间存在关联。其他研究为了发展有效预防策略及发现保护性因子，如甲状腺激素或糖皮质激素。

（二）神经肌肉疾病

儿童患神经肌肉疾病可能表现为单纯运动迟缓或伴有全面性迟缓，包括认知损害。损害部位可能位于脊髓前角细胞（脊肌萎缩症），神经肌肉接头或肌肉纤维（进行性肌营养不良），病程可呈进行性。患者常表现为无力、失去运动技能或获得运动技能障碍。过去诊断这些疾病，除了病史、体格及神经学检查，还需行肌活检、肌电图或神经传导研究等。当前，许多疑似病例，分子及遗传学研究已可帮助确诊。

1. Duchenne 型肌营养不良

【病因及流行病学】 进行性肌营养不良是一类因基因缺陷所导致的 X 连锁隐性遗传病，男性发病，女性携带基因，以进行性加重的肌肉无力和萎缩为主要临床表现。根据临床表现和基因缺陷的不同，临床上将其分为多种类型。Duchenne 型肌营养不良（Duchenne muscular dystrophy，DMD）是其中最为常见的一种，又被称为假肥大型肌营养不良。发病率为 1/3500 男性活产婴儿。Becker 型肌营养不良（Becker muscular dystrophy）发病率更低，具有 1/30 000 的发病率。两者都是因为肌营养不良蛋白（dystrophin）的基因突变所致。肌细胞膜缺少肌营养不良蛋白造成骨骼肌及心肌破坏。

【诊断】

（1）临床表现：患 DMD 的男孩通常因为他们趾尖行走，或者无法跟上他们同龄人的运动发育，在 3~5 岁就诊。体检时，他们可能有腓肠肌及前臂的假性肥大以及近端无力，肩特别是髋带的无力。多数患儿从地板上起身困难，Gower 征阳性及跑步困难。在疾病早期，反射存在，但随着肌肉组织的无力的进展，仅有踝反射存在。多数男孩渐失去行走能力，在 10~13 岁要坐轮椅。死亡通常因为心脏或呼吸衰竭，发生在青少年晚期或 20~30 岁。

（2）实验室检查：诊断 DMD 可通过突变基因检测来确诊。在 DMD 当中，肌酸激酶（CK）升高超过正常值的 100~1000 倍。临床上除外横纹肌溶解，很少有其他疾病肌酸激酶升高幅度如此高。80% 的男孩出现肌营养不良蛋白基因的缺失。多数病例肌肉活检已不再需要。

【治疗】 因肋间肌及骨骼肌无力，肌营养不良易发生呼吸感染及进行性呼吸衰竭等并发症。使用糖皮质激素可以提供暂时的改善。男孩在 10 岁时，有发展成扩张型心肌病的可能，早期干预是需要的。另外，携带者母亲有估计 10%~15% 的心肌病发病率，也需要跟踪观察。进展性的脊柱侧弯通常在青少年时期不能行走时发展。合适的锻炼帮助维持肌力和活动性，以及延缓脊柱侧弯的起始时间。

脊髓融合术改善坐姿的舒适度及肺功能。2/3 的男孩有学习障碍,注意力障碍或认知迟缓。鼓励开展早期干预及个体的教育计划。因注意力问题使用兴奋性药物(如利他林)在 DMD 的患者来说不是禁忌证,且能给予很大帮助。许多男孩将经历抑郁,特别在中学时期。给予心理咨询及谨慎使用抗抑郁药,如选择性血清素再吸收抑制剂,通常能够帮助男孩及其家庭度过这一时期。

2. 脊髓性肌萎缩症

【病因与流行病学】 脊髓性肌萎缩症(spinal muscular atrophy,SMA)是一种常见的遗传性神经肌肉病,因脊髓前角细胞退化,导致进行性无力及骨骼肌萎缩。遗传方式以常染色体隐性遗传为主,活产婴儿的发病率为 1/10 000~1/6000。SMA 的致病基因定位于 5q11.2-13.3。该基因座区域检测到四个不同的 cDNA 克隆,证实运动神经元存活基因(survival motor neuron,SMN)是致病基因。SMN 基因全长约 27kb,含九个外显子,有两个高度同源拷贝 SMN1 和 SMN2。神经元凋亡抑制基因(NAIP)编码神经元凋亡抑制蛋白,是 SMA 的修饰基因。SMN1 基因的缺失是 SMA 的基础发病机制,SMN2 基因和 NAIP 基因的异常则与疾病严重程度相关。研究报道,中国南方 SMA 致病基因 SMN1 携带者率为 1/80~1/35,与国外学者报道的携带者发生率 1/60~1/40 相类似。

【诊断】

(1) 临床表现:通过发病年龄及功能损害严重程度分类,国际 SMA 协会将其分为 4 种类型:SMA Ⅰ 型,为最严重亚型(重型),也称为严重婴儿型或 Werdnig-Hoffmann 病,是婴儿早期出现的非常严重的进行性障碍。孕时胎动减少,出生时可能出现关节挛缩(肢体姿势性变形,伴随至少两个关节挛缩)。此型发病急、进展快,一般在出生 6 个月之内发病;典型的体征包括肌肉弛缓、张力极低、腱反射消失、肋间肌凹入及舌颤。这些婴儿无法抬头,如无帮助,则无法独坐,多因喂养和呼吸衰竭,在 2 岁之前死亡。SMA Ⅱ 型,又称 Dubowitz 病,为慢性婴儿型(中间型),通常在 7~18 个月内发病,患者能坐但不能站立行走,大多可以生存至 10~20 岁。SMA Ⅲ 型,又称 Kugelberg-Welander 病,为青少年型(轻型),其症状表现具有很大的异质性,根据发病时间和行走能力再分型,例如在出生后 3 年内发病为 a 型,有 44% 的患者 20 岁之前可以行走;出生 3 年后发病为 b 型,90% 的患者能够在 20 岁前站立和行走。此型病情发展缓慢,患者肌肉无力,但寿命不受影响。SMA Ⅳ 型,为成年型(极轻型),一般于 20~30 岁以后发病,主要表现为缓慢发生的上下肢近端无力和肌肉萎缩,成年期都能够行走,寿命正常。认知及心脏问题在这一疾病中不常见到。应注意因无力及早发脊柱侧弯而致活动困难的患儿存在呼吸功能不足及骨质疏松的可能。

(2) 实验室检查:肌酸激酶水平正常或仅轻微增高。目前临床上诊断 SMA 的"金标准"是基因诊断。约 95%SMA 患者是由于 SMN1 基因第 7 外显子纯合缺失造成的,其他 5% 患者是 SMN1 基因点突变造成的。因此,检测 SMN1 基因第 7 外显子是否存在纯合缺失或 SMN1 基因是否存在影响功能的点突变,可以对 SMA 进行明确诊断。疾病严重程度与 SMN2 拷贝数相关,大部分 Ⅰ 型患者有 2 个拷贝数,Ⅱ 型患者有 3 个拷贝数,Ⅲ 型和 Ⅳ 型有 3~4 个拷贝数。NAIP 基因的第 5、6 号外显子可能与 SMA 的临床表型有关。

【治疗】 本病无特效治疗,主要为对症支持疗法。可服用 B 族维生素。心理治疗尤为重要。适度运动除能保护关节的活动度和防止挛缩外,还可增强残存运动单位的功能。干细胞治疗及基因治疗是较有前景的治疗方法。防治 SMA 的有效途径是进行产前诊断,避免患儿的出生,或通过辅助生育技术进行植入前诊断。

（三）脊髓及外周神经损伤

1. 脊柱裂　很少有疾病类似脊柱裂（spina bifida）能够影响儿童的诸多器官及功能。脊髓脊膜膨出症及相关神经管缺陷（neural tube defects，NTDs）是最常见的影响儿童的复杂畸形。

【病因与流行病学】　脊髓畸形发生在胚胎发育早期。开放性脊柱裂包括脑膜膨出（meningocele）和脊髓脊膜膨出症（myelomeningocele）。隐性脊柱裂的缺损隐藏在皮肤下。有两个主要类型的隐性脊柱裂。最常见的类型是腰骶部脊柱后弓孤立的融合失败。这在普通人群当中是一个非常普遍发现（15%~20%），且多无临床表现。其他类型是以后弓及涉及其他组织为特征的一组畸形。许多这一类型的患者在低位腰骶皮肤或皮下组织有异常，如深的骶骨的浅凹、血管瘤、一小片的毛发、一团脂肪。脂肪性脊膜膨出，团块仅包括单独脂肪组织。脂肪瘤型脊髓脊膜膨出也包括了一些脊髓。其他闭合性脊柱裂的例子可能是简单的神经管闭合不全状态，如终丝牵拉、硬膜内脂肪瘤、永存终末腔、皮下窦道或更复杂畸形，如脊柱纵裂。其他脊柱畸形与脊索形成相关，包括尾部发育不全及脊柱节段性发育不全。无脑畸形是最严重的 NTDs 形式。

在美国，当前脊髓脊膜膨出症的发生率为 0.2‰ 活产婴儿。有研究分析中国 30 个县（市）1993~2000 年神经管缺陷（NTDs）在出生人群中患病率及变动趋势，发现总出生人群中的神经管畸形率为 10.63/10 000，其中无脑儿及脊柱裂所占的比例较高，分别为 44.3% 和 41.3%。从 1993~2000 年神经管畸形率呈显著下降的趋势。然而，与国外的 9 个监测地区比较，中国的神经管畸形率仍然较高。组合的多危险因子造成了 NTDs，包括食物、环境及遗传因子详细的营养研究以及实验室研究，指出叶酸可能是一种介质。还有强有力的证据支持遗传是 NTDs 危险因子。其他妊娠过程中已知危险因子包括高热、丙戊酸、卡马西平、华法林、暴露在高剂量维生素 A；母亲糖尿病及肥胖；染色体异常，如 13 及 18- 三体异常，以及一些其他综合征能够出现脊柱裂。之前已有一个孩子受神经管缺失影响，很大地增加了另一个孩子患有脊柱裂的风险。当一个母亲有了一个患 NTD 的孩子，再发的风险是 2%~4%。如有两个孩子患 NTDs，则风险增至 11%~15%。然而，这一风险也能够被添加叶酸所减少。脊柱裂的发病率及死亡率很大程度与脊髓缺失的水平相关联，高位的缺失造成更多的在低位下肢的畸形、脊柱侧弯、神经性肛门和膀胱问题，以及皮肤破损因为感觉缺失的危险。此外，典型的发育异常通常发生在神经管的尾部，带来其他组别的相关发病率。

【诊断及评估】　当前，孕妇筛查包括三个指标筛查（α- 甲胎蛋白、人绒毛膜促性腺激素及非结合雌三醇）。常规筛查在妊娠 15 周和 18 周进行。假如母亲 α- 甲胎蛋白水平增加，开放性脊柱裂早期诊断或无脑儿将被怀疑。假如水平是增高的，应行高分辨率超声检查。这一研究能够帮助分辨其他相关异常，如脑积水、Chiari 畸形及脊柱畸形。美国产科及妇科医师学院指引介绍，假如 α- 甲胎蛋白水平增高应行羊膜腔穿刺术。在羊水中高水平的 α- 甲胎蛋白及乙酰胆碱酯酶能够确诊 NTDs。假如脊柱缺陷是位于胸部水平，很可能对运动有很大限制或下肢不能活动。多数患有骶部缺陷儿童的活动性预后好。当缺陷发生在腰部，较难决定预后，应视具体椎体受损情况。虽然并不推荐孕期常规检查，MRI 可能提供一个对缺陷及相关畸形提供更详细评估。婴儿脊柱裂应该包括整个中枢神经系统的影像学检查，如头颅 MRI，以及之后系列的头围的测量以监测进行性脑积水的情况，不管婴儿已经被引流还是没有。此外，超声及尿动力学的研究应该被执行用来衡量泌尿系统功能的失调继发于神经性膀胱。

【治疗】 运动处理主要目标是功能能力最大化。独立行走及自我照顾是主要目标。为了达到这些目标,患者需要好的运动及一个合适的姿势,以及可能需要行走帮助或轮椅。维持运动范围需要终生关注。宫内修复脑脊膜膨出在1994年被介绍及已经展示了它的前景。矫正性修补在出生后48小时内常规执行,以预防开放性损伤的感染。假如出生时就出现脑积水,在初始手术时,应先给予引流处理。总的来说,外科手术针对胎儿期开放性脊柱裂是无效的。脊柱缺陷的胎儿手术确实减少了脑积水的发病率,但针对感觉运动功能没有改变。剖宫产较阴道分娩的益处尚有争议。

合适的姿势依赖于脊髓脊膜膨出的功能及合适矫形外科。理想的状态是,治疗计划跟随正常发育阶段:直立姿势、站立及活动。患腰部及胸部高位缺损的儿童在12个月使用para walker或站立器能够帮助站立姿势的成功。在2~3岁,高位腰部缺损的儿童,需要高水平的矫形及步态训练以获得独立运动能力,并使用轮椅提供独立的活动性。周期性的躯体及职业治疗评估应该是所有患脊髓脊膜膨出症治疗的一部分,应评估运动范围、肌力及功能。脊髓脊膜膨出正规的物理及职业治疗评估的提供应始于婴儿期。

【预防与管理】

(1) 预防:现已认识到叶酸添加可有效地减少NTDs。1992年,美国公共健康服务部门推荐孕龄的妇女增加维生素叶酸的消耗,减少了脊柱裂及无脑畸形的发病率。美国食品药物管理局(FDA)在1998年1月开始强制性使用叶酸强化谷类。脊柱裂发病率从1991~2001年减少了20%。当前介绍针对所有生产妇女服用每天0.4mg的叶酸。有高风险妇女应该每天服用1~4mg的叶酸。高风险妇女是那些之前有过NTD,相对风险是肥胖、糖尿病或服用丙戊酸或其他抗癫痫药物。避免其他已知致畸物,如酒精、高剂量维生素A、异维A酸或阿维A酯是重要的。中国妇女妊娠前后每天服用叶酸0.4mg能降低婴儿患NTDs的危险。产前诊断和人群干预相结合是降低神经管缺陷发生的有效措施。

(2) 初期保健:出生后及心肺功能稳定时,应进行仔细的体检,以避免囊损伤。假如,囊是开放的,须立即关闭。当缺损完整覆盖皮肤时,可在数天或数周之后关闭。初始评估应包括完全神经学检查,如上下肢运动观察及使用针刺评估感觉功能。这一检查可能帮助预测将来的运动功能。骨骼检查可能揭示脊柱及下肢畸形。假如患儿有其他与缺失不相关的躯体异常,染色体分析及遗传学咨询应被执行。

(3) 多学科保健:基于健康问题数量及复杂性要求多学科队伍关注。神经外科专家关注在新生儿期关闭缺损及脑积水。肾盂积水须行紧急手术,而尿及大便失禁可延迟到学龄前。矫形问题较罕见,需紧急关注。控制及处理关节和脊柱侧弯问题需动态跟踪。发育问题可能出现在任何年龄。虽然严重发育延迟需在婴儿期关注,轻度学习问题可能在青少年期才显著。

(4) 运动功能:下肢运动强度允许对患儿功能水平进行评估。胸部水平缺失的患儿不能控制下肢的运动,导致他们独立活动预后差。使用para-walker他们可能可站立,使用行走器或拐杖他们可能能够活动。患儿具有高位腰部L_1和L_2运动功能以及一些L_3的功能,可有一些髋部活动能力。52%~67%患有高位腰部或轻度腰部缺损者可具有成功的活动能力。患儿患L_4运动水平缺损者需要低水平支架,或者是膝踝足矫形器或一个踝-足矫形器,以支持他们的足;患L_5运动水平缺损的大多数儿童,功能可独立,仅需一个低水平支架(踝-足支架)。患儿患低腰缺损有好的预后;85%~95%能够行走。骶部缺损的患儿预后好;85%~95%能够自由行走。骶部缺损的儿童可能有足部足内肌的无力,但无行走能力的限制。

2. 遗传性感觉运动神经病（Charcot-Marie-Tooth 病）

【**病因及流行病学**】　遗传性感觉运动神经病（hereditary motor sensory neuropathy，HMSN）或 Charcot-Marie-Tooth 病（CMT，夏科 - 马里 - 图斯病），由 Charcot、Marie 及 Tooth 三位学者在 1868 年首先描述而被命名，因患者多有腓骨肌萎缩，故又称腓骨肌萎缩症，是最常见的儿童周围神经病。总的患病率是 1/2500，其中 CMT1 的发病率约为 15/100 000，CMT2 的发病率约为 7/100 000，目前国内尚无 CMT 的流行病学资料报道。这一疾病有多种遗传的模式，具有显著的遗传异质性。目前研究显示 CMT 病至少与 70 多种致病基因相关，但多数 CMT 临床表型和基因表型之间关系不明确，且存在一定的重叠性。Charcot-Marie-Tooth 病 1A 型是最常见的模式，为显性遗传性疾病，系周围神经髓鞘蛋白 22（PMP22）基因重复突变所致。

【**诊断**】　临床症状表现为进行性的远端无力、足内在肌和腓骨肌萎缩及感觉减退。随着病情的进展渐累及肢体近端。表现为弓形足、锤状指、足跌落，跨域步态，趾尖行走，随后渐累及小腿和大腿的下 1/3，出现双下肢典型的"鹤腿征"，手内肌也可能累及。感觉神经的病变发展过程同上类似，主要累及双手和双足，并可伴感觉性共济失调。腱反射呈长度依赖性由远及近发展，逐渐减弱至消失。骨骼畸形主要累及双足，可有骨盆发育畸形及脊柱侧弯，发生率为 25%。体格检查特征性的体征包括鹤腿、高弓足畸形、锤状趾及小鱼际肌肉消瘦等。然而 CMT 的临床存在着显著的异质性，增加了临床诊断的复杂性，也增加了基因诊断的难度。随着基因确诊病例的积累，有些 CMT 亚型除了有典型的周围神经损害之外，还伴随一些特征性的临床症状，如 CMT1E、CMT4D、CMT2J、CMTX4、CMTX5 等亚型都会出现不同程度的听力障碍，这些相对特征性的临床表现对 CMT 亚型的确立有很大的帮助作用。

【**治疗**】　无特效的治疗方法，强调支持疗法。本病早期要求患儿加强下肢及足的锻炼，加强伸展双足可能有益。CMT 为一种慢性进行性发展的神经肌肉病，可导致患儿功能障碍，包括行走、跑跳能力等，严重影响其生活质量，规范化的疾病管理对 CMT 患儿长期预后的改善具有重大意义。功能障碍评估方面 CMT 儿童量表已推出，已较广泛地应用于临床及相关的科研工作中，虽然尚有一定的局限性。

二、常见问题和误区防范

（一）将运动模式的变异当成"运动发育异常"

虽然，神经发育遵循了一个可预测的过程，内在及外部的影响因素相互作用形成了个体的变异性，使得每个儿童的发育具有一个独特的路径。内在影响因素包括遗传决定归属（如体格特征、气质）及总的健康状态。婴儿及儿童期外部的影响因素主要源自家庭。父母及兄弟性格、照管者使用的养育方法、文化环境及家庭的社会经济状态皆在儿童发育过程中发挥了作用。

儿童之间存在运动发育模式的变异。例如，正常的运动发育是从不能移动到能够走动的进展，但并不是所有的儿童都以同样的方式达到。大多数儿童先经过四肢"爬行"（crawling）方式阶段（83%），之后能够独走，而另外一些则经过"臀部慢慢挪动（bottom-shuffling）"方式，或经过腹部在地板上爬行，所谓"匍匐（creeping）"方式。非常少的儿童可直接站立及行走。不同的运动模式（如爬行、匍匐、臀部挪动、直接站立）决定了不同的坐、站或走的年龄。

表 7-2 中所指 18 个月作为行走极限年龄主要是指那些将四肢爬行作为早期移动模式的儿童。而那些臀部慢慢挪动或匍匐爬行的儿童倾向于较四肢爬行的儿童独走的时间更迟，

所以在那些 18 个月还不会行走的儿童将出现运动变异的模式,他们的运动发育进展还是正常的。例如,臀部慢慢挪动模式的儿童中有 50% 和 97.5% 将分别在 18 月龄及 27 月龄能独立行走。针对那些匍匐爬行的儿童,能够独走的年龄可能来得更迟。

精细动作发育同样也存在变异。个别小儿早在 3 个月时便可以随意握物,也有正常足月儿至 6 个月时还不会随意握物。同样智力水平的小儿,手的操作技能也不一定相同。

许多父母关注他们孩子的运动发育迟缓被发现最终是正常的变异,在这种情形当中,应重新评估父母的运动发育史。假如怀疑存在变异,应动态观察孩子的进步时间。

(二) 单靠"发育里程碑"的知识就能早期识别存在运动发育问题的儿童

通过发育里程碑的知识,明白什么是"正常"或"典型",临床工作者能够更敏锐地识别什么是异常或迟缓。然而,必须强调的是,即便是有经验的发育行为儿科医师也不能单靠发育里程碑的知识来识别存在发育问题的儿童。发育行为障碍的早期识别依赖于早期监测与筛查。监测分为结构化(使用标准化工具定期筛查)与非结构化(主观印象及随机观察)。结构化监测对发育行为障碍的早期识别优于非结构化监测。美国儿科协会建议使用标准化的工具在 9 月龄、18 月龄、24 月龄及 30 月龄健康随访时进行正式的筛查,以识别存在发育障碍风险的儿童,包括运动发育障碍的儿童。

三、热点聚焦

(一) 新建议的脑瘫分类系统

新建议的脑瘫分类系统组成见表 7-5。

1. 分类要求发现何种肌张力占优势或运动异常,以及继发于张力或运动障碍的异常。

2. 这一分类系统排除了双瘫、四肢瘫等分类法,强调除外四肢,还应描述其他身体部位可能存在的功能失调,包括躯干和球部,以及相关的健康和发育性疾病或缺陷。

3. 假如存在造成脑瘫的原因,应清楚地描述。

表 7-5　新建议的脑瘫分类系统组成

分类系统组成	分类系统组成
运动异常	**解剖及影像学发现**
● 张力及运动异常	● 解剖学分布
● 功能的运动能力	● 影像学发现
相关损害	**成因及起病时间**
● 癫痫;听力或视力损害;注意力,行为,沟通和(或)认知损害	

(二) 糖皮质激素治疗 Duchenne 型肌营养不良

目前 DMD 尚无根治手段。多个随机对照试验发现糖皮质激素是唯一能有效增加 DMD 患儿肌力、减缓病情进展的药物。糖皮质激素治疗 DMD 的机制可能包括以下几个方面:①通过抑制前列腺素产生,抑制细胞因子基因转录,减少细胞因子的产生,从而减轻肌细胞的炎症反应。亦可抑制诱导性一氧化氮合成酶基因转录,减少一氧化氮的产生,起到抗炎的作用。②减少肌肉活组织中的单核细胞数量及减少补体在非坏死纤维中的沉积。③抑制蛋白水解及刺激成肌细胞增生。④减少细胞溶质的钙浓度和上调抗肌萎缩蛋白相关蛋白,以及改变骨骼肌基因的表达。

有关糖皮质激素治疗 DMD 的药物剂量及用药疗程,目前尚无统一意见。Connolly 等通过随机分组研究激素不同剂量治疗 DMD 产生的功效及不良反应,发现每天给予泼尼松 0.75mg/(kg·d),治疗 3 个月时肌力明显改善,而高剂量 1.5mg/(kg·d) 的疗效未增加,不良反应更多,故认为 0.75mg/(kg·d) 是最佳治疗剂量。Moxley 等对 1966~2004 年间 DMD 激素治疗试验进行分析总结得出结论:激素治疗可显著改善患儿的肌力、运动能力、呼吸功能,建议泼尼松的最佳起始剂量为 0.75mg/(kg·d)。国内研究也发现选择泼尼松 0.75mg/(kg·d) 治疗 DMD 患者,同样发现相似的治疗功能。Reittert 等还发现,地夫可特对减缓 DMD 的疾病进程与泼尼松有相同作用,但不良反应较小。地夫可特为草固醇化合物,是一种较新的糖皮质激素。

Fenichel 等发现,泼尼松 0.75mg/(kg·d) 治疗 10 天,肌力即增强,3 个月肌力改善达高峰,此后肌力增强呈下降趋势;治疗 3 个月 ~3 年,可使 DMD 患者肌无力和功能丧失的进程延缓 3 年。2008 年 Cochrane 协作组发表系统回顾,认为 6 个月口服糖皮质激素可增强骨骼肌力量和功能,并可能在 2 年时间内稳定骨骼肌力量和功能。Moxley 等随访了 73 例应用糖皮质激素长期治疗的 DMD 患者,认为长期治疗可延长行走时间 2~5 年,减少脊柱畸形手术实施,改善心肺功能,推迟无创机械通气使用,延长生存期及提高生活质量。

糖皮质激素治疗 DMD 的最佳时间点及给药方式尚未达成共识。倾向于确诊后尽早激素治疗,但注意预防药物不良反应。给药的方式多样:①每天给药法;②隔天给药法;③周末给药法[周五、六(或周六、日)给予泼尼松每天 5mg/kg 的大剂量治疗 DMD];④间歇给药法(每月前 10 天每天给予泼尼松 0.75mg/kg,随后间隔 20 天不服药;或每月前 20 天每天给予地夫可特 0.6mg/kg,余下 30 天不服药,如此周而复始。

糖皮质激素治疗的疗程受患者依从性、不良反应等多方面因素的影响。国外研究表明糖皮质激素的严重不良反应多出现在治疗 6 个月后。应注意密切监测身高、体重、血压、眼压、糖耐量、粪便潜血等,同时补充钙剂及维生素 D_3,防止严重不良反应的发生。

(陈文雄)

第八章

认知发育和智力障碍

培训目标

1. 掌握 ①认知发育的基本规律;②智力障碍的评估;③智力障碍的诊断标准及严重程度。
2. 熟悉 ①智力障碍的病因;②认知发育的基本理论;③智力障碍的鉴别诊断。
3. 了解 ①智力障碍的治疗;②智力障碍的干预和预防。

一、认知发育的概述

认知(cognition)是指人类的认识活动及获得并运用知识解决问题的心理过程。认知发育(cognition development)是指人类从生命开始理解和适应环境的过程,主要包括注意、知觉、学习、思维和记忆过程中发生的变化。

(一) 认知发育的基本理论

1. **皮亚杰的认知发展理论** 皮亚杰的认知发展理论把智力定义为促进儿童适应环境的一种基本生命功能,指出是一个人内部的心理图式(即已有知识)和外界环境的不匹配能促进认知活动和智力的发展。在皮亚杰的认知发展理论中,智力基础是图式,一种无法观察到的心理系统,一个图式就是一种思维或者活动的模式,而认知就是通过心理结构或者图式的改进和转换得以发展的。在皮亚杰的认知发展理论中,儿童是积极主动的探索者,能建构图式以达到思维和经验间的认知平衡,并通过组织和适应的过程中对图式进行构建和修改,从而使得认知不断发展。

2. **维果斯基的社会文化观** 维果斯基的社会文化观认为认知发展发生于社会文化背景下,社会文化对认知发展产生影响作用;认为儿童通过与拥有更丰富知识的社会成员的合作交往沟通中获得他们的文化价值观、信仰和问题解决策略。维果斯基的社会文化观强调了社会和文化对认知发展的影响。认为对儿童的认知发展应该从与儿童生活环境相互作用的四个紧密联系的层面来评价发展,即微观发生学、个体发生学、种系发生学和社会文化层面。每种文化都把信仰、价值观、习惯的思维方式或问题解决方法——即它的智力适应工具传递给下一代人,因此文化教会了儿童思考什么以及如何去思考。维果斯基认为只有把认知发展放到个体所处的社会和文化情境中去研究才能得到最好的诠释。

3. **认知发展的信息加工理论** 信息加工理论虽然至今尚未形成一个统一的信息加工理论体系,但核心内容是一致的,即人体在一个容量有限的系统中,通过使用不同的认知操作或策略对信息进行加工。1968年心理学家阿特金森和希弗林提出了信息加工系统的多重存储模型,认为认知发展是由三个基本结构成分组成:①感觉记忆:即将感觉到的原始信息(外界刺激)当做一种影像暂时存储起来,等待进一步加工。这是信息加工的第一步。②短时(工作)记忆:信息加工的第二步,外界刺激被处理和短暂存储。在这个单元能暂时存储一定数量的信息,并运用这些信息帮助机体做一些特定的事情。③长时记忆:信息在这个单元被评估和分析,并且储备以备将来使用。长时记忆内容包括:个体掌握的知识、个体对过去经历事件的印象及个体在加工信息和解决问题时运用的策略。此外,信息加工过程中还存在执行控制过程,即调节注意、决定如何处理从长时记忆中提取信息的过程。信息加工理论关注的是具体认知过程发展,把发展看做不同领域的技能的逐步掌握过程。

(二)认知发育的基本规律

认知发育的基本规律是根据皮亚杰的认知发展的理论将认知发育分为四个阶段:感知运动阶段(0~2岁)、前运算阶段(2~7岁)、具体运算阶段(7~11岁)、形式运算阶段(11岁以后)。这些认知发育阶段是代表了认知功能和形式的不同质的水平,每一阶段都是建立在前一阶段发展完成的基础之上,继续先前发展的。

1. 感知运动阶段(0~2岁) 是指出生至2岁,这时婴儿依靠行为图式来探索和理解周围环境。在这个阶段,婴儿能协调感觉输入与运动能力,形成行为图式,从而理解并影响周围环境。这个阶段婴儿认知发展迅速,尤其是感知运动发展中三个重要方面的发展,即问题解决技能、模仿和客体概念的发展。感知运动阶段是婴儿从反射性的有机体逐渐发展到反应性有机体的过程,这一转变过程可被划分成六个亚阶段(表8-1)。

表8-1 皮亚杰感知运动发展的六个亚阶段

亚阶段	解决问题技能	模仿	客体概念
1. 反射获得(0~1个月)	联系和顺应先天反射	对于动作反应的反射性模仿,如简单动作(新生儿的伸舌头、张嘴)的模仿,属于先天的反射性能力	追寻移动的物体,但当物体消失后不再理睬
2. 初级循环反应(1~4个月)	反复做以自身为中心的有趣行为	重复自己被同伴模仿过的行为	有意识地看物体消失的地方
3. 二级循环反应(4~8个月)	重复指向外部客体的有趣行为	与第二阶段的相同	寻找部分被隐藏起来的物体
4. 二级图式间的协调(8~12个月)	解决简单问题的联合行为(最初出现目标指向的行为—意向性行为)	逐步模仿新反应,在简短的停顿后能对简单动作进行延迟模仿	已经具有形成客体概念的明显迹象;能够去寻找并能发现显然没有被转移的物体
5. 三级循环反应(12~18个月)	尝试寻找解决问题的新方法,或者重复那些有趣的结果	对新异反应的系统模仿;在长时间的间隔后能够对简单动作进行延迟模仿	寻找并能找到明显地被转移的物体
6. 通过心理整合创新的手段(18~24个月)	儿童依靠心理或符号水平来解决简单问题	对于复杂的系列行为进行延迟模仿	客体概念已经形成;即使没有看到物体被转移,也能够去寻找并找到物体

[摘自:(美)谢弗(Shaffer DR)等著. 发展心理学:儿童与青少年. 第8版. 邹泓等译. 北京:中国轻工业出版社,2009:232]

2. 前运算阶段(2~7岁) 是指从2~7岁阶段,这一阶段的儿童能够在符号水平上进行思维,即儿童能用某一事物代表或象征其他事物的能力,如词汇或物体,从而使得他从有很强的好奇心、凡事都要动手操纵的婴幼儿,转变为使用符号且有思维能力的学前儿童。其中,语言可能是年幼儿儿童表现符号化的最明显的形式。前运算阶段的第二个重要特征是象征性游戏(假装游戏)的大量出现。这些象征性游戏积极促进了儿童社会性、情绪和智力的发展。

3. **具体运算阶段(7~11岁)** 是指7~11岁阶段,此阶段儿童获得了认知操作能力,能够修改和重组已有的表象和符号,并能运用这些重要的新技能对客观事物和经验进行更有逻辑的思考。

4. **形式运算阶段(11岁以后)** 是认知发展的最后一个阶段,出现在儿童11岁以后,这个阶段儿童开始更加理性和系统地去思考抽象概念和假设命题。形式运算的标志是假设演绎推理能力的发展,并逐渐出现归纳推理能力。皮亚杰认为,从具体运算推理到形式运算推理的转变是非常缓慢的,对刚进入形式运算阶段的儿童来说,也许需要3~4年的时间才能达到有计划的系统推理水平。

二、智力障碍的概述

智力障碍又称智力发育障碍,是指个体在发育时期智力明显落后于同龄正常水平,并有社会适应行为缺陷为主要特征的发育障碍性疾病。

【病因及发病机制】

智力障碍的发生是大脑在出生前、出生时和出生后的发育过程中受到单个或多个因素损害的结果,由遗传、环境及两者共同作用所致。

整个大脑发育时期,是神经细胞进行增值、分化、突触形成、神经元之间相互连接的重要发生时期,此过程中的任何一个环节受到干扰和抑制,均有可能严重影响大脑的发育成熟,从而导致智力障碍(智力发育障碍)。世界卫生组织编制的《智力障碍术语和分类手册》中将智力障碍的病因分为十类:①感染和中毒;②外伤和物理因素;③代谢障碍和营养;④生后大脑损伤;⑤原因不明的产前因素和疾病;⑥染色体异常;⑦未成熟;⑧严重精神障碍;⑨心理社会剥夺;⑩其他和非特异性的原因。在临床上做病因分类时,通常按病因的作用时间进行分类,即出生前、出生时/围产期和出生后因素来分类。

(1)出生前因素:包括遗传因素和母孕期所有的环境有害因素,如感染、毒物、严重疾病、酗酒、吸烟、胎盘功能低下、放射性照射等。

(2)出生时/围产期因素:包括各种原因致围产期缺氧、分娩时产伤等。

(3)出生后因素:包括各种中枢神经系统感染、严重颅外伤、毒物、药物中毒、各种原因导致脑缺氧、退行性疾病、社会心理因素等。

【流行病学】

智力障碍是儿童时期常见的严重疾病和残疾之一。由于调查方法和诊断标准的不同,各国家、各地区报道的患病率各不相同。据估计,智力障碍的患病率在1%~3%,其中轻度占到85%,中度占10%,重度占5%。在发展中国家,智力障碍的患病率相对发达国家高,巴基斯坦报道的智力障碍患病率高达8%,而北欧发达国家报道的智力障碍患病率相对较低,均小于1%。我国于1988~1990年的全国0~14岁儿童智力低下流行病学调查发现,儿童智力低下总患病率为1.2%,其中城市患病率为0.7%,农村患病率为1.41%,轻度占60.6%,中重度占39.4%。男性高于女性;患病率随着年龄增长而增高。

智力障碍的特殊病因包含如下:

1. 常见的染色体疾病

(1) Down 综合征(Down syndrome)(21-三体综合征):Down 综合征是染色体病中最常见的一种类型,是生殖细胞在减数分裂过程中,由于某些因素的影响发生 21 号染色体不分离所致。按核型分型可分为标准型、易位型和嵌合体型三类。在活婴中发生率为 1/(600~800)。病因与母亲妊娠年龄、遗传因素、妊娠时使用化学药物、放射性照射及病毒感染等有关。其发病率随母亲妊娠年龄的增长而增高。

1) 发育行为表型:标准型和易位型在表型上不易区分,嵌合体的临床表现示正常细胞所占比例而定,可以从接近正常到典型表现。出生时已有明显的特殊面容:眼距宽,眼裂小,外眼角上斜,有内眦赘皮,鼻梁低平,外耳小,舌常伸出口外,流涎较多。患儿体格发育迟缓,出生体重较正常儿低,骨龄滞后。乳牙萌出晚,囟门闭合晚。手指粗短,小指向内弯曲。

随着年龄增长,其智能低下表现逐渐明显。智商通常是中度低下,主要表现为口语记忆能力和口语处理能力的缺陷。语言能力比一般认知能力差,词汇理解力在成年早期还能继续提高。如果存活到成人期,常在 30 岁后出现老年性痴呆症状。大多性情温和。

约 50% 患儿伴有先天性心脏病,主要是室间隔缺损、房间隔缺损和动脉导管未闭。因免疫功能低下,易患各种感染,白血病的发生率也增高 10~30 倍。有的患儿可伴癫痫症状或甲状腺功能减退。男性无生育能力,女性有极少数可生育的报道。

2) 发育行为儿科的关注重点:应定期进行健康检查,包括先天性心脏病、眼科疾病、听觉损失和甲状腺功能减退等检查。随着先天性心脏病的诊断和手术干预技术的进步,患儿的预期寿命和生活质量明显提高。重要的是促进沟通能力的发育,以促进其他方面的发育,同时避免行为并发症。患儿学手语比口语容易,同时并不降低最终的口语水平。

(2) 47,XXY 综合征(Klinefelter 综合征):47,XXY 在男婴中的发生率是 1/700。典型的临床表现随年龄而异,现已成为最主要的性腺发育不全和不育的原因。染色体分析发现 47,XXY 即可确诊,其原因可能是父方第一次减数分裂出现错误,也可能是由于母亲第一次减数分裂或第二次减数分裂异常,还有一小部分原因是合子形成后有丝分裂异常。

1) 发育行为表型:XXY 男性并无显著的五官畸形,可在童年出现轻度肌张力低下、斜颈、膝外翻和平足,高身材是下肢长度增加并持续到青春期所致。青春期和成年男子可能出现窄肩、缺乏男子气概的体形、乳房发育(30%~50%)、肌肉储备减少。睾丸曲细精管逐步纤维化导致微小睾丸,青春期和成年期睾丸激素产生不足,通常不育。受影响的成年男性还有乳腺癌、骨质疏松症、糖尿病、甲状腺功能减退症和自身免疫性疾病的风险。

早期发育延迟可表现为语言、大运动的发育延迟。语言表达往往比语言理解更差,前瞻性研究显示,高达 75% 的 XXY 患儿有以语言障碍为基础的学习障碍和阅读障碍。智商范围在均值上下,总智商介于 85~90。

XXY 的行为和情绪症状并不普遍,可有焦虑症状、注意缺陷(35% 有注意缺陷/多动障碍)、社会退缩、相对同伴和社会的不成熟。

2) 发育行为儿科的关注重点:研究发现,在儿童期对 XXY 综合征的确诊有助于 11~12 岁时对其进行前瞻性睾酮替代治疗,有助于患儿男性体征的形成。而确诊发育迟缓的,应对言语、运动发育实施早期干预。XXY 的适龄儿童应进行语言、心理教育评估、学习障碍和阅读障碍评估。普遍存在的运动协调缺陷和书写问题,可接受课堂辅助。有行为问题时应接受行为评估和必要的干预。

(3) 47,XYY 综合征:男婴中的发生率为 1/1000,但患儿直至成年都很少被察觉。其诊断一般是由于偶然性的产前诊断或有发育延迟或行为困难时行基因检测时确诊。多余的 Y 染色体是父源性的,因此与高龄产妇无相关性。

1) 发育行为表型:大多数 47,XYY 男性表型正常。最一致的临床特征是身材高大,多数在第 75 百分位或以上。肌肉骨骼表现包括平足、运动痉挛性抽搐和原发性震颤。青春期发育与睾酮产生正常,生育一般不受影响。

对新生儿筛查确诊为 XYY 的患儿进行前瞻性研究表明,患儿认知水平在正常范围,但伴有语言学习障碍的轻度风险。更为常见的是动作协调障碍、书写运动问题。对产前与产后诊断的病例对比研究表明,出生后确诊的病例有更多的神经发育问题,包括发育迟缓、学习障碍、多动症和孤独症谱系障碍。XYY 可以有注意缺陷多动障碍的行为表现,包括多动、冲动和焦虑。47,XYY 男性的跟踪调查显示患儿在儿童期和青春期并没有严重行为问题。10% 诊断为 XYY 的儿童有孤独症谱系障碍。

2) 发育行为儿科的关注重点:患儿有发育迟缓的风险,故产前确诊病例应密切监测,从 6~12 个月开始进行发育评估,并早期干预。对于出生后诊断的患儿,应进行全面的语言和运动的评估、干预。伴有行为问题的患儿建议在指导下进行评估和行为干预,必要时予以药物治疗 ADHD 和其他情绪及行为症状。有社会交往缺陷的 XYY 儿童应进行孤独症谱系障碍的评估和训练。

(4) Turner 综合征(45,X 综合征):又称先天性卵巢发育不良,是一种性染色体全部或部分缺失引起的先天性疾病。多数 45,X 孕体在妊娠早期即死亡,活产女婴中发病率约为 1/2500。与精子 / 卵子在减数分裂或受精卵在有丝分裂时,性染色体不分离有关;某些患儿有一部分细胞的染色体缺失,而另一部分细胞染色体完全正常,称为嵌合体,如 45,X/46,XX;此外,X 染色体结构发生改变,如长臂或短臂缺失、等臂染色体、环状染色体,也可引起本病。

1) 发育行为表型:出生时即身材矮小,出生后身高增长缓慢,成年最终身高为 135~140cm。典型的体征包括后发际低、颈短、乳距宽,肘外翻、膝外翻、脊柱可有后凸或侧弯畸形。约 35% 伴有先天性心脏病。患儿平均智商约为 90,但可能有空间知觉异常,导致出现学习困难。卵巢未发育或发育不全,青少年出现原发性或继发性闭经或缺乏第二性征,大部分患儿不能生育。特纳综合征患儿易合并自身免疫性疾病,桥本甲状腺炎多见,并常导致原发性甲状腺功能减退。患儿常有自卑、害羞、焦虑等表现,这是因为患儿对此病认识不多、不知如何面对所致。

2) 发育行为儿科的关注重点:由于儿童期性腺发育不全不明显,因此任何不明原因的矮小女孩,若有可疑临床表型,均应进行染色体检查。建议在儿科内分泌医师的监测下使用生长激素、雌激素治疗,可使许多患儿达到正常成人的高度和第二性征的发育。10%~30% 的患儿会发展为甲状腺功能减退,建议每 1~2 年进行甲状腺功能的筛查。注意加强健康教育,鼓励和支持患儿参与社会活动。

(5) 脆性 X 综合征(fragile X syndrome,FXS):脆性 X 综合征是最常见的 X 连锁智力低下遗传病,也是与孤独症谱系障碍最相关的单基因突变性疾病。国外报道 0.4‰ ~0.8‰ 的男性和 0.2‰ ~0.6‰ 的女性患有 FXS。其发病机制是 FMR1 蛋白基因 5' 末端非转录区的三联体重复扩增所致。"前突变携带者"三联体重复程度为中度扩增,其后代重复扩增风险很高,其结果是基因超甲基化,导致不能产生 FMR1 蛋白。

目前的诊断需要做 DNA 检测。通常 FMR1 基因 CGG 在 5~44 之间重复。FMRP 是由这个基因产生的蛋白质,是传递突触成熟和可塑性的许多重要信息的一种转录调节因子。前突变(55~200CGG 重复)在普通人群中常见(在 130~250 位女性中有 1 位和 800 位男性中有1位),并且是不稳定的,以至于女性的携带者可将全突变(大于200的重复)传给她的后代,男性的携带者仅传给他的女儿,因为精子只能在X染色体携带这种前突变。全突变通常由于甲基化所致,这个基因很少或不产生mRNA,因此很少或无FMRP产生。FMRP的缺失或不足将出现FXS。FMRP水平的不足与IQ相关,FMRP越少,IQ越低。

1)发育行为表现:FXS的身体特征包括大或突出的外耳、过长的脸,过度伸展的指关节。几乎所有这些男性在青春期开始前出现大睾丸。但是30%的FXS患儿没有很明显的身体特征,所以DNA检测不一定必须要依靠这些身体特征,任何一个孩子出现不明原因的发育迟缓都应该进行DNA检测。

大多FXS的男性患儿有智力障碍,大部分为中度智力低下。近15%的男性没有智力障碍,但有ADHD和学习障碍。在学龄期,FXS男性有3/4表现出明显行为问题,包括刻板行为、ADHD、攻击行为和纪律问题。FXS女性在认知和行为方面的异常通常比男性症状轻,通常不会有智力障碍,但会表现为学习障碍、注意力问题或ADHD并伴有害羞和社会焦虑。重复性语言在FXS的患儿中很常见。近30%的FXS的男孩有孤独症表现;另外20%患儿符合广泛性发育障碍未分类的诊断标准;2%~6%存在孤独症表现的儿童都有X染色体脆性突变。即使没有孤独症的患儿也通常表现出眼神交流少、手部动作如拍手、咬手或重复性语言。所有孤独症谱系障碍或智力障碍的孩子都应做脆性X染色体DNA检查排除FMR1的突变。

2)发育行为儿科的关注重点:尽早诊断才能更好地给予FXS患儿相应干预。根据认知损害程度和类型采取不同干预措施进行训练和教育,包括语音和语言训练、特殊教育支持。很多FXS患儿可针对性给予ADHD药物治疗;选择性5-羟色胺再吸收抑制剂用以对抗焦虑;非典型的抗精神病药物用来治疗情绪不稳或过度兴奋等症状。大部分研究未能证实叶酸对行为和认知有确定的疗效。FXS为单基因缺陷,将来存在基因治疗的可能。

2. 常见的遗传综合征 遗传综合征是指若干种症状同时遗传的疾病,大多是由一个或多个基因缺陷或染色体结构畸变或数目异常所致。可能是遗传所致,也可能是散发。以下简要介绍较常见的与发育行为相关的遗传综合征。

(1)Angelman综合征:发病率为1/(12 000~20 000)。引起本病的遗传因素涉及染色体15q11-q13区。绝大多数为散发。临床特点为共济失调和急速的上臂运动类似于"木偶样"动作,头颅短小,下颌前突,频繁的阵发性的大笑。神经系统问题包括震颤、癫痫和共济失调。有严重的智力低下,伴有明显的运动技能发育延迟。

(2)Prader-Willi综合征:发病率为1/25 000。Prader-Willi综合征致病基因位于15q11-13。50%存在父源染色体15q11-13缺失。临床特点为婴儿期生长障碍,随之饮食无节制导致明显肥胖。常伴身材矮小、手足异常(手足小)、特殊外貌及性腺发育落后。婴儿早期呈严重的肌张力减退。常伴不同程度的智力低下、行为问题、易怒、倔强和强迫症。

(3)Williams综合征:发病率为1/20 000。大多为散发,也有由父母遗传给子女的报道。遗传性和散发病例均由7q11.23区域微缺失所致。临床特点包括特殊面容:塌鼻梁、眼眶周围皮下组织肿胀、星状虹膜、嘴唇突出等,新生儿高钙血症和高钙尿症,心脏杂音(典型的主动脉瓣狭窄),发育迟缓,身材矮小,肌无力,关节松弛,疝气,胃-食管反射等。童年后期出现性早熟和高血压。青春期血压可能升高,并出现高频感音神经性听力损失。成年时期可能伴有明显肾衰竭。常伴智力低下,个性友善。

(4)DiGeorge综合征:目前估计的发病率约为1/6000,由于22q11.2邻近基因缺失所致。临床特点包括生长迟缓、圆锥动脉干心脏缺陷(法洛四联症、主动脉弓中断、室间隔缺损、动脉干)、腭咽闭合不全和腭弓异常、相对宽的眼距、鼻梁扁平、小下颌等其他特殊面容。甲状旁腺发育不全或缺如,导致婴儿期严重的低钙血症和抽搐。胸腺发育不全或缺如,可导致严重的感染性疾病。常伴有轻~中度智力低下或特殊性非语言学习障碍。

(5) Rett 综合征:女性发病率为 1/(8000~10 000),是 Xq28 区的 *MECP2* 基因突变所致。99.5% 的突变为散发。患儿出生后 6~9 个月前通常发育正常。9~16 个月时发育进程受阻,并有癫痫发作的可能。头围增长缓慢,逐渐出现小头畸形。2~3 岁时丧失已获得的有目的的手的技能,出现手部无目的的刻板动作,如扭曲手指、拍手、搓手或洗手样动作;出现孤独症样表现,丧失言语语言、社会交往的能力。5~7 岁时症状相对稳定,表现为严重智力低下和身体姿势异常。5~15 岁及成年表现为躯干运动共济失调和失用,以及进行性脊柱侧弯和后凸,一些患儿失去行走能力,但交流、认知功能及手的技能不再倒退,手的刻板动作较之前减少。

三、智力障碍的诊断与鉴别诊断

【诊断】

1. 智力障碍的诊断标准　根据 DSM-Ⅴ 的诊断标准,智力障碍(智力发育障碍)是指在发育阶段发生的障碍,包括智力和适应功能两方面的缺陷,表现在概念、社交和实用的领域中。必须符合下列三项诊断标准:

(1) 经过临床评估和个体化、标准分的智力测验确认的智力功能缺陷,如推理、问题解决、计划、抽象思维、判断、学业学习和从经验中学习。

(2) 适应功能的缺陷导致未能达到个人的独立性和社会责任方面的发育水平和社会文化标准。在没有持续支持的情况下,适应缺陷导致一个或多个日常生活功能受限,如交流、社会参与和独立生活,且在多个环境中,如家庭、学校、工作和社区。

(3) 智力和适应缺陷在发育阶段发生,临床上可根据其智力功能受损的严重程度,可分为轻度、中度、重度和极重度四个等级。智力障碍(智力发育障碍)的严重程度见表 8-2。

表 8-2　智力障碍(智力发育障碍)的严重程度

严重程度	概念领域	社交领域	实用领域
轻度	对于学龄前儿童没有明显的概念化区别;对于学龄儿童和成人,有学习学业技能的困难,包括读、写、计算、时间或金钱,在一个或更多方面需要支持,以达到与年龄相应的预期。对于成人,抽象思维、执行功能(即计划、策略、建立优先顺序和认知灵活性)和短期记忆,以及学业技能的功能性使用(如阅读、财务管理)是受损的。与同龄人相比,对问题和解决方案有点具体化	与正常发育的同龄人相比,个体在社交方面是不成熟的。例如,在精确感受同伴的社交线索方面存在困难。与预期的年龄相比,交流、对话和语言是更具体和更不成熟的;在以与年龄相匹配的方式调节情绪和行为方面可能有困难;在社交情况下,这些困难能够被同伴注意到;对社交情况下的风险理解有限。对其年龄而言,社交判断力是不成熟的,个体有被他人操纵(易上当)的风险	个体在自我照料方面,是与年龄相匹配的。与同伴相比,个体在复杂的日常生活任务方面需要一些支持。在成人期,其支持通常涉及食品杂货的购买、交通工具的使用、家务劳动和照料儿童、营养食物的准备,以及银行业务和财务管理。有与同龄人相似的娱乐技能,尽管在判断娱乐活动的健康性和组织工作方面需要帮助。在成人期,能参与不需要强调概念化技能的有竞争性的工作。个体在作出健康服务和法律方面的决定时,以及学会胜任有技能的职业方面,一般需要支持。在养育家庭方面通常也需要支持

严重程度	概念领域	社交领域	实用领域
中度	在所有的发育阶段，个体概念化的技能显著落后于同伴。对于学龄前儿童，其语言和学业前技能发育缓慢。对于学龄儿童，其阅读、书写、计算和理解时间与金钱方面，在整个学校教育期间都进展缓慢，与同伴相比明显受限。对于成人，其学业技能的发展通常处于小学水平，在工作和个人生活中一切使用学业技能的方面都需要支持。完成日常生活中的概念化的任务需要每天、持续的帮助，且可能需要他人完全接管个体的这些责任	与同伴相比，个体在整个发育期，社交和交流行为表现出显著的不同。通常社交的主要工具是口语，但与同伴相比，其口语过于简单。发展关系的能力明显与家庭和朋友相关联，个体的成人期可能有成功的朋友关系，有时还可能有浪漫的关系。然而，个体可能不能精确地感受或解释社交线索。社会判断和作出决定的能力有受限的，照料者必须在生活决定方面帮助个体。与同伴发展友谊通常受到交流或社交局限的影响。为了更好地工作，需要显著的社交和交流的支持	作为成人，个体可以照顾自己的需求，涉及吃饭、穿衣、排泄和个人卫生，尽管需要很长的教育和时间，个体才能在这些方面变得独立，并且可能需要提醒。同样，在成人期，可以参与所有的家务活动，但需要长时间的教育，如果要有成人水准的表现通常需要持续的支持。可以获得那些需要有限的概念化和交流技能的独立雇用工作，但需要来自同事、主管和他人的相当多的支持，以管理社会期待、工作的复杂性和附带责任，如排班、使用交通工具、健康福利和金钱管理。个体可以发展出多种不同的娱乐技能。这些通常需要较长时间的额外支持和学习机会。在极少数人中，存在不良的适应行为，并引起社会问题
重度	个体能获得有限的概念化技能。通常几乎不能理解书面语言或涉及数字、数量、时间和金钱的概念。照料者在个体的一生中都要提供大量的解决问题的支持	个体的口语在词汇和语法方面是十分有限的。演讲、言语可能是单字或短语，可能通过辅助性手段来补充。言语和交流聚焦于此时此地和日常事件。语言多用于满足社交需要而非拥有阐述。个体理解简单的言语和手势的交流。与家庭成员和熟悉的人的关系是个体获得快乐和支持的来源	个体日常生活的所有活动都需要支持，包括吃饭、穿衣、洗澡和排泄。个体总是需要指导。个体无法作出负责任的关于自己和他人健康的决定。在成人期，参与家务、娱乐和工作需要持续不断的支持和帮助。所有领域技能的获得，都需要长期的教育和持续的支持。极少数个体存在适应不良行为，包括自残
极重度	个体的概念化技能通常涉及具体的世界而不是象征性的过程。个体能够使用一些目标导向的物体，进行自我照顾、工作和娱乐。可获得一定的视觉空间技能，如基于物体特征的匹配和分类。然而，同时出现的运动和感觉的损伤可能阻碍这些物体的功能性使用	在言语和手势的象征性交流中，个体的理解非常局限。可能理解一些简单的指示或手势。个体表达自己的欲望或情感，主要是通过非语言、非象征性的交流。个体享受与自己非常了解的家庭成员、照料者和非常熟悉的人的关系，以及通过手势和情感线索启动和应对社交互动。同时出现的感觉和躯体的损伤可能阻碍许多社交活动	个体日常的身体照顾、健康和安全的所有方面都依赖于他人，尽管也能参与一些这样的活动。没有严重躯体损伤的个体可能帮助做一些家庭中的日常工作，如把菜端上餐桌上。使用物体的简单行为可能是从事一些在持续性高度支持下的职业活动的基础。娱乐活动可能涉及，如欣赏音乐、看电影、外出散步或参加水上活动，所有的活动都需要他人的支持。同时出现的躯体和感觉的损伤，常常是参与家务、娱乐和职业活动的障碍（除了观看）。极少数的个体存在适应不良行为

与智力障碍诊断相关的其他两个专业术语如下：

(1) 全面发育迟缓：是专用于 5 岁以下个体，当其临床严重程度不能在儿童早期可靠地进行评估时。个体在智力功能的若干方面都无法符合预期的发育进程，且无法接受系统性智力功能评估，包括因年龄太小而无法参与标准化测试的儿童。通常这类儿童需要一段时间后再评估。

(2) 未特定的智力障碍(智力发育障碍)：是专用于 5 岁以上个体，因为伴随感觉或躯体障碍，如失明或学语前聋，特定运动障碍或存在严重的问题行为或同时出现精神障碍，其智力缺陷(智力发育障碍)程度的评估使用只在当地可以采用的程度存在困难或不能进行。此诊断只应在特殊情况下使用，且需要一段时间后的再评估。

2. 临床诊断基本路径

(1) 一般病史询问及体格检查：①病史采集：家族遗传史(三代家属史)、产前、产时、产后的各种不良事件、生长发育史；②体格检查：特殊面容、行为特征、反应、视力、听力、皮肤毛发、肌力及神经反射等。

(2) 发育和智力评估：筛查量表包括 DDST、DDST-Ⅱ、DST 等；诊断量表包括 Bayley 婴儿发育量表、Gesell 发育量表、Griffths 发育量表等；必要时，还可以进行其他针对特定能区的评估，如婴幼儿粗大 / 精细运动及平衡能力发育 -Peabody 运动量表、婴幼儿语言发育水平评价 -早期语言发展量表(early language milestone scale，LMS)、文莱(vineland)社会适应行为量表、韦氏智力量表等。

(3) 病因学检测：相应的实验室及影像学检查，包括遗传类检查，如染色体、CNV、基因检测；放射性核素检测内分泌系统疾病；血尿生化代谢物测定遗传代谢性疾病；头颅脑 CT 和MRI 以及脑电图和脑诱发电位检测等。

(4) 严重程度评估：包括功能受损评估、社会功能评估、提供治疗及康复的方案，必要时进行预后分析等。

【鉴别诊断】

智力障碍需与以下疾病作鉴别：

1. 孤独症谱系障碍　孤独症谱系障碍儿童大部分有不同程度的智力障碍，但孤独症谱系障碍儿童以社会性和沟通能力缺陷为其主要特征，伴有刻板重复行为和狭隘的兴趣。而智力障碍儿童的社会性和沟通能力往往和其智力水平相符合，较少有刻板重复行为。

2. 注意力缺陷多动障碍　常有注意力易分散、多动、自控能力差，导致学习成绩差、适应社会能力差等，但检查其智力水平在正常范围内。

3. 儿童精神分裂症　主要是精神活动的异常，临床表现以感知觉障碍(多有幻听、幻想)，思维、情感障碍，性格异常等，可有学习成绩差，对周围环境接触及适应不良。但智力水平在正常范围内。

4. 言语障碍　表现为明显的言语功能低下，如开口延迟、词汇贫乏、词不达意；在生活环境中常不能进行有效沟通而不合群，甚至出现行为问题。在智力测验中，语言智商明显低于操作智商，通常在 1 个标准差以上，但操作智商在正常范围内。而智力障碍是全面能力的落后。

四、智力障碍的治疗决策

智力障碍病因繁多，而且尚有不少病因不详，治疗的选择有一定困难。目前的治疗原则是:以教育训练为主,药物治疗为辅。方式可选择住院或门诊治疗;以学校为基础;以社区为基础;社团组织参与的治疗。

治疗以医学治疗和康复治疗为主。

1. 医学治疗措施 ①病因治疗:如先天性代谢病、甲状腺功能减退等,早期采用饮食疗法和甲状腺素类药物可以及早防止 MR 的发生。②对症治疗:如活动过度、注意障碍等可用中枢神经兴奋剂或其他精神药物;合并癫痫可用抗癫痫药物。③药物治疗:可用神经营养药物辅助治疗。④饮食治疗:对某些疾病(如苯丙酮尿症)患儿,要提供特殊饮食。⑤教育培训:特殊教育训练年龄越早效果越好。最好是有计划、有目标的系统训练,按照 MR 疾病严重程度不同采用不同的训练方法,定期评估,有助于制订下一步的训练计划。

2. 康复治疗措施 如针灸、肢体训练、理疗等。智力障碍的干预强调医教结合。特别是进入特殊教育的智力障碍学生,界定其发育水平有利于教育目标的制定。

3. 随访 定期随访,以便了解治疗效果,制订新的治疗计划。一般最少3个月随访1次。随访目的为评估前一阶段治疗训练的效果,制订后一阶段的治疗训练方案。

4. 预防

(1) 一级预防:规范婚前、产前检查,作好遗传性疾病的产前诊断。

(2) 二级预防:①对婴幼儿定期进行检查和随访,及早发现发育偏离或异常,早期干预;②对环境因素导致的 MR 及早进行强化教育训练;③积极防治 MR 的各类情绪和行为障碍,与家长沟通,使家长在治疗中积极配合。

(3) 三级预防:减少残疾,对症处理,达到或恢复最佳功能状态。

五、常见问题和误区防范

在诊疗过程中,对早期的发育迟缓常存在着一个认识上的误区,认为"发育迟缓是暂时的,年龄大了,慢慢会好的"。儿童早期的全面发育迟缓,虽然症状相对较轻,与其年龄要求相对应,影响儿童日常生活功能也不是非常明显。就其字面上也容易给人暗示这可能是"暂时性"的,并且大脑有较强的可塑性和代偿性,可能随着年龄的增长,情况会有所改善,婴幼儿早期的发育迟缓并不一定都会变成精神发育迟滞/智力障碍;但是需要提醒的是,绝大部分的早期全面发育迟缓不会随着年龄的增长,自动弥补或追赶上其早期发育落后的缺口,相反,会随着年龄的增长其与正常发育儿童的差距越来越大。早期的全面发育迟缓,如果没有及时科学系统的康复干预,大多数发育迟缓幼儿随着年龄增长,到了儿童后期和成年后会出现不可逆转的发育缺陷,最终发展成智力障碍。

针对儿童早期的全面发育迟缓,除了有医疗、康复和教育专业人员的系统专业指导和干预外,家庭康复、父母参与也非常重要。只有父母的参与,才能对儿童做到真正全方位、全天候、高强度的干预训练,同时能将儿童训练后获得的技能泛化,并应用到日常生活中,才能变成儿童真正掌握的技能。

此外,婴幼儿发育迟缓/智力障碍诊断和治疗过程中,尚需要考虑相关神经、精神和行为方面的问题,需要及时进行共病的诊治,包括癫痫、痉挛性疾病、行为问题、注意力问题、精神疾病和感觉障碍等疾病,从而更好地提高患儿的生存质量。

六、热点聚焦

随着分子诊断技术的快速发展,尤其是检测亚显微结构技术的不断问世,包括全基因组连锁分析、基于高通量技术的全基因组拷贝数变异(copy number variations,CNV)、基于芯片平台的比较基因组杂交技术(array-comparative genomic hybridization,aCGH)、全外显子测序技术等技术的发展,使得智力障碍的遗传病因学研究取得了很大的进展,鉴定了一批智力障碍的易感或致病基因。这些遗传病因学的研究进展对临床诊治智力障碍工作也带来了新的视角:①对以往那些病因未明,经过规范化的临床评估,高度疑似遗传所致的智力障碍有可能通过分子诊断技术的检测来明确病因,一旦病因明确就可以避免不必要的或重复的诊断检测;②对已知遗传病因的智力障碍患儿有可能提供临床病程的进程和预后,以及对已知并发症提供相关的治疗、症状管理或监测资讯;③能进一步探讨遗传机制和再发风险;④有可能进入研究性治疗方案;⑤提供针对性的家庭支持,确保患儿获得最佳健康、社会和医疗护理服务。

(徐　秀)

第九章

社会和情绪发育及其障碍

培训目标

1. 掌握　社会情绪发育障碍的病因。
2. 掌握　社会情绪发育不良的一般处理。
3. 掌握　及时转诊。
4. 熟悉　各种社会情绪障碍的临床表现。
5. 了解　社会情绪障碍的诊断标准。

一、概述

情绪是客观事物是否符合个体需要而产生的态度体验,为儿童心理发展的重要方面。婴儿生后即表现出情绪反应,并迅速地分化发展和社会化。情绪能力和社会性的发展是儿童发展的重要组成部分,为健康人格特征和良好社会适应性形成之基础。

儿童的情绪社会性发展主要包括体验、表达、调节情绪,形成亲密和安全的依恋关系,发展与家庭、社会和文化期待相适应的各项能力等。儿童在一个或多个领域发展不良,就会出现问题。常表现为内化性行为(如焦虑、恐惧、退缩),外化性行为(如攻击、反抗),饮食、睡眠和感官敏感性方面的失调及各项社会能力的发展不良。据世界卫生组织推断,全球约有1/5 的儿童和青少年会出现情绪或行为问题,其中得到适宜诊断和治疗的人数不足这其中的1/5。我国 1994 年对 22 个城市 4~16 岁儿童心理行为问题总检出率高达 12.97%,社会适应问题的检出率为 23.46%。

儿童的情绪问题及各种社会行为问题的与多种因素有关,是遗传因素、家庭环境和儿童的气质或个性等因素相互作用的结果。

(一) 情绪的社会化和自控

婴儿从出生即进入人类社会环境,在与成人的交往中学习所处社会的情绪表达规则,即在特定的情境中某种特定的情绪应该表达或不应该表达,实现着情绪的社会化。在亲子交往中,母亲表现出高兴、感兴趣和惊讶的表情为婴儿提供积极情绪的榜样。母亲对婴儿情绪的选择性反应可调控婴儿的情绪表现,她们对婴儿的积极表情关注越来越多,而对婴儿的消极情绪应答较少,这样婴儿就学会多表现出愉快面孔。在不同文化背景中社会所接受的情绪是不一样的。如美国父母喜欢逗孩子高兴,而中非某些部落的人几乎不与婴儿面对面玩耍,尽量让孩子保持安静。所以美国儿童学会强烈地表达情绪,而中非的部落儿童则学会克制情绪。

儿童为了遵守社会文化所规定的情绪表达方式,要学会调控自己的情绪。由于大脑皮质对皮质下中枢的控制能力较弱,且皮质的兴奋易扩散性,婴幼儿期的情绪控制能力较差,情绪外露且不稳定,易变化。婴儿最初完全依靠成人来应付烦恼,以哭声提醒看护人给予安慰。但从很早的时候起,小婴儿会把身体转开躲避讨厌的刺激或用力吮吸物体来设法减少消极情绪。1岁的婴儿会摇晃自己、咬东西,学会走路之后,会主动离开烦扰他们的人或物,寻找他们依恋的大人以获得安慰。18~24个月的幼儿会试图控制烦扰他们的人或物,开始用与同伴交谈、玩玩具或其他使自己从失望中转移出来的办法来应付挫折感。但是幼儿还无法克制恐惧情绪,而是通过表达恐惧情绪来获得安慰。

随着儿童大脑内抑制和第二信号系统的发展,儿童情绪稳定性逐渐发展起来。学龄前儿童会谈论他们的情绪,父母和其他关系密切的人常会帮助他们处理消极情绪。到学前晚期,开始能有意识地控制自己的情绪,如在愤怒控制骂人或打人的冲动。学龄期儿童使用语言和思维来考虑情绪的能力逐渐增强,能将情绪现象客观化,用不同的方式解释情绪,与他人讨论、分享自己的情绪,逐渐能够更抽象地思考情绪。此阶段儿童可获得调节他人情绪的方法,如知道如何减轻别的孩子的愤怒。懂得情绪的适应性调控有时需要保持或强化情绪而非克制情绪。例如,以愤怒来反抗欺侮;对悲伤的人表示同情和关心;为自己的侵犯行为感到内疚;成功后的自豪感等。

儿童不仅要学会调控情绪,还要懂得相应文化背景下表达情绪的一些方式。每一个社会都发展出一些为社会接受的应对情绪的方法,在表达情绪时,被期待的行为要符合一系列规范。儿童最先在家庭中学习情绪表达。他人与儿童交往的方式可以传达出情绪表达方式,包括如何表达情绪,可以表现情绪的场合,如何应付引发情绪的环境等。在某些场合,自然的表现是可以接受的,但是在另一些场合中,则应该掩饰自然流露的情绪,甚至用不同的情绪来代替真实感受。这常常要求儿童克制所体验到的不被社会所接受的情绪,表示出该情境下应该表示的情绪来。例如,在收到一份不满意的礼物时也应该表示高兴。大约3岁的儿童开始表现出一定的掩饰情绪的能力,并且随着年龄增长而发展。但是直到5岁儿童还不太会掩饰真实情绪或使别人相信他的谎话。在学龄期,儿童逐渐懂得社会认可的情绪表达标准,掌握在特定社会情境下表达情绪的方式。

(二)辨别和理解情绪

对他人的表情和情绪状态的识别是儿童与他人进行主动交往的一个重要条件。4个月大的婴儿能够用微笑回应大人的笑脸,在7~10个月表现出辨别和理解他人表情的能力。他们会观察父母的情绪反应,以此调整自己的行为。12个月大的婴儿还能从母亲带有情绪的声音中获得与面部表情一样多的信息。随着年龄发展,儿童很快就会观察别人的情绪作为行为参照物,逐渐理解分辨合适与不合适的行为。

幼儿在18~24个月开始会情绪交流,这可以帮助他们更好地理解自己和他人的情感。辨别他人的情感和理解别人为什么这样感受是社会认知的核心内容,具有重要的意义。对他人情绪的正确归因可激发同情心,常常能促使儿童去安慰或帮助悲伤的同伴。18~24个月大的婴儿即表现出移情行为,给他人提供自己在相同的情绪状态下想要的安慰(如把玩具拿给哭泣的妈妈),随着时间的发展,逐渐能够从他人的角度出发,提供更有效的帮助。

童年期辨别和理解他人情绪的能力稳步发展。3岁时儿童可根据情境和表情等社会性线索预测或判断他人的情绪状态,且能够理解他人的愿望实现与否和不同情绪表现之间的关系。4~5岁的儿童可以从一个人的表情动作推测其是否高兴、愤怒或悲哀,逐渐认识到一个人当前的情绪状态(特别是消极情绪)可能与当前的事件无关,而是源自过去的事件。4~6岁的儿童能够基于信念判断和解释他人的情绪反应,甚至这种信念是来自他人的或是与现实不一致的信念,即通过对"错误信念"的理解。逐渐地能够理解混合情绪。学龄儿童开始更多地根据个人的、情境的和历史的信息来理解情绪,在情绪理解方面达到几个重要的突破。例如,在 8 岁时逐渐认识到同样情境在不同的人会引起不同的情绪反应。6~9 岁的儿童开始知道一个人可同时体验多种情绪,会将面部表情、行为和刺激线索结合起来以推测情绪。情绪理解能力强的儿童更具有亲社会倾向,因此易被养育者认为社会能力强,且更易建立良好的同伴关系。

(三)社会关系发展

儿童的社会和情绪发育促进了其社会化,即获得社会生存所应具备的行为模式和价值的过程,是在社会交往中实现的,社会关系是儿童学习社会技能的必需框架。有学者将社会关系分为两类:垂直的关系与水平的关系。垂直的关系指的是与具有更大社会力量和更多社会知识的人形成的关系,主要指比自己大的人,如亲子关系、师生关系等。而水平关系,是指社会地位相当的个体间建立的关系,如同伴关系。成功发展垂直和水平关系对儿童的社会和情绪发展至关重要,其重要性不仅体现在发展社会技能、与他人的关系上,对儿童自我概念的形成及如何适应社会亦有重要作用。

1. **亲子关系**　婴儿期情绪和社会发展的一个重要事件就是与其最亲密的联系人之间的情感发展。在婴儿的早期社会交往中,与母亲的交往占据了重要地位。在照料婴儿日常生活和陪伴婴儿游戏的过程中,母亲与婴儿形成了特殊的、亲密而持久的情感联结,即依恋(attachment)。母婴依恋的形成是婴儿情绪社会化的一个重要标志,是儿童社会性发展的最初表现。与他人形成关系需要高度复杂的技巧,因此依恋关系出现在第一年的后期。在得到喂食或抚抱前表现苦恼,对人面孔和声音有选择性注意,辨别熟悉的人的能力,以笑脸回应他人等,都是依恋发展的基础。

依恋的形成:研究发现,婴儿与照料者的密切联结发展经历了下列阶段:非社会阶段(0~6周):婴儿对所有社会和非社会刺激都表现喜欢;无区别的依恋阶段(6 周~6 或 7 个月):婴儿表现出对人的偏好但还不能区分个体;特定依恋期(7~9 个月):婴儿对特殊个体形成依恋;多重依恋阶段:开始与其他人形成依恋关系。Bowlby 把婴儿依恋的形成和发展分为四个阶段:

(1)无差别的社会反应阶段(出生~3 个月):这时婴儿对所有人的反应几乎都是一样的,看到人的脸或听到人的声音都会微笑、手舞足蹈。所有人对婴儿的影响均表现相同,如任何人对婴儿的拥抱、微笑、说话都可引起婴儿高兴、愉快的反应。此时婴儿还没有对任何人形成偏爱。

(2)有差别的社会反应阶段(3~6 个月):婴儿对他人的社会性反应强度增加,对人的反应有了区别,对主要照料者(一般是母亲)更为偏爱,在母亲面前表现出更多的微笑、咿呀学语、依偎、接近。在其他熟悉的人面前这些反应就相对少些,对陌生人这些反应则更少,婴儿也不怕陌生。

(3)特殊的情感联结阶段(6 个月~2 岁):此时婴儿对于主要照料者的偏爱变得更为强烈,当母亲或主要照料者在场时婴儿特别高兴,感到安全,并以母亲或主要照料者为"安全基地"去探索周围的世界。对主要照料者的偏好形成了分离焦虑和陌生焦虑现象。分离焦虑是婴儿与主要照料者离开时的忧伤反应,陌生焦虑即婴儿见到陌生人时表现不安。

(4) 目标协调的伙伴关系阶段(2 岁以后):2 岁以后,婴儿能较好地理解父母的愿望、情感和观点等,同时能调节自己的行为。例如,他现在能够忍耐父母迟迟不给予注意,也能够忍耐同兄弟姐妹或同电话铃声和家务竞争注意的需要,还能够忍耐同父母的短期分离,他相信父母肯定会回来。

2. **同伴关系** 同伴关系在婴儿期开始出现,并逐渐发展。即使是很小的婴儿都会对别的孩子感兴趣,最初表现为盯视,6 个月的婴儿既有相互触摸、发声和微笑,但这些行为并不是真正的社交反应。婴儿初始的同伴交往是以客体为中心的,更多地集中在物品而不是婴儿本身,如抢夺玩具。随后开始对同伴的行为反应,常试图控制同伴的行为。在 1 岁左右,婴儿会出现分享反应,如把自己的玩具给别的孩子。幼儿期,最初的移情表现开始出现,如18 个月的婴儿看到别的儿童哭了,会跟着哭起来,或者表现出焦虑的样子,吸吮手指等。随着时间的进展,此类行为反应越来越频繁、明显及多样化。幼儿间的交往变得越来越复杂,相互联系的行为越来越频繁,合作性和交互性的游戏开始出现,2 岁左右社会性的游戏要多于单独游戏。学前期,随着儿童认知能力及活动能力的增长,活动范围扩大了,同伴关系也逐渐发展,儿童的同伴交往更加频繁、时间更长。大约在 3 岁开始,儿童的同伴圈子的性别区分越来越明显,儿童喜欢跟同性的小朋友玩,这种倾向可贯穿整个童年期。学前后期,有组织的社会想象性游戏开始出现。在与同伴的交往中,儿童练习、掌握社会交往技能,学会跟别人平等合作,遵守游戏规则,发展亲社会行为、控制和减少攻击行为。如别的小朋友哭了会给予安慰,受伤了会表示同情及帮助别人解决问题等。因此,应当把学前儿童进入幼儿园作为儿童社会化的良机,而不该将此作为学业的准备。

学龄期,儿童同伴交往形式变得复杂,开始学会各种信息来决定对其他小朋友的态度,建立同伴团体,逐渐发展较为长久、稳定的友谊。6~7 岁儿童只能认识到友谊一些外在的、行为上的特征,认为"朋友"就是一起玩的伙伴,因此喜欢与志趣相投的小朋友一起活动。到了三、四年级,儿童的友谊具有了功利性,社会技能、特殊才能、躯体外貌等因素会影响儿童在同伴中的被接纳程度。如学习成绩较好、聪明、相貌漂亮的儿童容易被同伴接受。到了小学高年级,儿童对"朋友"的概念有进一步的理解,认为朋友间应该相互信任、相互分享,同甘共苦,友谊关系开始具有一定的稳定性。

个体成功地建立并维持积极的同伴关系被认为是健康社会情绪适应的一个重要方面。与婴幼儿期形成的依恋关系一样,同伴关系的性质也可以对儿童的未来提供一些预测,如被同伴排斥的儿童有发展困难的危险。有限的证据显示,不安全依恋类型的儿童更可能在形成同伴关系时发生问题,与安全型依恋儿童相比,他们更不受欢迎,朋友数量更少,在同伴交往中更不自信。形成及保持友谊困难的儿童,拥有的友谊关系较少且质量较低,而友谊方面的困难可导致消极后果,如同伴拒绝,继而对后来的社会适应产生更深远的不利影响。

【病因和发病机制】

1. **遗传因素** 诸多研究证实,情绪障碍和社会行为问题与遗传密切相关,具有明显的家族性,约有 20% 的焦虑症患儿一级亲属中有焦虑症状。双生子的研究发现,情绪障碍在双生子中具有较高的同病率,单卵双生子尤为明显。有报道父母的分离焦虑和社交恐怖障碍与子女的分离焦虑和社交恐怖障碍相关,如父母的惊恐障碍可增加子女的强迫症和广场恐怖症的风险。

2. **家庭环境** 家庭环境与儿童的情绪障碍和社会行为问题的发生联系密切。亲子关系、家庭经济状况、家庭婚姻状况、父母的精神状况、教养方式等对儿童早期社会化过程中人格的形成与塑造具有重要作用,尤其是母亲的情绪与教养态度对儿童影响巨大。有些神经质或焦虑的母亲,往往将不良情绪投射给儿童,使儿童出现"潜移默化"的焦虑倾向。儿童早期社会应对方式单纯、有限,父母过度溺爱、过度保护会使儿童在新情景中遇到各种应激事件时,无法应对问题与矛盾,从而极易产生各种情绪和社会行为问题。亲子之间缺乏信任感,亲子关系的疏远、破裂是许多儿童出现情绪障碍和行为问题的重要原因。有些调查显示亲子关系不良在幼儿人群中占 8%,在有情绪行为问题和精神疾患的儿童中亲子关系紊乱者占 50% 以上。

3. **儿童的气质和依恋**　有研究显示难养型气质和启动缓慢型气质的儿童更容易出现情绪社会行为问题。任榕娜等对情绪障碍的儿童气质类型进行了研究,发现情绪障碍儿童中有 64.6% 为难养型气质,显著高于对照组儿童。还有研究表明儿童的情绪社会行为问题和早期儿童的依恋类型相关。儿童早期的不安全依恋、矛盾型依恋是日后发生情绪社会行为问题的高危因素。儿童胆小、依赖、过分追求完美的个性特征也与儿童的情绪社会行为问题的发生有关。

二、社会情绪发育不良的处理

儿童社会情绪发育不良的形式多样,原因复杂,大多数情况下多种问题同时存在,故应采用综合治疗的方法来应对儿童的社会情绪问题。具体包括如下:

(一) 心理行为治疗

儿童社会情绪问题的发生与儿童的个性特征、社会心理因素和家庭因素等密切相关,因此心理行为治疗在儿童社会情绪问题的治疗中具有非常重要的作用。心理行为治疗方法众多,包括支持性心理治疗、认知疗法、认知行为治疗、家庭治疗、行为矫正治疗、精神分析等。应根据患儿的具体情况选择适合于患儿的治疗方法,可选一种,也可多种结合。

支持心理治疗应用比较广泛,治疗时首先要与患儿建立良好的信任关系,对患儿的困惑、疑虑、痛苦、愤怒等情绪给予充分尊重和理解,在此基础上劝导、鼓励以减轻患儿的紧张、焦虑、恐惧、不安情绪。

行为疗法也是常用的治疗儿童情绪和社会行为问题的方法,该法以"刺激-反应"的模式来解释行为,通过改变刺激来改变行为从而达到治疗目的。如治疗恐怖症和强迫症常采用系统性脱敏疗法,焦虑症采用松弛反应训练等。

认知-行为疗法可有效治疗儿童的情绪障碍和社会行为问题,通过认知归因策略,帮助儿童更好地认识到悲观、负性思维、偏见等不合理认知,提高积极解决问题的能力,以减轻他们的症状。

(二) 家庭治疗

家庭治疗是将患儿及其家庭成员一起作为治疗对象,不仅对患儿进行治疗,同时为患儿父母及家庭成员提供咨询,提高对患儿疾病的认识,了解产生疾病的因素,并请父母配合医疗,消除家庭环境或家庭教育中的不良因素,克服父母自身弱点或神经质的倾向。比起仅仅关注儿童情绪障碍和行为问题的治疗,辅助诸如亲子互动、情绪管理、沟通和问题解决等家庭治疗可产生更大更持久的效果。

(三) 药物治疗

药物治疗是儿童社会情绪问题的重要治疗方法。对于症状明显,经行为调节、行为治疗和家庭干预无明显改善的患儿,建议使用系统的药物治疗,以快速有效地缓解和控制症状。

儿童情绪障碍的主要治疗药物是抗焦虑、抗抑郁类药物。对学龄前儿童一般推荐使用抗焦虑药如苯二氮䓬类药物,对儿童的焦虑、紧张、恐惧等症状具有良好效果,同时还有很好的镇静、改善睡眠的作用。症状严重者可选用小剂量的地西泮或多虑平等药物。此外,5-羟色胺再摄取抑制剂因具有较好的抗焦虑、抗抑郁、缓解强迫的作用,且不良反应较小,也常被用于治疗儿童情绪障碍。

三、常见的儿童社会情绪发育障碍

(一)儿童分离焦虑障碍

儿童分离焦虑障碍(separation anxiety disorder of childhood)是特发于童年的情绪障碍,指儿童与所依恋对象分离时产生的与年龄不相符的、过度的甚至是绝望的焦虑。分离焦虑对于儿童的生存而言至关重要,在一定的年龄阶段内是正常的。从 7 个月到学龄前,大部分儿童都曾因与父母或主要抚养人分离而焦虑。如果在这个年龄段,儿童缺乏分离焦虑可能意味着不安全的依恋关系或其他问题。

【临床表现】 分离焦虑障碍常出现在儿童体验一些生活应激事件之后,包括转学、搬家、家庭成员的死亡或生病及假期延长等。分离焦虑一般是由轻到重,开始时可能只是一些无害的要求和抱怨,比如睡眠不好或做噩梦,然后发展到每晚睡在父母的门口或者到父母的床上睡。类似地,开始时只是不愿上学偶尔旷课,然后发展到拒绝上学、厌学。此外,还可伴随躯体症状,如心跳加快、头痛、胃痛、眩晕、恶心、呕吐等。随着时间的推移,分离焦虑的患儿可能会更加退缩,对与人交往失去兴趣,出现抑郁,并很容易在青春期发展出其他类型的焦虑障碍。

【流行病学】 分离性焦虑障碍是儿童期最为常见的情绪障碍之一,在一般儿童中,该病的患病率为 10%,青春期少年发病率则在 2.4%~8.7%,在男孩和女孩中的比例几乎相等,但是也有研究指出女孩的患病率更高。

【诊断】 美国精神障碍诊断及统计手册第 5 版(DSM-5)诊断标准如下:

(1)在离家或与依恋对象分离时,表现出与其发展年龄不相符的、过度的焦虑,表现出至少以下 3 项以上:①当离开或者预期要离开家或重要依恋对象时,反复出现过度的焦虑。②持续和过度的担心失去重要依恋对象,或担心重要依恋对象会受伤害。③持续和过度的担心发生不幸的事件,并因此导致和重要的依恋对象分离(如走失或被绑架)。④出于对分离的恐惧,持续的不情愿或者拒绝去学校或其他地方。⑤持续和过度的害怕、不情愿处于以下情景:独自一人,没有和重要依恋对象一起在家,或没有重要依恋对象陪伴的其他场景。⑥持续的不愿意或者拒绝在没有重要依恋对象在旁的情况下睡觉;重复做主题为分离的噩梦。⑦在和重要依恋对象分离或者预期分离的时候,反复出现躯体症状(如头痛、胃痛、恶心或呕吐)。

(2)这种困扰持续至少 4 周。

(3)这种困扰造成了明显痛苦,或造成社会、学业(职业)或其他重要功能领域的损害。

(4)这种障碍不能用其他精神障碍来更好地解释(如孤独症中因拒绝改变而不愿离开家;精神病中的幻觉或妄想相关的分离;广场恐惧症中在没有信赖人陪伴下拒绝外出;广泛性焦虑障碍中过分担心疾病或灾难降临;而疾病焦虑障碍中是担心生病)。

(二)广泛性焦虑障碍

广泛性焦虑障碍(generalized anxiety disorder)是儿童常见的情绪障碍,指儿童存在没有特定对象的、广泛的焦虑,对很多无关紧要或者发生几率极低的事情及活动存在不可控制的过度的焦虑和担心。

【临床表现】　儿童广泛性焦虑障碍的焦虑对象很广泛,没有特定的焦点,故也被称为"漂浮多变的焦虑"。患儿会担心自己的学习、健康、安全、未来等多个方面,担心家人的健康安危等。患儿通常将所见所闻的事情与自己联系起来,总是预期最糟的可能,而低估自己处理问题的能力或忽视偶尔事件发生的几率,他们的思维经常包括"如果……,怎么办?"的表述。常伴发各种躯体症状,如头痛、头晕、胸闷、心悸、腹痛、出汗、肌肉紧张、颤抖等。

【流行病学】　广泛性焦虑障碍为儿童期最为常见的情绪障碍之一,多发生于儿童晚期和青春期早期,起病年龄多为 10~14 岁。在一般儿童中,该病的患病率为 3%~6%,在男孩和女孩中的比例几乎相等。青春期后期,女孩的患病率稍高。儿童广泛性焦虑的共患病较多,年幼儿童同时患有分离焦虑障碍和注意缺陷多动障碍最为常见。较大的儿童常共患特定恐惧症和抑郁,社会适应不良,低自尊,自杀的危险增加。

【诊断】　DSM-V 诊断标准如下:

(1) 在至少 6 个月的多数日子里,对于诸多事件或活动(如工作、学校表现),表现出过分的焦虑和担心(焦虑性期待)。

(2) 个体难以控制这种担心。

(3) 焦虑和担心与下列 6 种症状中至少 3 种有关[①],至少某些症状持续时间超过 6 个月:①烦躁不安或感到极度紧张;②容易疲倦;③注意力难以集中或头脑一片空白;④易怒;⑤肌肉紧张;⑥睡眠障碍(入睡困难或无法入睡,睡眠质量不好)。

(4) 焦虑、担心或躯体症状引起明显的痛苦,或导致社交、职业或其他重要功能领域的损害。

(5) 不能归因于某种物质(如滥用的毒品、药物)的生理效应,或其他躯体疾病(如甲状腺功能亢进)。

(6) 不能用其他精神障碍来更好地解释(如惊恐障碍者焦虑或担心惊恐发作;分离焦虑障碍者与依恋对象离别;神经性厌食症者体重增加;躯体症状障碍者躯体不适;躯体形式障碍者感到外貌存在瑕疵;疾病焦虑障碍者感到有严重的疾病等)。

(三) 儿童社交恐惧症

儿童社交恐惧症(social phobia of childhood)或社交焦虑(social anxiety disorder of childhood)是指儿童对新环境、陌生人、社交或一些自我表现性任务产生明显恐惧、焦虑情绪及回避行为。

【临床表现】　儿童社交恐惧症最主要的特征是恐惧在他人面前做事,在与陌生人交往时会出现明显的紧张、焦虑和恐惧情绪,表现为过分胆小、紧张、害羞、害怕、尴尬,对自己的行为过分关注,并可能出现哭闹、发脾气、退缩伴有社交回避行为,严重者可能出现选择性缄默症。患儿还可伴发多种躯体症状,如心跳加快、脸红、口吃、出汗、胃部不适或惊恐发作等。

【流行病学特征】　社交恐惧症在儿童中的患病率为 1%~3%,女童略高于男童,2.5 岁至学龄早期起病,多见于青春期,因这个阶段青少年具有高度自我意识,对他人如何看待自己存在忧虑。

【诊断】　DSM-5 诊断标准如下:

---

① 儿童只需满足一项即可

(1) 面对一个或多个可能被他人关注的社会情境感到恐惧或焦虑①。包括社交(如开会,会见不熟悉的人)、被关注(如吃或喝)和在其他人面前表演(如演讲)。

(2) 害怕自己的行为方式或表现出的焦虑症状会使自己得到负性评价(如感到羞愧或尴尬,会被排斥或者冒犯他人)。

(3) 在社交场合总是产生恐惧或焦虑②。

(4) 回避社交场合,或在社交中忍受强烈的恐惧或焦虑。

(5) 产生的恐惧或焦虑与社交情境和社会文化背景产生的实际威胁不成比例。

(6) 至少持续6个月。

(7) 导致社交、职业或其他重要功能领域的明显损害。

(8) 不能归因于某种物质(如滥用的毒品、药物)的生理效应,或其他躯体疾病。

(9) 不能用其他精神障碍来更好地解释,如惊恐障碍、躯体形式障碍或孤独症。

(10) 如若存在其他疾病(如帕金森病、肥胖、烧伤所致毁容、外伤等),这些疾病与恐惧、焦虑或回避明显是不相关或者过度的。

(四) 儿童恐惧症

儿童恐惧症(phobia anxiety disorder of childhood)是指儿童对某些物体或特殊环境产生异常强烈的恐惧,伴有焦虑情绪和自主神经系统功能紊乱症状,这种恐惧具有显著的发育阶段特定性,并出现回避、退缩行为。

【临床表现】 恐惧症患儿会表现出对物体或情境的极端恐惧,尽管该物体基本没有危险或不会造成威胁,但儿童还是会竭力避免它。正常儿童在发展的不同阶段,可以对多种事物产生恐惧,如动物、黑暗、昆虫、血液等,这些恐惧与正常发展过程一致,一般会随年龄的发展而消退,对儿童的日常生活或社会功能没有明显影响。而儿童恐惧症患儿,会对这些事物产生与年龄不相称的、非理性的且夸大的恐惧,程度重,持续时间长,影响其日常生活或社会功能,并导致对恐惧刺激的回避行为。同时可伴随躯体症状,如心慌、胸闷、呼吸急促、出汗、窒息等。

【流行病学】 有2%~4%的儿童在生命的某个时段会出现特定恐惧症,但是一般很少有儿童会被转诊进行治疗。特定恐惧症会在各个年龄段发生,但其高峰一般在10~13岁。

【诊断】 DSM-5诊断标准如下:

(1) 对特殊事物或情境(飞行、高处、动物、打针、看见血等)出现明显和持续的恐惧③。

(2) 一接触所恐惧的刺激,几乎毫无例外地立即发生恐惧或焦虑反应。

(3) 设法避免这种情景,否则便以极度的焦虑或痛苦、烦恼忍耐着。

(4) 产生的恐惧或焦虑与社交情境和社会文化背景产生的实际威胁不成比例。

(5) 恐惧、焦虑或回避是持续的,至少持续6个月。

(6) 导致社交、职业或其他重要功能的明显损害。

(7) 恐惧、焦虑或回避不能用其他精神障碍来更好地解释,如惊恐样症状(广场恐惧症),物质或情境相关的困扰(如强迫症),离开家或依恋对象(如分离性焦虑障碍),社交障碍等。

(五) 强迫症

儿童强迫症(obsessive compulsive disorder)是以强迫观念和(或)强迫行为为主要表现的

---

① 对于儿童,焦虑必须发生在与同伴交流的场合,而不仅仅出现在与成人互动的时候。

② 对于儿童,恐惧或焦虑可能会以哭泣、发脾气、战栗、畏缩或害怕在社交场合说话等形式表现。

③ 在儿童中这种恐惧或焦虑表现为哭闹、发脾气、惊呆或紧紧拖住他人。

一种儿童期情绪障碍。强迫观念(obsessions)是指持续性、侵入性的思维、想法、冲动或想象，最常见的强迫观念表现为对污染的担忧、害怕伤害自己或他人。强迫行为(compulsions)是具有重复性、有目的及有意的行为或心理活动，是强迫反应的表现，最常见的强迫行为有反复洗手、洗澡、检查和整理。

【临床表现】　大部分强迫症患儿都具有多重的强迫观念和强迫行为，且某些强迫行为一般是与特定的强迫观念相联系的。例如，清洗和清洁的行为很可能与对污染的强迫观念有关；对对称性、精确性或次序的强迫思维，常常与整理、排序的强迫行为有关，如反复打包、拆包、整理桌子和抽屉。强迫行为的目的是为了平衡和缓解强迫观念带来的焦虑和紧张，或预防一些可怕的事情或情境的出现。尽管大部分儿童8岁以后能意识到自己行为的过度或不合理性，但仍无法控制地持续保持强迫观念或行为。

【流行病学】　强迫症在儿童和青少年中的患病率为2%~3%，男孩高于女孩。平均发作年龄是9~12岁，两个发作高峰期是儿童早期和青春期早期，早期发作的强迫症(6~10岁)更可能存在家族强迫症史。

【诊断】　DSM-5诊断标准如下：

(1) 强迫观念和(或)强迫行为：

1) 强迫观念定义为：反复出现持久的想法、冲动或想象，在某段混乱的时期具有破坏性且不恰当，在大多数人中会引起焦虑或苦恼。个体会试图忽视或压抑这些想法、冲动或想象，或采取其他的思想或行动来平衡(如强迫行为)。

2) 强迫行为定义为：患者感到作为对强迫观念的反应，或按照某些行为规则，被迫做出的重复行为(如洗手、排序、核对)或心理活动(如祈祷、计数、重复默读)。这些行为或心理活动的目的是预防或减少苦恼，以及预防某种可怕的事件或情境出现。但是，这些行为或心理活动不仅与他们用来计划或预防的现实方式之间没有联系，且是明显过度的。

(2) 强迫观念或强迫行为是费时的(每天1小时以上)，并且导致社交、职业或其他重要功能的明显损害。

(3) 强迫观念或强迫行为不能归因于某种物质(如滥用的毒品、药物)的生理效应，或其他躯体疾病。

(4) 强迫观念或强迫行为不能用其他精神障碍来更好地解释，如广泛性焦虑障碍中的过分担忧，躯体变形障碍中的过分关注自己的外貌，囤积障碍中的舍弃困难或与拥有物分离，拔毛发作时专注于拔毛发，剥皮障碍中反复擦搓皮肤，刻板运动障碍中的刻板动作，进食障碍中的仪式化进食，重性抑郁障碍时反复的内疚，精神分裂症和其他精神病中的思维插入或幻觉，孤独症中的重复刻板行为等。

(六) 创伤后应激障碍

创伤后应激障碍(posttraumatic stress disorder, PTSD)是指个体经历、目睹或遭遇到一个或多个涉及自身或他人的实际死亡，严重受伤，死亡威胁，或躯体完整性受到威胁后，导致个体延迟出现和持续存在的精神障碍。

【临床表现】　PTSD的核心症状有三组，即创伤性再体验症状、回避和麻木类症状、警觉性增高症状。儿童的创伤性再体验症状可表现为梦魇，反复重演创伤性事件，玩耍与创伤有关的主题游戏，面临相关的提示时情绪激动或悲伤等；回避症状常表现为分离性焦虑、纠缠人、不愿意离开父母；高度警觉症状表现为过度的惊跳反应、高度的警惕、注意障碍、易激惹或暴怒、难以入睡等。不同年龄段的儿童PTSD的表现可能不同。

【流行病学】 儿童PTSD的发病率约为8%,女童发病率约为男童的2倍,约1/3的病情可持续至成年。特别注意儿童PTSD易被医师遗漏,其原因是引发儿童PTSD的原因(应激源)与成人不一样,儿童创伤应激源多与他们发育过程中遇到的恐惧事件有关,如从自行车上掉下来、被另外的小孩恐吓、家庭暴力等。据美国PTSD中心报道,遇到家庭暴力时,42%的儿童会患上PTSD。在DSM-V中新增了对6岁以下儿童PTSD的诊断标准,足以说明对儿童PTSD的重视。

【诊断】 DSM-5诊断标准如下:

适用于6岁以上儿童、青少年和成人的标准:

(1) 个体曾经以下述一种或几种方式暴露于死亡、死亡威胁、严重创伤或性暴力:①直接经历创伤性事件;②目睹了发生在其他人身上的创伤性事件;③获悉家人或亲密的朋友发生创伤性事件,而发生在亲友身上的这些死亡或死亡威胁事件是暴力导致或意外发生的;④反复经历或极端暴露于令人厌恶的创伤事件的细节[①](如第一反应者收集遗骸,警察反复暴露虐待儿童的详细资料)。

(2) 在创伤性事件发生后,开始出现以下一种或几种与创伤性事件相关的插入性症状:①控制不住地回想创伤性事件的痛苦经历[②];②反复做与有关事件的痛苦的梦[③];③分离性闪回反应使个体表现得或感觉到好像创伤性事件重现了[④],这种反应可能持续出现,在无意识状态下出现最极端的表达;④当暴露在象征着创伤性事件的某些方面或者跟创伤性事件某些方面相似的外在或内在提示时,出现强烈的痛苦;⑤当暴露在象征着创伤性事件的某些方面或者与创伤性事件某些方面相似的外在或者内在提示时,出现生理反应。

(3) 在创伤性事件发生后,开始出现持续性回避与创伤事件相关的刺激,具有以下1项或2项表现:①回避或试图回避与创伤性事件相关的记忆、想法和感觉;②回避或试图回避引起与创伤性事件相关的记忆、想法和感觉的外在提示物(人物、地点、谈话、活动、物体)。

(4) 在创伤性事件发生后,开始出现或加重对创伤事件相关的认知和情绪的负性改变,具有以下2项以上表现:①不能回忆起创伤性事件的重要方面(由选择性遗忘引发,不是由头外伤、药物或酒精等其他原因导致);②对自己、他人或世界持有持续夸大的消极信念或期望(如"我是坏人","没人可以信任","这个世界非常危险","我的整个神经系统永久性损坏了");③对创伤性事件原因或结果的持续歪曲的认识,导致责怪自己或他人;④持续的负性情绪状态(如恐惧、害怕、愤怒、内疚、羞愧);⑤对重要活动的兴趣或者参与度明显降低;⑥感到被他人隔离或疏远;⑦持续无法体验积极情绪(如不能体验快乐、满足和爱)。

(5) 具有以下2项以上表现:①易怒(没有或很小的刺激也会引起发怒),通常表现为对他人或物体的语言或行为攻击;②鲁莽或自伤行为;③高警觉状态;④夸张的惊恐反应;⑤注意力不集中;⑥睡眠困扰(如入睡困难、无法入睡或睡眠不足)。

(6) 标准(2)、(3)、(4)、(5)中的症状持续1个月以上。

(7) 导致社交、职业或其他重要功能的明显损害。

(8) 不能归因于某种物质(如药物或酒精)的生理效应,或其他躯体疾病。

适合于6岁以下儿童的标准:

---

① 此标准不适用于通过电子媒介、电视、电影或图片来暴露,除非这种暴露是与工作相关的。
② 在大于6岁的儿童中,重复性游戏中可以出现创伤事件的某些主题或者方面。
③ 儿童可能出现噩梦,但是没有可辨识的内容。
④ 儿童在游戏中可能会出现创伤特异性的重演。

（1）儿童曾经以下述一种或几种方式暴露于死亡、死亡威胁、严重创伤或性暴力：①直接经历创伤性事件；②目睹了发生在其他人，特别是主要看护者身上的创伤性事件[①]；③获悉父母或看护者发生创伤性事件。

（2）在创伤性事件发生后，开始出现以下一种或几种与创伤性事件相关的插入性症状：①控制不住地回想创伤性事件的痛苦经历[②]；②反复做与有关事件的痛苦的梦[③]；③分离性闪回反应使个体表现得或感觉到好像创伤性事件重现了，这种反应可能持续出现，在无意识状态下出现最极端的表达，儿童在游戏中可能会出现创伤特异性的重演；④当暴露在象征着创伤性事件的某些方面或者跟创伤性事件某些方面相似的外在或者内在的提示时，出现强烈的内心痛苦；⑤当暴露在象征着创伤性事件的提示物时，出现生理反应。

（3）在创伤性事件发生后，开始出现持续性回避与创伤事件相关的刺激，或对创伤事件相关的认知和情绪的负性改变，具有以下1种以上表现：

1）持续回避刺激：回避或试图回避能引起创伤性事件回忆的活动、地点或身体指示物。回避或试图回避能引起创伤性事件回忆的人物、谈话或人际环境。

2）认知的负性改变：持续的负性情绪状态（如恐惧、内疚、难过、羞愧、混乱）。对重要活动的兴趣或者参与明显降低。社会退缩行为。积极情绪体验持续降低。

（4）在创伤性事件发生后，开始出现或加重对创伤事件相关的刺激的警觉性增高，具有以下2项以上表现：①易怒（没有或很小的刺激也会引起发怒），通常表现为对他人或物体的语言或行为攻击（包括极端地发脾气）；②高警觉状态；③夸张的惊恐反应；④注意力不集中；⑤睡眠困扰（如入睡困难、无法入睡或睡眠不足）。

（5）困扰持续1个月以上。

（6）导致与父母、兄弟姐妹、同伴或看护者的关系及学校行为的明显损害。

（7）不能归因于某种物质（如药物或酒精）的生理效应，或其他躯体疾病。

（七）反应性依恋障碍

反应性依恋障碍（reactive attachment disorder，RAD）是一种在临床中严重但不常见的儿童精神障碍，属于创伤及压力相关障碍的一种亚型，多在5岁前发病。由于在儿童护理过程中父母严重的忽略、虐待或教养不当，使儿童表现出明显不安的情绪和发育过程中不适当的社交关系。这一类儿童难以用正常的方式来引发或回应社交活动（即抑制形式）或者表现出随意的社交形式如与陌生人过分的亲密（即非抑制形式）。美国精神疾病诊断与统计手册第4版修订版（DSM-Ⅳ-TR）中把这两者统称为RAD，但在最新的第5版中将后者独立而称之为去抑制性社会参与障碍（disinhibited social engagement disorder），将在后文进行阐述。

【临床表现】　婴幼儿或童年早期的RAD表现出一种依恋行为不当的模式，这一类儿童很少会优先对依恋对象寻求安抚、支持、保护和抚养。RAD最本质的症状是儿童与养育者间依恋缺失。RAD儿童被认为是有能力形成选择性依恋的。然而，由于在早期发育过程中缺乏机会，他们难以在选择性依恋中有行为表现，也就是说，当儿童苦恼忧愁时，他们没有一致性表现出从养育者获得安抚、支持、抚养和保护的行为。此外，他们也很少对养育者的安抚进行回应。RAD儿童和养育者在正常的常规互动中积极情绪的表达是较少或缺失的。

---

① 不包括仅通过电子媒介、电视、电影或图片来暴露。

② 儿童不一定会出现痛苦的回忆，可能会在游戏中重演。

③ 可能无法确认令人害怕的内容是否与创伤性事件相关。

此外,其情绪调控能力是有限的,表现出明显的阶段性的无法解释的敏感、难过或害怕。

【流行病学】 RAD 的发病率未知,在临床中相对罕见的。RAD 容易发生于被家庭或机构领养前曾发生过严重的忽略、虐待等的儿童中。然而,即使在被严重忽略的儿童中,这一疾病也是少见的,仅有不到 10% 的儿童出现。RAD 多在 9 个月~5 岁发生。

【诊断】 DSM-5 诊断标准如下:

(1) 对成年养育者表现为抑制性、情绪性的孤僻行为,表现为以下两种形式:①当儿童表现为苦恼忧愁时很少寻求安抚。②当儿童表现为苦恼忧愁时很少对安抚进行回应。

(2) 持续的社交或情绪障碍,表现为至少以下两种形式:①对他人表现出极弱的社交或情绪回应;②有限的积极情绪;③在和成年养育者没有威胁的互动中表现出明显的阶段性的无法解释的敏感、难过或害怕。

(3) 儿童曾经历过一种极端的不足的养育模式,表现为以下至少两种形式:①社交忽略或分离,表现为成年养育者没有满足儿童在情绪上的安抚、鼓舞和慈爱的需求;②主要养育者的重复改变而缺乏形成稳定依恋的机会(如频繁变换家庭寄养);③在不正常的环境中养育而缺乏形成选择性依恋的机会。

(4) 标准(3)的养育模式假定为是标准(1)中行为障碍的原因。

(5) 达不到孤独症谱系障碍的诊断标准。

(6) 在 5 岁前表现出明显的障碍特征。

(7) 大于 9 月龄。

(八) 去抑制性社会参与障碍

去抑制性社会参与障碍(disinhibited social engagement disorder,DSED)是创伤及压力相关障碍的一种亚型障碍,曾隶属于 RAD 的一种亚型,而后在 DSM-5 中被划分为独立的儿童精神障碍,未见成人的报道。表现出随意的社交形式,如与陌生人过分的亲密。

【临床表现】 DSED 最主要的症状是与相对陌生的人出现过分亲密的行为。这一过分亲密的行为是违反社会文化背景的。DSED 在儿童发育到可以形成选择性依恋之前是不应给予诊断的。由于和社会忽略具有共同的病因学,DSED 经常并发发育迟滞,特别是认知和语言的发育延迟、刻板行为和其他严重社会忽略的标志,如营养失调和养育不当等。

【流行病学】 DSED 的发病率未知。DSED 仅在少数儿童中发生,即使在遭受严重忽略且随后被机构领养的儿童中也较罕见。在高危人群中,约 20% 的儿童发生这种情况,但很少在其他临床环境中发现。DSED 一般出现在儿童出生第 2 年到青春期期间。

【诊断】 DSM-5 的诊断标准如下:

(1) 儿童积极地接近,或与陌生成人互动,表现为以下至少两种形式:①接近或与陌生成人互动时沉默寡言的症状减少或消失;②过度亲密的语言或身体行为(从文化背景的认可上和从相符的年龄阶段上来看是不符合的);③冒险离开成年养育者,甚至在陌生环境中,回头查看的行为减少或消失;④自愿和陌生成人一起离开,没有一丝犹豫。

(2) 标准(1)中的行为不是因为冲动所致,但包含了社交上的去抑制性行为。

(3) 儿童曾经历过一种极端的不足的养育模式,表现为以下至少一种形式:①社交忽略或分离,表现为成年养育者没有满足儿童在情绪上的安抚、鼓舞和慈爱的需求;②主要养育者的反复改变而缺乏形成稳定依恋的机会(如频繁变换家庭寄养);③在不正常的环境中养育而严重缺乏形成选择性依恋的机会。

(4) 标准(3)中的养育模式假定为是标准(1)中行为障碍的原因。

（5）大于 9 月龄。

四、常见问题和误区防范

儿童社会和情绪发育在过去并未得到足够的重视,在识别方面易于漏诊,或治疗上不规范,对此建议及时转诊精神科。此外,发育行为障碍较多伴有社会和情绪问题或障碍,以往的临床往往注重的是单一的障碍诊治,没有考虑共患病的问题,需要加强多专业如发育行为、精神等专业的沟通,或团队的组合,提高诊治水平。

五、热点聚焦

发育行为儿科学对正常儿童的预见性指导中,应当关注儿童的社会和情绪发育状况,将其作为养育中不可缺少的重要能力进行培养。对于社会和情绪发育有问题的儿童,应及早识别其预警症状,进行评估和处治。对于社会和情绪发育障碍的儿童,在医疗技术不足的情况下应及时转诊,否则会贻误病情。

临床中,需要注意的某一发育或行为障碍,往往合并社会和情绪问题或障碍,对此,要保持高度警觉,在诊疗中分清主次,建议转诊或会诊。

（静　进）

第十章

睡 眠 障 碍

培训目标

1. **掌握** ①睡眠问题常用的评估方法;②夜醒、夜惊、梦魇阻塞性呼吸暂停的诊断标准;③夜醒、夜惊、梦魇的治疗。
2. **熟悉** ①多导睡眠检测的适应证;②阻塞性呼吸暂停的治疗。
3. **了解** ①青少年失眠;②发作性睡病的临床表现。

人的一生中有 1/3 的时间是在睡眠中度过的,而在儿童中这一比例更高。在 2 岁以前的 24 个月中,其中 13 个月是睡眠时间,11 个月是清醒活动时间。对于 2~5 岁的儿童来说,睡眠与清醒的时间各占 50%。学龄儿童及青少年则 40% 的时间是睡眠时间。儿童及青少年不仅睡眠时间所占比例明显高于成人,其睡眠障碍发生率也非常高。尽管由于流行病学研究方法学的不同,各国及各地区关于儿童睡眠障碍发生率的报道不尽相同,但是据保守估计,至少有 25% 的儿童有或者曾经经历过不同类型的睡眠障碍,从轻度的短期入睡困难或者夜醒,到严重的阻塞性呼吸暂停或发作性睡病等。

有观点认为,儿童期的睡眠障碍是自限性的,事实上越来越多的研究证明这一观点存在很大的局限性。一些内源性或者外源性因素可以使儿童期睡眠障碍转化成慢性,如困难型气质类型、慢性疾病、神经心理发育迟缓、母亲抑郁及家庭压力等。另外,有研究也发现婴儿期的睡眠障碍可以持续到儿童期,有些睡眠障碍如阻塞性睡眠呼吸暂停及某种类型的失眠症可以持续到成年期,或者到成年期后重新出现。而一些睡眠障碍则是持续终生,如不宁腿综合征及发作性睡病,这些疾病可以在儿童或者青少年期发现,但需终生治疗。

与成人睡眠障碍的患者一样,儿童睡眠不足或者睡眠质量差也会导致白天嗜睡、疲倦等症状。需要注意的是,在儿童中有时典型的白天嗜睡症状,如打哈欠、疲倦等现象可能不明显。很多儿童夜间睡眠受到影响后,白天会表现出情绪障碍,行为问题如多动、冲动,以及神经认知功能紊乱如注意力不集中、警觉性下降等。而这些症状就会显著影响儿童白天在学校、在家及在其他公共场合的表现,如出现学习困难、行为障碍等。同时,与成人睡眠障碍不同,儿童的睡眠障碍还会引起家庭其他成员的睡眠不足,甚至影响家庭成员之间的关系。

一、常用的评估儿童睡眠问题的方法

儿童睡眠问题的基本评估与其他儿科疾病相仿,主要以病史及体格检查为主,同时由于睡眠问题往往与行为及情绪问题相互影响,因此必要时还需要进行行为情绪评估。与其他疾病不同的是,睡眠问题儿童病史的询问重点是睡眠病史,当然也需要评估疾病史、发育史及在校表现评估、家族史及社会心理史。大多数睡眠问题仅需要上述评估即可,但是有些睡眠问题,尤其是睡眠障碍,还是需要在上述评估的基础上,根据情况进行更进一步的睡眠评估,主要包括睡眠日记、多导睡眠记录及手表式活动记录仪等。

（一）病史询问

1. **睡眠史** 评估儿童/青少年睡眠问题或睡眠障碍的第一步是掌握整个睡眠史,包括主诉、睡眠模式及睡前就寝习惯等。

儿童或青少年睡眠问题的主诉尽管很重要,但是有时却是非常难以准确获得的。因为伴有其他行为问题的儿童,或者家长本身有焦虑情绪的,有时其主诉会具有高度的主观性,因此有时来自家长和儿童之间的主诉会截然不同。例如,有的父母反映孩子夜间睡眠不安、翻滚不停,但是孩子自己醒来并没有感觉难以入睡等。此外,睡眠问题的主诉与家长对其行为问题的忍受程度也有关系,有时同样1周2次的睡眠问题可被一个家庭视为"存在问题",但对另一个家庭来说也许不然。

因此,在同时了解家长和儿童有关睡眠主诉的基础上,还是非常有必要针对性地了解睡眠模式和睡前的就寝习惯。睡眠模式需要分别了解儿童在学习日和周末的睡眠规律;了解孩子的就寝时间与起床时间是否与其发育水平及社会需求相适应;了解孩子入睡过程是否依赖外界特定条件存在,如要父母摇晃、含着奶头睡或是需要父母陪伴等,或者入睡过程要发脾气、抗拒等;了解孩子早晨醒来的状态,是否自然醒或是难以唤醒,醒来状态不佳等。睡前就寝习惯与许多睡眠问题密切相关,需要询问的内容包括入睡前的各项活动,尤其是儿童参与的刺激性夜间活动,包括电视视频,外出玩耍和视频游戏,睡前例行的安排。也就是说,一系列由父母和孩子建立的有助于睡眠的夜间活动,还包括睡眠的场所、灯光、噪声环境等。

2. **疾病史** 标准的儿科病史和系统回顾的内容都应该被问到,尤其是强调过去和现病史,既往住院和手术史,特别是有阻塞性呼吸睡眠综合征的扁桃体切除术手术史及用药史。

3. **发育史及白天行为表现** 由于睡眠问题更易在神经发育障碍儿童中出现,所以需要详细了解儿童的发育史,包括发育迟缓和神经系统疾病的病史。学业问题是睡眠不足或睡眠干扰最重要的后遗症之一,也表明了睡眠干扰对白天功能的严重影响。睡眠不足或质量差会影响儿童白天行为表现,包括情绪、行为、注意力、学习能力、学校表现、社会关系等。在年长儿童中,白天嗜睡可能表现为过度疲劳,常常被父母描述为易怒、好斗、对立违抗行为或多动和冲动。

4. **家族史** 有些睡眠障碍有明确的遗传特性,如夜惊和梦游等异态睡眠、不宁腿综合征、阻塞性呼吸睡眠暂停症和发作性睡病等。但是很多病例的家长,往往之前没有得到明确诊断,但是如果直接问诊时,可以发现其家长的症状。除此之外,父母本人对睡眠问题的体验如慢性失眠,可能影响对患有相似睡眠问题儿童的态度和处理。

5. **心理社会史** 一个完整的心理社会史应包含整个家庭的功能状态,如父母关系、生活重大事件、有效的育儿技巧、家庭结构、父母的心理功能(如父母抑郁)等。很多家长可能自己本身有心理情绪问题(如心理疾病、工作时间过长),这会影响其对儿童睡眠及其他行为的正确应答。

（二）行为及情绪评估

由于睡眠干扰可导致精神症状,例如情绪改变和对立行为,相反,精神症状也可以引起睡眠干扰,所以行为和情绪的评估是非常重要的。特别是在年长儿童和青少年中对抑郁、焦虑和其他精神障碍的相关症状的病史采集是至关重要的。在幼儿,睡眠问题通常也与儿童气质有关。

(三) 体格检查

应对所有怀疑有睡眠问题或睡眠障碍的儿童或青少年进行体格检查。虽然体格检查在很多睡眠障碍的儿童都是正常,但仍应特别关注以下方面:

1. 体格生长情况 包括身高、体重及与相应年龄和性别相适应的身体质量指数。例如,肥胖与阻塞性睡眠呼吸障碍性疾病有关。对于近期出现入睡困难的患者进行青春发育(Tanner 分期)评估,这是因为青春期启动与一个正常的生理性睡眠 - 觉醒周期延迟相关。

2. 一般外观 包括活动水平和疲乏或嗜睡的迹象。伴有严重阻塞性睡眠呼吸暂停或睡眠不足的儿童可能在评估过程中打瞌睡。相反的,困乏的儿童可能在评估室里表现出多动、暴躁或兴奋。当儿童出现严重的睡眠节律紊乱,可能提示发育迟缓,需要对其发育里程碑进行评估。

3. 耳鼻咽喉科检查 疑似阻塞性睡眠呼吸障碍应对鼻腔、口腔和可能有危险因素的咽喉部(如扁桃体肥大)进行检查。五官科检查也可为过敏性疾病提供依据,过敏性疾病可以引起睡眠片段化并且是睡眠呼吸障碍的高危因素。

4. 神经系统检查 尤其对过度嗜睡或可能存在夜间癫痫发作症状的患者应进行神经系统评估。

(四) 睡眠日记

评估很多睡眠问题的一个重要的步骤是睡眠日记或日志的收集。通常睡眠日记收集上床时间(熄灯时间)、入睡潜伏期、夜醒的次数和每次持续时间、早晨醒来时间、总睡眠时间、睡眠效率(睡着的时间与在床上时间之比)及白天小睡的持续时间等信息。2 周的基线睡眠日记可以充分地记录睡眠类型。通常这些睡眠日记由家长完成,但是,在年长的学龄儿童和青少年,也可以由其本人进行记录。

(五) 整夜多导睡眠检测

多导睡眠监测(poly somino graphy, PSG)通常是在睡眠实验室里进行的睡眠障碍诊断性检查。标准整晚 PSG 记录睡眠过程中的各种生理参数,监测过程需要由一名合格技师密切观察。PSG 通常记录以下参数:睡眠阶段[脑电图(EEG),下颌肌电图(EMG),眼电图(EOG)],呼吸频率和动度(使用电感体积描记法记录胸廓和腹部的活动),气流(口鼻热感受器或气压传感器),血氧饱和度(脉搏血氧仪),心率(ECG),觉醒(自发的),伴有呼吸事件或腿 / 肢体活动(EEG),腿动(胫骨前肌 EMG),体位和活动度(视频记录)及打鼾(扩音器)。很多实验室还包括通气量测定(在鼻腔和口腔或经皮采集呼气末 PCO_2)。图 10-1 是一个在很多实验室里常用的标准的儿童 PSG 组合图样图,每次记录周期 30 秒。

并不是所有的睡眠问题或睡眠障碍都需要进行 PSG 检测,常见的需要做 PSG 的睡眠疾病有以下几种:

1. 疑似睡眠呼吸障碍 PSG 是诊断阻塞性睡眠呼吸暂停低通气障碍(OSA)的"金标准"。它有助于了解 OSA 患者在扁桃体切除术前的严重程度,并帮助明确是否需要手术治疗,同时也可以作为手术后疗效判断的重要依据。

2. 持续气道正压通气(CPAP)或双水平式呼吸道正压呼吸(BiPAP)滴定 一旦 OSA 经整夜 PSG 诊断后,需要将 CPAP 或 BiPAP 作为治疗手段,就需要再次为患者做睡眠监测,以滴定最佳压力。

3. 周期性腿动(PLMs) 周期性腿动往往表现为睡眠中严重的足部小关节活动,同时伴

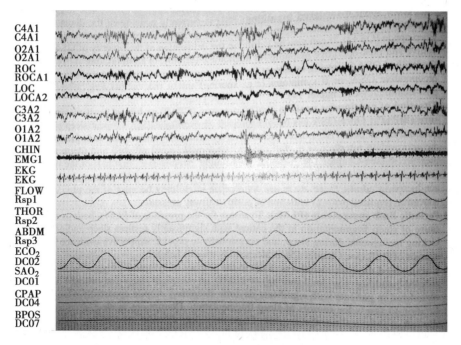

图 10-1 儿童多导睡眠监测

C4A1、O2A1、C3A2、O1A2,EEG 通道;ROC,右眼;LOC,左眼;FLOW,鼻气流;THOR,胸部运动;ABDM,腹部运动;ECO₂,呼气末 CO_2;SAO₂,氧饱和度;BPOS,体位

有明显的睡眠片段化及白天精神不佳,其诊断需要依靠 PSG 检查提供一定的依据。

4. **无法解释的白天嗜睡** 白天嗜睡的患儿往往需要先进行整夜的 PSG 检查,紧接着在第 2 天白天进行多次小睡潜伏期试验(MSLT)。多次小睡潜伏期试验可以主观地评价患者白天嗜睡程度,尤其对于高度怀疑发作性睡病或其他中枢性嗜睡症患者的诊断具有重要的意义。MSLT 是在睡眠实验室完成夜间睡眠测试之后,在第 2 天的早晨和下午进行,包括 5 次 20 分钟的小睡,每次小睡间隔 2 小时。

5. **阵发性夜间活动** PSG 检测对于评估阵发性夜间活动是非常合适的,尤其是发作频率比较高的情况下。但是有时一些异态睡眠的阵发性活动不定时发作,所以单次整晚睡眠监测可能不能检测到发作现象。在这种情况下,要求父母在家里录下发作时的情景可以获得更多的信息并且更高效。

6. **手表式活动记录仪** 手表式活动记录仪是一种使用一个可携带的、类似手表的设备去记录和储存一段时间内(一般 1~2 周)身体运动信息的睡眠诊断工具。数据被活动式记录仪收集,与睡眠日记相配使用电脑软件进行分析,使用预设的活动阈值产生一个可输出打印的近似的睡眠 - 觉醒模式。在家庭环境下,与睡眠日记或自身单独报告的信息相比,这种方式对睡眠 - 觉醒行为能作出更客观的评估。虽然手表式活动记录仪大部分作为研究工具,但在国外已经在临床上广泛应用于成人和婴幼儿的睡眠评估。手表式活动记录仪在描述睡眠模式和诊断昼夜节律障碍(提前或延迟睡眠时相)方面更有优势。手表式活动记录仪可更精确地记录睡眠持续时间,夜醒状态,尤其适用于评估睡眠主诉和白天表现状态不一致的病人(例如,一个青少年主诉每晚睡眠时间少于 4 小时,但白天状态良好)。手表式活动记录仪也对检测家庭睡眠量很有帮助,在这些家庭中父母不能够提供关于患者夜醒的充分信息(例如,儿童夜间起床看电视,但父母对其不知情)。

二、频繁夜醒

频繁夜醒并不是一个睡眠障碍的诊断,它本身只是一个症状的描述,但这是儿科门诊中父母最多提及的睡眠问题的主诉,通常是指儿童反复从睡眠中醒来需要父母帮助后重新入睡。尽管从儿童的发育来看,绝大多数婴儿在 6 个月的时候都应该可以一觉睡到天亮,但是研究表明 25%~50% 的婴儿仍然会有夜醒,到 1 岁左右仍然有 30% 的儿童有夜醒,在 1~3 岁儿童中发生率则在 15%~20%。很多原因可以引起夜醒,但是在婴幼儿期最常见的引起夜醒的睡眠障碍是睡眠启动相关障碍。

【诊断】 国际睡眠障碍分类中列出的睡眠启动相关障碍的诊断标准(307.42)如下:

(1) 患者有失眠的主诉。

(2) 这些主诉的出现与缺乏某些外界条件的存在有关,这些外界条件包括被抱着、被摇晃、含着奶头睡、听音乐或者看电视等。

(3) 症状持续至少在 3 周以上。

(4) 如果上述外界条件存在,睡眠的启动、持续时间及质量都是正常的。

(5) 多导睡眠记录仪的检测显示:①如果外界依赖的条件存在,睡眠的时间以及质量都是正常的;②如果外界条件不存在,入睡潜伏期明显延长,夜醒次数也显著增加。

(6) 没有其他躯体或者心理问题可以解释这些症状。

(7) 症状不符合其他可能导致入睡困难或者夜醒的睡眠障碍的标准。

临床诊断睡眠启动相关障碍至少须包括上述诊断标准的(1)、(2)、(4)、(6)和(7)标准。

【鉴别诊断】 在诊断睡眠启动相关障碍引起的夜醒时,必须排除其他一些可能导致儿童夜醒的情况。

(1) 躯体疾病:胃食管反流、疼痛(尤其是中耳炎)引起的频繁夜醒,但是这种夜醒通常儿童在各种条件下都很难被安抚,并且哭吵持续时间也比较长,哭吵也比较剧烈。但是,有些儿童在躯体疾病治愈后,因为养成了依赖的习惯,也会转化成睡眠启动相关障碍。这一点也需要引起重视。

(2) 其他睡眠障碍:如不宁腿综合征及阻塞性睡眠呼吸暂停也会引起夜醒,这些疾病都有其本身特点,也比较容易被鉴别。

(3) 行为限制不足:通常指父母对孩子入睡前的行为无法进行限制,或限制力不足。例如,有的儿童在入睡过程中要求父母一个故事接着一个故事地讲;有的儿童一会要求喝水,一会又要上厕所;有的儿童则提出要求边看电视边睡觉。而父母对于这些行为缺乏限制,也会导致儿童入睡困难,甚至影响夜间睡眠。

(4) 睡眠不充足:有些家长因为儿童夜醒会采取减少其白天睡眠时间,以期待晚上因为疲倦会减少夜醒情况。事实上,儿童因为睡眠不足会出现更为频繁的夜醒。而平时睡眠不规律,睡得晚,白天经常因为各种原因中断午睡等,都有可能导致夜醒频繁发生。

(5) 暂时性的睡眠问题:通常出现在原来睡眠一直都很好的儿童中,他们因为疾病或者环境改变等因素出现一过性睡眠问题。但是,在这些暂时性睡眠问题中,如果父母养成了儿童的依赖行为,也会转化成睡眠启动相关障碍。

(6) 环境因素:不适宜的睡眠环境也会引起婴幼儿频繁夜醒,例如环境过于嘈杂,室内温度过高或者被子盖得过多等,都会影响儿童睡眠。

【治疗】 睡眠启动相关障碍导致的夜醒的治疗中,必须首先排除儿童有各种躯体或者心理因素引起的夜醒,治疗方法的选择也切忌生搬硬套。方法的选择需要考虑不同儿童的气质特点、家长的治疗期望与耐受,并结合家庭特点进行综合考虑。例如有的家庭很难忍受儿童的任何哭吵声音,而有的家庭则比较能够耐受儿童一个人哭吵一段时间,针对这两种不同的家庭制订治疗干预计划的策略也完全不同。下面介绍最常用的几种治疗因为睡眠启动相关障碍所致的夜醒。

(1) 消退法:要求家长在儿童出现睡意后将其放到床上,然后忽略期间任何哭闹,直到第2天早晨起床时间。这种消退法曾被报道很好地治疗了一些频繁夜醒的儿童。但是在现实生活中,绝大部分家长都无法忍受任由儿童哭闹而不去理睬的方法。

(2) 逐步消退法:这是美国著名的儿童睡眠专家 Ferber 提出的,所以又被称为 Ferber 方法。要求父母在婴幼儿思睡但没有完全睡着的时候将其独自放到床上,按照事先设定的时间在孩子的卧室门口等待,然后渐渐延长每次去安慰他的时间间隔,直到最后孩子独立睡着。表10-1介绍了常用的等待时间间隔。例如第一天,刚开始在门外第一次等待5分钟后,进去看望他,首先确定孩子没有身体的不适,然后在他的床边尽量用言语而不是身体接触去安抚他,时间不超过2分钟。安抚结束后出来,然后第2次等待间隔10分钟去看望孩子,用同样的方法安慰他,当到达等待的最大极限时,必须坚持直至孩子在这一过程中睡去。每次夜醒时,重复使用这个方法。第二晚,看望孩子的时间间隔可以进一步延长。午睡也采用该办法,如果孩子坚持不睡则放弃午睡。治疗过程中要给予父母充分的支持,做好睡眠记录,增强其信心。一般治疗1周即会有明显的进展。当然,孩子不良的睡眠习惯形成的时间越长,治疗所需的时间也越长。在治疗过程中最好与大人分床,最好是分房睡。在治疗过程中可适当延迟孩子上床睡觉时间30分钟。治疗期间一定要保证孩子作息时间规律。

表 10-1 逐步消退法举例(在进入儿童卧室前等候的时间,分钟)

天数	第 1 次等待	若孩子继续哭		
		第 2 次等待	第 3 次等待	第 4 次等待
1	5	10	15	15
2	10	15	20	20
3	15	20	25	25
4	20	25	30	30
5	25	30	35	35
6	30	35	40	40
7	35	40	45	45

(3) 改良逐步消退法:根据每个家庭的特点,可以在上述经典的逐步消退法中进行改良后使用。例如在入睡过程采用逐步消退法,而有的家庭在孩子半夜醒来时无法采用同样的方法,这时可以允许在夜醒期间仍然维持原来的做法,例如还是抱或者摇晃,但是入睡过程坚持用逐步消退法。通常情况下,随着儿童入睡能力的提高,治疗第2周其夜醒的次数也会明显下降。对于无法忍受孩子持续哭闹5分钟的家庭,第一次等待的时间可以是1分钟,延长的间隔时间也可以短些。当然,一般改良法最终需要的治疗时间要明显长

于经典的逐步消退法。

三、夜惊及梦魇

夜惊是指从慢波睡眠中突然惊醒,并伴有明显的自主神经症状及恐惧的行为表现。夜惊通常会让父母非常紧张,因为夜惊发作时孩子常意识不清且表现出极度恐惧和害怕。但夜惊患儿由于自己无法意识到发作,且没有记忆,所以它对儿童本身的影响甚至小于梦魇。夜惊在儿童中的发生率约在 3%,主要见于学龄前儿童及学龄儿童。夜惊有一定的遗传倾向,但是通常夜惊到青春期会自愈。另外,睡眠不足、睡眠不规律、发热及疾病、药物、在吵闹及不熟悉环境睡觉、家庭压力或应急等因素,都有可能会诱发夜惊的出现。

梦魇也称噩梦,通常发生于快速眼动期,患者因做噩梦而惊醒。研究发现,有 75% 的儿童至少有次 1 次以上的梦魇。慢性梦魇指的是症状持续时间大于 3 个月的梦魇,其发生率在 2~5 岁为 24%,在 6~10 岁为 4%。梦魇发生的原因可能与家庭压力或者应急因素、焦虑障碍、睡眠不足及药物等有关。

【诊断】

(1) 夜惊:国际睡眠障碍分类中列出夜惊的诊断标准(307.46-1)如下:

1) 夜间睡眠中突然发作的极度惊恐。

2) 常发生于晚上睡眠的前 1/3 时间内。

3) 对发作经过不能回忆或有部分记忆。

4) 多导睡眠记录仪显示发作发生于非快速眼动第 3、4 期,并且常伴有心动过速。

5) 其他躯体障碍(如癫痫等)不是发作的原因。

6) 可以同时伴有其他睡眠障碍(如梦魇等)。

临床诊断夜惊至少须包括上述诊断标准的①、②、③项。

(2) 梦魇:睡眠障碍的国际分型中梦魇的诊断标准(307.47)如下:

1) 至少有一次突然从睡眠中醒来,伴随极度的害怕、焦虑,感觉将有危害降临。

2) 患者能立即回忆恐怖的梦境内容。

3) 醒来后立即完全清醒,几乎没有混乱或迷惑。

4) 至少有以下一个相关特征:发作后继续睡眠,但并不是迅速入睡;发生于平时睡眠期的后 1/2。

5) PSG 的特征:从已有持续 10 分钟以上的 REM 睡眠期突然醒来;发作时轻度心动过速和呼吸加快;没有癫痫活动。

6) 可以与其他的睡眠障碍如夜惊和梦游并存。

临床诊断梦魇至少符合上述标准的①、②、③、④。

【鉴别诊断】 夜惊、梦游与夜间发作的癫痫之间需要相互鉴别,其异同比较见表 10-2。

表 10-2 夜间癫痫、觉醒性异态睡眠和梦魇的症状特点

	夜间癫痫	觉醒性异态睡眠	梦魇
夜间发生时间	睡眠的任何时候 经常在睡眠启动时	睡眠的前 1/3 时间	睡眠中间至后 1/3 时间
行为	重复、刻板,有时强烈	多样性	很少有运动行为

续表

	夜间癫痫	觉醒性异态睡眠	梦魇
意识水平	发作期间没有觉醒觉醒后意识混乱	没有觉醒,如果唤醒意识非常混乱	发作中睡着,之后完全清醒
对发作的记忆	无	无	生动的回忆
家族史	可有可无	普遍	没有
受伤可能	中等	低	低
流行率	少	普遍	非常普遍
睡眠阶段	绝大多数发生于 NREM 极少数出现在 REM	大多数在 NREM 第 3、4 期,少数在浅 NREM	REM
白天嗜睡	经常	不普遍	不普遍

注:NREM 指非快速眼动睡眠;REM 指快速眼动睡眠

另外,经常发作的梦魇还需要与一些精神障碍进行鉴别。因为长期频繁发作的梦魇可能与焦虑障碍、双向情感障碍及精神分裂症有关。

【治疗】 夜惊发作时最重要的是保证孩子的安全。在孩子夜惊发作时不要唤醒孩子,有时这会使得孩子对突然发生的变化不知所措,变得情绪激动。有时还会增加夜惊发生的次数。在发作过程中不要对孩子干预太多,有时家长的过度安慰只会让孩子表现更烦躁。当然,如果孩子有受到伤害的危险时,要及时制止。不要在第 2 天和孩子讨论夜惊发作的事情。因为有的孩子会因此担心,而导致焦虑情绪出现。如果他自己提起,只要告诉他没有什么就可以了。增加孩子的睡眠时间以保证他不会有潜在的睡眠剥夺。保持规律的睡眠作息。

对于每天在固定时间发作的夜惊患儿还可以采用定时提前唤醒的方法。例如每天都是在 10:00 左右夜惊发作的患儿,可以在 9:30 定时唤醒孩子,唤醒的标准是只要孩子有部分的觉醒即可,也就是只要孩子翻个身或者嘟囔几句即可。一般定时唤醒需要坚持 2~4 周,如果停止后症状重新出现,则需要重新开始并延长几周。

大多数孩子的夜惊是不需要药物治疗的,除非严重的夜惊已经有自伤行为、暴力或者影响了家庭正常生活。治疗包括药物治疗和行为矫正。最常用的治疗夜惊的药物是短效的苯二氮䓬类药物,因为该类药物能够抑制慢波睡眠,从而减少夜惊发作。就寝前 1 小时服用小剂量氯硝西泮 (0.25mg) 常对控制夜惊发作有效。应根据儿童不同的临床表现、体重和年龄谨慎增加使用剂量,同时避免引起白天的嗜睡症状。一般情况下,3~6 周的药物治疗即能有效地控制症状,停药后症状不反复。用药时要避免突然停药,因为可能会出现反弹,所以药物需要逐渐减量。对于苯二氮䓬类药物效果不佳的,也有报道用三环类抗抑郁药物。

对于梦魇发作的患儿,家长应该尽量安慰他。对于婴儿或低年龄儿童,仅仅抱着他们及身体的接触就可以缓解孩子的紧张情绪。对于大一些的孩子,可以用言语安慰,这时可以留在孩子的房间,让他知道你就在身边会保护他。大多数孩子在梦魇后会较疲倦,所以比较容易重新入睡。平时可以利用一些让孩子感觉安心的东西放在孩子身边。例如一些玩具,或者妈妈穿过的 T 恤等,对孩子也会有帮助。这些东西会帮助孩子在晚上睡觉时更安心。如果孩子坚持要开灯,就开一盏光线较暗的夜明灯,这样也可以帮助他重新入睡。

与夜惊不同的是,对于梦魇的儿童第 2 天家长应该和他讨论他的梦境,看这个梦境是否还困扰他。大多数情况下,梦魇的情景往往是孤立的事件,本身没有太大的实际意义。但是如果孩子经常提起相同反复出现的噩梦,就需要找寻原因。另外,可以鼓励孩子用自己的想象把梦境画下来,然后把它扔掉,以此来驱除噩梦。有的孩子会画一些东西贴在卧室的墙上,这样噩梦就不会出现了。有时在床头挂一个会"捉噩梦"的夹子,这样噩梦也不会出现了。这些都是靠孩子的想象力自己克服心理的恐惧和害怕情绪。

对于持续梦魇发作同时伴有情绪问题的孩子,应该及时转诊到心理或者精神科医师处进一步评估治疗。

四、阻塞性睡眠呼吸暂停

阻塞性睡眠呼吸暂停儿童主要的表现为打鼾及睡眠过程中反复、短暂的呼吸停止。呼吸的暂时停止导致了血液中氧气含量的下降,二氧化碳浓度的升高。这些生理改变的信号会传递给大脑,大脑会发出信号让身体短暂觉醒然后重新开始呼吸。正因为如此,呼吸暂停的结果导致在睡眠中经常短暂觉醒。尽管每次短暂觉醒持续的时间很短,但是这种反复短暂地打断原有连续的睡眠模式类似于比晚上睡觉的时候被别人反复打搅惊醒15~20次,这样会使得睡眠变得不连续、片段化。当然,患儿本身可能并不会意识到这种短暂的觉醒,家长的反应是认为孩子睡眠很不安稳,但是不会说孩子会在晚上经常完全醒来。

阻塞性睡眠呼吸暂停的发生率在儿童中为1%~3%,男女发病率无显著差异。有研究报道家族中有该病患者的,其中儿童的发病率明显高于没有家族史的。大多数孩子阻塞性睡眠呼吸暂停的原因是扁桃体和腺样体肿大,阻塞了气道,在肥胖的儿童中该病的发生率更高。低年龄儿童有阻塞性睡眠呼吸暂停的会影响到生长发育,因为睡眠片段化影响到生长激素的分泌。其他导致阻塞性睡眠呼吸暂停的高危因素有颅面部骨骼狭窄,有腭裂的病史及先天愚型等。另外,儿童患有过敏、哮喘、胃-食管反流及反复鼻窦炎的也容易导致阻塞性呼吸暂停。

【诊断】 尽管2005年出版的第2版睡眠障碍国际分类(ICSD)在对儿童阻塞性睡眠呼吸暂停的诊断标准进行了修订,较第1版有了明显的提高。但是其仍然没有对未公布诊断该疾病的多导睡眠记录仪的各项参数标准,因此目前关于该疾病在儿童中的诊断,各家睡眠实验室仍然标准不一。以下是目前相对比较公认的儿童阻塞性睡眠呼吸暂停的诊断标准。

(1) 家长主诉患儿睡眠时有呼吸声响。

(2) 睡眠时有完全或部分气道阻塞现象。

(3) 伴随症状包括:明显打鼾;吸气时反常性胸廓内收;晨起头痛或嘴干;白天过度嗜睡;行为问题,如多动、注意力不集中等;用口呼吸;肥胖;遗尿;生长落后。

(4) 多导睡眠记录仪的检测结果:呼吸暂停/低通气指数≥5,或者呼吸暂停指数>1;动脉氧饱和度低于92%或者动脉血氧饱和度较基线值下降4%以上;呼气末CO_2分压>53;呼气末CO_2分压>45的时间占总睡眠时间的60%以上。

(5) 通常伴有其他的疾病,如增殖体和扁桃体肥大。

(6) 可有其他睡眠障碍的表现,如发作性睡病或周期性腿动。

临床诊断阻塞性睡眠呼吸暂停至少符合上述标准的①、②、③项,通常明确诊断仍需要进行多导睡眠记录仪的检查。

【鉴别诊断】 阻塞性睡眠呼吸暂停的患儿有的以白天嗜睡作为主要症状就诊,必须要与发作性睡病、原发性嗜睡症、睡眠不足、周期性腿动等相鉴别。嗜睡也需要与一些精神疾病进行鉴别,如抑郁症等。

阻塞性睡眠呼吸暂停的患儿还需要与其他一些睡眠呼吸障碍的疾病相鉴别,如中央型呼吸暂停、原发性鼾症等。

【治疗】 对于阻塞性睡眠呼吸暂停的儿童是否需要治疗需要综合考虑其症状的严重程度、持续时间及可能的病因。呼吸暂停/低通气指数大于10的属于中重度,通常都需要积极干预;呼吸暂停/低通气指数在5~10的,因为目前轻度阻塞性睡眠呼吸暂停的患者的长期神经行为及认知影响尚不明确,所以大部分儿童睡眠专家还是建议予以治疗,尤其是伴有血氧饱和度低于85%的。呼吸暂停/低通气指数≥1~5的,可以根据是否伴有其他临床症状决定是否需要治疗,例如是否伴有白天嗜睡、神经行为问题等。

治疗的首选方案为增殖体和扁桃体切除术。有70%~90%以上的患儿在手术后症状可以得到明显的缓解,目前大多数专家还是建议同时切除增殖体和扁桃体,以避免复发。一些患者手术效果不佳的原因可能与肥胖、21-三体综合征及合并其他颅面部畸形有关。

对于手术失败、无手术指征的患儿可以考虑采用呼吸末正压通气的方法控制症状。但是在儿童中使用该方法需要进行适应性训练,有时需要行为治疗师的参与。

其他治疗方法包括药物治疗、控制体重及体位治疗等。

五、青少年失眠

青少年失眠可以表现为入睡困难、维持睡眠不能及早醒。在很多情况下,失眠是其他疾病的一个早期表现。而原发性失眠则通常与不良生活习惯、作息不规律等有一定的关系。在儿童及青少年失眠的发生率尚没有很好的研究报道,但是有不少研究提示在青少年中有12%~33%的抱怨睡眠不佳。失眠的发生女性多于男性。有很多关于原发性失眠的机制报道,但是目前为止关于失眠的原因尚没有完全被了解。成人研究显示,失眠与患者的个性、情绪特点、躯体状况、性别及家族史等有一定的关系。

【诊断】 国际睡眠障碍分类中列出的精神心理性失眠的诊断标准(307.42)如下:

(1) 有失眠的主诉同时伴有白天功能受影响。

(2) 存在以下不良睡眠相关性习惯:①在想睡觉时无法入睡,但是在其他一些单调活动时容易入睡,如看电视或阅读时;②在卧室或者其他与睡眠相关的场景下就会变得清醒,表现为在家睡眠很差,但是在外睡眠质量明显好于家里。

(3) 同时有一些躯体紧张症状,如易激惹、肌肉紧张度高等。

(4) 多导睡眠记录仪显示:①入睡潜伏期延长;②睡眠效率下降;③睡眠期间觉醒的次数和持续时间增加。

(5) 排除其他躯体障碍导致的症状。

(6) 可以同时伴有其他睡眠障碍(如不良睡眠习惯、阻塞性睡眠呼吸暂停等)。

临床诊断至少须包括上述诊断标准的(1)、(2)项。

【鉴别诊断】 因为失眠可以是其他一些睡眠障碍或者疾病的表现,所以诊断原发性失眠必须排除以下一些疾病:

(1) 暂时性失眠:暂时性失眠通常发生于之前睡眠正常的人群,因为换了环境或者有突发事件出现暂时性失眠。

(2) 不宁腿综合征/周期性腿动障碍:该疾病患者也可以表现为入睡困难、夜醒等。主要的区别在于该睡眠障碍患者会有明显的腿部不适症状,尤其在入睡过程中。

(3) 阻塞性睡眠呼吸暂停:阻塞性睡眠呼吸暂停也会有入睡困难及夜醒症状,但是同时会有打鼾、呼吸暂停等症状。

(4) 睡眠时相延迟综合征：该类患者在通常的睡觉时间让其睡眠会出现入睡困难，但是让其自行选择睡眠时间，则没有任何睡眠问题。

(5) 不良睡眠习惯：如睡眠作息不规律、使用咖啡因或其他兴奋性物质等。

(6) 精神类疾病：抑郁和焦虑症患者都可能表现出失眠症状，在成人失眠症患者中有25%~30% 同时伴有精神障碍。

(7) 躯体疾病：包括哮喘、过敏、头痛等都会导致失眠的表现。

【治疗】 治疗失眠的过程也是学习的过程，所以需要患者自己努力并且要有足够的耐心，方法主要如下：

(1) 良好的睡眠习惯：良好的睡眠习惯是治疗失眠的基础，它包括每天保持固定的作息时间；避免喝咖啡、吸烟等；卧室的环境应该是安静、舒适、黑暗并且室温稍低些；入睡前的活动应该是比较平和，有助于睡眠的，不应该在睡前玩电脑游戏或看电视等。

(2) 放松法：教会患儿放松的方法，例如在入睡前深呼吸，想象平静的画面(如平静的海面等)，或者想一些有趣轻松的事情。

(3) 改变对睡眠的想法：因为失眠患者通常都会对睡眠有负面的想法，所以必须要以积极的态度对待睡眠。例如以前想着"我今晚又睡不着了"，现在应该想着"我今晚上床睡觉前我会很放松"。

(4) 不要经常看钟表：把卧室的钟表拿走，晚上睡不着经常看钟表会使得患儿变得焦虑，更加无法入睡。

(5) 限制在床上的时间：每天在床上的时间就是每天晚上睡觉的时间，也就是非常困了才上床睡觉，醒了就起床。在非常困倦的情况下会很容易入睡，并且不容易醒来。一旦建立了这个规律，就开始逐渐提前睡眠的时间，每次提前 15 分钟，直到调整到治疗的目标时间。

(6) 不要在床上翻来覆去：如果 20 分钟以后还是无法入睡，就起床做一些放松的事情(可以看书，但是不可以看电视)。等到困了再睡下，如果 20 分钟还无法入睡，再起来。直到在这个过程中睡着。

(7) 药物：对于儿童和青少年失眠患者，不建议应用药物治疗。药物治疗通常是在健康教育及心理行为治疗无效的基础上考虑。在美国，尽管目前在儿科临床中有很多药物应用于儿童失眠，但是没有一种药物得到美国食品药品管理局的批准可以使用于儿童人群。所以现有的药物都没有儿童推荐剂量。通常临床医师的做法是从小剂量开始，逐步调整，并严密监测不良反应。

六、常见问题和误区防范

1. 睡眠问题比较常见，睡眠健康教育尤为重要。临床应将睡眠问题和睡眠障碍区分开来。
2. 睡眠问题的临床评估是一个详细的综合分析的过程，不能仅着眼于睡眠为主的问题上。

七、热点聚焦

近年来，睡眠医学的发展十分迅速。临床开展的睡眠障碍诊治需要多学科的合作，包括神经、精神、呼吸、耳鼻喉科、发育行为儿科甚至儿童保健科。

(江 帆)

第十一章

语音和语言障碍的临床解析

培训目标

1. 掌握 语音和语言的发育进程。
2. 掌握 语音和语言障碍的诊断标准。
3. 熟悉 语音和语言障碍的治疗策略和方法。
4. 了解 语音和语言障碍的医教结合。

第一节 语言障碍

一、概述

语言(language)是人类社会中约定俗成的特定符号系统,人们通过应用这些符号达到交流的目的。语言能力包括对符号的运用(表达)和接受(理解)两方面。

语言功能包括采用哪种语言(汉语普通话、某种方言、某种外语、某种形体语言)为符号,如何运用语音(phonology)、词法(morphology)、语义(semantics)、句法(syntax)和语用(pragmatics)组成要表达的内容,见表 11-1。

表 11-1 语言相关术语

术语	定义	举例
音素	语音的最小单位	d、t、m、n、h
语音	如何把音素组合成词语	不同音素的组合形成不同的词语
词法	词语间组合的规则	"红色的衣服"
词汇	词语	"爸爸,妈妈"
语法	单词组合成句子的规则	"小明正在吃苹果"是一个句子 有主语、谓语和宾语,符合句子的结构
语义学	单词和句子的含义	表示所属关系"我的鞋","爸爸踢球"
语用学	语言应用的社交意义	产生和保持语言交流,表达观点和情绪

语音(speech)是指用以与他人交流的声音,语言的交流作用是通过代表一定意义的声音来实现的,这种代表一定意义的声音就是语音。

（一）正常儿童语音、语言发育

语言发育经过前语言阶段及语言阶段。会话的能力是先理解后表达，先说名词、动词，后说代词、形容词、介词、助词。

1. 前语言阶段 与视觉和听觉刺激相比，新生儿更愿意看人脸和听说话声。随着年龄的增长，婴儿能区分相似的语音如"ba"和"pa"，发出一连串的语音，并将音节进行组合，发出类似单词的声音，从而进入语言学习的起始阶段。在出生后6个月内，不同母语的婴儿可以同样准确地识别音素"r"和"l"，9个月后婴儿对母语中音素的识别较非母语更准确。此时，婴儿可以对指令做出反应，如跟他说再见时，他会招手。

在出生后第1年中，婴儿学习说母语。在出生后6个月内，婴儿已学会控制自己的口腔发出元音和一些辅音，并有响度和音调的变化。6个月后，婴儿能发出一连串的音节。1岁时能通过非言语的方式如用手指、点头或手势等表示要求。

2. 语言阶段 正常儿童在大约1岁时能理解并开始说出第一个词，如爸爸、妈妈，1岁后每个月词汇量增加较快，1.5岁以后词汇量的增加更为迅速，进入词语爆发期，词汇增加到50个以上，此时儿童出现了两个词语的组合即短语或三个词语的组合即句子。2~3岁时词汇明显增多，用词较恰当，并能表达自己的情绪、希望、兴趣等，能在交流中灵活应用已学词汇表达自己的意图。3岁时会说简单的句子，会遵循连续的2~3个指令，并且逐渐学会用代词。4~5岁时掌握语法规则。他们能主动参与对话交流，尽管有一些发音不清晰，但陌生人基本能够听懂。会讲故事，遵循3个以上连续的指令，对问题"谁、何处、什么"能够做出应答，喜欢问为什么。开始出现更复杂的语言形式，如条件句（如果……那么……），连接词（因为……所以，但是……），能更为熟练地表达自己的意图和思想，在不同的情境下使用适当的语言进行交流。

语言理解和表达均遵循一定的进程，若超过一定的月龄仍未具备该能力，提示可能存在语言发育迟缓，需要做进一步的评估。如6~8个月对名字有反应，最晚不超过12个月；1岁时能听从简单指令，最晚不超过18个月；12~16个月能自发表达3个单词，最晚不超过18个月；24~30个月能回答简单问题，最晚不超过3岁；24个月会说简单的句子，最晚不超过3岁；3岁无短句或句子，不能自发交流，词汇有限，不能理解或回答简单问题。

3. 语言发育的差异性 正常儿童之间语音和语言的发育速度有个体差异，这些发育早期的差异不影响将来的语言发育水平。研究显示，女孩的语言发育较男孩早，男女之间词汇量及语法水平相差1~2个月。不同出生胎次儿童的语言能力也有差异。这可能与家庭语言环境有关，家中年龄较小的儿童更乐于用语言向年长儿童表达自己的想法。

（二）语言障碍

1. 语言障碍（language disorder） 指在理解和（或）使用口语、书面语言或是其他符号系统时有困难，语言发育偏离了正常的顺序。语言障碍可能涉及语言形式（音韵、构词、语法系统），语言内容（语义系统），语言在沟通中的功能（语用系统）。

2. 语言发育迟缓（language developmental delay） 指儿童语言发育遵循正常儿童的顺序，但比正常速度要慢，未达到与其年龄相应的水平。

【病因和发病机制】

1. 智力障碍 轻度智力障碍患儿的语言发育遵循正常的程序，但发育速度较慢，词汇和语法技能差；中度、重度和极重度智力障碍患儿常有异常生物学因素，如遗传性疾病、代谢性疾病或神经系统发育异常。Down综合征患儿语言理解能力差，尤其表现在语法技能上，有些患儿发音不清,语言不流利性。脆性 X 染色体综合征男性患儿有语速和韵律异常,回声样语言或重复语言,语用技能差,不能保持话题,缺乏目光对视,焦虑。Williams 综合征患儿在发育早期即可出现语言发育明显落后,随着年龄增长,其社交技能有所发展,但是语法和语言理解能力仍较差。造成智能发育迟缓的遗传学原因目前已取得进展,对 KE 家族进行的大型家系研究显示,家系成员存在 7 号染色体的 *FOXP2* 基因点突变。此外,相关的位点还包括 6q11.2-12、6q21.3-22 和 15q21 等。

2. 神经系统疾病　各种累及语言中枢的器质性病变如脑炎、脑发育不全、脑瘫、脑血管病变等均可能导致不同程度的语言障碍。癫痫状态、频繁持续的癫痫样放电,也会影响语言功能和认知能力。

3. 环境因素　在儿童发育的早期如果脱离语言环境,如家人缺乏与儿童的语言交流、语言环境剥夺、遭受虐待和忽视时,由于儿童缺乏语言刺激,无法学习和发展语言,最终导致语言障碍。

二、诊断与鉴别诊断

【临床表现】　有些儿童表现为语言的理解困难;对他人的说话不理解其意;有些儿童能够理解手势或姿势的含义,但迟迟开不了口,不会表达;还有的儿童说话虽然流利,但内容肤浅,词汇贫乏,词不达意,难以交流。除了语言缺陷外,情绪上易发脾气、急躁,行为问题也比较多见,如注意分散、冲动、攻击性和自我伤害行为。

【临床分类】　临床上有三种类型的语言问题。

1. **特定的语言损害**(specific language impairment,SLI)　这些儿童语法结构出现困难,智力正常,其能力相对较好,这一类型占学龄儿童的 7%。

2. **非特定的语言损害**(non-specific language impairment,NLI)　这些儿童的非语言智商下降,同时有语言能力的低下。

3. **语用性语言损害**(pragmatic language impairment)　这些儿童语言表面上看似正常,但交流功能明显困难。

【临床评估】

1. **病史**　了解目前儿童的语言理解和表达情况,询问母亲孕期情况、儿童出生史、生长发育史、既往史、家族史等。有些儿童的语言落后与发育迟缓、家族中有说话延迟有关联。

2. **发育测试**　根据儿童的行为表现、游戏技能反映儿童的发育水平。常用的诊断性发育测试,如贝莉发育测试(Bayley developmental test)和盖赛尔发育测试(Gesell developmental test)。通过发育测试结果,分析儿童的语言与发育水平之间是否有差异(表 11-2)。

表 11-2　不同年(月)龄儿童语言发育进程

	感受性语言	表达性语言
0~3 个月	对噪音警觉	哭、社会性微笑、发出咕咕声
>3~6 个月	对声音、唤其名有反应	发声笑、咂舌声、开始咿呀学语
>6~9 个月	转头向声源	无意识说 "mama" 和 "baba"
>9~12 个月	玩躲猫猫;懂"不";遵循肢体示意的一步指令	正确说 "mama" 和 "baba";挥手"再见";开始用姿势表达;摇头表示"不";说除 "mama、baba" 外的 1 个词语

续表

	感受性语言	表达性语言
>12~15 个月	遵循无肢体示意的一步指令;指出身体 1 个部位	乱语似话语;说 5 个词语
>15~18 个月	点 1 张图片;指出自己身体 3 个部位	有词语性的乱语;说 25 个词语;联合性词语:"谢谢你""没了"
>18~24 个月	开始理解代词;遵循二步指令;点 5~10 张图片	说 50 个词;2 个词语的短语;早期电报式语言
>24~30 个月	懂"只有 1 个";指图书中各部分	有 250 个词语;3 个词成句;回答"什么""哪里"的问题;说话 75% 清晰
至 4 岁	遵循三步指令;指出 4 种颜色	回答"何时"问题;说自己的全名、性别、年龄;讲故事;说话 100% 流利
至 5 岁	开始理解左、右;懂形容词	回答"为什么"问题;说单个词

3. 语言评估　近年来国内在语言方面也开展了一系列的研究。儿童语言发育进程大致遵循以下的规律:

(1) 0~4 个月:无意识交流。

(2) 4~9 个月:有意识交流。

(3) 9~18 个月:单词阶段。

(4) 18~24 个月:词组阶段。

(5) 24~36 个月:早期造句阶段。

(6) 3~5 岁:熟练造句阶段。

(7) >5 岁:语法派性阶段。

儿童的词汇爆发期在 16~19 个月。以下是儿童最初表达的 50 个词语,并且当儿童能主动表达 50~100 个词语时,就出现了短语或句子。

人物:爸爸、妈妈、奶奶、爷爷、姐姐、宝宝、阿婆、弟弟、妹妹、哥哥、阿姨、叔叔、舅舅。

物品:花、蛋、虾、球、饭、糖、袜、脚、手、嘴、鼻、头、车、耳朵、眼睛、电话、帽子、灯、菜、肉、饼。

动物:狗、鸡、猫、鸭、鸟、马。

动词:吃、拿、不要、要、谢谢。

象声词:喵、呜呜、汪汪、咦。

30 个月的儿童所掌握的语法结构主要是:

名词 - 动词,如"我要"	100%~98.9%
动词 - 名词,如"拿饼饼"	99.1%~98.9%
否定 - 动词,如"不去"	91.6%~93.3%
介词 - 名词,如"在桌上"	93.5%~94.4%
名词 - 动词 - 名词,如"妈妈吃饭"	88.8%~95.5%
"的"	97.2%~97.8%
"在"	88.8%~97.5%

3 岁儿童逐渐学习和应用代名词:"你、我、他",有问必答,3 岁后的儿童的平均句子长度逐渐加长;4 岁儿童逐渐学会讲故事,4.5 岁儿童有 40% 能讲完整的故事结构,5.5 岁儿童达

到 75%,6 岁儿童则可达到 90%。

4. 标准化语言测试 如图片词汇测试、早期儿童语言发育进程量表,这两个测试均为筛查性,前者反映语言理解水平,后者反映前语言阶段、语言理解和语言表达水平。

【采集语言样本】 在儿童自然情景下,将儿童的语言录音进行分析。反映儿童的语言理解、表达方式及交流功能。

【诊断】 在 DSM-5 的诊断标准中,有一大类统称沟通障碍,包括:①语言障碍[315.39(F80.9)];②语音障碍[315.39(80.0)];③流利障碍(口吃)[315.35(F80.0)];④社会(语用)沟通障碍[315.39(F80.89)]和非特定沟通障碍[307.9(80.9)]。

语言障碍在 DSM-5 的诊断标准如下:

(1) 因理解或表达缺陷而在说、写、肢体语言及其他形式上出现语言获得和使用的持续困难,包括:①词汇量少(词语理解和使用方面);②句子结构受限(根据语法和形态学,将词语组成句子);③叙述缺陷(使用词汇和句子解释或描述一系列事件或对话能力)。

(2) 语言能力实质上低于所期望的年龄水平,导致有沟通、社会参与、学业成就或职业工作出现上述单一或多个能力的功能限制。

(3) 症状始于发育早期。

(4) 非听力或其他感觉损伤、运动障碍、其他医学或神经疾病;也作智力障碍(智力发育障碍)或全面发育迟缓导致的上述缺陷。

由于我国儿科临床开展语言障碍诊断和治疗仅十余年的时间,因此,关注比较多的是上述这一类的语言障碍。而对社会(语用)沟通障碍尚未引起足够的重视,在 DSM-5 出版前,有的临床医师对这一类沟通障碍与阿斯伯格综合征(Asperger syndrome)混淆起来。

社会(语用)沟通障碍(social pragmatic communication disorder)在 DSM-5 的诊断标准如下:

语言和非语言在社会性应用高的沟通中出现持久的困难,特征如下:

(1) 用于社会性目的,如问候、分享信息,社会情景下以适当的方式沟通有缺陷。

(2) 为符合情境或听者的需求而改变沟通的能力缺陷,如在教室和操场中的不同表达,与儿童和成人的不同方式交谈、对儿童避免用过于正规的语言。

(3) 难以在对话和讲故事中遵循规则,如对话中的轮流。当理解错误时重新描述。不懂如何用语言或非语言信号调节互动。

(4) 难以理解不明确的陈述(如推理)、非文字意思或意思模糊的语言(如谚语、幽默、隐喻及根据情景解释的多种意思的语言)。

1) 该缺陷导致有效沟通、社会参与、学习或职业工作单一或多方面的功能缺陷。

2) 症状始于发育早期(但缺陷是在社会交流需求的受限超过其能力时才充分暴露出来)。

3) 症状非医学或神经疾病,或词语结构及语法能力低下所致,也非孤独症谱系障碍、智力障碍(智力发育障碍)、全面发育迟缓或其他精神障碍所致。

【鉴别诊断】

(1) 孤独症谱系障碍:该障碍的儿童在前语言阶段就有一些异常表现,如共同注意缺乏、无眼神交流,对家人不亲近。在语言方面,约 1/4 儿童在 18 个月时丢失过去会说的话,与同伴交流时不能保持话题,不会用代词或不能恰当使用语言,而且语言的发育顺序异常,语言的表达优于理解,但是这种表达往往是机械性的模仿,没有一人交流的功能。

(2) 选择性缄默症:大多数选择性缄默为暂时性,常常始于 5~6 岁前的儿童,特别是离家上学后易发生在学校环境中缄默不语,而在熟悉环境中却能够像正常儿童一样进行交流。

(3) Landan-Kleffner 综合征(又称获得性癫痫性失语):往往在幼儿园后期至小学初期出现语言的严重缺失,发病高峰在 5~7 岁,同时伴癫痫。语言损害主要为听觉性失认,不理解他人话语,不能执行口语指令,严重时对呼唤其名字也无反应,即语言感受障碍,也可继发语言表达障碍。

Landau-Kleffner 综合征是一种少见的癫痫,又称获得性癫痫性失语,表现为语言能力的倒退。影像学研究未发现明确的脑部异常,EEG 异常表现多样。对认知和语言有远期不良影响。另一种影响认知和语言的获得性癫痫为慢波睡眠中的持续性尖波,通常在 5~7 岁发病,影像学检查脑发育异常率较高,常伴有记忆力差和行为问题。

严重脑外伤的儿童易出现持续性的语音和语言障碍,严重程度受多种因素影响,如外伤严重程度、外伤类型、部位、年龄和社会经济状况等。

左侧大脑半球损伤的儿童,语言能力受损较成人轻,多表现为轻度语言落后。功能性磁共振研究显示,这些患儿的语言加工可在右侧大脑半球进行,提示儿童期脑损伤后,神经系统具有可塑性,可以在右侧大脑半球重建语言功能。

三、治疗决策

【治疗】

语言治疗去除与语言相关的各种不良因素,改变语言环境。根据每个儿童的评价结果制订个性化训练方案。

1. **方法** 语言治疗的方法主要有两种,即以治疗人员为中心的方法和以儿童为中心的方法。以治疗人员为中心的方法,主要采用练习、游戏中操练和塑造三种形式。练习即给儿童任务,告诉他给予应答,如学说字或单词。这种形式比较单调,儿童常缺乏动力。游戏中操练和塑造即先给儿童一个游戏活动,要求儿童按要求学习所定的语言目标,当目标完成后,给予儿童感兴趣的游戏活动强化目标的应答。塑造是给儿童听觉刺激,逐步诱导儿童产生接近目标的反应。另一种是以儿童为中心的方法:治疗人员将制订的目标作为游戏中的一个部分,跟儿童边说边玩,有意引导儿童,一旦儿童达到所定的目标,治疗人员立即给予反馈,与其交流。治疗人员在与儿童互动过程中,不断地应用模仿、组词、扩展的技能作为示范,该方法适用于固执、怕羞的儿童,也适用于有一定语言能力的学前儿童。在治疗中选择哪一种方法主要是依据儿童的性格特点、发育水平和语言水平,同时还要考虑其对话能力和习惯。由于语言治疗的最终目的是让儿童恰当地使用语言,因此干预的方法是以治疗师为中心逐步向以儿童为中心转换。

2. **目标** 通过上述方法对小儿的发育水平有一个客观的评价,包括注意力、目光注视、与人相处、自我控制、身体语言、手势、语言理解水平和语言表达水平。

在制订语言治疗的目标时,根据维果斯基(Vygotsky)的最接近发育水平理论,即所定的目标应略高于个体儿童的发育水平,但应使儿童不在帮助下即能够达到。例如,当儿童只会讲一个字时,在治疗时可用重叠词如爸爸、奶奶,然后向两个不同字的词语发展如饼干、汽车;当儿童只会说短语不会成句时,治疗中略为扩展词语,让儿童模仿,使其建立一个模式,逐渐向句子过渡。当出现简短的句子,逐渐加长句子长度,当有问必答时,则鼓励用更多的句子描述事情的经过,甚至开始讲故事等。

3. **特点** 语言治疗需要具备专业的特质。在治疗中,要跟随儿童的兴趣而设计不同的方法,适当考虑儿童的发育水平、调整治疗师的说话方式。例如,治疗师要与儿童面对面,保持眼神交流在同一水平线上,所用的语言能使儿童容易理解,边说边玩中,语言尽量简单,要有重复,语速缓慢,配合动作和手势,也可模仿儿童所说、所做,在治疗中贯穿轮流的原则,对已经开口说话的儿童,在他们表达的基础上,通过游戏增加他们新的体验和词汇,使句子长度增加。此外,无论是以儿童为中心的治疗还是治疗人员为中心的治疗中,玩具是非常重要的载体,选择玩具既要结合儿童的发育水平,还要根据儿童的兴趣,玩具开发儿童的语言全在于治疗人员的策略和经验。

目前,在语言治疗中也部分应用 iPad 辅助治疗,但不是主导或交流。在关注儿童语言功能中,特别要指出的是减少屏幕媒介的接触时间。美国儿科学会在 1999 年提出 2 岁以下儿童不建议使用屏幕媒介,2 岁以后也应当限制性使用;2001 年又提出推荐儿童看"有质量的电视",每天不超过 1~2 小时。

4. 程序　对尚未开口、只有理解的儿童,应该给予前语言阶段的干预。内容包括对声音、物品的注意。与他人共同玩耍,可玩一些轮流性和想象性的游戏。可用以下方法:用单词或叠词(如妈妈、果果等)作语言刺激,反复应用于环境中;对儿童感兴趣的物品和玩具,反复告知其名称;鼓励儿童用动作、手势、姿势、发声作交流,不必理会其发音不佳;用最简单的语言与儿童交流;创造情景,促使儿童与他人交流,并迅速给予应答。

对已经有语言,但内容少、形式简单的儿童,要求其模仿治疗人员的说话,诱导自发性的表达,并应用在生活中。干预的策略是在想象性游戏中,使儿童模仿。在示范性语言中用手势和动作加强儿童的感受,激励儿童有意识的交流,创造各种机会与儿童对话。在角色扮演的游戏中,如去商店购物、接待来访朋友等情景中,教会儿童理解并使用生活用语。

对于还处于不能理解语言阶段的儿童,由于这些儿童缺乏交流手段,不注视人,很少主动与人交往,尚未建立初步的交流态度。因此,在训练中不仅要以语言理解为内容,还要通过目光接触、奖励反馈来促进患儿的主动性要求。

5. 父母培训　父母和照养人在儿童语言发育和治疗中起着非常重要的作用,他们的参与从某种程度上决定了治疗的效果。实践证明父母培训首先要强调的是:语言治疗不同于传统的医学治疗模式,让家庭清楚儿童干预的目标,向父母示范语言治疗的基本方法和技能,鼓励家庭生活中贯穿语言治疗的方法和策略,同时治疗师不断进行指导、示范、调整目标,促进儿童语言功能的提高。

【预后】

当临床上遇见开口延迟(late talker)的儿童时,家长最担心的是影响智力、学习等。对某些儿童来说,语言延迟不是一个终生障碍,其后能发展适当的语言技能,特别是那些有开口延迟家族史的儿童。然而,也有相当一部分语言延迟的年幼儿童,在长期追踪中发现其有阅读或学习困难。由此,最近有研究关注婴幼儿语言发育迟缓的结局,Ellis 等和 Paul 等发现,一些不良因素可使儿童长期语言发育迟缓,这些因素包括:①语言理解和表达明显落后超过6 个月;②对唤其名和语言的反应差;③发声少;④咿呀学语中辅音少;⑤很少自发性模仿;⑥无物品或想象性游戏;⑦很少有交流性姿势或发声;⑧非语言交流频率减少;⑨交流意图减少;⑩难以与同伴交往;⑪喜欢成人而非同伴;⑫有语言迟缓或阅读问题家族史。表 11-3 总结了影响儿童语言发育的危险因素。除此之外,研究表明,幼儿时期出现语言表达迟缓(开口延迟)的儿童在青春期仍继续有语言和阅读技能方面的不足。

表 11-3　影响儿童语言发育的危险因素

危险因素	
听力损害	较大年龄人工诊断和治疗
孤独症谱系障碍	运动和语言模仿落后;安装人工耳蜗有更高纯音的平均听力;缺乏前语言意义或共同注意;不会使用肢体动作;非语言能力低下;经常有重复性行为;语言感受差;发辅音少
语言表达迟缓 (开口延迟)	理解明显延迟;对名字反应差;发声少或肢体动作少;主动交流少;有意表达少;无假扮游戏;同伴交往受限
环境不良因素	有语言迟缓或阅读问题家族史;36 个月后被国际性领养;低社会经济阶层;家庭语言环境差

第二节　语 音 障 碍

一、概述

语音障碍(speech disorder)指语音产生能力受损,包括构音障碍、流利性问题、音调、语调问题等。

【病因】　多见于听力损失,解剖学异常如唇、腭裂,神经运动性疾病如脑瘫等所致。功能性构音障碍常常无明确的病因。

正常谈话的语音频率为 500~2000Hz,声强为 40~60dB。元音和辅音"m,n,b"为低音频、高声强,人耳容易感知这些音素。有些辅音如"s,f"为高音频、低声强,不易被感知。听觉是语音感知的重要途径,听力受损的儿童不能正常地感知语音,从而影响儿童早期语音和语言的发展。

听力损失儿童所能感知的语音取决于听力损失的程度和音频范围。轻度听力损失的儿童难以识别某些高频音,尤其是在背景噪音中。中度听力损失儿童对很多语音甚至全部语音的识别都有困难。重度和极重度听力损失的儿童基本上无法听到语音。双侧重度和极重度听力损失的儿童会出现语言理解和口语表达困难,这些儿童的语言发育状况受多种因素的影响,如听力损失的程度、干预的年龄、干预的连续性。随着新生儿听力筛查技术的普及,在儿童发育早期即可识别出重度和极重度听力损失的儿童,植入人工耳蜗可显著提高其语音和语言技能。

分泌性中耳炎儿童也会出现语言发育落后,发生的原因并非分泌性中耳炎本身,而是合并的其他因素如低社会经济状况所致。

二、诊断与鉴别诊断

【临床表现】

(1) 语音:表现为说话不清晰,有的小儿是某些发音的错误,有的则是广泛性的发音错误,以致他人听不懂。发音的错误可见于词语的开头、中间或末尾,音节首辅音是最容易出现错误的部位,常见几种语音异常如下:

1) 替代:以舌根音如"g、k",代替某些语音如"d、t",例如把"兔子"说成"裤子","领带"

说成"领盖"。

2）歪曲：发音与目的音相似，但不正确。

3）省略：即省略语音的某些部分。例如，"轮子"省略辅音"l"后变成"蚊子"；或把复韵母 ao、ie、iu、ang 等省略或简单化，如把"穿衣服"说成"出衣服"。

（2）嗓音：嗓音问题可以是功能性的，也可以是器质性的，表现为音调、响度、音质共鸣的异常。这些异常可以单独存在，但常同时存在语音或语言的问题，从而形成复合的沟通障碍。

最常见的音质问题是声音嘶哑，持久的或进行性的声音嘶哑，特别是伴有喘鸣或可听得见的呼吸音，需要进一步用纤维镜检查，以发现咽乳头状瘤、先天性声门蹼或声带结节。儿童声带结节常常因为大声说话或不停地说话所致。声带襞麻痹表现为嗓音柔软或缺如、弱的、喘息样的哭声。

共鸣异常表现为鼻音过重或过轻，儿童腭裂、黏膜下腭裂、神经功能障碍影响声门关闭问题造成鼻音过重；而严重上呼吸道感染或鼻炎可造成鼻音过轻。儿童腺样增殖体肥大可出现慢性的无鼻音的发声。

【临床评估】

（1）病史：了解目前小儿的语言情况、发音的清晰度、音质、音调及流利性等，了解小儿的认知、运动、社交和行为状况。询问出生史、母亲孕期情况、生长发育史、既往史、家族史等。

（2）体格检查：常规体格检查，检查发声器官是否有唇裂、腭裂、舌系带异常等。口腔运动功能的检查，包括下颌的位置是否居中、口唇运动及力量、舌的位置和运动、口的轮替运动、发声情况等。

（3）行为观察：行为观察常在与小儿的游戏中获得信息，观察内容包括游戏的技巧、眼手协调、大运动、注意力、自发语言和沟通技能等。

（4）辅助检查：

1）听力测试：儿童语音异常首先要排除听力问题，常规作听力测试，可用耳声发射法、声阻抗测听法、游戏测听、脑干诱发电位等了解听力状况。如儿童表现为嗓音的问题，则应转诊耳鼻喉科作相应的检查。

2）遗传学检测：随着分子遗传学技术的发展，可以进行染色体微缺失和相关语言基因检测。

3）影像学检查：通过颅脑 MRI 检查，了解是否有中枢神经系统病变。

（5）语音评估：国外已有成熟的语音评估体系，由于文化背景和种族的差异，需要经过标准化和修订方可使用。国内评估测试工具较少，近年来国内学者陆续引进并标准化了一些语音测试工具，目前国内通常采用的构音障碍评估方法为普通话的语音发育进程和中国康复研究中心构音障碍检测法。

1）普通话的语音发育进程：按照汉语普通话的辅音设计的语音评定方法（表 11-4）。

表 11-4　语音音素发展进程

年龄	90% 标准	75% 标准
1 岁 6 个月	d,m	d,t,m,n,h
2 岁	n	b,p,g,k,x,j,q
2 岁 6 个月	b,r,f,h,x	f
3 岁	g,k	l

续表

年龄	90% 标准	75% 标准
3 岁 6 个月	p	
4 岁	s,j,l,r,q	s,sh,z
4 岁 6 个月	sh,zh,ch,z,c	zh,ch,z,c

（摘自：Zhu Hua. Phonological Developmentin in Specific Context：studies of Chinese-Speaking Children. Multilingual Matters Ltd，2002）

2）中国康复研究中心构音障碍检测法：中国康复研究中心结合汉语特点所编制的，简称中康构音检测法。

3）语音的可理解性发育进程：

5~2 岁   25%~50%

　　　　熟悉的人理解 50%，不熟悉的人理解困难。

2~3 岁   50%~75%

　　　　仍有较多的发音错误，但总的信息能理解。

4~5 岁   75%~90%

　　　　当知道谈话主题时，完全能理解，个别发音似有错误。

5 岁   90%~100%

　　　　完全理解，个别发音仍有错误。

【诊断】 语音障碍在 DSM-5 的诊断标准如下：

(1) 语音产生的持久困难，干扰了语言的清晰性，或阻碍了信息的口头语言沟通。

(2) 该障碍导致有效沟通上的限制，影响了社会参与、学习成就或职业工作上的单一或多方面的受限。

(3) 起始症状出现在发育早期。

(4) 并非先天或获得性疾病，如脑瘫、腭裂、聋或听力损害、外伤性脑损伤，或其他医学或神经疾病所致。

【鉴别诊断】

(1) 构音困难（dysarthria）：构音障碍是一种神经性语音损害，因为中枢或周围神经系统不成熟，引起运动控制中枢的障碍。其表现为言语肌肉运动力量、速度、稳定性、协调性、正确性、音调等异乎寻常，是多种障碍。构音障碍的诊断常用于较严重儿童。脑瘫儿童可出现构音障碍。

(2) 儿童期语音失用症（childhood apraxia of speech）：表现为表达性发音时协调运动差，如抬高舌尖、卷舌等，该病非神经肌肉缺陷。这类儿童尽管听力正常、语言理解好，也有社会交往技能，但最初表现症状是无言语表达。当表达性语言出现后，其语音主要是元音，很少发出辅音来。而且此类儿童在发元音和辅音中有许多错误，这些错误常常是不固定的，例如在发某个词语，如"妈妈"时，"m"的音是正确的，但在其他单词中，如"马上""麻花"等就不正确了。

(3) 构音障碍（articulation disorders）：即不能正确发出某些音，发音障碍儿童有轻～中度的语音缺陷。他们的语音大多不清晰，陌生人往往听不明白其表达的意思。

(4) 其他：包括听力损害、唇腭裂、声音关闭问题造成鼻音过重，严重呼吸道感染或严重鼻炎造成鼻音过轻,儿童腺样增殖体肥大出现无鼻音等。

三、治疗决策

1. **语音治疗**　在语音评估的基础上,根据辅音发音错误进行个体化的治疗。

发音训练:这是一个循序渐进地学习新的语音的过程,需要经过四个连续水平的训练,即单音水平、音节水平、短语水平和句子水平。只有当儿童达到了句子水平的构音,他才可以利用这个新的发音进行语言的交流。

1) 辨音:大多数发音错误的儿童并不能意识到自己的问题,因此治疗开始时首先进行辨音练习,治疗师夸大儿童的错误发音,可以通过口述或放录音形式。让儿童比较自己的发音和正常发音的区别,要求其辨别,一旦儿童能完全辨别,而且意识到自己错误发音时,则进入学习正确发音的阶段。

2) 音素水平的治疗:确定目标音,治疗总是选择正常儿童最早出现的音(也即最容易的音)入手,这个音称为目标音。首先帮助儿童认识正确发目标音的口形及其他特征;其次进行听觉训练,即区分目标音和另外一个声音,接着让儿童比较自己发音和正确目标音之间的差别。最后用语音定位法,让儿童看着发目标音时,治疗人员的唇、舌、下颌的运动和口形,让儿童对着镜子模仿发音,让儿童获得发目标音时的一个理想的口形。如果不能立即学会发目标音,治疗人员可寻找与目标音接近,而且儿童又会发的过渡音,从过渡音的模仿学习逐渐延伸到目标音,期间要求儿童以镜子为视觉反馈,观察自己的唇、舌、下颌位置。当儿童学会发目标音后,则继续下一步治疗。

3) 音节水平的治疗:一个新的目标音在初学时很容易丢失或仍旧回到原来的错误发音,需要放在音节及其以后水平的治疗中进行强化,音节治疗即把目标音与其他的元音或辅音组成无意义的音节,让儿童在学习发音节时巩固目标音,只有在完全正确地发出音节后,才可顺延至下一级水平的治疗。

4) 单词水平的治疗:治疗人员在这时把目标音应用于有意义的单词中。这个新的发音可以放在单词的开始、中间或末尾,单词的水平要符合儿童的认知水平,而且是日常生活中经常出现的。治疗中可将单词与相对应的图片结合起来,增加趣味性。

5) 句子水平的治疗:治疗人员选择一些适合儿童的短句子,采用放慢说话速度、重复说、模仿说、与儿童一起说等方式。在重复说时,让儿童重复短句和长句;在一起讲的方法中,儿童必须跟随治疗人员的口腔运动、说话的音调、速度、强度和节奏。治疗人员有意在说话时发出儿童以往不正确的发音,训练儿童能否善于发现并自行纠正。

6) 口腔运动功能训练:对口腔运动功能差的儿童,在矫治构音问题中,要进行口腔功能训练,采用的方法如下:增加口腔本体研究感觉,用手、硅胶牙刷或柔韧的触角小棒按摩口腔外的脸颊、下颌和嘴唇周围、口腔内的牙龈、颊黏膜、舌和上腭。加强口腔肌肉力量,用嘴唇抿压舌板,使口周的肌肉增强。令儿童鼓腮、吹泡泡、吹喇叭、用口径粗细不一的吸管吸食。提高口腔协调运动,让儿童做舌操,使舌头能上下左右地运动自如,在训练中可用食物进行。此外,家长作食物的调整,使食品的质地由软到硬、由细到粗。还要教儿童学会轮替运动。

2. **流利性问题的治疗**　大部分儿童的说话不流利是发育性的,一般不需要特别矫正,但需要为儿童营造一个放松的语言环境,改变家人与儿童的交流方式。治疗人员告知家长不要刻意指出儿童的讲话不流利,家长的过分关注及紧张会给儿童造成心理负担,加重不流利。要耐心倾听患儿讲话的内容,及时对他说的话做出反应,避免惩罚或歧视。让患儿用自己的词汇慢慢将想要表达的话说出来,不要轻易打断或催促,在他表达困难时适当给予提示,家长做到语速缓慢、语言简单。

3. 嗓音障碍(voice disorder)及共鸣异常的治疗 嗓音问题治疗的目的是放松呼吸、发声和共鸣器官,学会正确的用嗓方式,恢复正常的嗓音。治疗策略是针对音调、响度、音质及言语呼吸等方面的处理,共鸣器官位置的调节,如发声时咽、喉、口腔、软腭、唇、舌位置的调整。通过呼吸放松训练、声带放松训练、增加发音的呼吸支持、提高呼吸发声协调性、放松喉部肌肉等方法,进行音调、响度、起音和声时训练,嗓音问题得到改善和恢复。

四、常见问题和误区防范

由于我国儿科开展语音和语言障碍的临床起步晚,言语病理学的医学专业建立尚缺乏资源,而社会的需求却又非常之大,因此,面临着很大的挑战。儿科临床上,语音和语言障碍的误区大致如下:

1. 有语言发育延迟家族史的开口延迟的儿童常误认为是孤独症谱系障碍。两者的区分主要见表11-5。

表 11-5　语言发育迟缓与孤独症谱系障碍的区分

	开口延迟	孤独症谱系障碍
语言发育迟缓家族史	(+)	(−)
共同注意	(+)	(−)
肢体动作交流	(+)	(−)
语言较其他功能明显发育落后	(+)	(±)
与家人或同伴不亲近	(+)	(+)
唤其名字无应答	(+)	(−)
语言倒退	(±)	(±)

2. 语言障碍与智力障碍在没有语言评估的情况下,可能两者混为一谈。前者表现如下:

(1) 语言发育明显与年龄不相符合,与同龄儿童存在显著差异。

(2) 语言发育进程不规则,不能越过了较早出现的语言技巧,直接获得较高级的语言能力,却不能获得容易掌握的语言能力。

(3) 语言成分的发育各异,有的儿童,语言感受落后于语言表达,但也有的儿童仅有语言表达的问题,还有语言和表达均出现缺陷。

(4) 语言倒退,表现为已经会说的语言在某一时段消失。

(5) 在智力测验中,语言障碍儿童的语言智商明显落后于操作智商;而智力障碍儿童各项分测验结果均落后,总智商(IQ)低于70,并伴有社会功能缺陷。

3. 语音 / 语言发育延迟与听力损害　无论是语音或是语言发育落后,首先要确认听力是否正常,我国自21世纪初开展了新生儿听力筛查,及时发现儿童早期的听力损害,及早进行听力干预。尽管如此,儿童的听力损害也可发生在出生后的任何时期,因此临床对语音或语言发育延迟儿童应当进行再次听力评估,排除听力损害造成语音或语言问题,而不是以新生儿的听力检查结果为依据。事实上,儿童的腺样增殖体肥大、中耳炎等可以引起听力损害,应当及时处理,否则仅凭语音 / 语言问题的症状进行语音或语言治疗,疗效只能事倍功半。

五、热点聚焦

(一) 语音和语言障碍的评估资源不足

所谓评估资源不足,一是汉语体系的评估工具十分有限,国外的评估工具因语系不同而不能用于临床实践。目前临床所用的语音或语言评估工具大都为筛查性,结合病史、临床观察及其他测试进行综合分析。二是全国语言治疗师不多,这是缘于专业体系尚在建立之中,也不是很成熟,而社会需求量很大,涉及医院、康复和特殊教育各个机构。因此,亟待在这个领域中研发汉语评估工具、培养专业治疗人员。

(二) 语音和语言治疗的规范化

语音和语言治疗的目标是发展儿童的沟通能力。根据我国临床现状,治疗方法是以儿童为中心,以家庭为主体的干预,而非以仪器为主的机构化训练。随着各学科的发展,汲取国外的语音和语言治疗的模式,临床开展的治疗应以人为本,面对面的示范、模仿、互动、交流和沟通,而电子媒介及仪器的使用不应占据主流,应置于辅助工具,作为加强治疗的趣味性。在未来数年的发展中,我国在该领域将会投入更多的人力资源,必然会有更多的语音和语言治疗师服务于医学、康复和特殊教育机构中。

(三) 语音和语言障碍领域的医教结合

发育行为儿科中不少神经发育障碍均须接纳临床慢病管理的模式,近年来推出的医教结合十分适用于慢病的管理,而语音和语言障碍的医教结合是行之有效的一种策略。发育行为儿科医师可通过各种方式提高家庭照养人对儿童语音和语言发育异常的警觉性,在临床治疗中,教会照养人一些基本的沟通技术,以及如何创造丰富的语言环境,使得机构训练和治疗移行和扩展到家庭中。对于年长儿童来说,有的已经安置在特殊教育学校中,发育行为儿科医师可以通过医教结合把部分干预技术下放到特殊教育学校的教师中,使得语音或语言的干预整合在教育的实践中,起到促进和巩固疗效的作用。

(金星明)

第十二章

学 习 障 碍

培训目标

1. **掌握** 学习障碍的临床表现和诊断标准。
2. **熟悉** 学习障碍的治疗、常见问题和误区防范。
3. **了解** 学习障碍的病因。

一、概述

学习障碍（learning disorders，learning disabilities，LD）是指智力发育正常儿童在阅读、书写、计算、推理、交流等方面表现出特殊性的学习困难状态，多见于学龄期。LD 属于特殊性发育障碍范畴，致病原因十分庞杂。DSM-V的主要分类包括阅读障碍（reading disorder/dyslexia）、书写障碍（disorder of written expression）和计算障碍（dyscalculia）。全美学习障碍协会（National Joint Committee on Learning Disabilities，NJCLD）将 LD 分为言语型学习障碍（verbal learning disabilities，VLD）和非言语型学习障碍（nonverbal learning disabilities，NLD），认为这样分类符合 LD 的神经心理模式和当今的治疗教育观点。VLD 包括语言理解障碍、语言表达障碍、阅读障碍、书写障碍和计算障碍等类型，各型又有若干亚型。NLD 主要表现为社会认知障碍。

【病因】

LD 是一组异质性综合征，致病原因较为复杂，通常与下列因素有关：

1. **遗传** LD 具有家族聚集性，尤其是阅读、数学和拼写 LD。单卵双生子同病率（87%）明显高于双卵双生子（29%）。LD 患者一级亲属患阅读或数学障碍的相对风险是对照人群的 4~8 倍和 5~10 倍。大部分学习能力具有高度遗传性，估计遗传度 >0.6。与 LD 不同表现相关的基因之间高度相关，因此其临床表现间具有高协同变异性。阅读障碍的遗传度可达 50% 或更高，尤其是语音阅读障碍。阅读障碍先证者的一级亲属患阅读障碍的几率约为 40%。阅读障碍的候选易感基因包括 *DYX1C1*（15 号染色体）、*KIAA0319* 和 *DCDC2*（6 号染色体）、*ROBO1*（3 号染色体）、*MRPL19* 及 *C2ORF3*（2 号染色体）。此外，LD 儿童较多出现自身免疫性疾病和免疫缺陷性疾病及过敏性疾病，且左利手者居多。左利手儿童矫正为右利时较多出现口吃、阅读和书写困难等现象，精神发育迟滞儿童中左利的比例高于正常儿童。

2. **语音学缺陷** 研究认为，婴幼儿期的语音意识（phonological awareness）薄弱或缺陷导致语言发育落后。语音意识不良的儿童，后期学习符号与读音连接出现困难，从而发展为文字的读和写困难。

3. 脑解剖 LD 大脑半球存在异位(ectopia)现象,且两半球对称性改变等异常。异位通常发生在神经胶质细胞及其软膜分化时期,导致神经元排序紊乱,此现象尤以大脑外侧裂、额叶中下回为多,且以左侧为多。

4. 影像学 正电子发射断层扫描技术(positron emission tomography,PET)研究发现,阅读障碍患者大脑非对称性异于常人,如后脑半球非对称皮质功能障碍主要集中在左脑颞叶和顶叶,进行语音任务和单个词阅读时中颞叶和顶下皮质区局部脑血流减少,反映了语言在形 - 音转换上的困难。磁共振成像检测发现,LD 第三脑室扩大、左右脑室不对称、右侧间脑灰质和左脑后侧部语言中枢以及双侧尾状核体积缩小等。听觉刺激时的功能磁共振成像(functional magnetic resonance imaging,fMRI)检测发现,LD 存在快速听觉加工脑区——左额叶的功能损伤。

5. 神经电生理学 LD 主要表现非特异性基础脑波型异常,个别表现发作性脑波异常,α 波活动性偏高或恰相反,低频功率相对增加,β 波频率减少,这些特征主要表现在左脑半球和顶枕区域。事件相关电位中常呈现振幅降低、潜伏期延长表现。

6. 母语和文字特性影响 使用表音文字(如英语)国家儿童阅读障碍发生率较使用表意文字(如汉字)国家儿童高。

7. 环境因素 虐待儿童发生 LD 频率高,家庭功能失调、父母期望过高、学校应激事件等均可导致和(或)加重儿童的学习困难。环境铅水平过高可致儿童血铅增高,导致注意困难、易激惹、睡眠困难、记忆下降及学习困难,睡眠少或睡眠剥夺也可使儿童注意缺陷和学习困难。有报道食品中的过高添加剂、防腐剂、色素等也可影响儿童神经系统功能,使学习能力受损。

【流行病学】

由于研究年代和角度的不同,LD 发病率的报道差异较大。国外报道多在 3%~5%。Bryant 复习有关文献所报道的患病率为 3%~28%,而 Kirk 等认为,符合诊断的 LD 约占儿童总数的 7%。国内静进报道为 6.6%,男女比例为 4.3∶1。日本则是幼儿园约为 3%、小学约为 6%、中学约为 6%,男女比例为 4∶1。按照 DSM-V 诊断标准,学龄儿童患病率在 5%~15%。中国台湾省报道 LD 约占各类学习障碍儿童中的 19%,仅次于智力问题导致的学习困难。阅读障碍的患病率在 5%~17.5%,80% 的 LD 儿童都有阅读障碍的表现。计算障碍的患病率在 5% 左右。

【临床表现】

1. 早期表现 自幼好动和哭闹,对外刺激敏感和过激反应;建立母子情感关系困难和养育困难。可能有说话迟、发音不准,构音障碍等,伴有啃咬指甲、攻击或退缩、伙伴交往不良、语言理解和表达欠缺等。学龄前表现认知偏异,如视觉认知不良、协调运动困难、精细动作笨拙、沟通和书写困难。

2. 学校表现 ①语言理解困难:语言理解和语言表达不良、词汇量少、构音或辅音发音困难。若伴有音乐理解困难则同时缺乏节奏感。常表现"充耳不闻"、不大理会父母或老师的话,易被视为不懂礼貌。操作智商(performance intelligence quotient,PIQ)可能高于言语智商(verbal intelligence quotient,VIQ)。②语言表达障碍:说话迟,开始说话常省略辅音,语句里少用关系词。言语理解尚可而语言表达困难。可模仿说出单音,但无法模仿说出词组。有类似口吃表现、说话词不达意、节律混乱、语调缺乏抑扬、说话伴身体摇晃、形体动作偏多等。③阅读障碍：表现为听理解差、听或视知觉速度过慢、无法注意语句的关键字或段落、无法了解书写文字单位。持笔困难、字迹潦草、错别字多；排斥读写，阅读时遗漏或加字，容易出现"语塞"或阅读太急，读同音异义字时困难或经常相互混用，默读不专心，好用手指指着字行读，小学三年级以后尤为显著。④视觉空间障碍：手触觉辨别困难、精细协调动作困难、顺序和左右认知障碍、计算和书写障碍。符号镜像颠倒，如把"p"视为"q"，"b"为"d"，"m"为"w"，"was"为"saw"，"6"为"9"，"部"为"陪"，"姊"为"妹"，"举"为"拳"等。计算时忘记计算过程的进位或错位，直式计算排位错误，数字顺序颠倒，数字记忆不良。结构性障碍使视觉信号无法传入运动系统，从而使空间知觉不良，方位确认困难。⑤非言语性 LD（non-verbal learning disability，NLD）：又称右脑综合征（the right hemisphere syndrome），表现为社会认知困难，在人际关系和沟通方面理解困难，伴有动作发育不良、平衡能力差、精细动作协调困难、视觉空间能力欠缺、不大会理解察言观色等。该型与 Asperger 综合征颇类似。⑥情绪和行为问题：多伴有多动、注意集中困难表现、继发情绪问题，自我评价低、不愿上学、拒绝作业、焦虑或强迫行为动作，严重者可发展为品行障碍类问题。

二、诊断与鉴别诊断

【诊断】

诊断时应先了解儿童的出生情况、发育过程、发病过程及其表现特征。观察记录儿童的行为表现，并了解其在校（幼儿园）的表现。

美国精神障碍诊断及统计手册第 5 版（DSM-V）诊断标准如下：

1. 学习和运用学习技能方面存在困难，至少存在下列症状之一，持续至少 6 个月：①阅读单词时不正确或慢而吃力（如大声读单个词时不正确或慢而犹豫，常常猜词，读出单词时困难）；②难以理解所读内容（如可能正确地读出文本但不能理解其顺序、关系、推论或所读内容更深层的意思）；③拼写困难（如可能增加、遗漏或替换元音或辅音）；④书面表达困难（如在句子里出现多种语法或标点符号错误；段落组织凌乱，书面表达的意思不清）；⑤难以掌握数感、数字事实或计算（如对数、量和数的关系的理解差；借助手指计数来计算个位数加法，而不是像同龄人那样回想数学事实；不能理解算术运算、可能转换步骤）；⑥数学推理困难（如运用数学概念、事实或步骤解决数量问题时存在严重困难）。

2. 受损的能力表现显著低于儿童的实足年龄。

3. 学习困难在学龄期出现，但在完成学业所需能力超过受损能力的极限前症状表现可能并不明显。

4. 上述学习困难不能更好地以智力障碍、未矫正的视力或听力障碍、其他精神或神经性疾病、社会心理因素、不理解教学所用语言或缺乏适当教育机会所解释。

ICD-10 诊断标准：①特定的学习技能损害必须达到临床显著程度，如学绩不良、发育先兆（如语言发育迟缓），伴随行为问题（如冲动、注意集中困难）等；②这种损害必须具有特定性，不能完全用精神发育迟滞或综合智力的轻度受损解释；③损害必须是发育性的，即上学最初几年就已存在，而非受教育过程中才出现；④没有任何外在因素可以充分说明其学习困难；⑤不是由于视听损害所导致的。

辅助心理测评包括：学业成就测验、智力测验、神经心理测验、学习障碍筛查量表（pupil revised-screening for learning disabilities，PRS）等。在韦氏儿童智力测验上根据 VIQ 和 PIQ 差异界定言语型或非言语型 LD。PRS 为筛查用量表,总分数 <60 分者为可疑 LD,须进一步进行检查。

【鉴别诊断】

LD 须与精神发育迟滞、孤独症、选择性缄默症、品行障碍、注意缺陷多动性障碍和癫痫等症相鉴别。

约半数以上的 LD 儿童的症状会随年龄增长而自行缓解或减轻,但有些特殊技能的缺陷可能持续至成年期以后。15%~30% 的患儿可能继发品行障碍和反社会行为,或导致长期社会适应不良,青春期后出现抑郁、自杀或精神疾病的风险高于一般人群。

三、治疗决策

LD 是一种持续的发育障碍性疾病,目前尚无明确的治愈方法。因此治疗的重点是矫治和发展代偿性功能。随着年龄的增长,LD 儿童的症状也会发生改变,童年早期应关注儿童的能力的训练和矫治,童年晚期则更应注重生活方式的调整及代偿功能的发展。

1. **教育治疗** 北美的常规教育倡导(regular education initiative,REI)最具代表性。REI特点是对教学方案进行分类,而非对学生做评价分类。REI 强调早期训练儿童的语音意识和言语能力,指导儿童学习语音解码的同时理解单词的意思,进而理解词组的意思。具体方法包括:练习操作音素(发单音)、词组、提高理解力以及流畅性,这利于增强大脑联结符号与语音的能力。

行为指导步骤包括:①评价儿童现有能力;②每节课开始时提出一个简短的目标;③用小步渐进方式呈现新概念和新材料,每步都要儿童练习;④提供清晰而准确的指导与解释;⑤给儿童大量的练习时间;⑥通过观察,不断检查儿童对概念与词的理解;⑦开始练习时,给儿童提供明确的指导;⑧及时提供反馈与纠正。

2. **电脑辅助学习** 电脑相对于传统纸笔书写和阅读方式,在提高儿童拼写、阅读和数学的学习兴趣方面有积极意义,且成为矫治儿童阅读障碍的一种重要手段。研究发现,用计算机将呈现的辅音延长到正常速度的 1.5 倍,可使接受训练的学习困难儿童成绩大为提高,随着儿童的进步,逐渐加大训练难度,使发音速度加快。研究还证实,使用声学调整的言语(acoustically modified speech)和电脑辅助指导,有助于改善儿童的早期学习成绩和言语能力。

3. **药物治疗** 目前尚无特殊药物能够治疗 LD,通常给予促进脑功能、增智类药物,包括脑复康、吡硫醇、γ- 氨酪酸等口服治疗。

4. **其他** 父母参与对于 LD 儿童能力的提高具有积极的意义。父母可选择有趣、简单的书籍并鼓励儿童大声朗读,通过提问和互动的方式巩固训练效果。此外也有研究报道,采用重复经颅磁刺激(repetitive transcranial magnetic stimulation,rTMS)对阅读障碍者进行治疗发现其特定脑区的活动有改变,并且识字速度和准确度都有所提升,但目前循证依据并不充分。

四、常见问题和误区防范

(一)如何理解学习障碍

表 12-1 理解学习障碍的结构框架

等级 3	神经生物学	• 遗传 • 神经影像,神经生理 • 神经生物
等级 2	神经心理学	• 神经心理学测评,IQ • 学习障碍的分类 • 阅读障碍,非言语型学习障碍
等级 1	行为学	• 学习障碍:阅读、书写、计算 • 人格特征 • 家庭和社会背景

表 12-1 中,等级 1 描述了 LD 的行为水平,包括儿童在书写、计算等多方面的表现。该等级也是临床上最重要的一级,可指导干预矫治方案的制订。等级 2 属于神经心理学水平,该等级通过神经心理学测试对 LD 进行分析并将 LD 分为 NLD 和阅读障碍。恰当的神经心理学测试有助于医师对 LD 的诊断,并在神经心理和认知层面与其他疾病进行鉴别。等级 3 主要通过遗传学、神经生物学和神经生理学来解释 LD 的核心问题,对于发展更有效的诊断工具和治疗方法有重要作用。

1. **合并注意缺陷多动障碍** LD 与注意缺陷多动障碍(attention deficit hyperactivity disorder,ADHD)经常合并出现。由于样本来源、筛查方式的差异,LD 并发 ADHD 的报道差异较大,范围在 8%~76%。合并 ADHD 的 LD 儿童较无合并症者表现出更严重的神经认知损伤和不良预后。目前,对于治疗 LD 合并 ADHD 的研究较少。现有的研究认为可采用药物控制 ADHD 辅以教育、行为干预来治疗 LD 合并 ADHD。哌甲酯(methylphenidate,MPH)对 LD 无效果,但托莫西汀(atomoxetine)对 ADHD 和 LD 症状均有疗效。在教育训练中增加如眼动训练(eye movement training)、视觉 - 运动任务(visual-motor task)和脑电生物反馈等缓解 ADHD 症状的任务,对于 LD 合并 ADHD 的矫治训练有积极的作用。尚需更多的循证依据来验证上述观点。

2. **智商(intelligence quotient,IQ)评估** 智力评估是 LD 神经心理学测评的重要内容,不仅可用于鉴别精神发育迟滞和孤独症谱系障碍还有助于了解儿童的智力结构。但单一的智力测评并不足以诊断 LD。音韵障碍的儿童可能具备任意水平的 IQ,即儿童的症状与 IQ 无关。但抄写或其他代偿机制明显与 IQ 有关,高 IQ 的 LD 儿童与患有相同学习障碍亚型的低 IQ 儿童的症状表现存在明显的差异。智力结构的特点在某种程度上可辅助区分 LD 亚型,阅读障碍儿童的 VIQ 明显低于 PIQ,而 NLD 儿童恰好相反。

五、热点聚焦

近年来,越来越多的研究发现 LD 在学龄前期即可被识别。纵向研究发现,学龄前期经诊断并进行治疗的阅读障碍儿童的阅读能力提升更高,且持续稳定。早期干预对阅读障碍的预后有非常积极的作用。但是计算障碍的儿童是否也具有这一积极效应,尚缺乏报道。

LD 早期诊断的难点在于其学龄前期症状并不典型,因此对儿童进行高危筛查是较为理想的方法。家族史、早产、低出生体重、胎儿期药物 / 酒精暴露、脑损伤、听力 / 语言 / 发音异常、发育迟缓(global developmental delay)和其他慢性神经发育性症状均为 LD 的高危因素。对高危儿童进行基本的语言测试(linguistic tests)和记数测试(numerical tests)可进一步鉴别儿童是否有 LD 风险。音素意识(phonemic awareness)、快速自动命名(rapid automatic naming)、字母 - 名称知识(letter-name knowledge)和字母 - 发音知识(letter-sound knowledge)是早期阅读困难的预测指标。幼儿园到小学一年级的纵向监测更有利于 LD 的早期发现。目前,已有部分国家开展了对学龄前期儿童(主要是 5 岁的儿童)的筛查工作取得了较好的效果。

(静　进)

第十三章

注意缺陷多动障碍

培训目标

1. 掌握 ADHD 的评估和诊断。
2. 掌握 ADHD 规范的药物治疗和随访。
3. 熟悉 ADHD 的综合治疗。
4. 熟悉 ADHD 的共病和转介。

一、概述

注意缺陷多动障碍是儿童最常见的神经行为障碍之一。临床上以持续存在且与年龄不相称的注意力不集中、多动/冲动为核心症状,可造成儿童的学业成就、职业表现、情感、认知功能、社交等多方面的损害。

注意缺陷多动障碍(attention deficit hyperactivity disorder,ADHD)是儿童最常见的神经发育障碍之一。ADHD 是遗传因素、神经生物因素、社会心理因素共同作用的结果,治疗需要教师、家长和医师共同参与,采用心理支持、行为矫正、家庭和药物治疗的综合措施。

【病因和发病机制】

至今 ADHD 发病的生物学机制尚不确定。大多数学者认为 ADHD 是一种有多重障碍的综合征,与遗传、神经生物及社会心理等多种因素有关。

1. **遗传因素** 遗传因素是 ADHD 发病的主要原因之一。家系研究表明 ADHD 具有明显的家族聚集性,ADHD 儿童的父母和兄弟姐妹患 ADHD 的风险是正常人的 2~8 倍。如果 ADHD 的儿童到成人期仍有 ADHD,其子女患 ADHD 的可能超过 50%。双生子研究发现 75% 的 ADHD 亚型的变异可以归因为遗传因素。如果双胞胎中的一个确认为 ADHD,另外一个有 50% 以上的可能患 ADHD。领养子的研究表明 ADHD 儿童领养人的患病风险低于其生物学亲属。

近年来分子遗传学的研究发现了几种可能与 ADHD 相关联的易患基因,涉及多巴胺能神经递质系统、去甲肾上腺素能神经系统、5-羟色胺能神经系统,包括多巴胺 D4 受体基因、多巴胺转运体基因、多巴胺 D5 受体基因、儿茶酚胺氧甲基转移酶基因、去甲肾上腺素转运体基因、肾上腺素 α 受体 2A 及 2C 基因、编码 5-羟色胺转运体基因、5-羟色胺受体 1B 基因及 5-羟色胺受体 2C 基因等。其中与 ADHD 关系最密切的是多巴胺 D4 受体基因。多巴胺 D4 受体是 G 蛋白偶联受体,属于多巴胺 D2 样受体家族,在注意与控制方面起重要作用的脑区表达丰富,如前额叶皮质,尤其是前扣带回皮质。ADHD 患儿多巴胺受体 D4 基因突变使其对多巴胺的敏感性下降,引起了脑内输出-输入环路的异常。多巴胺等中枢神经递质的不足致患儿活动过度、警觉性、心境、认知等异常。因此,临床采用兴奋剂和其他一些药物治疗ADHD,通过提高多巴胺和去甲肾上腺素的作用抑制前额叶活动。

2. **神经生物因素**　大脑的发育过程中额叶进化成熟最迟,易受不良因素损伤。临床发现1/4~1/3的ADHD儿童到青少年期症状趋于好转。因此,有学者认为ADHD可能存在大脑额叶发育迟缓,凡影响额叶发育成熟的各种因素均可致病。神经生物学和神经影像学的研究亦证实部分ADHD儿童存在额叶功能和皮质连接缺陷,尤其在尾状核、壳核和苍白球。

ADHD儿童的皮质发育按照正常的脑发育程序发展,但比正常发育的儿童落后数年,提示ADHD儿童表现为脑皮质成熟延迟而不是异常。皮质发育的延迟突出表现在与执行功能有关的外侧前额叶皮质。执行功能主要包括注意和抑制、任务管理、工作记忆、计划、监控等方面。皮质发育的延迟导致的执行功能障碍常体现为反应抑制、注意控制、奖赏机制、较高级的运动控制和工作记忆方面的问题。

3. **社会心理因素**　ADHD病因还包括社会心理学因素。流行病学研究结果显示ADHD儿童的症状与单亲家庭、父母患有精神或行为问题、父母离异、家庭氛围紧张、童年早期暴露于高水平的铅环境、母亲吸烟、酗酒等相关。但家庭和社会因素致ADHD发病的机制不清楚。

【流行病学】

研究状况与流行病学资料如下:

1. **ADHD研究发展状况**　ADHD的认识经历了100余年时间,同样ADHD症状的术语的变化也经历几个阶段。1902年ADHD被英国医师George Frederick Still认识,并命名为"道德控制缺陷"(defect of moral control)。1922年受到当时脑炎流行的影响,北美学者对认为ADHD是脑炎后的行为异常(post-encephalitic behavior disorder)。20世纪40年代,史特劳斯(C.Strauss)发现有多动症状的儿童并非都有脑部异常的证据,于是脑损伤的概念逐渐被脑轻微损伤(minimal brain damage)和脑功能轻微失调(minimal brain dysfunction,MBD)取代。20世纪60年代,许多学者质疑脑功能轻微失调(MBD)的概念,认为宜采用如阅读障碍、语言障碍等描述比较具体的学习或者行为障碍名称。切斯和劳斯(S Chess,M Laufer)提出"多动症候"的名称用于活动过度(hyperactive)的儿童。1968年DSM-Ⅱ将有类似症状的儿童描述为"儿童期的异常多动反应"(hyperkinetic reaction of childhood)。1980年DSM-Ⅲ将此症定为"注意缺陷症"(attention deficit disorder,ADD)。1987年修改为"注意缺陷多动症"(attention deficit hyperactive disorder,ADHD),并沿用至DSM-5。

目前,国际上最具影响力的ADHD诊断标准是国际疾病分类第10版(International of Disease,10th ed,ICD-10)和美国精神障碍诊断与统计手册第5版(Diagnostic and Statistical Manual of Disease,2013,5[th] ed,DSM-V)。DSM-V的ADHD诊断范围与the ICD-10-CM分级系统一致。我国ADHD原先的诊断标准采用的是《中国精神障碍分类方案与诊断标准》第3版(Chinese Classification of Mental Disorders,2001,3[th] ed,CCMD-3)。根据不同的诊断标准所得的ADHD患病率也不相同。2011年11月美国儿科学会发表的《儿童青少年ADHD诊断、评估和治疗的临床实践指南》(Clinical Practice Guideline ADHD:Clinical Practice Guideline for the Diagnosis,Evaluation,and Treatment of attention-Deficit/Hyperactivity Disorder in Children and Adolescents)修正了2000年指南中关于诊断ADHD的年龄范围,从原来的6~12岁扩大到4~18岁。

2015 年 12 月,我国出版了《中国注意缺陷多动障碍防治指南》。

2. 流行病学资料 目前 ADHD 患病率的调查结果相差较大,除了由于国家和地区的不同引起的患病率差异之外,诊断标准、诊断年龄的不同均可导致 ADHD 患病率的不同。估计学龄儿童 ADHD 患病率为 4%~12%。2003 年美国报道约 7.8% 的 4~17 岁的儿童、青少年被诊断为 ADHD,2007 年增加为 9.5%,2011 年则上升至 11%,提示 ADHD 发病率在上升。我国地区性资料显示 ADHD 患病率为 4.31%~5.83%,估计我国有 1461 万 ~1979 万 ADHD 儿童。各国报道 ADHD 的男童发病多于女童,美国报道 ADHD 男童为 13.2%,女童为 5.6%。我国报道男、女童 ADHD 发病之比为 4∶1~9∶1。

二、诊断与鉴别诊断

(一) 临床表现与分型

ADHD 的核心症状是注意缺陷、多动 / 冲动。

【临床表现】

(1) 注意缺陷(建议列出 DSM-V 描述的诊断标准):正常 5~6 岁儿童有意注意维持 10~15 分钟,7~10 岁时维持达 15~20 分钟。ADHD 儿童注意力的特点是无意注意占优势,有意注意减弱,注意力集中的时间短暂,注意强度弱,注意范围狭窄。因此,ADHD 儿童对周围无关、有关刺激都反应,不能滤过无关刺激(例如,当你专注于一道数学题时,对朋友走过教室门口没有反应),表现为常丢三落四,作业、考试时常漏题,马虎粗心、易犯低级错误,做事拖沓、没有计划性等。上课时注意力不集中,对老师的提问茫然不知。对于感兴趣的游戏、电视节目、书刊等则能全神贯注或注意力相对集中,因此常被家长误以为其注意无问题。提示多动症主要影响儿童主动注意,严重 ADHD 儿童被动注意也会受影响,看电视的时候也不能用心。

(2) 多动:DSM-V 诊断标准描述 ADHD 儿童的多动是"经常在不合适的场合跑来跑去或爬上爬下"。即 ADHD 儿童多动的特点是不分场合、无目的性,在静止性游戏中表现尤为明显。动作杂乱无章,有始无终,缺乏完整性,乱写乱画,招惹是非,甚至离开座位在教室乱跑。全然不顾环境对其行为的要求。生活中也经常做事虎头蛇尾,难以善始善终。

因 ADHD 儿童自我控制能力差,常呈现活动过度的现象,表现为与年龄不相称的多动,包括躯体活动、手的活动及言语过多。追溯病史,家长可反映部分 ADHD 儿童在胎儿期即出现宫内胎动频繁;或婴儿期易兴奋、多哭闹不安、睡眠差、喂养困难,日常生活行为中不合作(如排便、洗澡、穿衣时),"胆大",始走即欲跑,不玩安静的游戏,多来回奔跑;或学龄前期表现手脚不停,显得格外活泼,幼儿园老师反映"不守纪律",难以静坐,好喧闹和捣乱,常更换玩具;或上学后表现坐不稳,老师反映"上课纪律差","课堂上小动作多",无法静心作业,话多插嘴。

(3) 冲动:ADHD 儿童常对不愉快的刺激反应过度,易兴奋和冲动、不分场合、不顾后果、难以自控,甚至伤害他人,不遵守游戏规则,缺乏忍耐或等待。在家翻箱倒柜,对玩具、文具任意拆散、毫不爱惜。容易犯错误,但对老师、家长的批评置若罔闻、屡教屡犯。参加游戏活动不能耐心等待轮换,易插队或放弃。ADHD 儿童常因冲动行为发生意外事故,甚至出现严重后果,如喜欢爬高、翻越栏杆、突然横穿马路;心血来潮,想干什么就干什么等。ADHD 儿童与人谈话交流或回答问题时,不能耐心地倾听别人说话,往往别人没讲完或问题没问完,打断别人的对话。做作业或考试时粗心大意常常看错题,往往把简单的题目做错。ADHD

儿童遇到困难常常急躁不安、缺乏信心。

(4) 其他:ADHD 儿童往往在发展社交技能、应对挫折和控制情绪方面存在困难。好发脾气、执拗、任性、脾气暴躁、鲁莽,稍不如意即大吵大闹、蛮横无理,经常干扰别人,容易与人冲突、争吵、打架。ADHD 儿童常伴有学习障碍,但其学习障碍并非由于智能障碍所致,ADHD 患儿的智力与正常儿童一样,多在正常范围内,少数伴有轻度智能障碍。但其学习成绩一般与其智力水平不一致,因注意力分散造成学习成绩不佳,成绩波动较大。由于 ADHD 的核心症状往往共患品行障碍,ADHD 儿童常不被同龄人所接受,人际关系差,与同伴、教师、父母的关系常存在问题,社会适应能力也较差。因经常被老师批评、家长责备、同学嘲笑,而常出现退缩、回避、害怕上课、逃避考试甚至逃学,有的患儿一到学校就出现胸闷、头痛、胸痛等不适。过多失败和挫折的经历,使得他们忧郁少言,悲观失望,不愿与同学交往。ADHD 儿童常常自我评价降低,自信心不足,部分儿童出现情绪问题,表现为烦躁、易激惹、不高兴,甚至出现自伤、攻击他人的行为。ADHD 儿童常常动作笨拙,精细协调困难,手指不灵活,手眼协调差。

【临床分型】 DSM-5 根据症状维度将 ADHD 临床分为三个亚型:注意缺陷为主型的亚型,主要表现为难以保持注意力集中、容易分心、做事有始无终、日常生活杂乱无章等;多动冲动为主型的亚型,主要表现为与环境不协调的行为过多、喧闹和急躁;混合型的亚型,即注意缺陷与行为冲动症状均显著。

【诊断】 ADHD 的诊断主要依据临床表现,缺乏客观指标。多动、冲动和注意力不集中是一组非特异性临床表现,正常儿童青少年的发育进程中亦可存在。但 DSM-5 描述 ADHD 特征性的注意不集中、多动 / 冲动或两者都有的症状至少持续 6 个月,且在多个场景出现(如学校、家庭);其发育水平与实际年龄不一致,直接影响社会活动、学业和职业工作。为避免出现过度诊断或漏诊的情况,需进行详细的评估,与父母和儿童的访谈,广泛收集来自父母或带养人、教师和学校其他人员的信息,进行相关的心理学评估和实验室检查。

(二) 评估

1. **采集病史** 由儿童的主要照养人和教师提供的正确、完整的病史,对于 ADHD 的诊断非常重要。包括现病史(就诊原因、主要行为问题、环境适应问题等)、个人史(出生史、生长发育史、生活史等)、既往史(既往神经系统疾病、抽搐、精神疾病等)、家族史(父母健康状况、性格特点、家族中是否有类似现象)等。

2. **一般体格检查** 包括神经系统检查、生长发育情况、营养状况、听力、视力及精神状态等。

3. **心理评估** 主要包括智力测验、注意测定和其他一些评估量表。智力测验常用韦氏学龄前儿童智力量表(WIPPS-CRR)和韦氏学龄儿童智力量表(WISC-CR)。智力测定有助于判断 ADHD 的功能损害程度,同时也有助于智能障碍鉴别。

4. **ADHD 评估量表** 常用的有 Conner 父母问卷(PSQ)、教师用量表和 ADHD 筛查量表(SNAP-Ⅳ),注意力方面如持续性操作测试等。还有学习障碍筛查量表(PRS)、Achenbach 儿童行为量表(CBCL)及气质量表等。

5. **辅助检查** 必要时进行影像学检查,脑电图,血液、尿液生化等辅助检查帮助鉴别诊断。

(三) **筛查与诊断标准**

需按三级处理,即Ⅰ级儿童保健机构常规进行儿童发育和行为筛查,或家长反映儿童有不明原因的行为"过多",或睡眠差、饮食行为问题,日常生活行为中不合作等偏离正常同年龄儿童行为的现象,进行早期干预与随访;随年龄增长行为偏离仍持续存在者转诊至Ⅱ级儿童保健机构进行诊断性测试、干预,疑诊 ADHD 者转诊至Ⅲ级或高级发育和行为专科进行评估、诊断、治疗。

在Ⅰ、Ⅱ级儿童保健机构中,参照《儿童及青少年精神诊断在基层医疗分类:诊断和统计手册初级护理(DSM-PC)初级保健儿童青少年精神分类》(The classification of Children and adolescent mental diagnoses in primary case:diagnostic and statistical manual for primary care. DSM-PC V65.49、V40.3)以区分不同程度的多动和冲动(表 13-1、表 13-2)。

表 13-1　儿童正常发育多样性及其表现

多动 / 冲动	行为发育表现
婴幼儿:常很活跃 / 冲动,使精力不足或耐心不足的成人烦恼 **学龄儿和青少年**:游戏时可兴奋,可出现正常的冲动行为,特别在竞争情景时	**婴儿**:对刺激应答有个体差异。部分婴儿可能对触足、声音、光线有过度的活跃,可表现为扭动以避开照养人;或婴儿的愉快应答表现为活动增多 **儿童早期**:喜转圈、提问,撞击物品或人 **儿童中期**:可长时间玩很兴奋的游戏,偶出现冲动行为 **青少年**:喜欢长时间的活跃(如跳舞),有时与同伴做一些危险性行为

表 13-2　儿童多动冲动行为问题

多动 / 冲动行为问题	多动冲动行为的发育表现
儿童的行为影响与他人的关系或获得相应年龄的技能。儿童出现某些多动或冲动症状,但尚不足以定为 ADHD 行为障碍者,或异常行为问题;可伴有其他不良行为,如不良情绪行为或攻击性 / 对立违抗行为	**婴儿**:扭动、攀爬;伴有高活动水平的感觉运动 **儿童早期**:常在游戏中撞人或撞倒东西而受伤,不愿进行安静的游戏,如坐、看、听故事 **儿童中期**:不遵循游戏规则,扰乱他人,不能完成家务 **青少年**:干蠢事,惹他人生气,不遵守课堂秩序,或看电视时不安宁

判断依据 DSM-Ⅴ的诊断标准。在Ⅲ级儿童保健机构,或发育行为专科,或有条件的Ⅱ级儿童保健机构进行评估、诊断、治疗(表 13-3~ 表 13-5)。

表 13-3　DSM-5 描述及症状

DSM-5 描述及症状
1. 常心不在焉地用手或脚敲打,或在坐位上扭动
2. 常随便离开坐位,如在教室内、办公室或其他工作地方
3. 常在不合适的场所乱跑或攀爬,年长儿或成人则坐立不安
4. 常难以安静地玩耍或参加娱乐活动
5. 常不停地动或表现像被电动机驱动,如不能安静在饭店、会议室难以久坐,让人感觉坐立不安
6. 常话多不停
7. 常回答问题不经思考脱口而出,如与人交谈常常抢话
8. 在需要轮流时常难以等待,如排队时
9. 常打扰别人,如打断别人对话、游戏、活动,不经允许随便使用他人的东西;年长儿、成人干扰他人做事

表 13-4　DSM-5 描述注意缺陷症状

描述的 9 条注意缺陷行为中至少 6 条符合临床表现
1. 常注意力不集中，或做作业粗心出错，或工作中在其他活动中忽略或漏掉细节，工作出差错
2. 完成任务或游戏活动时难以集中注意，如难以专注听讲座、对话与长时间阅读
3. 与其说话时常常不能注意听，在没有任何明显的干扰时也心不在焉
4. 常不能按指令完成学校作业、家务或工作任务，如工作时易注意力不集中或转移目标
5. 难以组织任务和活动，如难以处理连续性任务及保持材料与物品顺序，工作杂乱无章，管理能力差，不按时完成任务
6. 常避免或不情愿参与需要长久努力的任务，如家庭作业，年长儿或成人不愿准备报告、填表、看长篇文章
7. 常丢失完成任务或进行活动的必要东西，如书、笔、书包、工具、钥匙、作业、眼镜、电话本等
8. 易被外来刺激分心，如年长儿和成人常常被无关事吸引
9. 常忘记日常活动，如做家务、差事，年长儿和成人忘记回电话、付账单、约会等

表 13-5　DSM-5 其他诊断条件

1. 注意或多动 - 冲动症状在 12 岁前出现
2. ≥17 岁的青年、成人有注意缺陷或多动 - 冲动症状≥5 条即可诊断 ADHD
3. ADHD 的核心症状发生在儿童的 2 个以上的场所，包括家庭和学校；持续 6 个月以上
4. 症状不是发生在精神分裂症或其他精神障碍过程中，也不能用其他心理障碍解释（如心境障碍、焦虑障碍、分离障碍、人格障碍、物质中毒或撤退物质）

【鉴别诊断】

儿童出现 ADHD 的某些症状，但少于诊断标准规定的问题行为数量（如注意缺陷行为不足 6 条）；而且儿童的行为症状仅限于某一特定环境或场合发生，或仅存在于相同的场合。如 ADHD 症状仅发生在学校里，而在家庭或其他场合正常，这些症状可能是语言、学习或智能障碍的继发症状；或儿童的 ADHD 症状仅出现在家庭，而在学校或其他场合正常，这些症状发生的主要原因可能是亲子交流问题、父母期望过高、环境限制或父母的精神疾病状态。

儿童表现 AHDH 症状但无学习技能或社会交往等方面的功能损害，亦不符合 ADHD 诊断标准。过度诊断 ADHD 的原因之一是错误评估功能损害。例如，学龄儿童的多动、冲动、注意缺陷不严重或仅为情景性的，只出现在教育或社交环境，但不出现在家庭中。学龄期儿童有多动或情景性的注意问题，但课堂表现好、学业成绩高和社会交往良好者也不是 ADHD。在评估 ADHD 核心症状对学业成就、课堂表现、家庭生活、社交技能、独立能力、自尊、娱乐活动和自我照顾方面的影响时，需要进行详细的询问来帮助临床判断。

了解正常儿童行为的多样性可帮助识别儿童的多动和冲动的临床意义。如儿童处于疲惫、饥饿、焦虑状态时，或在陌生情景中可能出现多动和冲动行为。有些儿童的气质特点导致活动水平较高，也可出现多动和冲动行为。儿童被忽视、受到身体或性虐待、长期处于紧张状态时可出现多动和冲动行为。ADHD 的诊断需排除可能引起类似 ADHD 症状的情况或伴发 ADHD 症状的综合征，如婴儿酒精综合征、脆性 X 综合征、甲状腺功能亢进及某些药物的不良反应。此外，还需与智能障碍、抽动秽语综合征、品行障碍、孤独症谱系障碍、儿童精神分裂症、适应障碍、躁狂发作和双相障碍、焦虑障碍、特殊学习技能发育障碍等疾病鉴别。

1. 功能损害　ADHD 儿童的诊断需要有功能损害的证据支持。研究发现 ADHD 儿童在学业成就、家庭关系、同伴关系、自尊、自我概念、意外伤害和适应功能方面有显著的功能

损害。无论是否共患学习障碍,ADHD 儿童往往学业成就低下,常被转介特殊教育、留级、辍学或开除出校;经常被同伴轻视,导致自尊心低下。ADHD 儿童的家庭往往父母不和、教养困难、亲子交流问题等。

2. **共患病** 多数 ADHD 儿童青少年都存在共患病,共患病可加重 ADHD 儿童的功能损害。最常见的共患病包括破坏行为[对立违抗(ODD)和品行障碍]、焦虑障碍、抑郁障碍、学习障碍、睡眠障碍、智力障碍和孤独症谱系障碍(表 13-6)。

表 13-6　ADHD 共患病的患病率

共患病	ADHD	非 ADHD
对立违抗	35%	2%~6%(男)
品行障碍	25%	6%~16%(男);2%~9%(女)
焦虑障碍	25%	5%~10%
抑郁障碍	18%	2%(儿童);5%(成人)
学习障碍	15%	7%

共患病影响 ADHD 的治疗目标和结局。如共患 ODD 的 ADHD 儿童可能发展为品行障碍,增加青少年物质滥用的风险。共患心境障碍的 ADHD 儿童在青少年期的结局比单纯 ADHD 儿童差。共患抑郁障碍的 ADHD 儿童对兴奋剂的反应可与单纯 ADHD 儿童不同。

三、治疗决策

ADHD 儿童的治疗需要老师、家长和医师共同参与,采用心理支持、行为矫正、家庭和药物治疗的综合措施,才能收到良好的效果。ADHD 儿童的治疗应由Ⅲ级儿童保健机构或高级发育和行为专科以及部分Ⅱ级儿童保健机构承担。

(一) 治疗和管理原则

1. **管理原则** 2015 年出版的《中国注意缺陷多动障碍防治指南》中,明确提出各相关学科的医师应该认识到 ADHD 是一个慢性疾病,共同制订相应的治疗计划;医师的治疗计划应取得家长和老师的配合;若治疗方案没有达到预期目标,医师应评估最初的诊断是否正确,治疗方法是否恰当,治疗方案的依从性如何,是否有合并疾病等;医师应对 ADHD 儿童有计划地进行定期随访,汇总家长、老师和 ADHD 儿童的反馈信息,以评估疗效及不良反应。

2. **治疗原则** 2011 年美国儿科学会《儿童青少年 ADHD 诊断、评估和治疗的临床实践指南》建议对于 4~5 岁的学龄前期的 ADHD 儿童以行为治疗为主,如行为治疗无效考虑药物治疗;6~11 岁学龄期 ADHD 儿童建议首选药物治疗,推荐药物治疗和行为治疗的联合疗法;12~18 岁的 ADHD 青少年建议以药物治疗为首选,推荐辅以心理治疗。

(二) 父母培训

ADHD 儿童青少年进入治疗阶段时,重要的工作是进行父母培训。培训的内容包括介绍 ADHD 知识,如发病率、病因、临床表现、干预和治疗、亲子关系和家庭教育、ADHD 儿童的学习干预、行为管理、情绪调控等系列培训活动。ADHD 儿童的父母们在培训中加强了沟通和互动,能积极主动地应对 ADHD 儿童的学习、情绪、交流等问题。父母培训工作进行的效果表现在 ADHD 儿童的家庭能接受规范的药物治疗,治疗依从性较好,儿童的功能和生活质量获得改善。

(三) 药物治疗

治疗 ADHD 的药物主要包括中枢兴奋剂和去甲肾上腺素再摄取阻滞剂。药物治疗原则:根据个体化原则,从小剂量开始,逐渐调整,达到最佳剂量并维持治疗;治疗过程采用恰当的方法对药物的疗效进行评估;注意可能出现的不良反应。

1. **兴奋剂** 作为多巴胺和去甲肾上腺素再摄取阻滞剂,提高尾状核和前额叶皮质中多巴胺和去甲肾上腺素的水平。我国治疗 ADHD 的中枢兴奋剂主要为盐酸哌甲酯,根据疗效持续时间分为长效(10~12 小时)和短效(3~6 小时)两种制剂。短效盐酸哌甲酯适用于 6~l7 岁的儿童和青少年,从每次 5mg,每天 1~2 次开始(通常 7:00AM 左右和中午),每周逐渐增加 5~10mg,每天最大推荐剂量为 60mg。常用最适量在 0.3~0.7mg/kg,每天 2~3 次(日总剂量范围 0.6~2.1mg/kg)。长效盐酸哌甲酯从 18mg/d,每天 1 次开始,剂量滴定期间每 1~2 周调整一次剂量。盐酸哌甲酯 6 岁以下的儿童慎用,禁忌证包括青光眼、药物滥用、服用单胺氧化酶抑制剂的病人或急性精神病的病人。盐酸哌甲酯可能出现的不良反应有头痛、腹痛、影响食欲、入睡困难、眩晕,运动性抽动也在一些患儿中发生。不良反应常在治疗早期出现,症状轻微,多在剂量调整后或服药一段时间后改善。兴奋剂可以提高在学校的任务行为,降低干扰和坐立不安;家庭中可以缩短作业时间、改善亲子沟通和依从性。在使用兴奋剂之前应进行慎重的评估,包括心脏病病史、心慌、昏厥、癫痫、猝死家族史、肥厚型心肌病、长 Q-T 综合征,并进行心血管系统的检查。总体来说,兴奋剂治疗 ADHD 是安全有效的,但需要进行身高、体重的定期监测,并在治疗之前和治疗期间对血压和心率进行检查。

2. **非兴奋剂** 托莫西汀是 ADHD 治疗的一种非兴奋剂药物,是去甲肾上腺素在摄取阻滞剂并能阻断前额叶突触前去甲肾上腺素的转运。体重小于 70kg 的 ADHD 儿童,每天初始剂量可为 0.5mg/kg,3 天后增加至 1.2mg/kg,单次或分次服药,每天总剂量不可超过 1.8mg/kg 或 100mg。体重大于 70kg 者,每天初始剂量可为 40mg/d,3 天后可增加至目标剂量 80mg/d,单次或分次服药,每天总剂量不超过 100mg。停药时不必逐渐减量。托莫西汀每天服药一次,作用时间可维持 24 小时,全天都能缓解多动症的症状。托莫西汀的不良反应与兴奋剂相似,在延迟入睡方面的不良反应较小,但易出现疲劳和恶心。目前尚未发现托莫西汀与抽动之间的联系。托莫西汀可能对共患焦虑障碍的 ADHD 儿童有效。

3. **其他** 三环类抗抑郁药(TCAs)包括丙米嗪、地昔帕明和去甲替林。作用机制是通过抑制去甲肾上腺素的再摄取起作用。地昔帕明对 ADHD 症状的有效率可比得上兴奋剂。约 20 个随机、对照试验支持 TCAs 治疗 ADHD 的有效性。但是,TCAs 具有心脏的不良反应,还可能与猝死相关,使用中需要进行心脏监测和血浆水平的监测。安非他酮是一种去甲肾上腺素能和多巴胺能的氨基 - 酮类抗抑郁药,总体上使用安非他酮改善 ADHD 核心症状的效果不如兴奋剂,但 ADHD 共患抑郁障碍的情况安非他酮有改善作用。可乐定和胍法辛是中枢 α_2- 肾上腺素激动剂,作用机制是影响蓝斑区去甲肾上腺素的释放速率,可以间接影响多巴胺。临床上可乐定被用于消除兴奋剂入睡困难的不良反应,以及一些有明显攻击行为的 ADHD 患儿。胍法辛对于儿童 ADHD、抽动障碍和攻击性也是有效的。以上这些药物是治疗 ADHD 的二线药,只有在兴奋剂和去甲肾上腺素再摄取阻滞剂无效或禁忌的情况下才考虑使用。

4. **行为治疗** 研究发现 ADHD 儿童一般对刺激表现为觉醒不足,因而奖惩行为很难起作用,其行为问题难以矫正。因此需要在药物治疗的基础上对 ADHD 儿童进行行为治疗。行为治疗的原则包括行为矫正技术和社交学习理论,强调预防性管理,通过观察与模仿恰当的行为、态度和情感反应,来塑造 ADHD 儿童的行为。当前大量的研究证据表明行为治疗对 ADHD 儿童有效。常用的行为治疗方法包括正性强化、消退、惩罚等。要使某种行为继续下去或增多,就使用正性强化等方法;要使某种行为减少或消失,可使用消退、惩罚等方法;消退与正性强化合用来促进恰当行为的出现,减少不良行为。

5. **学校干预** 国内已有学者开始研究 ADHD 治疗中的医学、家庭和学校三者的联系,强调 ADHD 治疗的医教结合。ADHD 的综合治疗中与学校达成有效沟通是必不可少的。成功的学校干预可以降低儿童在学校的不良行为,对于提高 ADHD 儿童的学习效率有着一定的作用。经父母同意后告诉老师 ADHD 的诊断和治疗计划,由老师将儿童在学校的行为表现信息报告给医师,建立信息传递监测系统。每天家庭 - 学校报告卡是一种监测课堂行为的有效方法。父母和老师确定 3~5 个损害学校表现的目标行为,由老师填写 ADHD 儿童在学校的行为表现,并由儿童将每天家庭 - 学校报告卡带回家,可以很好地监测目标行为。每天报告卡与一种奖励制度(如特权或奖金)相联系,可以频繁、即刻地进行反馈,可提高儿童、父母和老师的依从性。

6. **补充和替代治疗** 目前的补充和替代治疗的方法,如中医药治疗、脑电生物反馈治疗等。因缺乏随机、对照试验研究,同时部分替代治疗可能有不良反应或对儿童有害,尚未被推荐至临床应用。除非父母准备尝试替代治疗或已经证实临床使用有效,医师可以考虑将这种替代治疗结合到循证的治疗方案中。

(四) 预后

ADHD 儿童的远期结局与症状的严重程度和类型,共病(如精神障碍和学习障碍)、智力、家庭环境和治疗有关。经综合治疗的 ADHD 儿童的预后较乐观,如不治疗多动症儿童到成人时,约有 1/3 是多动症的残留症状,出现反社会人格障碍、酒精依赖、癔症、焦虑症和一些精神分裂症状。多动症状多始于幼儿期,进入小学后表现得更明显。随着年龄增长,年长儿多动的症状逐渐减少,而注意缺陷和冲动的症状常仍存在。70%~85%ADHD 儿童症状冲动和注意力不集中可持续到青少年期和成年期。ADHD 的青少年在同伴交往中常表现不成熟,如常常出现处理事情灵活性较差、不能体会别人感受、自我为中心等,交通事故发生率较高。ADHD 青少年共患品行障碍,物质滥用的风险增大,是单纯 ADHD 患者的 2 倍以上。青少年 ADHD 女童比男童易患抑郁、焦虑、师生关系差、易受外界影响。ADHD 的儿童青少年发生缺课、留级和退学的几率较高。共患学习障碍和精神障碍加重 ADHD 儿童学习不良的结局。虽然使用兴奋类药物的治疗不一定会提高考试分数或者达到最终教育程度,但与较好的长远学习结局相关。成人 ADHD 的研究表明成人 ADHD 的社会经济地位较低,工作困难,工作变更频繁,受教育程度较低,工作机会较少,出现较多的心理问题、驾驶超速、吊销驾照、工作表现差、常辞职或被辞退。

(五) 预防

ADHD 病因不明,预防主要是避免各种危险因素,为儿童创造温馨和谐的家庭环境、良好安静的学习环境、正确培养儿童的行为习惯、养成良好的卫生习惯和饮食习惯,有助于减少 ADHD 所致的功能损害或减轻 ADHD 的症状或改善 ADHD 的短期或长期结局。对于有高危因素的儿童应定期随访观察;对在婴幼儿早期和学龄前期就有注意分散、活动过多、冲动任性等症状的儿童,在进行行为矫正的同时,应及早进行提高注意力的训练。

误区:学习成绩差的儿童是 ADHD。

专家意见:学习成绩差有各种原因,如学校适应困难、视觉问题、阅读障碍、语言发育问题、视空间障碍、书写障碍和计算障碍等不同,需要评估与诊断。

误区:儿童上课不专心,但成绩可,老师认为是 ADHD,让家长带儿童到医院检查。

专家意见:儿童表现有 AHDH 症状但无学习技能或社会交往等方面的功能损害,不符合 ADHD 的诊断标准。

四、常见问题和误区防范

(一) 仅以症状或现象作出诊断,忽视功能损害

ADHD 的诊断需要详细地评估,特别要关注症状导致的功能损害。所谓功能损害,通常包括下述各方面:

1. 学习成绩与其智力不匹配,高智商,低成就。

2. 同伴关系紧张,易冲突,易被同伴排斥或边缘化。

3. 情绪不稳定,易暴怒或发脾气。

4. 不遵守课堂纪律,影响课堂秩序,或破坏集体规则。

5. 易发生不良事件和意外,如攻击他人、跌伤或摔伤等。

因此,以临床诊断 ADHD 必须将症状和功能损害相结合,不能单凭症状下诊断。

(二) ADHD 的治疗误区

一旦诊断 ADHD 后,即采取药物治疗。目前国际和国内均有 ADHD 治疗指南。参照指南,应率先用一线药物和盐酸哌甲酯或托莫西汀,在药物治疗的基础上,辅助其他治疗,如行为治疗、心理治疗等。临床中常见的治疗误区如下:

1. 药物剂量调整不及时。

2. 坚持药物治疗的家庭不多。

为此,应当加强治疗过程中的监督和随访。治疗前,应让家庭对 ADHD 有科学的了解,治疗中,要加强随访,采用慢病管理的模式,监测疗效。

(三) ADHD 的综合干预不能忽视

虽然 ADHD 的治疗药物为先,但是药物治疗以缓解核心症状如多动、冲动和注意缺陷为主,不能包罗万象解决所有的行为症状。因此,临床医师在药物治疗的同时应注意其他辅助治疗,如年幼儿童的行为管理和治疗、年长儿童的心理治疗、家长的家庭咨询,包括父母技能培训、医教结合以学校为基础的干预如课堂行为管理,以儿童为中心的干预如社交技能训练,以促进 ADHD 儿童青少年的最大功能恢复和能力发展,提高他们的生活质量。

五、热点聚焦

(一) 诊断标准的更新

1. 新增了状态的举例　2013 年 5 月 18 日美国精神科学会出版了第 5 版的精神障碍诊断和统计手册。将 ADHD 归为神经发育障碍。在诊断标准中,对注意缺陷和多动 - 冲动 9 项症状新增了症状的举例,其中注意缺陷每项症状都有举例,而多动 - 冲动 9 项症状中除了一目了然的行为表现外,有 6 项症状都有举例,使临床诊断更清晰,易于掌握标准。

2. 新增了对症状出现场景的说明　ADHD 症状主要发生于多种场景下,当儿童青少年在专注于特别感兴趣的活动时,或在持续环境刺激下,或处于一对一的互动环境中,则症状

的表现可能不明显或缺如。

3. 疾病出现的年龄 ADHD 的症状由原来 7 岁以前出现更新为 12 岁,表现 ADHD 临床表现可出现于整个儿童期,这是由于临床难于追溯最初症状的实际年龄,故放宽年龄对诊断更有利。

4. 强调鉴别诊断 ADHD 的诊断过程中,要注意鉴别诊断,包括对立违抗障碍、间歇性爆发障碍、其他神经发育障碍如刻板运动障碍、多动 - 秽语综合征、特殊学习障碍、智力障碍、孤独症谱系障碍、反应性依恋障碍、焦虑障碍、抑郁障碍、双相障碍等。

5. ADHD 诊断标准中儿童和成人的差异 尽管儿童和成人罗列的症状是一样的,但儿童 9 项症状要≥6 项,而 17 岁以上的成人则≥5 项即可诊断 ADHD。

6. 在最近的这个标准中,首次出现孤独症谱系障碍可共病 ADHD,也即当符合孤独症谱系障碍和 ADHD 两种神经发育障碍的标准时,应当同时诊断该两种障碍。

7. 在 ADHD 治疗过程中对部分缓解给予了说明,即治疗后儿童所表现的症状已不符合 ADHD 的诊断标准,但是,仍然导致社会、学习、工作等方面的功能损害。

8. ADHD 在诊断之后,要说明其严重程度,通常分为轻度、中度和重度。轻度者症状少,对学习社会或工作等功能的损害为轻度;重度者某些症状特别严重,明显地影响学习、社会和工作等功能;中度者介于轻度和重度之间。

(二) 关注 ADHD 的共病

临床上单纯 ADHD 的患者只占 ADHD 的 1/3,而 2/3 的 ADHD 病人伴有其他共病。共病精神障碍的最为多见的是对立违抗障碍(oppositional defiant disorder,ODD),研究发现 ADHD 与 ODD 的共患率约为 60%,学习困难在 ADHD 患者中的共患率为 20%~80%,是 ADHD 最早出现又是最突出的问题,而且随年龄增长,共患学习困难的比例会逐渐增加。发育性协调障碍(developmental coordination disorder,DCD)在 ADHD 患者中占 30%~50%,抽动障碍(tic disorder)在 ADHD 患者中占 20%~30%,因此,临床上的治疗要重视共患病,对于共患精神障碍的治疗,要及时转诊,而不是将患者的症状全部视为 ADHD 的表现。

(三) ADHD 的长期治疗

ADHD 治疗要坚持长期性在临床有一定的难度,这缘于家庭对药物不良反应的重重顾虑,或对 ADHD 的认识不足。因此,要加强与家庭的沟通和咨询,使家长对 ADHD 有足够的认识,也要做好年长儿童的心理咨询,提高治疗的依从性。汲取国内外的经验,我们可以举办各种形式的宣教和咨询活动,如父母培训、教师讲座、社区教育等,使 ADHD 的科学知识走进家庭、学校和社区;同时改善医疗服务,为 ADHD 儿童建立个人档案,定期评估,及时调整治疗方案。目前,对 ADHD 患者治疗目标提出不仅要使症状消失或获及最大的改善,而且要使个体的功能获及最大的恢复。鉴于此,必须提高临床的医疗服务质量。

(金星明)

第十四章

抽 动 障 碍

培训目标

1. 掌握 ①抽动障碍的分型;②抽动障碍各分型的诊断标准;③抽动障碍的各型治疗决策。
2. 熟悉 ①各型抽动障碍的病因;②各型抽动障碍的鉴别诊断。
3. 了解 ①抽动障碍的预后;②共患病的治疗方案。

一、概述

抽动障碍(tic disorder)是儿童期最常见的运动性障碍,主要表现为简单或复杂的不自主、反复、快速的一个或多个部位肌肉抽动或发声抽动,可伴有不同程度注意力不集中、多动、强迫性动作和思维或其他行为症状。抽动障碍的病程不一,可为短暂性,或为长期性,也可成为慢性神经精神障碍,导致不同程度的损害。目前其病因和发病机制尚未明确。抽动障碍多起病于儿童和青少年时期,近年来患病率有增加趋势,而且伴发的行为症状复杂多样,一般按其临床特征和病程分为以下类型:

1. 短暂性抽动障碍(transient tic disorder)。

2. 慢性运动(chronic motor)或发声抽动障碍(vocal tic disorder)。

3. 发声和多种运动联合抽动障碍(combined vocal and multiple tics),即 Tourette 综合征(TS)或称为抽动 - 秽语综合征。

4. 其他类型抽动障碍。

5. 未分类的抽动障碍。

以上几种类型,并非绝对的划分,各型之间可能有连续性。

目前抽动障碍的诊断可依据《国际疾病分类》第 10 版(ICD-10)、《美国精神疾病诊断与统计手册》第 5 版修订本(DSM-V)和《中国精神障碍与诊断标准》第 3 版(CCMD-Ⅲ)。之前国内外多数学者倾向于采用 DSM-Ⅳ-TR 诊断,2013 年第 5 版颁布,本章主要介绍新版的 DSM-V。

二、短暂性抽动障碍

通常又称为抽动症或习惯性痉挛,是抽动障碍中最多见的一种类型,大多数表现为单纯性运动抽动,极少数表现为单纯发声抽动。运动抽动的部位多见于眼肌、面肌和颈部肌群,病程持续不超过 1 年。

【病因】 本症病因尚未明确,一般认为与以下几种因素有关:

1. **遗传因素** 短暂性抽动障碍可有家庭聚集性,患儿家族成员中患抽动障碍者较一般人群多见,故认为可能与遗传因素有关。

2. **器质性因素** 主要指急慢性神经系统疾病,如中毒和代谢性脑病、脑外伤、脑肿瘤、脑卒中等。部分患儿可能与围产期损害,如产伤、窒息、早产、低体重儿等因素有关。

3. **躯体因素** 抽动往往由于躯体局部的激惹而引起。如眼结合膜炎或倒睫刺激引起眨眼,或因上呼吸道感染而出现吸鼻、面肌抽动等。当局部疾病原因去除后,抽动症状仍继续存在。

4. **社会心理因素** 儿童由于生活的不愉快事件,如家庭不和、父母离婚、亲人死亡、学习负担过重、受到批评和责备等影响,抽动成为心理应激的一种表现。部分患儿对别人的眨眼、抽动鼻子、清嗓子等行为有兴趣,便开始模仿并逐渐固定下来。

5. **药源性因素** 长期或大剂量服用某些药物如中枢神经兴奋剂、抗精神病药等,可能产生抽动的副作用。

【流行病学】 本症的患病率尚缺乏确切的统计数字,国内报道本症患病率约为1%~7%,在门诊中多见,由于抽动症状较为局限,程度较轻、对日常活动影响较少,常易忽视。本病男性发病率较高,起病年龄多见于4~7岁。

【临床表现】 本症大多起病于5~7岁,首发症状多为简单性运动抽动,一般以眼、面肌抽动为多见,数周或数月内症状波动或部位转移,可向颈部或上下肢发展。常表现为眨眼、挤眉、翻眼、皱额、缩鼻、咬唇、张口、露齿、点头、摇头、歪斜、伸脖和耸肩等动作。少数患儿可表现为复杂的运动抽动,如眼的表情和转动、面部动作和表情、头部的姿势和动作等。部分患儿可出现单纯的、迅速的、无意义的声音,如单纯反复咳嗽、哼气或清嗓等,发声与抽动不同时出现。抽动症状频率和症状严重程度不一,通常对患儿日常学习和适应环境无明显影响,大多不伴其他行为和情绪障碍,神经系统检查通常无异常发现,症状至少持续数周和数月,一般不超过一年。

【诊断】 参照DSM-V标准,短暂性抽动障碍的诊断标准如下:

1. 单组或多组运动抽动和(或)发声抽动(抽动是指突然、快速、反复、非节律性的肌肉运动或发声)。

2. 病程持续不足一年。

3. <18岁起病。

4. 症状并非由于物质(如可卡因)或躯体情况(亨廷顿病、病毒性脑炎后)的直接生理效应所致。

5. 不符合Tourette综合征和慢性运动或发声抽动障碍的诊断标准。

【治疗和预后】 本症一般预后良好,大多数可自行好转。对患儿要给予正确的教育引导,培养和维护患儿的身心健康,避免过度紧张疲劳和其他过重的精神负担,以利于病情恢复。对于抽动症状程度轻、干扰损害少者无须特殊治疗。

三、慢性运动抽动或发声抽动障碍

慢性运动抽动或发声抽动可以表现为简单的和复杂的运动抽动障碍(单纯运动型抽动),或仅仅出现简单或复杂的发声抽动(单纯发声性抽动),抽动多累及面肌、颈肌和肩部肌群,但很少有上下肢和躯干的抽动。运动抽动较发声抽动多见,但一般运动抽动和发声抽动不同时存在。抽动的症状持久、相对不变。病程至少持续一年以上,长者持续数年甚至终生。

本类型抽动症多见于成年人,但可发生于儿童少年期,患病率约为 1%~2%。

参照 DSM-V 标准,慢性运动抽动或发声抽动障碍的诊断标准为:

1. 一种或多种运动抽动,或发声抽动,运动或发声抽动不同时存在(抽动是指突然、快速、反复、非节律性的肌肉运动或发声)。

2. 自首次抽动发作已持续一年以上,抽动频率可增可减。

3. <18 岁起病。

4. 症状并非由于物质(如可卡因)或躯体情况(亨廷顿病、病毒性脑炎后)直接生理效应所致。

5. 不符合 Tourette 综合征的诊断标准。

本症一般无须特别治疗,尤其对于症状已持久固定不变,已形成了习惯如成年人清嗓或眨眼抽动,对日常生活、学习或工作并无影响者,一般不需要用药治疗。

四、发声与多种运动联合抽动障碍

本症是一种慢性神经精神障碍的疾病,又称 Tourette 综合征(TS)、抽动 - 秽语综合征。TS 可不同程度地干扰损害儿童的认知功能和发育,影响适应社会能力。

【流行病学】

一般认为患病率为 0.1%~0.5%,男女发病之比为(3~5):1,平均起病年龄为 7 岁。

【病因与发病机制】

迄今本症的病因尚未明确,近年来的研究提示 TS 的病因可能是由于遗传因素、神经生理、生化代谢及环境因素在发育过程中相互作用的结果。

1. **遗传因素** 许多研究发现本病有遗传倾向,在 TS 家庭成员中患抽动症和 TS 的较为多见,其发生率高达 10%~66%。TS 双生儿同病一致性较高,单卵一致性为 75%~95%;双卵一致性为 8%~23%。研究结果说明 TS 与遗传因素明显相关,且 TS 和轻度抽动症状都由共同的遗传因子决定。

一般认为,TS 遗传方式可能是常染色体显性遗传或为多基因遗传,男性外显率高(近100%),女性外显率低(70%)。家族调查的研究结果提示家族成员对抽动和强迫障碍具有易感性,并可以常染色体解释易感性的原因。本病患儿中有 50%~60% 同时伴有注意缺陷多动障碍,因此认为此两病之间也具有遗传基因联系。有人通过对 TS 及同胞中基因扫描和对比分析,发现 4q34-35、5q35.2-35.3 和 17q25 与基因表型关联。目前大多认为多巴胺受体基因是主要的候选基因,有人发现人染色体 18q22.3 断点、7q31 断点等也可能与 TS 有关。

2. **神经生化因素** 近年来,神经药理学和生物化学方面的研究发现,有关 TS 的生化异常可能涉及中枢神经递质的活性和嘌呤代谢这两个系统。有人认为 TS 是由于中枢神经递质功能失调所致,包括中枢的多巴胺、5- 羟色胺、去甲肾上腺素、组胺、谷氨酸、γ- 氨基丁酸(GABA)及乙酰胆碱、阿片肽等,但这些生化改变的性质及详细的病理生理机制尚不完全清楚。

3. **器质性因素** 许多研究都提示 TS 属于一种器质性疾病。临床上 TS 患儿的神经系统软体征较多见,心理测试提示患儿的右侧大脑损害明显。TS 患儿非特异性脑电图的异常发生率较高,有 50%~60% 的患儿脑电图异常,主要为慢波或棘波增加,如伴发注意力不集中和过度活动脑电图异常则更为多见。部分患儿的脑 CT 或磁共振成像有轻度改变,如脑室轻度扩大、外侧裂明显加深、透明隔间腔、脑皮质轻度萎缩、基底节的变化等。

4. 社会心理因素 有学者认为本病起因可能与应激因素有关,如受到强烈的精神创伤、重大生活事件、日常过度紧张或睡眠不足等,同时应激或情绪波动等可能使抽动症状加重。有人认为母孕期应激事件、妊娠初期 3 个月反应严重、出生后的应激是以后发生抽动障碍的危险因素。人格特征可能是 TS 发病的中介因素,影响疾病的严重程度,而疾病本身也会多儿童的人格造成影响。

5. 其他 约 20%~35% 的 TS 与感染后自身免疫反应有关。近年来,有人发现本病与 β-溶血性链球菌的感染也有关,此过程与遗传易感性共同起作用。β- 溶血性链球菌感染可使 TS 或伴发强迫症患儿的症状加重,使用青霉素后抽动症状减轻。在患儿的中枢神经系统中发现有抗神经元抗体,该抗体与既往急性风湿病或 β- 溶血性链球菌性舞蹈症有关。此外,长期不恰当或大剂量服用抗精神病药物或中枢神经兴奋剂(如苯丙胺、哌甲酯等)、雄激素、可卡因和吗啡等,可产生抽动障碍或使抽动症状加重。有些 TS 患儿进食海鲜、食用色素和添加剂可使症状加重。这些因素的作用尚有待于进一步深入研究。

【流行病学】
一般认为患病率为 0.1%~0.5%,男女发病之比为(3~5):1,平均发病年龄为 7 岁。

【临床症状】 TS 的临床主要表现在以下几方面:

1. 运动抽动 常表现为突然的、快速的、不自主的、重复的肌肉抽动。开始抽动比较轻,多呈一过性,从眼、面肌开始抽动,如眨眼、眼球转动、歪嘴、努嘴、翘鼻、伸舌、张口等动作,而后抽动症状逐渐加重并累及多个部位,逐步向颈、肩、上肢、躯干及下肢发展,而涉及全身多部位肌肉抽动,出现转头、点头、伸脖、耸肩、挺腹、吸气等。动作从简单性运动抽动逐渐发展为复杂性抽动,表现为奇特多样的姿态、怪样,如冲动性触摸东西、刺戳动作、踢脚、蹲下、弯膝、跪姿、模仿动作、走路旋转或反复出现一系列连续无意义的动作等,自身不可克制。抽动形式可能改变,可从一种形式转变为另一种形式。

2. 发声抽动 发声抽动的实质是喉部、咽部等与发音有关的肌肉群快速收缩的结果。可为简单的发声,如清嗓、咳嗽声、鼻吸气声、吐痰声、哼声等,或无音节的喊叫、各种各样动物叫声。也可表现为复杂性发声,如重复言语或无意义的语音、模仿言语、无聊的语调,重复刻板同一的秽语,至少有 30% 的 TS 患儿出现秽语症。发声抽动可以为首发症状,也可在运动抽动后出现,或两者同时出现。

3. 感觉抽动 一般出现在运动性抽动或发作性抽动之前,患儿身体局部有不适感,如压迫感,眼睛干涩不适、扭痛、鼻痒、躯体痒感、出汗、冷热感等时发生抽动,亦可为非局限性、无特异的感觉时抽动,如冲动和焦虑时发生抽动。

4. 伴发疾病 大约 79% 的抽动症患儿共患一种或多种心理行为障碍,包括注意缺陷多动障碍(ADHD)、强迫障碍、学习困难、睡眠障碍、情绪障碍、品行障碍、暴怒发作等,伴发行为症状可不同程度地引起患儿的心理困扰,影响患儿的学习和生活,而患儿往往自己无法控制。这一类症状往往在精神紧张、兴奋、过度疲劳或躯体疾病后加重,注意力集中于某项兴趣活动时可暂时减轻,主观努力可短暂克制,睡眠时症状消失。在所有的共患病中,ADHD 最常见,其次是强迫障碍。不同的共病存在性别差异,通常 ADHD、学习困难、品行障碍和暴怒发作的发生在男孩中较多,而强迫障碍和自伤行为的发生则女多于男。

本症呈缓慢进展,症状起伏波动,新的症状可代替旧的症状。疾病初期有少数患儿可短暂自行缓解。症状严重程度不一:轻者不被注意,可照常上学;严重者则干扰日常生活和学习,尤其并发行为疾患如 ADHD、OCD 及其他行为障碍,或因发声抽动影响课堂秩序。TS 患儿大多数智力正常,一般都自知有病并能配合治疗。

【诊断及鉴别诊断】

TS 的诊断主要根据详细的病史和症状的观察,认真的体格检查(包括神经系统检查)和精神检查,弄清症状的主次、范围和规律及发生的先后过程。由于患儿在医师面前可以短暂控制,且常伴发多种多样的行为症状或精神障碍,易被漏诊或误诊。

1. **参照 DSM-V 标准,TS 的诊断标准如下:**

(1)多种运动抽动和一种或多种发声抽动,两者可不同时发生(抽动是指突然、快速、反复、非节律性的肌肉运动或发声)。

(2)自首次抽动发作已持续 1 年以上,抽动频率可增可减。

(3)<18 岁发病。

(4)症状并非由于物质(如可卡因)或躯体情况(亨廷顿病、病毒性脑炎后)直接生理效应所致。

2. **鉴别诊断** 儿童时期常见由于各种原因所致的运动障碍,如震颤、舞蹈动作、抽动、肌阵挛、手足徐动、肌张力障碍和偏侧震颤等,因此诊断时须与下列疾病加以鉴别:

(1)小舞蹈症:由风湿性感染所致,通常也多发生于 5~15 岁的儿童少年。临床上具有相应的体征和阳性化验结果。肢体大关节呈舞蹈样异常运动为特征,不能随意控制,并有肌张力减低,实验室检查有红细胞沉降率增快、抗链球菌溶血素"O"及黏蛋白增高等。风湿性感染所致的小舞蹈症病程呈自限性,无发声抽动或秽语、强迫症状等,抗风湿治疗有效。

(2)亨廷顿舞蹈症:是一种神经系统家族性遗传病,属常染色体显性遗传,大多数发生于30~50 岁成人,偶见儿童型。临床上以进行性不自主舞蹈样运动和智力障碍为主,肌力和肌张力减低,各关节伸直,腱反射亢进或减低,CT 检查可见尾状核萎缩。

(3)肝豆状核变性(Wilson 病):是一种先天性铜代谢障碍疾病,临床上有肝损害、锥体外系体征及精神障碍等。锥体外系体征主要表现为不自主运动,如细震颤伴肌张力增高,亦可为手足徐动症或舞蹈指划样动作。角膜可见 Kayser-Fleisher 色素环,血浆铜蓝蛋白减低等特征可资鉴别。

(4)癫痫:癫痫患儿的部分运动性发作形式多样,表现为躯体某个部位的抽动,不伴随意识丧失。肌阵挛性发作是癫痫的一种发作类型,表现为某个肌肉或肌群突然快速有力的收缩,肢体动作范围可大可小,可单个发作,也可联系发作,发生于任何年龄,有多种病因,常伴有意识障碍,脑电图异常。抗癫痫药物治疗有效。

(5)手足徐动症:本综合征分先天性和继发性两类,继发性可见于出生后早期中枢神经系统感染、缺氧、中毒等引起的纹状体损害,表现为手足徐动、肌强直、智力缺陷等征象。

(6)急性运动性障碍:表现为突然不自主运动、震颤、张力障碍、扭转痉挛或舞蹈样动作。常为某些药物所引起,如左旋多巴、甲氧氯普胺(胃复安)、中枢兴奋剂及抗精神病药物等。一般停药后症状可消失,鉴别不难。

(7)癔症和儿童精神分裂症:癔症痉挛发作、儿童精神分裂症装相做鬼脸症状可类似TS,但具有精神病的特征,一般无发声抽动可加以鉴别。

(8)其他疾病:神经棘后细胞病、迟发性运动障碍等。

【治疗】

治疗前应确定治疗的靶症状,即对患儿日常生活、学习或社交活动影响最大的症状。抽搐通常是治疗的靶症状,而有些患儿治疗的靶症状是共患病的症状,如多动冲动、强迫观念等。治疗原则是心理行为治疗和药物治疗并重,注重治疗的个体化。在治疗过程中可应用症状评定量表、药物不良反应记录表等,根据治疗过程的效应、抽动症状的变化、社会适应情况、在校学习表现等加以综合评定,调整治疗方案。TS 的临床表现复杂多样,因此要针对每个患儿及其家庭情况区别对待。

1. **心理行为治疗** 抽动障碍对患儿的生活、学习和家庭带来不同程度的影响,患儿的症状易受精神创伤、情绪波动或学习负担过重等因素的影响而加重,因此对患儿进行心理治疗很重要。治疗前首先要对患儿及其家庭进行咨询,让患儿、家长和教师理解 TS 的性质和特征,调整期心理状态,消除病耻感,理解这是一种病,而不是调皮、故意做作,取得他们的合作与支持。患儿不必为此感到自卑、自责,正确对待同学的讥讽和嘲笑,处理好与同学的关系,增强对治疗的信心。家长不必过分的担心和紧张,仔细观察和分析引起患儿发作的可能原因,并避免这些因素的出现,改善家庭环境。对患儿不要训斥和批评,也不要过分关注和提醒,否则会加重症状的发作,应正确教育,耐心帮助,体贴安慰。合理安排患儿日常的作息时间和活动内容,避免过度疲劳和情绪紧张及各种心理刺激,可做些家务,开展节律性体育活动锻炼。对于年龄较大的儿童,可以进行行为治疗,包括行为习惯逆转训练(habit reversal training)、暴露和阻止应答、放松训练、阳性强化、自我监察、消退联系、认知行为治疗等。其中习惯逆转训练行为疗法目前被认为效果最好,可减轻 TS 的抽动症状,如对于发声抽动患儿可进行闭口、有节奏缓慢地做腹式深呼吸,从而减少抽动症状。

2. **神经调控治疗** 重复经颅磁刺激、脑电生物反馈和重复经颅磁微电流刺激等神经调控疗法,可尝试用于药物难治性抽动障碍患儿的治疗。深部大脑刺激疗效较确切,但属于有创侵入性治疗,主要适用于年长儿或成人难治性抽动障碍的治疗。

3. **药物治疗** 是治疗 TS 的主要方法,但只能控制症状,不能改变预后和病程,且有一定的不良反应,因此在选择药物时要权衡利弊。对于轻症的患儿,一般无须药物治疗,但如抽动症状明显,影响患儿的日常生活和学习者,可考虑药物治疗。药物治疗要有一定的疗程,适宜的剂量,不宜过早换药或停药。药物主要包括有多巴胺受体阻滞剂,α 受体激动剂及其他药物等,常见抗抽动障碍的药物见表 14-1。

表 14-1 常用抗抽动障碍的药物

药名	作用机制	起始剂量	治疗剂量$^\alpha$	常见副作用	备注
硫必利	D_2 受体阻滞	50~100mg/d	150~500mg/d	嗜睡、胃肠道反应	一线药物、有 TD 适应证
匹莫齐特	D_2 受体阻滞	0.5~1mg/d	2~8mg/d	锥体外系反应、心电图改变	一线药物、有 TD 适应证
舒必利	D_2 受体阻滞	50~100mg/d	200~400mg/d	嗜睡、体重增加	一线药物、标签外用药
阿立哌唑	D_2 受体部分激动	2.5mg/d	5~20mg/d	嗜睡、胃肠道反应	一线药物、标签外用药
可乐定	α_2 受体激动	0.025~0.05mg/d	0.1~0.3mg/d	嗜睡、低血压、心电图改变	一线药物(TD+ADHD)、标签外用药
胍法辛	α_2 受体激动	0.25~0.5mg/d	1~3mg/d	嗜睡、低血压、心电图改变	一线药物(TD+ADHD)、标签外用药

续表

药名	作用机制	起始剂量	治疗剂量$^\alpha$	常见副作用	备注
氟哌啶醇	D_2 受体阻滞	0.25~0.5mg/d	1~4mg/d	嗜睡、锥体外系反应	二线药物、同服等量苯海索，有 TD 适应证
利培酮	D_2 受体阻滞	0.25mg/d	1~3mg/d	体重增加、锥体外系反应	二线药物、标签外用药
奥氮平	D_2 受体阻滞	2.5mg/d	2.5~15mg/d	体重增加、静坐不能	二线药物、标签外用药
托吡酯	增强 GABA 作用	0.5mg/(kg·d)	1~4mg/(kg·d)	体重下降、认知损害	二线药物、标签外用药
丙戊酸钠	增强 GABA 作用	5~10mg/(kg·d)	15~30mg/(kg·d)	体重增加、肝功异常	二线药物、标签外用药

注：$^\alpha$ 治疗剂量建议根据年龄进行选择，≤7 岁者使用最小治疗剂量至约 1/2 最大治疗剂量，如硫必利 150~300mg/d；>7 岁者使用约 1/2 最大治疗剂量至最大治疗剂量，如硫必利 300~500mg/d

（1）常用治疗抽动症状药物：

1）多巴胺受体阻滞剂：是一种治疗 TS 的经典药物。常用药物氟哌啶醇，治疗通常从小剂量开始，逐渐增量。常用剂量为 1~4mg，分 2~3 次口服。如口服氟哌啶醇有效，应维持有效剂量治疗，并根据每个患儿的具体情况，调节适当的剂量，使既能有效控制症状，又不至于因药物不良反应而影响学习和工作。减药和撤药过程要慢。氟哌啶醇最低有效血药浓度为 2.0ng/ml，如超过 6.0ng/ml 可出现不良反应。该药具有较强的阻滞多巴胺作用，常见的不良反应为嗜睡、乏力、头晕、便秘、心动过速、排尿困难、锥体外系反应（如急性肌张力障碍、静坐不能、帕金森病样震颤等）。有 20%~30% 的 TS 病例因不能耐受该药的不良反应而中止治疗。为减少不良反应可适当减少用量，同时可合用抗震颤麻痹药（如苯海索）以减少锥外系反应，严重急性反应者可肌内注射东莨菪碱 0.3mg，每天 1~2 次。

硫必利属含甲枫基邻茴香酰衍生物，具有拮抗多巴胺的作用，主要作用于间脑和边缘系统。治疗 TS 疗效不如氟哌啶醇，但不良反应少。一般每天剂量 150~500mg，分 2~3 次口服。该药不良反应主要有头晕、无力、嗜睡等。如起始剂量过大，可产生恶心、呕吐反应。舒必利常用剂量为 200~400mg/d，每天 2~3 次，以镇静和轻度锥体外系反应较常见。

利培酮具有拮抗 5-HTD$_2$ 受体作用，同时有拮抗 α 受体和 H$_1$ 受体的作用。近年来，有报道利培酮治疗 TS 可减轻抽动症状，该药作用较氟哌啶醇及匹莫齐特弱。常用治疗剂量为 1~3mg/d，每天 2~3 次，主要不良反应有失眠、焦虑、易激惹、头痛和体重增加。

匹莫齐特（哌迷清）是一种选择性中枢多巴胺拮抗剂，阻滞突触后多巴胺受体的钙离子通道。治疗 TS 的作用与氟哌啶醇相同，有效率为 60%~70%。由于其半衰期较长（55 小时），每天服药 1 次即可。开始剂量为 0.5~1mg，每天早晨口服 1 次，3~7 天后小剂量增加，直至抽动症状控制。通常儿童每天剂量范围为 3~6mg。匹莫齐特的不良反应与氟哌啶醇相似，但镇静作用轻，锥外系作用少，不过对心脏不良反应较氟啶醇多见，可引起心电图改变（包括 T 波倒置、诱发 U 波出现、Q-T 间期延长的心率缓慢），故在服药前和服药过程须做心电图检查。

2）中枢性 α 受体激动剂：常用的有可乐定，又称氯压定，是一种中枢活性异吡唑抗高血压药，具有 α 肾上腺能阻滞作用，尤其对中枢的 α 受体有广泛的生理效应。据报道，治疗 TS 的有效率为 22%~70%，但见效时间较长。可能是直接作用于中枢多巴胺神经元及去甲肾上腺系统,缓解了 TS 的运动抽动和发声抽动,改善伴发的注意力不集中和多动症状。可乐定疗效不及氟哌啶醇,但较安全,对于 TS 伴有注意缺陷多动障碍者有良好效果。可乐定的剂型有口服片剂(每天 0.075mg)和贴片(透皮慢释放剂;Catapres-TTS)两种。用药方法:常用治疗剂量为每天 0.1~0.3mg,分 2~3 次口服。对口服制剂耐受性差的,可使用可乐定贴片治疗。国产可乐定贴片,每片含 1mg,每隔 7 天换贴片 1 次,一般贴在躯干背部。临床采用可乐定治疗抽动障碍,10%~20% 出现镇静作用,其他不良反应有口干、一过性低血压、头晕、失眠等。少数病例心电图可出现 P-R 间期延长,有的可加重原已存在的心律失常。在用药过程中应定期检查血压和心电图,不可骤然停药。胍法辛(tenex)为一种新型的 α_2 受体激动剂,也是一线的抽动症合并 ADHD 的治疗药物。剂量范围为每天 1~3.0mg,分 2~3 次服用。常见不良反应有轻度疲劳和镇静作用,但对心脏和血压无影响。

3) 选择性 5- 羟色胺再摄取抑制剂:为新型抗抑郁药物,如氟西汀、帕罗西汀、舍曲林、氟伏沙明等,有抗抽动作用;与利培酮合用可产生协同作用;还可用于抽动症合并强迫障碍的治疗。

4) 其他药物:氯硝西泮、丙戊酸钠、托吡酯等药物具有抗抽动症的作用,其中氯硝西泮治疗剂量为 1~2mg/d,每天 2~3 次,常见的不良反应为嗜睡、头晕、乏力、眩晕等;丙戊酸钠治疗剂量为 15~30mg/(kg·d),注意肝功能损害等不良反应;托吡酯治疗剂量为 1~4mg/(kg·d),应注意食欲缺乏、体重下降、泌汗障碍、认知损害等不良反应。对于难治性抽动障碍患儿,应及时转诊至精神科或功能神经外科,进行进一步的药物或神经调控治疗。应用多受体调节药物联合治疗或探索新药,已成为难治性抽动障碍治疗的趋势。

(2) 药物治疗方案:

1) 首选药物:可选用硫必利、匹莫齐特、舒必利、阿立哌唑、可乐定、胍法辛等。从最低剂量起始,逐渐缓慢加量(1~2 周增加一次剂量)至目标治疗剂量。

2) 强化治疗:病情基本控制后,需继续治疗剂量至少 1~3 个月,予以强化治疗。

3) 维持治疗:强化治疗阶段后病情控制良好,仍需要维持治疗 6~12 个月,维持剂量一般为治疗剂量的 1/2~2/3。强化治疗和维持治疗的目的在于巩固疗效和减少复发。

4) 停药:经过维持治疗阶段后,若病情完全控制,可考虑逐渐停药物,减量至少 1~3 个月。若症状再发或加重,则恢复用药或加大剂量。

5) 联合用药:当使用单一药物仅能使部分症状改善,或有共患病时,需要考虑请神经科及精神科会诊,考虑联合用药;难治性抽动障碍亦需要联合用药。

(3) 共患病治疗方案:

1) 伴发 ADHD:是最常见的临床共患病。可首选 α 受体激动剂,如可乐定或胍法辛,同时具有抗抽动和改善注意力的作用。TS 伴 ADHD 者应用中枢兴奋剂以减少多动、攻击行为、破坏行为。但兴奋剂有可能会发生抽动障碍或加重抽动症状的危险性,有 20%~30% 的病例抽动症状加重。也有人认为这类患儿在用兴奋剂后显示抽动症状减少,但应用兴奋剂应慎重。现一般主张采用常规剂量多巴胺受体阻滞剂(如硫必利)与小剂量中枢神经系统兴奋剂(如哌甲酯,常规用量的 1/4~1/2)合用,治疗抽动障碍合并 ADHD 患儿,可有效控制 ADHD 症状,而对多数患儿抽动症状的影响也不明显。托莫西汀不诱发或加重抽动,也适用于共患 ADHD 的抽动障碍患儿。

2) 共患其他行为障碍:如学习困难、强迫障碍、睡眠障碍、情绪障碍、自伤行为、品行障碍等,在治疗抽动障碍的同时,应采取教育训练、心理干预、联合用药等疗法,并及时转诊至儿童精神科进行综合治疗。

【预后】

TS 是一种慢性神经精神性障碍,需要较长时间服药以控制症状,如氟哌啶醇治疗一个时期,症状全部或部分得到控制后,一旦停止治疗,症状又复现,继续服药可再度控制。TS 一般预后良好,大多数抽动可随时间逐渐减轻或自行缓解,虽然病程迁延,但对学习及社会适应一般无影响。小部分因有强迫症、品行障碍和抽动症状而影响生活质量。TS 的预后与起病年龄、是否有合并症及药物治疗的效果等有关。

五、常见问题和误区防范

1. 对于短暂性抽动障碍,临床上比较忽视其病因的分析,特别是寻找心理紧张因素,往往首选药物治疗,易造成过度治疗。

2. 抽动障碍特别是慢性运动或发声抽动,或抽动 - 秽语综合征的治疗不能仅靠药物,还应包括心理行为治疗、家长咨询及其他治疗。

3. 以抽动为主诉的临床案例应澄清的是,抽动障碍为原发病还是伴发在其他障碍之后的共病,只有弄清这一点,才能作出适当的治疗决策。

六、热点聚焦

1. 抽动障碍的治疗在不同类型的抽动中有所不同。

2. 药物治疗的一线药物选择是近年关注的热点。

3. 抽动障碍的共病问题关系到治疗决策,当临床诊断中同时存在两种或以上的障碍时,在弄清这主要诊断和次要诊断的前提下,方能选择正确的治疗靶目标。

（江　帆）

第十五章

孤独症谱系障碍

一、概述

孤独症谱系障碍（autism spectrum disorders，ASD）是一类以不同程度的社会交往和交流障碍、狭隘兴趣和刻板行为为主要特征的发育行为障碍性疾病。ASD 病因未明，可能与基因及基因调控异常（涉及未知环境因素）有关。未予及时科学干预，多数患儿预后不良，成年后往往不具备独立生活、学习和工作能力，表现为行为和智力残疾，成为家庭和社会的沉重负担。近十余年来，包括我国在内的世界各国儿童 ASD 患病率显著升高，引起家庭、社会和政府的高度关注。研究证据表明，早期发现早期干预可以显著改善 ASD 儿童的不良预后。

孤独症由美国 Leo Kanner 于 1943 年首次报道。但直到 1980 年才被美国精神障碍诊断与统计手册（简称 DSM）第 3 版收录为一类独立的疾病。1994 年，DSM 第 4 版提出广泛性发育障碍概念，在广泛性发育障碍名称下，包括孤独症、阿斯伯格综合征、雷特综合征、儿童瓦解性精神障碍、广泛性发育障碍待分类五种亚型。2013 年 5 月，DSM 第 5 版发布新的诊断标准，将此类疾病合并命名为孤独症谱系障碍（ASD）。

【病因与发病机制】

20 世纪 70 年代以前孤独症被认为是心理疾病，"冰箱母亲"致病理论较为盛行，即认为孤独症是由于父母亲在情感方面的冷漠和教养过分形式化所造成，对父母伤害甚大。现在已经证实 ASD 与父母亲教养方式无关，一部分 ASD 父母表现的冷漠和教养形式化其实表明父母可能存在轻型的类似性状，或广义 ASD 表型。尽管目前 ASD 的病因仍不完全明了，多数学者认为生物学因素，主要是遗传基因及其与基因调控相关的环境因素在 ASD 的发病中有重要作用，成为目前病因研究的热点。

1. **遗传因素** 1991 年，Folstein 和 Piven 报道 ASD 的单卵双生子同病率为 82%，双卵双生子同病率为 10%。流行病学调查也确认 ASD 同胞患病率为 3%~5%，远高于一般群体，存在家族聚集现象。家族成员中即使没有同样的病人，也可以发现存在类似的认知功能缺陷,如语言发育迟滞、精神发育迟滞、学习障碍、精神障碍和显著内向等。患者中较高的癫痫发病率隐喻着 ASD 的生物学或遗传性病因。近年来大量的研究集中于查找与 ASD 相关的候选基因(candidate genes)并有重要发现。其中,一些常见和罕见的新发基因突变及染色体 5p、7q、16p、15q 部位的拷贝数量变异(copy number variations,CNVs),以及 FOXP2、CNTNAP2、PTEN、SHANK3、Neuroligin 基因等存在的可重复的异常发现,这些发现连同以往发现的脆性 X 基因、MECP-2 基因等,可以解释接近 60% 以上的 ASD 病因。如同理解智力障碍(intellectual disorders)病因一样,ASD 也是由多种病因异质性造成的具有显著临床表现异质性的临床综合征。

然而,依然有 40% 的病例尚未找到基因异常,因此环境因素在 ASD 发病中的作用近来也受到重视,表观遗传学(epigenetics)异常的观点受到关注,即可能在 ASD 等复杂神经精神疾病中,可能并不必定存在 DNA 水平的突变或异常,但是可能在基因调控水平(主要是甲基化或组蛋白作用)出现了异常,从而导致在 DNA 表达方面的异常,在这个过程中,某些目前未知的环境因素可能扮演着重要作用,这些环境因素调控着基因的表达并由此影响发育编程(developmental programming),导致神经系统发育障碍,最终表现为 ASD。

2. 神经系统异常 通过神经解剖和神经影像学研究,发现部分 ASD 儿童存在小脑的异常,包括小脑体积减少、普肯耶细胞数量减少;其他发现包括海马回、基底节、颞叶、大脑皮质及相关皮质的异常;在神经生化方面发现超过 30% 的 ASD 儿童全血中 5- 羟色胺水平增高。近年较多研究采用 fMRI 技术研究 ASD 患者脑功能,发现 ASD 儿童脑功能有异于正常儿童,主要包括杏仁核、海马回的大脑边缘系统、额叶和颞叶等部位。然而目前并没有在这些神经生物学发现的基础上提出系统的令人信服的病因理论。

3. 神经心理学异常 共同注意(joint attention)缺陷目前被认为是 ASD 的早期重要异常心理特征,即从婴儿开始患儿不能与抚养者形成共同注意,而这一能力在正常婴儿是本能性的。与之相关的是"心智理论"(theory of mind,Tom)缺陷,指 ASD 儿童缺乏对他人心理的认识解读能力,该理论较好地解释了 ASD 儿童的交流障碍、依恋异常和"自我中心"等行为;执行功能(executive function,EF)障碍指 ASD 儿童缺乏对事物的组织、计划等能力,可以解释患儿相关的行为混乱、多动等行为;中枢整合功能(central coherence)缺陷是指 ASD 儿童偏重事物的细节而常常忽略整体,即"只见树木,不见森林",可以解释患儿的刻板行为和某些特殊能力;然而上述学说均不能完整解释 ASD 的全部行为异常。ASD 患者 Temple Grandin 提出"图像思维"理论,指 ASD 儿童是用"图像"进行思维的,即患儿在思维时,脑海中浮现的是一幅又一幅的图像,而不是语言或文字。在我们的病例中也有一位成年的 ASD 患者自称是"图像启示症者",与前者不谋而合。最近被美国深入研究的印度 ASD 患者 Tito 尽管存在明显的异常行为,但是却能够将自己的内心世界用文字清晰准确地表达,这些例子及历史上一些科学和艺术伟人被认为有 ASD 倾向的报道似乎说明 ASD 人士可能存在与我们普通人不同的另外的一种思维方式,值得深入研究。神经心理学的这些发现对临床干预有重要指导作用。

4. 其他 ASD 的发病与接种麻疹、风疹、腮腺炎三联疫苗(MMR)的关系是近十余年来一个极具争议性的话题。该理论认为减毒疫苗或是通过直接和间接作用导致所谓肠道通透性变化使患儿吸收了对大脑发育有害的大分子物质,或是 MMR 所含硫柳汞保存剂引起敏感个体慢性汞中毒导致大脑发育障碍,不过目前大多数调查和研究否认了两者之间的关系;在感染方面,双生子研究发现,ASD 双生子的先天性微小异常发生率要高于非 ASD 双生子,而这些异常与先天性感染有关,先天性风疹病毒感染、巨细胞病毒感染被认为可能与 ASD 发病有关;ASD 儿童中自身免疫性疾病发生率较高,T 淋巴细胞亚群也与正常人群有差别,提示 ASD 存在免疫系统异常。上述研究结果不一,在 ASD 病因学中的意义尚不明了。

综合有关研究,推测存在 ASD 遗传易感性的儿童,在诸如围产期感染、免疫、致畸因子等未知环境有害因素影响下,神经系统发育异常,从而导致自婴儿时期开始,在感、知觉及认知加工等神经系统高级功能有异于正常发育儿童,表现为 ASD。

【流行病学】 在相当长的一段时间,孤独症被认为是罕见病,患病率为(2~3)/1 万。1980 年后,欧美日等国孤独症患病率逐渐升高,尽管各国患病率报道不一,但是患病率上升的趋势却是相同的。近年 ASD 的概念提出后,患病率更是显著上升,如 2009 年日本为 1.64%,2011 年韩国为 2.64%,2014 年美国 ASD 患病率为 1.47%。我国有多个城市也对 ASD 的患病率做过调查,尽管也表现为患病率上升的趋势,但是报道的患病率与上述国家相比,依然处于较低的水平。从我国各地特殊教育机构和残疾人康复机构收治的疾病分布情况来看,ASD 患者已经成为主要人群,估计 ASD 在我国可能有较高的患病率。估计世界范围内 ASD 患病率为 1%。普遍认为,医学界和公众对 ASD 认识水平的提高及 1980 年后孤独症定义和诊断标准的修订是患病率增高的重要原因。但也有学者认为存在 ASD 绝对数量的上升的状况。

二、诊断与鉴别诊断

【临床表现】

社会交往与交流障碍、狭隘兴趣和刻板行为及感知觉异常是 ASD 的两个主要症状,患者同时在智力、情绪等方面有相应的特征。多数在 1 岁前后,家长开始发现患儿与同龄正常儿童存在不同。

1. 社会交往 / 交流障碍 社会交往障碍是 ASD 的核心症状,儿童喜欢独自玩耍,对父母的多数指令常常充耳不闻,但是父母亲通常清楚地知道孩子的听力是正常的,因为孩子会执行其所感兴趣的指令,例如上街、丢垃圾、吃饼干等。儿童缺乏与他人的交流或交流技巧,缺乏与亲人的目光对视,喜欢独自嬉玩而不愿意或不懂得如何与小朋友一起玩,不能参加合作性游戏,通常不怕陌生人,与父母亲之间似乎缺乏安全依恋关系或是表现为延迟的依恋,在多数时间对亲人的离去和归来缺乏应有的悲伤与喜悦。有需要时通常拉着父母亲的手到某一地方,但是并不能用手指指物,在运用躯体语言方面也同样落后,较少运用点头或摇头表示同意或拒绝。很少主动寻求父母的关爱或安慰。不会向父母显示或显耀自己,不能与父母共同注意周围发生的事情,给人感觉在交流方面与他人不同步、不协调。需要指出,社会交往障碍也存在程度差异,从严重的无交流状态到愿意交流,但交流技巧欠缺呈谱系分布,这也是谱系障碍概念的体现。

语言是社会交流的手段,然而并非仅有的手段,ASD 患儿在语言交流方面存在障碍,这也往往是多数 ASD 患儿就诊的主要原因。不同患儿因病情轻重,存在不同程度的语言障碍,也体现了谱系(spectrum)特征,多数患儿语言发育落后,通常在 2 岁和 3 岁时仍然不会说话,部分患儿在正常语言发育后出现语言倒退或停滞,部分患儿具备语言能力,但是语言缺乏交流性质,表现为难以听懂的言语、无意义语言、重复刻板语言或是自言自语,语言内容单调,有些语言内容奇怪难以理解,模仿言语和"鹦鹉语言"很常见,不能正确运用"你,我,他"等人称代词。拥有语言的患儿多使用"指令"语句,例如"上街""要吃麦当劳",很少会使用疑问句或征询意见的语句;少数患儿语言过多,显得滔滔不绝,但是语言多数为单向交流,自我中心特征明显。

2. **狭隘的兴趣和重复刻板行为**　主要体现在身体运动的刻板和对物件玩具的不同寻常的喜好和方式。患儿可能对多数儿童喜爱的活动和东西不感兴趣,但是却会对某些特别的物件或活动表现出超乎寻常的兴趣,并因此表现出这样或那样的重复刻板行为或刻板动作,例如反复转圈、嗅味、玩弄开关键盘、来回奔走、排列玩具和积木、双手舞动、特别依恋某一种东西(如车轮、风扇或其他圆形物体)、反复观看电视广告或天气预报、爱听某一首或几首特别的音乐,但对动画片通常不感兴趣。往往在某一段时间有某几种特殊兴趣和刻板行为,并非一成不变。通常严重类型者身体运动的刻板常见,而病情轻微者可能更多体现在思维的强迫性方面。

与重复刻板行为密切相关的是多数 ASD 儿童存在感知觉异常,有些儿童对某些声音特别恐惧或喜好;有些表现为对某些视觉图像的恐惧,或是喜欢用特殊方式注视某些物品;很多患儿不喜欢被人拥抱;常见痛觉迟钝现象;本体感觉方面也显得特别,例如喜欢长时间坐车或摇晃,特别惧怕乘坐电梯等。这些异常与一些异常情绪表现可能存在密切关系。

3. **智力异常**　ASD 患儿的智商从显著低下到天才能力呈谱系分布。30%~50% 的 ASD 儿童智力落后,50%~70% 智力在正常或超常。智力正常(韦氏智力测试 >70)和超常的 ASD 称为高功能 ASD(high functioning autism,HFA)。HFA 往往较智力落后的 ASD 发现较晚。尽管智力各异,但有较多 ASD 儿童可以在机械记忆及音乐艺术能力方面显得有较强能力,尤其是在机械记忆数字、时刻表、车牌、标志、日历计算等方面,往往给他人很深的印象。

4. **其他**　多动和注意力分散行为在大多数 ASD 患儿较为明显,常常成为被家长和医师关注的主要问题,也因此常常被误诊为儿童多动症。暴怒发作、攻击、自伤等行为在患儿中较常见,这类行为可能与父母教育中较多使用打骂或惩罚有一定关系。少数儿童表现温顺安静,对于治疗比较有益。

【诊断】根据患儿家长提供的病史,医师对患儿的直接行为观察,结合结构化和半结构化的诊断量表和问卷,最后根据 DSM-5 诊断标准作出诊断。DSM-5 诊断标准如下:

1. **统称为孤独症谱系障碍**　患者必须符合以下(1)、(2)、(3)、(4)标准:

(1) 在各种情景下持续存在的社会交流和社会交往缺陷,不能用一般的发育迟缓解释,符合以下三项:

1) 社会 - 情感互动缺陷:轻者表现为异常的社交接触和不能进行回对话;中至缺乏分享性的兴趣、情绪和情感,社交应答减少;重者完全不能发起社会交往。

2) 用于社会交往的非言语交流行为缺陷:轻者表现为言语和非言语交流整合困难;中至目光接触和肢体语言异常,或在理解和使用非言语交流方面缺陷;重者完全缺乏面部表情或手势。

3) 建立或维持与其发育水平相符的人际关系缺陷(与抚养者的除外):轻者表现为难以调整自身行为以适应不同社交场景;中至在玩想象性游戏和结交朋友上存在困难;重者明显对他人没有兴趣。

(2) 行为方式、兴趣或活动内容狭隘、重复,至少符合以下两项:

1) 语言、运动或物体运用刻板或重复(如简单的刻板动作、回声语言、反复使用物体、怪异语句)。

2) 过分坚持某些常规及言语或非言语行为的仪式,或对改变的过分抵抗(如运动性仪式行为,坚持同样的路线或食物,重复提问,或对细微的变化感到极度痛苦)。

3) 高度狭隘、固定的兴趣,其在强度和关注度上是异常的(如对不寻常的物品强烈依恋或沉迷,过度局限或持续的兴趣)。

4) 对感觉刺激反应过度或反应低下,对环境中的感觉刺激表现出异常的兴趣(如对疼痛、热、冷感觉麻木,对某些特定的声音或物料出现负面反应,过多地嗅或触摸某些物体,沉迷于光线或旋转物体)。

(3) 症状必须在儿童早期出现(但是由于对儿童早期社交需求不高,症状可能不会完全显现)。

(4) 所有症状共同限制和损害了日常功能。

2. **ASD 程度分级** 见表 15-1。

表 15-1 ASD 程度分级

严重程度	社会交流	狭隘兴趣和重复刻板行为
三级 需要非常高强度的帮助	严重的言语和非言语社会交流技能缺陷导致严重的功能受损;极少发起社交互动,对他人的社交示意反应低下	迷恋、固定的仪式和(或)重复行为,显著影响各方面的功能;当这些行为被中断时表现明显的痛苦反应。很难从其狭隘的兴趣中转移出来或很快又回到原有的兴趣中去
二级 需要高强度的帮助	明显的言语和非言语社会交流技巧缺陷。即使给予现场支持也表现出明显社交受损。较少发起社交互动,对他人的社交示意反应较低或异常	重复刻板行为和(或)迷恋或固定的仪式频繁出现,即使随意观察也可以明显发现。在很多场合下影响患者的功能。当这些行为被中断时表现明显的痛苦反应或挫折反应。较难从其狭隘的兴趣中转移出来
一级 需要帮助	当现场缺乏支持,社会交流的缺陷引起可察觉到的功能受损。发起社交困难;对他人的社交示意的反应显得不正常或不成功;可能表现出社交兴趣降低	仪式和重复行为在某一个或多个场合中显著影响患者的功能。若他人试图中断其重复刻板行为或将其从狭隘兴趣中转移出来,会表现抵抗

典型 ASD 诊断不难,但是对于低年龄、轻型和不典型病例,即使专业人员,诊断也存在困难。因此,全面的病史询问、体格检查及认真细致的行为观察显得十分重要。结构化或半结构化 ASD 筛查和诊断量表可以帮助医师获得全面的信息。

2007 年美国儿科学会鉴于当前 ASD 及其 ASD 较高的发病率,发表 ASD 早期发现与干预指南,提出了三级筛查诊断程序和早期干预原则,提出对所有儿童从出生第 9 个月起开始全面筛查。分别采用不同的筛查量表和诊断工具,开展诊断工作。

影响早期诊断有几个重要因素:ASD 患儿多数不存在外貌异常(相反相当数量的 ASD 儿童外貌姣好);众多家庭存在着"孩子大一些就会好"的观点;ASD 不良预后的现状不仅让家长心存恐惧,也让专业人员在患儿年龄小、症状尚不典型之际不愿意或不能够作出 ASD 的诊断。

ASD 的早期诊断与大年龄诊断的不同在于,我们往往不是去看一个婴幼儿"有"什么行为,例如"有"刻板行为、自言自语等,而是应该去看这个婴幼儿"没有"什么行为。作者提出,对于 1~2 岁的儿童,如果出现"四不":不看、不应、不指、不说,或具体地说,缺乏目光注视、叫之不应、不能指物、不会说话,就应该注意有无 ASD 的可能。另外需要注意的是,能力的倒退包括语言的倒退:如曾经说过词语,之后不会说了;社会能力倒退:孩子原本会模仿拍手、躲猫猫、挥手再见,后来又失去这些能力;这些情况在部分 ASD 患儿中出现。虽然并不是所有的 ASD 患儿都会出现以上的情况,但在其他疾病中却很少出现。很多 ASD 儿童的父母担心孩子可能有听力问题,因为当父母呼唤时,他/她没有反应,但他们同时又说:"我清楚他不是聋子,因为他能听见隔壁厅堂房间的电视广告声音",或者"当我们说你想吃冰激凌吗? 他会马上跑过来"。这些正是早期观察中最常见的症状。

所谓早期诊断意味着在 2 岁以下诊断。对于 6 个月 ~2 岁的婴幼儿,以下特征可以作为早期发现的警示指标。

(1) 6 个月后不能被逗乐(表现出大声笑),眼睛很少注视人(eye contacting)。

(2) 10 个月左右对叫自己名字没反应(responding),听力正常。

(3) 12 个月对于言语指令没有反应,没有咿呀学语(bubbling),没有动作手势语言;不能进行目光跟随;对于动作模仿(imitation)不感兴趣。

(4) 16 个月不说(speaking)任何词汇,对语言反应少,不理睬别人说话。

(5) 18 个月不能用手指指物(pointing)或用眼睛追随他人手指指向,没有显示(showing)参照(referencing)与给予行为。

(6) 24 个月没有自发的双词短语。

(7) 任何年龄阶段出现语言功能倒退或社交技能倒退(regression)。

【鉴别诊断】 需要与 ASD 及 AS 鉴别的主要疾病如下:

1. **特殊性语言发育延迟** ASD 早期被关注的主要问题往往是语言障碍,比较容易与特殊性语言发育延迟相混淆,鉴别要点在于 ASD 儿童同时合并有非言语交流的障碍和刻板行为,而后者除语言落后外,其他基本正常。

2. **儿童精神发育迟滞(MR)** 10% 的 MR 儿童可以表现有 ASD 样症状,30% 的 ASD 儿童亦表现出 MR,两种障碍可以共存。可以根据 ASD 儿童的社交障碍、行为特征及部分特别认知能力加以鉴别。此外,典型 ASD 儿童外观正常,动作发育正常甚至表现为灵活,而很多 MR 儿童往往存在早期运动发育迟滞,有些有特殊(痴呆)面容。

3. **儿童精神分裂症** ASD 儿童多数在 2~3 岁出现行为症状,而精神分裂 5 岁前起病少见,有人甚至指出,5 岁前不存在精神分裂症。此外,尽管 ASD 某些行为方式类似精神分裂症,但是不存在妄想和幻觉,鉴别不难。

4. **儿童多动症** 大多数 ASD 儿童多动明显,甚至成为家长关注的核心问题,因而常常被误诊为多动症,但是多动症儿童不存在明显的原发性的社会交往障碍和刻板行为,可以鉴别。

5. **聋哑儿童** 较多 ASD 儿童被疑诊为聋哑,而事实上 ASD 儿童听力通常过度敏感,通过细心观察或听力检查可以鉴别。

三、治疗决策

【治疗】 ASD 的治疗以教育训练为主,精神药物治疗为辅。教育训练的目的在于改善核心症状,即促进社会交往能力、言语和非言语交流能力的发展,减少刻板重复行为。同时,促进智力发展,培养生活自理和独立生活能力,减少不适应行为,减轻残疾程度,改善生活质量,缓解家庭和社会的精神、经济和照顾方面的压力。力争使部分患儿在成年后具有独立学习、工作和生活的能力。ASD 儿童存在着多方面的发展障碍,因此在治疗中应该根据患儿的个体情况,将行为矫正、教育训练、结构化教学等相应课程训练与药物治疗等手段结合起来形成综合干预治疗。

1. 教育干预

(1) 教育干预原则:

1) 早期干预:尽可能实现早期诊断、早期干预,对可疑的患儿也应及时进行教育干预。

2) 科学性:使用有循证医学证据的有效方法进行干预。

3) 系统性:干预应该是全方位的,既包括对 ASD 核心症状的干预训练,也要同时促进儿童身体发育、防治疾病、智能提高、生活自理能力提高、滋扰行为减少和行为适应性方面的改善。

4) 个体化:针对 ASD 患儿在症状、智力、行为、运动、身体等诸多方面的不同,在充分评估疾病和各项功能的基础上开展有计划的个体化,小组训练也应该由具有类似能力的患儿组成。

5) 长期高强度:保证每天有干预,每周的干预时间在 20 小时以上,干预的整个时间以年计算。训练机构的师生应该以 1∶1 配置。

6) 家庭参与:医师应该对家长的全方位支持和教育,提高家庭在干预中的参与程度;帮助家庭评估当下可供选择的教育服务的适当性和可行性,指导家庭采用获得证据支持的干预方法。家庭的社会经济状况及父母心态、环境或社会的支持和资源均对孩子的训练和预后产生明显影响。父母需要接受事实,克服心理不平衡状况,妥善处理孩子的教育训练与父母生活工作的关系。

7) 社区化:有关部门应该逐步建设社区训练中心,使 ASD 儿童可以就近训练,实现以社区为基地家庭积极参与的干预模式。在我国社会资源开办的日间训练和教育机构众多,需要加强对这些机构的支持和规范管理。

(2) 教育干预具体方法:国内外 ASD 干预方法众多,很多干预方法尽管理论基础有很大的差别,但在具体操作方面有互相重叠之处,一些干预方法有互相学习和融合的趋势。在 ASD 干预中,应该灵活采用结构化教育(程序化)教育为训练的基本框架;以社会交往为训练的核心内容,兼顾行为矫正、认知促进、生活自理、运动训练和语言训练等;以行为强化(鼓励)、辅助和温和行为处罚为训练的基本方法。

1) 结构化教育为基本框架:所谓结构化教育是指在相应的环境中,按照一定的程序和规范的内容对儿童进行教育。我们认为,必须根据对 ASD 儿童的全面评估后,依照其症状、缺陷和能力设计适合其自身的训练计划。重点是让 ASD 每天的生活、游戏和活动都处在一个书面制定的、有组织、有计划的安排中。要根据每一个 ASD 儿童的特点设计玩具种类、物件摆放、游戏类型、学习训练内容和活动顺序。把从早上起床到晚上睡觉的每一个阶段都纳入到计划中。

2) 以社会交往作为训练的基本(核心)内容:ASD 儿童的核心障碍是社交障碍,因此毋庸置疑,必须把社会交往作为治疗教育或训练的核心。对于儿童来说,社会交往主要的形式包括眼神注视、表情互动、动作指示、语言四种主要形式。治疗者或家长必须总是和患儿处在快乐的、面对面的、密集的你来我往的互动情景和活动中,尽可能减少儿童一个人独自玩耍或独自自我刺激的时间。根据疾病的轻重,组织不同级别的社交活动和社交游戏,从初级阶段采用需求的延迟满足、突然出现的声响、不期而至的玩具及意外的停顿等手段,提高患儿的目光注视、唤名回应、示指指物、有意义的对话等生理性的功利社交能力;在中级阶段,则要求通过合作性游戏、轮流性游戏、分享性游戏、竞争和对抗性游戏等,让患儿分别懂得基本的儿童间的社交规则,形成功利性社交能力;到了高级阶段,则要在中级阶段的游戏和活动的基础上,要求体验社交互动中的快乐和痛苦、胜利和失败、得意和沮丧、羡慕和妒忌、个体和群体、自由和纪律、荣誉和耻辱等概念,逐渐练就非功利性社交能力。尽管社交为训练核心,但是也同时根据不同患儿的特点,在行为管理、认知、生活自理、运动和语言等方面同时展开训练。事实上,一个儿童的几乎任何活动都需要综合能力,社交为主的训练中会有运动和语言;运动为主的训练中会有认知和社交,可以说社交无处不在! 关键在于治疗者或家长在训练过程中对具体每一个 ASD 患儿状况、能力和缺陷的了解以及本次训练中所要强调的训练要素,当然,社交始终都是重点。

3) 以行为疗法(behavioral therapy)为基本方法:所谓行为疗法即以行为主义理论为指导,对儿童不同的行为分别采用正性强化、负性强化、消退、惩罚等技术,从而达到促进良好行为、适应性行为,减少和消除不良行为和非适应行为。在 ASD 的训练过程中,对于儿童的每一个行为(包括良好行为、不良行为、不足行为、过度行为等),都可以通过细致的行为分析(行为的原因、动机和诱因等),设计相应的奖励、辅助或处罚策略(行为的后果),从而达到促进正常能力发展,增加良好行为,减少不良行为。然而,需要注意的是,在针对不良行为采取惩罚方法时,必须杜绝打骂体罚的方法! 同时还要注意避免极端行为主义的倾向,即认为只有行为疗法(或应用行为分析疗法)有效。不妨思考一下,一个正常婴儿看到母亲时的高兴;一个正常幼儿完成拼图后看着老师的莞尔一笑,是人类本能的社交能力,而不是行为主义的奖惩结果。这在 20 世纪 50~60 年代已经为心理学家所证实。

(3) 药物治疗:由于多数 ASD 病因学和生化异常改变没有完全阐明,到目前为止,ASD 没有特异性药物治疗,尤其对于核心的社交障碍缺乏有效药物。但在其他的行为控制方面药物治疗取得了进展,主要有针对以下几类症状的药物:

1) 注意缺陷多动和兴奋:可使用哌甲酯和托莫西汀,哌甲酯的不良反应可能加重刻板行为、自伤行为、退缩行为和导致过度激惹;可乐定也用来治疗多动行为和儿童睡眠问题,不良反应有嗜睡和低血压;近来 FDA 批准使用利醅酮(维思通)治疗 ASD,对于儿童的多动兴奋攻击行为,有明显疗效,剂量从 0.25mg/d 开始,最大剂量一般不超过 2mg/d,但有嗜睡和增胖等不良反应。

2) 攻击自伤行为:利醅酮对于减少攻击行为也有明显效果,不良反应较氟哌啶醇明显减少,可以长期使用。其他治疗攻击行为的药物还有卡马西平、丙戊酸钠和锂剂。

3) 刻板行为:5- 羟色胺重摄取抑制剂氟西汀可治疗 ASD 的重复刻板行为,三环抗抑郁药氯米帕明,也可治疗共患抑郁障碍。

4) 惊厥用卡马西平和丙戊酸钠:这类药物同时有情绪稳定作用。

5) 睡眠障碍可以使用褪黑素,每晚 0.5mg。此外,利培酮也对 ASD 睡眠障碍有效。

6) 其他药物和疗法:分泌素、大剂量维生素 B_6 合并镁剂、二甲基甘氨酸、大剂量维生素 C 和叶酸治疗、驱汞治疗、免疫治疗、膳食治疗、针灸治疗、中医疗法等,据称可改善 ASD 的各种症状,但未见充足科学依据,疗效不明,使用宜慎重。

【预防与预后】

儿童 ASD 的预后取决于患者病情的严重程度、共患病、儿童的智力水平、干预开始的年龄、科学干预方法的选择及干预的强度。儿童的智力水平高、干预的年龄越小、选择了准确的方法、训练强度越高,效果越好。目前在国内外已有不少通过教育和训练儿童基本恢复正常的报道或病例。不予治疗多数 ASD 儿童预后较差。小部分患儿随着年龄的增长会有不同程度的自我改善。随着近年来 ASD 诊断标准的变化,轻症 ASD 诊断病例明显增加,这些患儿的预后较好。

四、常见问题和误区防范

1. ASD 易与语言障碍混淆,语言障碍易与 ASD 核心症状即社会交流损害有相似的临床表现,特别是语用障碍,在鉴别时需要团队合作的评估,获取语言治疗师的评估报告并进行综合分析,才能作出正确的诊断,见表 15-2。

表 15-2　语言障碍、语用障碍、ASD 的比较

	语言障碍	语用障碍	ASD
社会交流	1. 有强烈兴趣 2. 有共同注意	1. 有强烈兴趣 2. 不适当的交流	1. 无兴趣 2. 无共同注意 3. 情感互动差
游戏	1. 有模仿 2. 有假扮性	1. 有模仿 2. 有假扮性	1. 很少模仿 2. 无象征性游戏 3. 依恋奇异物品
常规	无刻板重复行为、兴趣或活动	同左	有古板、重复行为,这些行为无任何功能性目的
行为表现	因不能理解或交流而沮丧	同左	有刻板行为 对刺激反应正常

2. ASD 易与发育障碍混淆,发育障碍的儿童可出现延迟分离或偏离,其临床表现与 ASD 有相似之处,故在诊断或鉴别诊断时,发育行为儿科医师应当排除发育障碍导致的临床症状,这就需要发育行为儿科医师进行详细的发育和行为评估,而不是仅仅靠行为表象下结论,通常发育障碍儿童的发育水平与社会交流缺陷的水平保持一致,ASD 则社会交流缺陷比较发育水平更严重。

3. ASD 诊断在 DSM-5 中有详细的记录顺序,包括遗传检查,如 Rett 综合征、X 脆性综合征,医学检查如神经系统疾患、癫痫等,提示 ASD 的共病问题。

五、热点聚焦

1. ASD 的流行率报道,因评估和诊断程序的质量而出现不一是当今关注的焦点。其实质涉及临床评估和诊断的问题。这是近年来特别需要在各专业的发展和努力下亟需达成共识的问题。

2. 由于最新出版(第 5 版)的精神障碍诊断和统计手册中对孤独症谱系障碍作了部分的修正,随之也带来了临床诊断上的变化,其发病率是增是减需要更多的证据说明。

3. 孤独症谱系障碍的干预和治疗是一个长期而又艰巨的医学 / 社会工程,必须科学化、规范化、根据国情医教结合,摸索出一套行之有效的方法。

(邹小兵)

第十六章

对立违抗性障碍和品行障碍

培训目标

1. 掌握 对立违抗性障碍和品行障碍的核心症状,并及时转介精神科。
2. 熟悉 对立违抗性障碍和品行障碍的临床表现。
3. 了解 对立违抗性障碍和品行障碍的诊断和鉴别诊断。

一、概述

对立违抗性障碍(oppositional defiant disorder,ODD)和品行障碍(conduct disorder,CD),以反复而持久的社交紊乱性、攻击性或对立性品行模式为特征,是儿童青少年期精神障碍中患病较高的一组疾病,对儿童的学习、生活有明显的影响,甚至影响到人格的正常发展。对立违抗性障碍多见于 9 岁或 10 岁以下的儿童,具有显著的违抗、不服从和挑衅行为,而且没有更严重的、冒犯法律或他人权利的社交紊乱性或攻击性活动。品行障碍是指在儿童青少年期反复持续出现的攻击性和反社会性行为,这些行为违反了与年龄相适应的社会行为规范和道德准则,影响他们本身的学习和社交功能,损害他人或公共利益。

在 ICD-10 中,ODD 属于 CD 中症状较轻的亚型。在美国精神障碍诊断与统计手册第 4 版(DSM-Ⅳ)中被归为破坏性行为障碍(disruptive behavior disorder,DBD),DBD 常被用来作为这一组行为障碍的总称,还包含未特定分类的破坏性行为障碍。在 DSM-5 中,DBD 被更新组合为"破坏性、冲动 - 控制和品行障碍",包含 ODD、CD、间歇暴发性障碍、反社会性人格障碍等其他类型的障碍,常见于儿童青少年的仍为 ODD 和 CD,本章主要介绍 ODD 和 CD,有些地方仍沿用 DBD 的称呼。

CD 按起病年龄分为童年期起病型(≤10 岁)和青春期起病型(>10 岁)。具有品行障碍的某些病例可以发展为社交紊乱性人格障碍。

【病因和发病机制】

品行障碍常与不良的心理 - 社会环境有关,包括家庭关系不当和学业不良,青春期起病的 CD 与个体发育、社会、环境等因素关系更密切。近年来,随着情绪研究方法的更新,行为学、神经电生理、功能影像学等手段的应用,发现 DBD 儿童青少年存在情绪认知偏差和加工缺陷。

有品行问题的儿童存在敌意性归因倾向。有些 DBD 患儿具有冷漠无情特质,CD 儿童一般都有冷漠无情特质,尤其在童年期起病的 CD 儿童中多见。这类儿童缺乏行为抑制,喜欢追求刺激,对惩罚不敏感,并且对情绪刺激、对危险都不敏感,攻击倾向较高。无冷漠无情特质的儿童所表现出的品行问题与父母养育方法不得当关系更密切。研究中发现,冷漠无情特质明显者,其品行问题的持续性较高。

神经电生理研究中,采用事件相关电位(event related potentials,ERPs),有研究发现 ODD 儿童在持续作业测验中,P3a、P3b 波幅明显减小,而且与破坏性行为水平呈正相关。

功能性磁共振(fMRI)的研究发现,ODD 儿童青少年额叶(尤其前额叶)的抑制功能低下,边缘系统、杏仁核、眶额叶、前扣带回的激活减弱。童年期起病的 CD 负性和中性图片都可以引起他们左侧杏仁核的激活增强。

【流行病学】

CD 常见于男孩。一项世界范围内的调查报告显示 ODD 发病率为 6%~10%,CD 总体发病率为 4%~14%,男女比例为(3~4)∶1。国内缺乏可靠的调查。ODD 的对立和违抗性行为在学龄前期男孩中更加常见,而女孩要到青春期问题才会凸现。

二、诊断与鉴别诊断

【诊断】

1. 临床表现　ODD 的基本特征是持久性的违抗、敌意、对立、挑衅和破坏行为,这些行为明显超出了同龄儿童青少年在相同社会文化背景中行为的正常范围,而且具有冲动性。ODD 的儿童倾向于频繁而又主动地蔑视成人的要求或规定,故意惹恼别人。患儿易怒,常怨恨别人,因自身的错误或困难而责备别人。典型病例中,患儿的违抗带有挑衅性质,由此引发对立,并常显示出过分粗野、不合作和抵抗权威。这些行为常常在与熟悉的成人或同伴的交往中表现得最突出,在临床检查中可能并不明显。患儿从小对挫折的耐受力一般都很差,好发脾气。

品行障碍的年长儿童早年常有过 ODD,但通常还伴有社交紊乱性或攻击性行为,而且早已超出了违抗、不服从或破坏行为的界限。

2. **诊断要点**　ODD 和 CD 患儿的行为比儿童普通的调皮、不听话或少年的逆反行为更为严重,甚至出现违反相应年龄的社会规范。ODD 的症状以易怒/易激惹、争吵、对立的行为方式或怨恨、报复为特征,症状至少持续 6 个月。CD 的症状以严重违纪、违反社会规范或他人权益为特征。

确定 ODD 或 CD 的存在应考虑到儿童的发育水平。例如,暴怒在 3 岁儿童是发育过程中的正常表现之一,单单存在这一项不能作出诊断。同样,大多数 7 岁儿童不具备侵犯他人(如暴力犯罪)的能力,这一表现也就不能作为诊断的必需标准。作为诊断依据的症状举例如下:过分好斗或霸道;残忍地对待动物或他人;严重破坏财物;放火;偷窃;反复说谎话;逃学或离家出走;过分频繁地大发雷霆;反抗性挑衅行为;长期严重的不服从。明确存在上述任何一项表现,均可作出诊断。孤立的社交紊乱性或犯罪行为本身不能作为诊断依据,因为本诊断意味着某种持久的行为模式。

DSM-5 与 DSM-Ⅳ在很大程度上没有变化,新增加亲社会行为受限。针对符合 CD 诊断标准并且表现缺乏亲社会情绪的个体加了一个描述性特征说明,如缺乏共情和内疚。

【诊断标准】

品行障碍以违反他人权力的行为或主要的社会规则为特点,症状至少持续 3 个月,症状必须导致显著的社会、学业或职业功能的损害。具有冷漠无情特质的个体属于更严重的类型。以重复和持续的行为方式违犯他人的权力或与年龄相应的社会规范,在过去的 12 个月中以下 15 项标准至少明显存在任何范畴中 3 项,至少 1 项是最近 6 个月中出现的。

攻击人和动物

1. 经常欺负、威胁或恐吓他人。

2. 经常挑起躯体打斗。

3. 使用能对他人导致躯体伤害的武器(如短棍、砖头、碎瓶子、刀和枪)。

4. 残忍对待他人。

5. 残忍对待动物。

6. 对受害者实施抢劫(如路劫、偷钱包、勒索和武装抢劫)。

7. 强迫他人进行性活动。

破坏财产

8. 故意导致严重损害。

9. 故意破坏他人财产。

欺骗或偷窃

10. 闯入他人的住所、建筑或机车中。

11. 经常说谎以获得好处、优待或避免责任。

12. 偷价值不菲的东西而不面对受害者。

严重违反纪律

13. 即使家长阻止,经常夜间外出过夜,始于 13 岁之前。

14. 与家长同住时,整夜外逃至少两次或至少一次有一段时间不回家。

15. 经常逃学,始于 13 岁前。

具体说明是否:

1. 儿童期起病。

2. 青春期起病。

3. 未特定　是否伴有亲社会情绪受限:缺乏懊悔或内疚;冷漠 - 缺乏共情;不关心成绩;情感肤浅或有缺陷。

4. 评估　对于 ODD 和 CD 没有特异的评估工具,也没有与诊断很密切的核心症状。采取多种方式、多情境的评估,当儿童的行为症状符合了这两种诊断所需的标准就作出诊断。需要对家庭状况、教养方式、亲子关系、精神病家族史和儿童的同伴关系进行评估,这些都是制订治疗计划所需要的。必要时,也应对学校情况和学习问题进行教育学评估。对治疗前后的行为进行功能分析,以评估治疗效果。

家长或他评问卷:Eyberg 儿童行为调查问卷(Eyberg Child Behavior Inventory),是常用的评估 ODD 和 CD 的问卷,由他人完成,适用于 2~17 岁,36 条目。其他可用的但不是专门评估 ODD 和 CD 的问卷,如儿童行为问卷(CBCL)中有与攻击相关的题目。

自我报告式评估:国外有数种,但尚未在国内使用。如儿童行动倾向评估(children's action tendency scale,Deluty),适用于 6~15 岁儿童青少年,共 30 项条目;青少年反社会行为自我报告问卷(adolescent antisocial self-report behavior checklist,Kulik 等),在青少年中使用,共 52 项条目。

访谈评估:6 岁以上的儿童可使用 Kiddie-SADS、CHIPS 或儿童心理健康简式问卷。

共患病的评估:由于 ODD 与 ADHD、心境障碍、焦虑障碍等共患率较高,有必要运用相应的评估工具进行检查。

【鉴别诊断】

1. **正常范畴的儿童行为问题** 正常儿童也可有不听话、违纪、欺负他人、损害他人和公共利益的行为,但通常是偶尔出现或非故意而为,受到批评教育后改善,不足以影响其本身的学习和社交功能。患对立违抗障碍的儿童则反复出现这类显著的违抗、不服从和挑衅行为,已经成为其品行模式,对学习、生活有明显的影响。品行障碍儿童则反复持续出现更严重的攻击性和反社会性行为,这些行为与其所处环境背景的行为规范和道德准则显著不符。

2. **注意缺陷多动障碍** ADHD 也常有违纪、招惹他人、情绪失调的症状,但发病时间较对立违抗障碍早,且主要临床表现为注意障碍、活动过度和冲动,不论是否涉及与需要遵守纪律和交往活动,均表现出显著的注意缺陷和多动、冲动。而对立违抗障碍和品行障碍的症状是在需要遵守规则和社会交往活动中表现出来的,患 ADHD 的儿童继发对立违抗障碍/品行障碍的几率较高,即两大类障碍的共病率较高,因此,如果患儿同时符合这两个障碍的诊断标准,则应作两个诊断。

3. **心境障碍** 在躁狂或抑郁发作期间都有可能出现攻击或对抗性行为,需与品行障碍相鉴别。心境障碍为发作性病程,而品行障碍为持久的品行模式;心境障碍患儿在出现攻击或对抗性行为的同时,尚有明显的情感高涨或低落、思维奔逸或迟缓等,行为异常只是临床表现的一部分;心境障碍患儿经过相应药物治疗后,攻击或对抗性行为随情绪症状的改善而消失。

三、治疗决策

采用综合性治疗和干预方法,包括药物治疗、心理治疗以及以家庭、学校、社区为基础的干预计划。

1. **药物治疗** 因为缺乏疗效可靠的临床研究,所以没有标准化的药物治疗方案。一般只是对症治疗,以控制攻击性、情绪不稳定为主。

(1) 兴奋剂:如安非他明和哌甲酯类,有些研究发现,对于不论是否共患 ADHD 的 ODD 和 CD,兴奋剂都可以在某种程度上缓解攻击行为。

(2) 心境稳定剂:锂盐和选择性抗惊厥药(如丙戊酸盐),可以缓解冲动性、情绪爆发和心境波动。

(3) 抗抑郁药:常用 5-羟色胺再摄取抑制剂和三环类抗抑郁药,可以在有心境症状时缓解攻击性和冲动性。有不同年龄儿童、青少年适应证的 SSRI 类药物有舍曲林、伏氟沙明、氟西汀。

(4) 其他药物:肾上腺素类药物如可乐定等在欧美等国家也经常用于治疗 OBD,可能是减少了肾上腺素的释放而降低攻击性、激惹性和暴怒。

(5) 抗精神病药物:第二代抗精神病药物比第一代更常用于 OBD,可以有效降低攻击性和暴力行为,如利培酮、奥氮平、阿立哌唑和奎硫平,都可用于症状严重的青少年,但低年龄儿童慎用。

2. **心理治疗**

(1) 家长管理培训:由于很多孩子的破坏性行为与家长对待孩子的方式有关,因此,首先应重点是培训家长如何与孩子互动以促进孩子的亲社会行为。教给家长积极的教养方式,聚焦于当引发行为的事件出现时,家长如何进行强化(奖励或惩罚),从而发展孩子的亲社会行为,以及其他帮助孩子发展适应性行为的技术,最终减少破坏性行为。

（2）认知行为治疗：该治疗的原理基于攻击和反社会行为的儿童青少年有认知扭曲或错误，如果个体对知觉的编码和释义或个人经历中有问题，则会造成负性的信念、期待等。认知问题解决技能训练可以帮助儿童识别改善错误的认知加工，学习处理人际关系问题的方法。如识别有破坏性的负性认知，替代以合理的认知，学习识别情绪和暴怒管理技术，学习有效的表达和沟通技巧（如社交性言语、协商），学习替代性的行动。治疗过程中需要在治疗室和其他环境中反复地练习直至掌握。会话行为治疗被认为是治疗此类障碍的有效方法。

（3）其他多系统的治疗：着眼于家庭、学校、同伴等凡是与儿童的问题行为有关的各种系统，在这些系统中找到引发问题的因素并改善，如促进教养方式、同伴互动、降低学校压力等。

3. **预防** 家庭早期干预计划可有效降低儿童的破坏性行为问题。在幼儿期，就应对儿童的家庭进行风险评估，高风险家庭中，如有婚姻问题、生活环境不良、家长有人格或精神问题，以及有不良的教养方式的家庭（过于溺爱或忽视、暴力的教养方式），都应尽早干预。对于从小就显示出消极气质特点的幼儿，要教给家长应对方式。学校教育计划中应开展相应的预防性培训。

4. **转诊** 发育行为儿科医师可对 ODD 进行初步干预，给予家庭管理、教育建议和兴奋剂治疗，如果疗效不佳，需要系统的心理治疗和其他精神类药物治疗时，以及诊断为 CD 的患儿，应转诊至有心理治疗资质的心理治疗师和儿童精神科医师。

四、常见问题和误区防范

1. **童年期起病的 CD/ODD 被忽视** 常有人认为童年期起病 CD/ODD 的预后良好，但研究显示童年期起病 CD/ODD 的破坏性行为更持久，成年后有反社会行为的倾向更严重，常出现犯罪、物质滥用等。青春期起病的 CD 常是一种发展过程，问题行为局限于青春期，在青春期过后即停止，但在发生期间也需密切关注及时引导，以免出现不良后果。

2. **CD/ODD 的病因和治疗问题** CD/ODD 常被认为是不良的环境因素所致，单纯强调改善环境和心理或教育的干预。但是近期越来越多的研究发现，CD/ODD 也具有生物学基础和病生理机制，对其干预治疗也除外一般的社会心理学干预，需要有针对其心理病理机制的心理治疗方法，严重者也需适当的药物治疗。

3. **CD/ODD 与 ADHD 的共患病问题** CD/ODD 常与 ADHD 共同存在。一般而言，ADHD 是神经发育性障碍，在较小年龄即可出现，CD/ODD 常晚于 ADHD 发病，因此，早期预防 CD/ODD 的最佳途径之一是对 ADHD 进行及时有效的干预。

五、热点聚焦

早发性 CD/ODD 的病因、病理机制和预后尚存争议。生物学因素究竟占多大作用？精神病态特质（冷漠 - 自恋）对 CD/ODD 的预测性有多大？在成人 CD 的诊断中有对冷漠特质的特别说明，但儿童在多大年龄可以呈现此行为特质，这些都是目前该领域的热点，需要深入研究。

（张劲松）

第十七章

焦虑障碍和心境障碍

培训目标

1. 掌握 焦虑障碍和心境障碍的核心症状,并及时转介精神科。
2. 熟悉 焦虑障碍和心境障碍的临床表现。
3. 了解 焦虑障碍和心境障碍的诊断和鉴别诊断。

第一节 焦 虑 障 碍

一、概述

焦虑障碍(anxiety disorders)是一组以不安和恐惧为主的情绪障碍,其出现无明显原因的或是不现实的、先占性的情绪反应,伴恐惧、不安的认知和自主神经活动亢进的焦虑性躯体症状。主要包括分离性焦虑障碍、恐惧性焦虑障碍、社交性焦虑障碍、广泛性焦虑障碍、惊恐障碍,不同的诊断分类系统所包括的具体病种有所不同。

根据 ICD-10 中有对儿童情绪障碍的单独分类,涉及焦虑障碍的分类包括童年离别焦虑障碍、童年恐怖性焦虑障碍、童年社交性焦虑障碍、广泛性焦虑障碍。

在 DSM-5 中,焦虑障碍不再区分儿童和成人,都采用相同的分类,主要包括分离性焦虑障碍、社交性焦虑障碍、惊恐障碍、广场恐怖症、广泛性焦虑障碍、物质/药物引起的焦虑障碍,并且将选择性缄默纳入其中。

【病因】

生物学、家族史和环境因素对焦虑的发生、发展都很重要。广泛性焦虑障碍儿童的生物遗传学因素更为明显。

发病前常有一些日常生活事件作为诱因,家庭和环境中的不利因素是发病的影响因素。家庭和环境因素如:不恰当的教养方式(如溺爱、忽视、虐待),不安全性依恋,应激生活事件,创伤经历。患儿常有敏感、退缩、情绪消极的气质特点。

【发病机制】

焦虑障碍的家族史较为多见。遗传因素和环境因素都是焦虑障碍的发病因素,而遗传的影响最大。曾有研究显示,在 4~9 岁的焦虑儿童中,表现型症状中的遗传作用为 39%~64%,而环境因素占 3%~21%。遗传的影响大小因焦虑性质而异。分离焦虑与非共享环境因素关系较大(50%),遗传的贡献为 22%,共享环境因素占 28%。特定性焦虑障碍的遗传因素为 58%，19% 归于共享环境因素，23% 为非共享环境因素。有研究发现 5HT 转运体等位基因可能与焦虑有关。

有一些神经回路涉及焦虑障碍，包括杏仁核、前额叶、海马、扣带回、眶额叶、纹状体等。神经解剖和影像学研究发现，广泛性焦虑障碍儿童的右侧杏仁核的激活程度比健康对照高，这种激活与焦虑有关。

下丘脑 - 垂体 - 肾上腺素轴（HPA）的失调也与焦虑问题有关。

在人格特质中，神经质是焦虑障碍和抑郁障碍发病的危险因素。儿童气质是人格特质中最早出现的特质，与神经质相关的维度如退缩、敏感、情绪性都与焦虑的早期发生有关，敏感、退缩、情绪消极的儿童容易发生焦虑问题。

【流行病学】

焦虑障碍是儿童和青少年最常见的一类精神障碍。儿童期任何一种焦虑障碍的 3 个月发病率为 8%~10%，6 个月为 5%~18%。分离性焦虑障碍、特定性恐惧障碍是儿童期最常见的焦虑障碍，分离性焦虑障碍的患病率为 3%~5%，特定性恐惧障碍的患病率为 2%~9%。少年中社交恐惧症约占 5%，广泛性焦虑障碍约占 3%。美国 NIH 公布的数据显示：13~18 岁的青少年中，焦虑障碍的终生患病率为 25.1%，严重焦虑障碍患病率为 5.9%。

二、诊断与鉴别诊断

【诊断】

符合临床表现，结合病因、病史、家族史、个性特征，依据诊断标准进行诊断。

1. **临床表现**　焦虑障碍的症状总体表现在行为、生理和认知三个方面。

（1）行为表现：回避行为，如拒绝上幼儿园或上学；烦躁、哭泣、吵闹而且难以安抚；胆小，退缩，缄默；粘人或不愿与照养人分离；不能静坐，坐立不安；茫然、失神、发呆；退行性行为，如吸吮手指、婴儿样说话、言语幼稚；神经性或紧张性行为，如易分心、咬指甲、咬笔、绞手指、捲衣服或头发、干咳、清嗓子等；对立违抗，攻击。

（2）躯体表现：气促、胸闷；心慌；多汗、口干；头晕；恶心、呕吐、腹部不适、食欲减退；尿频、遗尿、便秘或便裤；睡眠不安、噩梦多；肌肉紧张、麻木，身体颤抖或抽搐，容易感到乏力、疲劳，等。

（3）认知表现：不能集中注意力、注意力减退；过分担心、害怕，如害怕失去家长、害怕自己会死去、害怕学校作业、考试、被老师批评等；感到现实不真实，感到思维一片空白。

不同年龄阶段的儿童其表现有较大差异。低龄儿童以行为和躯体症状为主。婴儿的行为症状常表现为烦躁、哭闹不安，并伴有不肯睡觉、进食减少。学前幼儿常表现出胆小、粘人、哭闹、拒绝上幼儿园以及退行性行为。大龄儿童和青少年的躯体症状较多，还经常可表现出认知症状，能体验到自己的紧张、害怕并能自己诉说出来。行为症状多为紧张性行为、易激惹、不愿上学、不安地走动，认知症状表现出反复说害怕的事情或寻求保证、爱抱怨、注意困难。

2. **不同类型的焦虑障碍表现**　其焦虑出现的情境和表现各有特点。

（1）分离性焦虑障碍（separation anxiety disorder）：儿童与家长或依恋对象分离或将要分离时，产生与发育水平不符的过度焦虑。没有主要依恋者陪伴就不肯入睡；面临分离时过分忧伤（如发脾气）；做与分离有关的噩梦；分离时非常想家；经常有生理性躯体症状，如腹痛和心悸。

(2) 恐惧性焦虑障碍(phobia anxiety disorder):对某对象或处境产生过分的害怕,并且回避这类引起其产生害怕的情景。儿童可对各式各样的对象或处境产生恐惧,并可因年龄而异,如乘飞机、某种动物、血液、打针、乘电梯、高处空旷地区、学校等,或同时恐惧几种事物。儿童在恐惧时,常表现为哭闹、发脾气、发呆或粘人,导致回避或影响正常的活动、学习,如果很少接触恐惧的对象则对日常生活影响不大。大些的儿童明知恐惧的对象不会对自己有特别的危险,而仍反复、突然地因此而产生强烈的恐怖情绪。

(3) 社交性焦虑障碍(social anxiety disorder):患儿对陌生人的持久或反复的害怕或回避,其程度超出了与患儿年龄相符合的正常范围,并出现社会功能失常。但同时,患儿仍选择性地与熟悉的家人和小伙伴保持正常的交往。患儿经常有消极的先占观念,如怕自己说话或行为愚蠢,怕当众出丑,怕被同伴拒绝,怕说话脸红,怕当众失败等。同伴关系、学校功能和家庭功能因社交恐惧而受损。年幼的儿童往往表现为行为问题,如不肯离开父母、让他们见人就发脾气、拒绝与朋友玩、以躯体不适为由回避社交场合。

(4) 广泛性焦虑障碍(generalized anxiety disorder):表现为持久、过分和不现实的担心,没有特定的对象或情景。在同样的环境中,这类儿童比其他儿童更过分地担心自己的成绩和能力,担心个人和家庭成员的安全,或担心自然灾害和将来要发生的事件。担心的内容有多种,可以变换,而且这种担心很难得到转变。过分的担心使儿童的日常生活、学习和完成其他活动的能力受损。不安全感导致儿童经常要寻求重复保证,干扰了他们的个人成长和社会关系。患儿的个性经常过分顺从、完美主义、自我批评,坚持重复做不重要的事情以达到他们认为"好"的标准。担心的焦点不符合焦虑障碍的其他诊断特点。

(5) 惊恐障碍(panic disorder):反复出现的恐惧发作,属于急性焦虑发作。在发作期间表现出胸闷、呼吸困难、窒息感、心悸、出汗、口感、恶心、头晕,有濒死感。伴随着躯体症状,患儿可能有"要疯了""要死了"及失控感受和想法。症状在 10 分钟之内达到高峰,一般30 分钟内缓解。发作可能没有明显诱发因素,或在某种有压力的场合中发作,如人多拥挤的地方。

【诊断要点和标准】

(1) 分离性焦虑障碍:对分离的恐惧是核心的症状,通常表现为明显的临床焦虑症状,如不现实地和反复地担忧所喜爱人的安全,尤其与主要依恋者分离或分离时受到威胁。伴随着严重的担忧并持续相当一段时间不能改善而且社会功能受损。

按照中国和国际精神疾病诊断标准 ICD-10,分离焦虑起病于 6 岁前,但实际上 6 岁以上儿童也经常出现,在美国的 DSM-5 中对该诊断取消了年龄限制,标准和严重标准并持续至少 4 周,也作此诊断。

ICD-10 中 F93.0 童年离别焦虑障碍的诊断标准如下:

1) 至少有下列中的三条:①一种不现实的、持久性的忧虑,担心主要依恋对象可能遭受伤害或害怕失去他们(如害怕他们会一去不归,或不会再见到他们),或持久地担心依恋对象会死去。②一种不现实的、持久性的焦虑,担心某些不幸事件将使患儿和主要依附对象分离(如儿童走失、被绑架、住院或被杀)。③因害怕与依恋对象分离或为了待在家里而长期不愿或拒绝上学(不是由于其他原因,如害怕学校里的事情)。④夜间难以分开,表现为下列任何一条:没有依恋对象陪伴总是不愿或拒绝睡觉;夜里频繁地起身,看着依恋对象,或睡在其侧;长期不愿或拒绝睡在自家以外的处所。⑤持续不恰当地害怕独处,如没有主要依附对象在家,即使白天也害怕。⑥经常做有关离别的噩梦。⑦与主要依恋对象分离时,如离家上学,或在其他离别场合(度假、野营等)反复出现躯体症状(如恶心、胃痛、头痛或呕吐)。⑧在与主要依恋对象分离前、分离时或刚刚分离即出现过分的、反复的苦恼(表现为焦虑、哭闹、发脾气;长时间不愿离开家、过分要求与父母交谈或渴望回家;愁苦、淡漠或社会退缩)。

2) 不符合童年广泛性焦虑障碍(F93.80)的标准。

3) 起病于 6 岁以前。

4) 并非下述情况的组成成分:更广泛的情绪、品行或人格紊乱或者弥漫性发育障碍、精神病性障碍或使用精神活性物质的障碍。

5) 病程至少 4 周。

在 DSM-5 的诊断标准中,分离性焦虑不局限于儿童,青少年和成人也可诊断,症状标准与 ICD-10 的上述症状类似,仅在个别之处修改为较为适合各年龄的描述;症状持续时间在儿童青少年中为 4 周,在成人为 6 个月。

(2) 恐惧性焦虑障碍:儿童暴露于所恐惧对象时出现焦虑不安的恐惧表现,这种恐惧是过分、不合理的。对某对象或处境产生过分的害怕以及回避是其诊断要点,焦虑达到临床异常的程度,症状导致的回避性行为使患儿的日常生活、社交和学习受损,焦虑不是更广泛的障碍的一部分。

ICD-10 中关于该障碍的诊断标准如下:

F93.1 童年恐怖性焦虑障碍:①表现为发育阶段相适应的(或起病于相应发育阶段的)持久或反复出现的害怕(恐怖),但它在程度上是异常的,并伴有明显的社交损害;②不符合童年广泛性焦虑障碍(F93.80)的标准;③并非下述情况的组成成分:更广泛的情绪、品行或人格紊乱或者弥漫性发育障碍、精神病性障碍或使用精神活性物质的障碍;④病程至少 4 周。

在 DSM-5 的诊断标准中,相对应的分类为特定性恐惧障碍。表现为对某一个特定的物体或情境(如飞行、高处、动物、注射或见血)明显的害怕或焦虑,持续至少 6 个月。

(3) 社交性焦虑障碍的诊断标准:患儿表现出对陌生人的持久或反复的害怕和(或)回避,这种害怕主要针对成人或小伙伴或两者兼有。同时伴有正常的选择性依恋父母或其他熟悉的人。害怕或回避见人在程度上超出了患儿的年龄所应有的正常界限,具有临床意义的社会功能失常,且不是某种更广泛的情绪紊乱的一部分。

ICD-10 中关于该障碍的诊断标准如下:

F93.2 童年社交性焦虑障碍:儿童在面对陌生人,包括同龄人的社交场合存在持久的焦虑,表现出社交回避行为。当与陌生人交往时,儿童对其行为是否恰当有自我意识,表现出尴尬或过分关注。显著影响社交(包括与同龄人的)关系,导致交往受限;在进入新的社交环境或被人强拉到某种社交场合时,造成显著的痛苦和不适,表现出哭喊、缺少自发言语或退出。患儿与熟人(家人或很熟的同伴)存在满意的社交关系。障碍的发生同步于特定的发育期,在此发育阶段这类焦虑反应被认为是恰如其分的。程度的异常、时间的延续及其伴发的损害必须表现于 6 岁以前。不符合童年广泛性焦虑障碍(F93.80)的标准。不是下述情况的组成成分:更广泛的情绪、品行或人格紊乱或者弥漫性发育障碍、精神病性障碍或使用精神活性物质的障碍。病程至少 4 周。

DSM-5 中社交焦虑障碍的诊断儿童与成人标准相同,但有两个地方对儿童有特别说明:一是儿童社交焦虑症状不只是出现在与成人的活动中,必须出现在与同伴交往的环境中;另一个是,儿童中,恐惧或害怕可能表现为哭泣、发脾气、僵住、粘人、颤抖,或在社会环境中不能讲话。

(4) 广泛焦虑障碍的诊断标准:存在不能控制的对多种事件或活动的过分焦虑和担心,至少已6个月。

ICD-10关于该障碍的诊断标准如下:

F93.80 童年广泛性焦虑障碍:在儿童与青少年,广泛性焦虑所表现出的主诉范围常常较成人少(见F41.1),自主神经唤起的特定症状较少处于主导地位。对这类患儿不妨换用下列标准:①在至少6个月内,至少有1/2的时间出现强烈的焦虑和担心(预感性恐惧),这种焦虑和担心至少见于几件事或活动(如工作或学业)。②患儿发现难于控制这种担心。③焦虑和担心伴有下列症状中的三条(其中至少两条在1/2以上的时间存在):烦躁不安,感到紧张或已到了崩溃边缘(可表现为精神紧张感与无法放松);因担心或焦虑而感觉疲倦、精疲力竭或易疲劳;注意力集中困难,或心里"一片空白";易激惹;肌肉紧张;因担心或焦虑而睡眠紊乱(入睡困难或时睡时醒、睡眠不解乏或不满意)。④多种焦虑与担心至少出现于两种场合、活动、境遇或环境之中。广泛的焦虑不呈间断发作的病程(如惊恐障碍),主要的担心也不局限于单一而重大的主题(如童年离别焦虑障碍或恐怖性障碍)(如在较大范围的广泛性焦虑中可辨认出较局限性的焦虑,则广泛性焦虑在诊断上优先于其他焦虑障碍)。⑤起病于童年或少年(18岁以前)。⑥焦虑、担心或躯体症状在社交、职业或其他重要方面造成具有临床意义的功能紊乱或损害。⑦不能归因于物质(如精神活性物质、药物)的直接作用或一般性疾病(如甲状腺功能亢进),亦不肯定产生于心境障碍、精神病性障碍或弥漫性发育障碍的病程之中。

在DSM-5的诊断标准中,没有儿童与成人的区分,6条症状与ICD-10相同,但症状标准对儿童的仅要求符合一条即可。

(5) 选择性缄默:是指已经获得正常语言功能的儿童,因精神因素的影响而出现的一种在某些社交场合(如学校或陌生人面前)持续沉默不语或几乎无语,而在其他环境中(自己家中)言谈自如。DSM-5将选择性缄默列入了焦虑障碍,在DSM-Ⅳ和目前仍在使用的ICD-10中,选择性缄默属于社会功能障碍。近年的研究发现其本质与焦虑有关,大多数选择性缄默患者存在焦虑,尤其是社交性焦虑。

1) 发病原因:与心理因素有关。气质特点为退缩倾向、适应慢、敏感;抚养人有害羞、焦虑的特点;言语/语言障碍,家庭、学校和社会支持差;存在不良的家庭因素;负性事件刺激,移民到不同文化中。

2) 临床表现:能够确认在哪些场合可正常讲话,哪些场合沉默不语;症状持续一段时间。多伴有其他情绪紊乱。除了在特定场合沉默不语,还常存在以下表现:非言语性的焦虑症状,如回避对视、不安等;用非肢体性言语表达需要;回避需要讲话的场合;非言语性的参与或活动受限;常伴有焦虑、退缩、违抗等情绪或行为问题,如分离焦虑、遗尿或遗粪;为了回避引发焦虑的情景而违拗。

3) 诊断要点:在某种或多种特定社交场合(如学校)长时间拒绝说话,但在另一些场合说话正常或接近正常,其言语理解和表达能力为正常;症状至少已持续1个月,但不包括初入学的第1个月;排除言语技能发育障碍、广泛发育障碍、精神分裂症及其他精神病性障碍。

4) 治疗原则:以心理行为治疗为主。行为治疗,如暴露、系统脱敏。如果是在幼儿园/学校缄默则采用以学校为基础的方法,如果与家庭有关则需要家庭治疗。对伴随症状可合并药物对症治疗。经过治疗和积极的环境支持,多数在1年内恢复正常,很少有长期持续。对不需要言语表达的学习和生活影响不大。

3. **诊断前评估** 需要来自多方面的信息,完成对焦虑症状病史的全面采集,包括躯体检查、心理行为发育状态检查、心理发育测验等。明确焦虑是否是与特定的刺激有关,社会和家庭中是否对症状的存在有强化因素。

(1) 躯体检查:进行如心电图、甲状腺素功能检查,排除可能导致类似焦虑症状的躯体疾病。

(2) 心理评估:了解儿童的生长发育过程、家庭教养方式和社会环境情况,包括焦虑障碍的家族史、个人成长经历中的相关事件、儿童本人气质特点,环境和同伴交往情况及社会能力。家庭中是否存在经常强化焦虑的情况,如儿童没有被鼓励要适当地分离,反而奖励不分离(如当儿童拒绝离开时被给予过多地关注)。需要区分儿童在发育过程中可能出现的害怕、恐惧。这些害怕是切合实际的害怕,还是不太切合实际的害怕或过分担心。

对于7岁以上儿童焦虑的筛查,可用自我评估问卷《儿童焦虑性情绪障碍筛查表》(SCARED,7~16岁)。6岁以上儿童焦虑的诊断性检查,可使用结构化访谈问卷有 Kiddie-SADS 和 MINI 访谈,6岁以下诊断对家长进行访谈,可采用 DIPA。

【鉴别诊断】

1. 与正常儿童的焦虑鉴别

(1) 分离性焦虑障碍与正常儿童的分离焦虑:婴幼儿当实际或可能与他们所依恋的人离别时出现某种程度的焦虑是正常的。鉴别点在于其严重程度在统计学上属于少见(包括持续时间超长,超出了通常的特定年龄段),并且社会功能也伴有明显的问题。许多涉及分离的情景也涉及其他潜在的应激源或焦虑源。诊断取决于能否证实,在各种场合下,引起焦虑的共同因素是与主要依恋之人的分离这一情景。它在发生时可能常常与拒绝上学(或"恐怖症")有关。拒绝上学常是分离焦虑的表现,但有时(尤其在少年)并非如此。

(2) 恐惧性障碍与正常的恐惧:某些恐惧具有显著的发育阶段特定性并且(程度不等地)发生于大多数儿童,例如学龄前期害怕动物就可能属于这种情况。

(3) 社交恐惧性障碍与正常的社交焦虑:对陌生人的警惕在0.5~1岁时是正常现象。在童年早期,当儿童遇到完全陌生的或具有社会性威胁的情景时出现一定程度的担心或焦虑也是正常的。

2. 分离性焦虑障碍与广泛性焦虑障碍的鉴别　分离焦虑障碍是儿童与所依恋的人(通常是父母或其他家庭成员)离别而产生的过度焦虑,不单单是针对许多场合的广泛性焦虑的一部分。对离别的恐惧构成焦虑的核心。广泛性焦虑是没有特定对象的过分担心,担心的内容多种多样,且多变。

3. 药物、躯体疾病及其他精神疾病或发育障碍所致的焦虑　使用某些药物,如服用抗抑郁药、兴奋剂的初期可出现焦虑、易激惹,躯体疾病如甲状腺功能亢进会出现焦虑的表现,强迫症、精神分裂症早期也有焦虑症状。通过全面、仔细的病史采集、躯体检查和精神检查,可以发现相应的病史、躯体症状或其他精神症状。

三、治疗决策

焦虑障碍的总体治疗原则,一般以心理行为治疗为主,药物治疗为辅,尤其对低年龄儿童。家长参与治疗过程很重要,对儿童的治疗应与家长教育结合起来。

(一) 心理支持和心理治疗

以支持性和认知行为治疗为主。首先要建立良好的医患关系,消除家长和患儿对躯体疾病的担心及家长的焦虑情绪。行为治疗包括系统脱敏法、榜样示范法、角色扮演、想象、行为奖励、放松训练、游戏疗法等。对3~4岁后有一定认识领悟能力的幼儿,可加入认知技术,教给积极的自我言语、矫正不恰当的信念,教给应对策略,根据儿童的发育水平系统地采用结构化认知行为治疗。鼓励进行有规律的体育活动。

对于分离焦虑,建立应对分离的新反应方式,鼓励儿童和家庭尽量正常生活,预防继发性获益,预防功能受损。对于拒绝上幼儿园或上学的儿童,排除其他分离之外的恐惧因素,然后逐级练习分离令儿童尽快回到学校。

(二) 家长教育和家庭治疗

为儿童提供一个稳定和支持性的家庭环境对预防和治疗焦虑有重要意义。家长需要参与治疗过程,了解焦虑的发生和持续原因,明确治疗目标、过程和预后。教给父母和其他主要抚养者应对儿童焦虑的策略和如何给做榜样,尽量减少心理社会应激或创伤事件。例如,发现过分依恋障碍和倾向就应开始预防分离焦虑和拒绝上学的出现,进行咨询检查,教给家长与儿童分离的技术,处理家庭应激和同伴关系的方法。

预防为主,教育家长从小培养儿童的积极情绪和独立性,以鼓励为主。避免无端恐吓和过于呵护。在分离前或到陌生环境前提前告知,作好预先准备,避免在社交场合指责孩子。孩子焦虑时,家长应在孩子面前尽量保持镇静的情绪。对有心理问题的家长进行咨询和治疗,还需要改变家庭成员的精神躯体症状、焦虑、抑郁等问题。

(三) 学校和社会治疗

分析与儿童拒绝上学有关的学校和社会因素,判断拒绝上学与分离无关的原因,如被欺负或担心学业失败、学习困难等,给予相应处理。

(四) 药物治疗

焦虑程度较严重,经过规范的心理治疗无效,可选择小剂量的抗焦虑药或有抗焦虑作用的抗抑郁药。首选有儿童和青少年适应证的5-羟色胺再摄取抑制剂,我国目前有舍曲林、艾司西酞普兰、氟伏沙明、氟西汀。三环类抗抑郁药中可选择氯米帕明、多虑平(多塞平),但这类药物已经很少使用。抗焦虑药物中,苯二氮䓬类药物中的地西泮较常用于儿童,但不作为首选。幼儿尽量不用药物治疗。

(五) 转诊

对于焦虑程度较轻者,在一般性心理支持或药物治疗下可以坚持日常生活、学习和社会交往,发育行为儿科医师可以给予适当的治疗;对于病情复杂、焦虑程度较重者,一般性治疗的效果不佳,难以恢复到日常生活、学习和社会交往,应转诊至更有经验的儿童心理治疗专家或儿童精神科医师进行深入系统的诊治。

四、常见问题和误区防范

(一) 焦虑障碍的预后

对儿童焦虑障碍的预后,可能会出现两种极端。要么认为长大了会自然好转,不必干预;要么认为必须尽快矫正,否则后果不良。其预后与类型有关。一般而言,分离焦虑和恐惧性焦虑预后良好,症状往往随着年龄增长而减轻或消失;社交性焦虑和广泛性焦虑与个体素质和生物学因素较大,难以乐见其自然缓解,如果得到早期、有效的治疗则预后良好,但仍有以后发生同类或其他类型焦虑的倾向。

(二) 注重表面症状忽视病因

焦虑障碍的分型主要依据外在表现,而很多情况是这些外在表现源于内在的原因。如分离焦虑可能与童年不安全依恋有关、与父母矛盾或离异有关,场所恐惧、社交恐惧可能与被欺负、虐待、暴力等创伤事件有关,学校恐惧很可能与家庭问题有关,对某种特定事物的恐惧也可能与童年的创伤性经历有关。所以,依据症状进行诊断后一定要仔细寻找内在的原因,这对制订治疗计划非常重要。

（三）强制性暴露干预的效果

暴露治疗是焦虑障碍的常用治疗方法之一,但对于儿童采取暴露治疗一定要谨慎,有些焦虑障碍的原因与童年依恋、创伤有关,并非单纯的敏感、胆小,在病因没有弄清,儿童的自我情绪调控能力没有得到足够发展之前,如果采取简单的暴露治疗,尤其满贯式暴露治疗,强制儿童面对惧怕的情境,则很容易加重焦虑,甚至造成二次创伤。

五、热点聚焦

深入探索儿童焦虑障碍的早期预测方法、预防干预方法和有效的心理干预是焦虑障碍的热点。

第二节　心　境　障　碍

一、概述

心境障碍是一组以情感的低落或高涨为特点的疾病,在高涨(躁狂发作)和低落(抑郁发作)的间期则情感正常。如果在整个病程中包含了抑郁发作和躁狂发作则称为双相障碍。心境障碍的病程常是慢性或反复发作的病程,伴持续的功能损害。重性抑郁障碍的平均发作时间为7~9个月,2年内的复发率为40%,5年内的复发率为70%。

儿童期抑郁是慢性、复发性疾病,需要早期识别和治疗。研究显示儿童抑郁如果得不到充分治疗,则预后不良,将导致学业成绩差、社会功能缺陷、自杀行为、他杀意念、酒精和物质成瘾的危险性增高。因此,识别和充分治疗很重要。

【病因和发病机制】

1. **遗传学**　心境障碍有明显的遗传学证据。双相障碍的遗传倾向高于单相抑郁。家系、双生子和寄养子的研究均显示遗传对儿童青少年心境障碍有影响。有证据表明,早发性心境障碍的遗传倾向更高,相比晚发性心境障碍,早发性心境障碍与家庭成员的心境障碍发生率的相关性更高。家庭中有抑郁患病者是儿童和青少年患病的强烈预测因子。家庭有双相障碍的儿童,精神障碍的患病率为52%,是家庭无双相障碍儿童的2.7倍;26.5%发展为心境障碍,是家庭无双相障碍的4倍。儿童重性抑郁的发生也与双相障碍的家族史有关。

2. **生物学因素**　成人的研究发现一些生物学因素与心境障碍有关,包括基础皮质醇、皮质醇调控、促肾上腺皮质激素释放激素、甲状腺素、生长激素的调控及睡眠脑电的异常。儿童患者与成人一致的发现是,对地塞米松抑制试验和选择性 5- 羟色胺再摄取抑制剂有反应。青少年睡眠脑电图的发现与成人相似,快速眼动睡眠的潜伏期缩短,快速眼动的密度增加,儿童则没有这些典型的发现。但基础皮质醇、甲状腺素等异常的发现则不一致。神经影像学提示心境障碍患者的前额叶、前扣带回等部位异常。多项对儿童青少年头部的磁共振研究发现早发性心境障碍患者脑区的功能性、解剖学和生化异常,包括边缘系统 - 丘脑 - 前额叶环路和边缘系统 - 纹状体 - 苍白球 - 丘脑环路。

3. 环境因素 家庭的遗传和环境因素对心境障碍共同起作用。家长心境障碍可以影响亲子互动,这些家庭对孩子的指责批评较多、关怀少、冲突多、沟通差。家庭的婚姻矛盾、物质滥用、缺乏支持也会影响亲子关系,是儿童抑郁的高危因素。应激事件明显增加抑郁症状的发生。

4. 个人内在素质和应激事件的交互作用导致抑郁的发生 个人素质或与遗传和生物学倾向有关,或与认知因素有关,如不良的应对技能和消极的认知模式。

【流行病学】

缺乏儿童的现患率调查显示,婴儿临床人群的患病率为0.5%~3%。学前儿童重性抑郁为1.4%,其他未定型的抑郁占0.7%,0.6%为恶劣心境。青少年中,社区和临床样本的患病率为1.5%~8%,青少年终生患病率为20%。用K-SADS评估14~18岁青少年的双相障碍终生患病率约为1.4%,5.7%有亚临床症状。40%~60%的成人双相障碍患者报道症状在19岁前出现,在5~25岁,首次发作通常为抑郁。据回顾性研究发现,10岁前抑郁的发病率为0.3%~0.5%;青春期前儿童的抑郁发病率为0.4%~2.5%,青少年抑郁的发病率为0.4%~8.3%。抑郁的性别比例随年龄而不同。在儿童中,男孩和女孩的比例相当,青少年中女孩的比例明显增高,男女比例为2:1,与成人接近。

Pittsburgh双相障碍的后代研究发现,父亲或母亲中有双相障碍的孩子患双相障碍谱系障碍的比例(10.6%),显著高于父母无双相障碍的儿童患病率(0.8%)。双亲患双相障碍的发病率是单亲患双相障碍的3.6倍。6~18岁儿童及青少年中家长有双相障碍者,子女患双相障碍的危险度OR值为13.4。

二、诊断与鉴别诊断

【诊断】

1. 临床表现 儿童心境障碍的核心症状与成人相同,但受儿童认知和情绪发展水平的影响,儿童的临床表现经常与成人的典型临床表现不同,并因年龄阶段而有所差异。

(1)抑郁发作的常见表现:抑郁发作的典型症状是情绪低落、兴趣或愉快感减退甚至丧失和精力不足或乏力,以及易激惹、睡眠障碍、食欲改变、缺乏自尊和自信、自我评价过低、社会退缩、自杀观念或行为等。

儿童抑郁的常见表现:缺乏动力或不爱玩,缺乏好奇和探索欲,感到无聊/厌烦;学业成绩下降;负性的自我评价;集中注意或静坐困难;不活跃或缺乏互动,或过度好动、杂乱无章;易激惹,激越,攻击;难入睡或嗜睡;喜欢谈论死亡,声称"我希望我死了"。抑郁的儿童通常不会说他们感到"压抑""伤心"等常见的抑郁感受,他们可能会说"没劲""生气",或要他们做事情、上学、外出活动、找朋友玩时,显得没有动力,没有理由地不想做。婴儿的抑郁可以是继发于家长的分离,表现为漠然、无兴趣或伤心的表情,对其他接替的照养人无反应,生长延迟和严重的精神运动性发育迟缓。学前儿童的抑郁,快感缺乏更有特异性。儿童抑郁可表现出很多焦虑症状(包括恐惧和分离焦虑)和躯体主诉(如腹痛、头痛),抑郁经常被躯体症状所掩饰。

青少年抑郁的常见表现:情绪消极或过于敏感,易激惹,容易争辩,冲动;孤僻,无主动性,显得没有动力,不愿意参加活动;感到无聊/厌烦;静坐困难,坐立不安;不活跃或缺乏互动,或过度好动但无条理性;负性的自我评价;注意难集中,容易分心;难入睡、早醒或睡眠过多;躯体不适的主诉;食欲和体重改变;感到绝望,反复想死或与死亡有关的主题,声称想死或企图自杀。严重者有精神病性症状,多疑、偏执,幻觉、妄想。

(2) 躁狂发作的常见表现:在一段时间内持续明显兴奋或易激惹、话多、精力和活动增多。青少年的躁狂表现则比较典型,与成人类似,情感高涨、自我评价过高、思维奔逸、语速增快、冲动和闯入性行为,睡眠需要减少。儿童常同时表现出抑郁和躁狂的特征,抑郁/烦躁的心境与精力增加、睡眠减少、行为紊乱、对挫折的耐受差和极端易怒混合在一起。

与正常时相比,儿童、青少年都会表现得非常欣快、兴奋、很爱交往,但显得很轻浮或愚蠢;自我感觉过分的好,低龄儿童感到自己有特殊的能力或是超人,青少年突然感到自己比同伴更聪明、漂亮、很伟大;话多,语速快、不停地说;活动的量和时间增多,过于忙碌,行为无条理性;不想睡觉,入睡时间延长,或只睡很少几小时,甚至几乎整夜不睡;注意困难表现为难集中、容易转移;冲动,不能遵守要求或规矩,不能等待,粗鲁无礼,打扰别人;对挫折的耐受性差;易发脾气、发怒,破坏性增高,爆发性攻击行为增多;兴趣短暂;青少年的行为判断力降低,不分是非,违反纪律或违法;大龄儿童和青少年还表现出对性的兴趣增高、与色情有关的事情增加;青少年还经常开始新计划或不切实际的计划,但对每个计划都不能持续。

(3) 破坏性心境失调障碍(disruptive mood dysregulation disorder):这是 DSM-5 新提出的障碍,以严重反复的发脾气为特征,在轻度和持续时间上的严重性超乎所处情形。首次诊断在 6~18 岁的儿童青少年中。

2. **诊断依据** 诊断的关键是异常低落和(或)高涨的心境,且会反复出现。

抑郁的基本特征是心境低落、兴趣和愉快感丧失、精力降低,符合抑郁发作的诊断标准至少 2 周。儿童青少年恶劣心境的诊断持续 1 年即可。

躁狂发作症状的基本特征是心境高涨、躯体和精神活动增加。所以,兴奋、话多或夸大对儿童躁狂的诊断更有帮助,符合抑郁发作的诊断标准至少 1 周,轻度躁狂需至少 4 天。

异常心境的症状不是由于酒精、药物使用(如药物滥用和使用某些治疗药物),不是因内分泌疾病(如甲状腺功能亢进/甲状腺功能减退)所致,或任何器质性病变所致。

3. **分类和诊断标准** 目前采用 ICD-10 或 DSM-5,儿童心境障碍的诊断标准与成人基本一致,在儿童青少年中易激惹可替代抑郁心境的表现。3 岁之前可参考婴幼儿精神和发育障碍诊断分类(DC 0-3-R,目前正根据 DSM-5 进行修订)。

(1) 分类:在 ICD-10 分类中,心境障碍主要分为躁狂发作、抑郁发作、双相情感障碍、复发性抑郁障碍和持续性心境障碍。

在 DSM-5 中,传统分类中的心境障碍被单独分为"双相和相关障碍""抑郁障碍"两个独立的分类。双相和相关障碍(bipolar and related disorders)包含双相Ⅰ型障碍和双相Ⅱ型障碍。如果在病程中出现躁狂发作或轻躁狂发作和重性抑郁发作被称为双相Ⅰ型障碍。如果在病程中仅有轻躁狂发作和抑郁发作,则称为双相Ⅱ型障碍,包括轻躁狂发作、重性抑郁发作、环性心境障碍,还纳入了药物/物质滥用引起、其他医学疾病引起的双相和相关的障碍。

抑郁障碍(depressive disorders)主要包括破坏性心境失调障碍、重性抑郁障碍(major depression disorder)和持续性抑郁障碍(恶劣心境,dysthymia)。

(2) ICD-10 关于心境障碍的诊断标准如下:

1) 躁狂发作症状标准:心境高涨或易激惹,与个体所处环境不协调。至少有下列 3 项(若为易激惹,至少有 4 项):活动增加,丧失社会约束力以致行为出格;语量增多;思维奔逸(语速增快、言语迫促),联想加快或意念飘忽的主观体验;注意力不集中或随境转移;自我评价过高或夸大;睡眠需要减少;卤莽行为(如挥霍、不负责任或不计后果的行为等);性欲亢进。

严重标准:严重损害社会功能,或给别人造成危险或不良后果。

病程标准:符合症状标准和严重标准至少已持续 1 周。

排除标准:排除器质性精神障碍,或精神活性物质和非成瘾物质所致躁狂。

轻度躁狂:社会功能无损害或仅轻度损害。

2) 抑郁发作症状标准:以心境低落为主,并至少有下列 4 项:兴趣丧失、无愉快感;精力减退或疲乏感;精神运动性迟滞或激越;集中注意和注意的能力降低;联想困难或自觉思考能力下降;自我评价过低;自罪观念和无价值感;反复出现想死的念头或有自杀、自伤行为;睡眠障碍;食欲降低或体重明显减退;性欲减退。

严重标准:社会功能受损,给本人造成痛苦或不良后果。

病程标准:符合症状和严重标准至少已持续 2 周。

(3) DSM-5 躁狂的标准(未在儿童和青少年中修订):

标准:在发作期间,显著的心境高涨或膨胀加上 B 标准中的至少 3 条症状,或易激惹加上 B 标准中的至少 4 条症状;这些症状持续≥7 天(除非需要住院或出现精神病性症状)。

标准:

1) 自我感觉(自尊)过高或夸大。

2) 睡眠需求减少。

3) 说话过多。

4) 思维奔逸、联想加快。

5) 易分心。

6) 目的性的活动增多或精神运动性不安。

7) 过多地参与高危险性的娱乐活动。

(4) DSM-5 中关于破坏性心境失调障碍的诊断标准如下:

1) 以严重反复的发脾气为特征,在程度和持续时间上严重超乎所处情形。

2) 频率:平均发脾气每周至少 3 次。

3) 发脾气之间的心境:

① 几乎每天,一天中大多数,发脾气之间的心境持续易激惹或发怒。

② 易激惹或发怒的心境可以被别人观察到(如家长、老师、同伴)。

4) 标准 A 或 C 出现在至少 2 个情境中(在家、在校或与同伴)并且至少在 1 种情境中严重。

5) 6 岁前或 18 岁后不能首次诊断。

6) 兴奋发作或话多从不超过 1 天,躁狂"B"标准加重(如,夸大或自我感觉过高,言语过多,易分心)。

异常的情绪高涨应与发育相关的心境高涨鉴别,如发生在高度积极性性事件背景中或是参与者。

7) 行为不是发生在重性抑郁发作期间,不是由于其他发育性障碍所致(如,孤独症谱系障碍,创伤后应激障碍,分离性焦虑障碍,恶劣心境障碍)。(注释:该诊断不与对立违抗性障碍或双相障碍共同诊断,可以与注意缺陷多动性障碍、品行障碍、物质滥用共同诊断。符合破坏性心境失调性障碍和对立违抗性障碍者应只做破坏性心境障碍诊断。如果个体有过躁狂或轻躁狂,不做破坏性心境失调障碍诊断。症状不是由于药物作用或总体的躯体或神经系统问题所致。

4. 检查和心理评估　躯体、内分泌检查排除药物、躯体疾病所致心境异常。心理评估主要涉及如下:

(1) 筛查问卷:贝克抑郁症状量表Ⅱ- 儿童抑郁调查表(depressive symptom scales:beck depression inventory-II,the child depression inventory,CDI);儿童抑郁自评量表(depression self-rating scale for children,DSRSC,Bideson,1981)。

(2) 结构化和半结构化访谈:2~5 岁学前儿童精神病评估(the preschool age psychiatric assessment,PAPA);6 岁以上的儿童可使用儿童精神障碍诊断性访谈工具(kiddie-schedule of affective disorders and schizophrenia,Kiddie-SADS)。

【鉴别诊断】

1. 注意缺陷多动性障碍(ADHD)　与双相障碍之间的共同症状有兴奋、易激惹、活动过多、语速快、注意分散。但是 ADHD 是神经发育障碍,症状出现更早而且持续,兴奋性相对较轻,与情境有关,无夸大;心境障碍发病较晚些却呈阶段性发作,在发作期间症状持续,发脾气时间过长并破坏性大。心境障碍患儿常有同类疾病的家族史。另外,ADHD 与心境障碍共患率总体较高,心境障碍不随 ADHD 症状的缓解而缓解。

2. 对立违抗性障碍　以易激惹、发脾气、过分的不服从、违拗为主要表现,但具有情境性,在不涉及需要服从、听指令的场合则情绪表现正常,发脾气的程度较躁狂轻。

3. 与焦虑障碍鉴别　广泛性焦虑障碍、社交焦虑障碍和选择性缄默需要与抑郁发作鉴别,焦虑障碍以持久的过分担忧为主,选择性缄默的不言语有情境性,兴趣、愉快感基本保持正常。

4. 创伤后应激障碍　有闪回、回避、警觉性增高的症状表现,心境低落和高涨不明显,无发作性特点。

5. 精神分裂症　该病的早期可有孤僻、兴趣降低、退缩等类似抑郁的行为特点,或易激惹的表现,但无相应的心境低落或高涨的主观体验,随着病程的发展出现精神分裂症的特征性症状;在急性期常有兴奋表现但同时有精神分裂症的特征性症状,也可因幻觉、妄想而出现抑郁,仔细检查可发现导致抑郁的精神病性症状;在缓解期的青少年可因对自己疾病的认识出现自卑、对未来丧失信心等抑郁症状。

6. 其他　精神发育迟滞、广泛性发育障碍(孤独症谱系障碍)也可有兴奋、易激惹等与心境障碍类似的特点,但都有各自障碍的典型特征,无明显的发作性心境异常,尤其在病史采集中可发现发育性障碍的特征。

三、治疗决策

不论是采取什么方法的治疗,都有必要先进行家庭心理教育,告诉家长或青少年关于心境障碍的病因、病程等相关知识和治疗计划。

(一) 心理治疗

心理治疗适合轻或中度抑郁发作的患儿,以及在发作缓解期间进行心理支持。对于儿童青少年常采用认知行为治疗、家庭治疗、游戏治疗等。认知行为心理治疗更适合于轻~中度抑郁,寻找并确认患儿的负性信念,替代以积极合理的认知模式,予以放松、愤怒管理、沟通等行为技能训练。家庭治疗适合因家庭问题所致的抑郁,改善家长角色、养育模式和家庭成员之间的冲突,建立积极的沟通方式和家庭关系。对于低年龄儿童游戏治疗或沙盘治疗更容易进行。但心理治疗效果不佳,则要采取药物治疗。

(二) 药物治疗

1. 药物治疗策略 是足量、足疗程、长期治疗。全程治疗,分急性期、缓解期(巩固期)和维持期三个治疗阶段。

(1) 急性期治疗:控制症状。药物逐渐加量,1~2 周内达治疗量,一般药物治疗 2~4 周起效,治疗 6~12 周。控制症状,减轻抑郁症状或体征。足量使用 6~8 周无效换药。

(2) 缓解(巩固)期治疗:防止复燃。治疗剂量同急性期。一般抑郁发作 4~6 个月,躁狂发作 2~3 个月。

(3) 维持期治疗:防复发。

抑郁发作:首次发作维持至少 6 个月,青少年抑郁发作伴有精神病性症状、病情严重、自杀风险大并有家族史者,应考虑维持治疗,一般为 2~3 年。减药宜慢,维持治疗量,三环类减至 1/2 维持,SSRIs 一般用有效剂量维持。

躁狂发作:药物维持时间无统一说法,至少 6 个月,剂量根据所用的药物而定,比治疗期减量或相同,缓慢减量停药。

3 次发作后考虑长期维持。但有以下情况者 2 次发作即长期维持:有家族史;首发年龄 <20 岁;两次发作间隔 <3 年;突然起病的重性抑郁。儿童首次发作、程度轻者可不用长时间维持,2 次发作则长期维持。

双相障碍的药物治疗原则:长期治疗;基础性使用心境稳定剂;联合用药;定期检测血药浓度。

2. 药物治疗种类 涉及抗抑郁剂、心境稳定剂和抗精神病药物。对于后者,本文主要推荐新型抗精神病药物。具体药物使用方法见第三十章药物治疗。

(1) 抗抑郁剂:在抑郁发作期间使用三环类抗抑郁药、5- 羟色胺再摄取抑制剂(SSRIs)及其他的新型抗抑郁剂。对于儿童的抑郁,后两类已作为首选治疗药物。

(2) 心境稳定剂:躁狂发作首选心境稳定剂治疗。传统的心境稳定剂常用锂盐、丙戊酸盐治疗。双相障碍的抑郁,需要同时用心境稳定剂治疗。

(3) 新型抗精神病药物:如利培酮、奎硫平、奥氮平、阿立哌唑。非典型抗精神病药物已成为儿童躁狂发作治疗的一线药物。伴有或不伴有精神病性症状的严重抑郁发作,或抑郁发作有激惹、自杀行为,躁狂和抑郁混合发作及在抑郁转躁狂时期,需合并非典型抗精神病药物治疗。病情严重时,还可酌情使用第一代抗精神病药物。

3. 电休克治疗 在住院患者中,对药物治疗无效的难治性患者,电休克(ECT)治疗是一个有效的方法,但对儿童和青少年慎用。

四、常见问题和误区防范

(一) 专业化的诊疗和转诊

心境障碍属于重性精神障碍,在儿童期较少见但容易被误诊,诊断需要受过专业培训的精神检查以明确症状,并且需要规范的精神药物治疗,除外新的分型破坏性心境失调障碍,其他类型应转诊至擅长儿童精神障碍诊治的精神科就诊。

(二) 坚持规范化的治疗

心境障碍的治疗需要较长时间,尤其复发的患者更需要长期维持治疗,预防复发非常重要。虽然儿童患者的维持治疗时间可较成人缩短,但复发患儿的预后较差,家长因担心药物不良反应对儿童成长的影响往往依从性较差,因此需要耐心劝说家长坚持治疗。

（三）尽早回归学校、社会

心境障碍的治疗是长期的过程,在巩固和维持期中功能康复尤其重要,不宜长期在家中无所事事,在药物治疗的同时应结合心理治疗和功能训练,这需要学校和社区的支持,帮助患儿尽早回到常规的生活和学习中,避免功能退化。

五、热点聚焦

（一）发展动态

破坏性心境失调障碍可能多见于发育行为儿科中,过去常被当做容易发脾气、情绪失调或对立违抗障碍处理,处理方式主要为一般的行为矫正,或认为长大就自然好了。现在被正式作为一种轻度的抑郁障碍,并研究发现其与成人心境障碍的延续性,使其治疗能得到重视和规范化,但目前对其治疗的方法何种是恰当的还需要深入研究。

（二）争议热点

双相障碍究竟诊断不足还是过度诊断？在美国,双相障碍的诊断比例较高,被质疑存在过度诊断,因为患者有易激惹的症状或原因不充分的兴奋即经常被考虑是不典型的躁狂,且躁狂发作的时间从原来的 7 天减少到 4 天即可诊断,我国的成人精神科也有受此观点影响的倾向。但由于在儿童青少年中,易激惹可能是焦虑、抑郁的表现,短时间的兴奋可能与心理发展特点有关,因此需要详细采集病史、慎重诊断。在我国,儿童双相障碍的诊断比例较低,是否存在诊断不足还有待研究。

（张劲松）

第十八章

听 力 障 碍

一、概述

听觉系统包括周围听觉系统及中枢听觉系统。中枢以下的听觉传导通路称为周围听觉系统，包括外耳、中耳和内耳。声音信息从周围听觉系统传导至中枢听觉系统，中枢听觉系统对声音有加工、分析的作用，如感觉声音的音色、音调、音强、判断方位，还可以对声音的开始和结束分别产生反应。到达大脑皮质的听觉信息与语言中枢产生联系，有效完成语言功能。听觉系统任何一部分出现异常均可影响听觉，造成听力障碍。处在生长发育中的儿童会因为听力障碍而错过语言的发育，造成语言及其他各方面的发育迟缓，因此做好儿童各时期的听力保健，早期发现听觉障碍儿童，早期实施干预和康复，无论对个人还是社会来说都具有重大的意义。

【定义】

听力障碍是指听觉系统中的传音、感音及对声音综合分析的各级神经中枢发生器质性或功能性异常，而导致听力出现不同程度的减退，对于婴幼儿来说，可严重损害语言、社会发育、情绪发育及学习能力。研究表明，儿童听力和言语发育障碍程度与听力损失发病年龄密切相关，而与社会经济地位、家庭收入等因素关系较小。

听力障碍大致可分为：感音神经性听力损失 [耳蜗和(或)其与中枢系统的病变所致] 及传导性听力损失(传导通路的中断：耳廓、外耳道、鼓膜及中耳结构的病变所致)。另外，还需警惕混合型听力损失，既存在感音神经性听力损失，同时传导器官有问题。听力障碍的分级见表 18-1。

【病因】

根据儿童期听力障碍的致病因素可分为遗传因素和环境因素两大类。另有一种特殊的听功能障碍综合征，称为听神经病，临床虽不多见，但易漏诊，也应引起重视。由遗传因素导致的称为遗传性耳聋。研究发现，50%~60% 的耳聋是由遗传因素引起的，新生儿耳聋病因中遗传因素约占 65%。遗传性耳聋一般双侧发病，常影响儿童的言语发育。环境因素贯穿

表 18-1 听力障碍的分级

听力障碍的程度	强度(dB)	影响
正常	0~15	• 可听到所有言语
极小	16~25	• 可能遗漏 10% 的言语 • 可能无法正确反应 • 影响同辈社交
轻微	26~40	• 可能遗漏 50% 的言语 • 可能被贴上"行为问题"及"差劲的聆听者"
中度	41~55	• 可能遗漏 50%~100% 的言语 • 言语质量差 • 词汇有限 • 沟通能力受损 • 可能自尊心较低
中度 / 重度	56~70	• 完全无法听到 100% 正常音量言语 • 言语延迟,理解能力差 • 极有可能与社会相孤立
重度	71~90	• 只能听到耳朵 30cm 范围内的很大的声音 • 若是语前聋则言语及语言延迟 • 若是语后聋则言语能力衰退且语音异常
极重度	90+	• 感受声音震动而非听到声音 • 交流主要依据视觉线索 • 更倾向听力损伤儿童群组

于整个儿童期,包括母亲孕期、儿童出生时或出生后受到的各种病毒或细菌感染、耳毒性药物、头部外伤等致聋因素,婴幼儿期对此较为敏感。导致听力障碍的环境因素较复杂,这些因素可以单独导致听力障碍,也可以与遗传因素相互作用,共同致病。

【发病机制】

1. **遗传性耳聋** 根据是否合并其他器官、系统的异常,可将遗传性耳聋分为综合征型耳聋(syndromic hearing impairment,SHI)和非综合征型耳聋(non-syndromic hearing impairment,NSHI)。NSHI 较常见,约占 70%,多属单基因疾病,根据遗传方式可分为常染色体显性及不完全显性遗传方式、常染色体隐性遗传、X- 连锁遗传方式、Y- 连锁遗传方式、线粒体突变母系遗传。70%~80% 的病人为常染色体隐性遗传,无听力损失或外部物理表现的家族病史。目前已经确认了 60 多个与非综合性听力损伤相关的基因位置。间隙结合的蛋白 β_2 及 β_6 的变异($GJ\beta_2$ 和 $GJ\beta_6$)是引起听力损伤的常见原因,特定人群中,编码连接蛋白 26(耳蜗内钾稳态的主要因素)的 $GJ\beta_2$ 的变异,是引起高达 50% 的听力损失的原因。目前基因诊断可以明确耳聋的病因。但没有可以使已经融合的或减少的内耳毛细胞再生或重新恢复功能的临床药物。如已经明确家族中耳聋患者的致病基因,可为胎儿实施产前诊断。

(1)非综合征型耳聋:非综合征型耳聋(non-syndromic hearing impairment,NSHI),70% 的遗传性耳聋不伴有其他系统的异常,属于 NSHI(表 18-2)。

表 18-2 非综合征型耳聋及表现

	占非综合征型耳聋比例	表现
常染色体隐性遗传耳聋（DFNB）	最常见，占 75%~80%	先天性或语前重度~极重度耳聋
常染色体显性遗传（DFNA）	占 15%~20%	学语后，双侧对称性感音神经性耳聋，言语发育可正常，听力减退类型与年龄和频率有关
X-连锁遗传	<2%	目前共发现 8 个 X-连锁遗传性基因座，每种临床表现均不同
Y-连锁遗传	<1%	谱系中男性耳聋，较罕见
线粒体遗传	2%~3%	所致感音神经性耳聋常发生于儿童后期或成年早期，通常为高频耳聋，呈进行性发展

（2）综合征型耳聋：综合征型耳聋（syndromic hearing impairment，SHI)30% 的耳聋患儿伴有其他系统病变，常见的有视觉系统、骨骼肌肉系统、肾脏病变、心脏、皮肤疾病或代谢疾病。目前已经确认了 500 多种耳聋的综合征（表 18-3）。

表 18-3 综合征型耳聋及表现

与听力损伤相关的遗传综合征	
常染色体显性	
Waardenburg 综合征	感音神经性耳聋，白色额发，虹膜异色，皮肤色素异常，内眦侧向移位
Alport 综合征	进行性感音神经性耳聋，遗传性肾小球基底膜疾病，眼部表现（前圆锥形晶状体、后囊下白内障、视网膜斑点）
Branchio-oto-renal 综合征	混合性听力障碍，腮弓异常，肾异常，可能出现颞骨异常
Stickler 综合征	可有感音神经性及传导性耳聋表现，脸部平坦；低鼻梁、短鼻，骨骼关节活动度过大，近视、玻璃体变性、视网膜变性等
Treacher-Collins 综合征	外耳畸形，一般中耳、内耳发育可正常，表现为传导性耳聋，同时伴有颧骨发育不全，下斜脸裂
常染色体隐性遗传	
Usher 综合征	出生时或出生后不久的中度~极重度感音神经性耳聋、色素性视网膜炎，前庭功能障碍
Perdred 综合征	大前庭导水管、甲状腺肿（甲状腺功能可能正常）、高氯酸盐释放试验阳性
Jervell and Lange-Nielsen 综合征	心脏传导问题（Q-T 间隔）

2. 环境因素

（1）宫内因素：

1）巨细胞病毒（cytomegalovirus，CMV）感染：原发感染或潜伏期感染复发均可引起活动性感染导致婴幼儿肝炎、听力障碍、智力低下、发育迟缓等。CMV 感染所致的听力障碍的特点有隐匿性、进行性恶化、波动性。

2）先天性风疹感染：妊娠早期罹患风疹，病毒可通过胎盘感染胎儿，致先天性风疹感染儿，又称先天性风疹综合征。妊娠第 6~10 周对耳的影响最大。先天性风疹综合征可有先天性心脏病、视觉障碍、听力障碍、高度近视等。

3）先天性梅毒：先天性早期和晚期梅毒均可引起感音神经性耳聋，先天性早期梅毒常在小儿出生前或出生后不久（2岁以内）听器官开始受损，听力损失较严重。先天性晚期梅毒致听力下降可见于任何年龄，青少年较多见。梅毒性耳聋多为双侧对称性耳聋。

4）先天性弓形虫病：由弓形虫寄生引起的感染，主要在妊娠前期3个月感染者胎儿受损较严重，出现流产、死胎或新生儿疾病，或者出生后存在眼、脑或肝脏的病变或畸形，可合并听力障碍。

5）艾滋病（HIV）：HIV有亲神经性，可直接侵犯听神经导致听力丧失。另外，患儿易感染多种病原体引起继发性听力损害，还可能在外耳出现Kaposi肉瘤，堵塞外耳道引起听力下降。

6）乙醇：有研究表明产前母体饮酒可对胎儿的听觉和视觉系统产生明显的影响，尤其是听觉皮质和视觉皮质。

7）妊娠期糖尿病：由于糖代谢异常，胎儿有时可低血糖，影响神经系统发育，可造成脑损伤，包括听力障碍。

8）产伤、头部机械性损伤：如颅骨骨折、颅内出血，尤其是颞骨骨折可致耳聋。

（2）生后因素致聋：

1）高胆红素血症及胆红素脑病：新生儿病理性黄疸消退慢，不及时治疗可产生许多不良后果。胆红素脑病典型症状为手足徐动（100%）、眼球运动障碍、听觉障碍及牙釉质发育不全四联症。高胆红素血症患儿听力损伤的发病率约为18%，重度需换血治疗的高胆红素血症患儿听力损伤的发病率约为35%。胆红素脑病致听力障碍病变在耳蜗核及下丘。高胆红素血症患儿即使无脑病表现，也应定期进行听力检测。

2）围产期缺血缺氧性脑病：缺血缺氧所致听力损害的部位主要在耳蜗核、耳蜗及下丘。重度窒息可发生在白质和灰质。脑干核损伤可发生于下丘、上橄榄核、前庭核、苍白球等处。严重程度与Apgar评分及窒息持续时间、新生儿期有无神经系统症状、脑电图异常及持续时间等有关。

3）脑膜炎：据报道，脑膜炎可有高达5%~40%的致聋率，年龄越小发病率越高。脑膜炎引起的耳聋多在早期（2~3天）开始出现，但由于全身症状重，耳聋不易察觉，缓解后可被发现，多为双耳受累，耳聋程度重。

4）流行性腮腺炎：感音神经性耳聋是腮腺炎病毒感染的一种较严重的并发症，发生率为0.005%~4%。腮腺炎是儿童后天性单侧感音神经性耳聋最常见的原因，其特点为单侧、突发、重度而持久，双侧全耳聋较少见。腮腺炎耳聋发生时间不详，无法预测，可发生于腮腺炎发病之前、之中或之后。对腮腺炎性耳聋没有特异的治疗办法，一般采取对症处理，改善微循环促进细胞代谢。腮腺炎病毒感染后哪些患儿会发生耳聋难以预测，无有效预防耳聋的方法，因此必须强调人群的预防接种，防止腮腺炎病毒感染，从而降低耳聋的发生。

3. **听神经病**　听神经病（auditory neuropathy）是一种表现为声音可以通过外耳、中耳正常地进入内耳，但是声音信号经过机 - 电转换产生的神经冲动不能同步地从内耳传输到大脑，临床听力学检查可表现为诱发性耳声发射（evoked otoacoustic emission，EOAE）正常，听性脑干反应（auditory brainstem response，ABR）严重异常的一组听功能障碍综合征。

听神经病的发病率较低，临床并不多见，就诊时患者的年龄跨度较大，多数是自婴幼儿或青少年期发病，听神经病的临床特点为听力明显下降，多数患者主诉听不清说话声，有程度不同的言语交流困难,打电话时尤为明显,言语听力差是本病的一个重要特点。DPOAE反应正常,提示耳蜗柯蒂器的毛细胞功能正常,而 ABR 无反应,这种表现类似听神经瘤的表现,但是 CT 及 MRI 未见听神经有肿瘤的表现,因此推断病变可能在耳蜗神经。

听神经病是一种功能性诊断,病因有部分遗传疾病和免疫疾病,如 Charcot-Marie-Tooth 综合征、吉兰 - 巴雷综合征等;感染性疾病如麻疹、脑膜炎;各种原因引起的缺氧;新生儿期的高胆红素血症;还有患者无明显诱因,有高危因素的婴幼儿发病率较高。

【流行病学】

2001 年世界卫生组织统计全世界约有 2.5 亿听力残疾人。在新生儿中,先天性耳聋的患儿发病率为 1‰~1.86‰,随着年龄的增长,永久性耳聋患儿持续增加,5 岁之前耳聋患儿的发病率上升达到 2.7‰,青春期耳聋患儿的发病率达到 3.5‰。第二次全国残疾人抽样调查初步统计,截止 2006 年 4 月 1 日,我国 0~6 岁听力障碍儿童有 80 万,且每年新增约 3 万。

二、诊断和鉴别诊断

自 2004 年 12 月我国原卫生部正式将"新生儿听力筛查技术规范"纳入到《新生儿疾病筛查技术规范》至今,目前国内大部分省市已经制定了相应法律法规和管理办法,保证了新生儿听力筛查工作实施,因此先天性听力障碍的检出率逐年提高并有所保证。但是,一些迟发性听力损失儿童即便通过了新生儿听力筛查,但也有迟发性听力损失的可能,且一般发现不及时,容易错过最佳干预时机,值得重视。

【诊断】

确诊听力障碍,需要详细的医疗评估。首先要了解完整的病史,才能明确风险因素及潜在病因。对于感音神经听力损失的儿童,必须要排除任何相关的传导性听力损失(包括外耳、中耳)。另外,需进行鼓气耳镜及前庭功能的测试。同时也需要做眼科检查排除诸如 Usher 综合征等病,患有此病会逐渐损失视力。目前推荐所有感音神经听力损失的儿童都应对颞骨进行高分辨率 CT 扫描,以排除大前庭导水管(与进行性听力损失相关)或耳蜗及半规管的畸形的情况。如怀疑遗传性耳聋,应当包含基因 DNA 测试,包括连接蛋白 26 和 30,以及线粒体突变,包括 A1555G(氨基糖苷类毒性的易感性增加)及 PDS(甲状腺肿 - 耳聋综合征中呈现的 Pendrin 蛋白)。根据临床发现,还可包括肾功能测试或代谢功能、免疫测试或心电图。若怀疑有先天或获得性感染,可进行传染性疾病咨询,以帮助解读免疫学测试(巨细胞病毒、弓形虫病、风疹、疱疹、梅毒)。

根据美国婴幼儿听力联合委员会的建议,具体的听力诊断评估可以如下方案实施:

对于从出生到 6 个月的发育年龄婴儿,测试包括:①婴儿病史和家族史;②耳镜检查外耳道、鼓膜;③短声诱发 ABR 和频率特异性 ABR 测试,明确每侧听力损失程度;④若婴儿具有神经性听力损失(听神经病/听觉失同步)的高危因素,如高胆红素血症或缺氧,则使用由极性相反的密波和疏波单极性刺激的短声诱发的 ABR 测试,以确定是否存在耳蜗微音电位;⑤畸变产物或者瞬态诱发耳声发射(OAE)测试;⑥使用 1000Hz 探测音的鼓室导抗图测试。

对婴儿听觉行为的临床观察可以交叉核实各项电生理联合测试的结果。仅仅使用行为观察测听方法不足以确定该年龄段婴儿是否存在听力损失,也不能为扩音装置的验配提供足够信息。

对出生后 6~36 个月发育年龄的婴儿和小龄儿童的测试,起确定作用的听力学测试包括：①儿童病史和家族史；②耳镜检查外耳道及鼓膜；③父母对婴幼儿在听觉和视觉行为及交流重要事件方面的主诉报告；④行为测听(视觉强化测听或者游戏测听，两种方法的选择依赖于儿童的发育程度)，包括双耳各频率的纯音听阈测试和言语测听；⑤畸变产物或者瞬态诱发耳声发射测试；⑥声导抗测试(鼓室图和声发射阈)。若行为测听结果不可靠或以前未行 ABR 测试则需要进行 ABR 测试。

听性稳态反应(ASSR)目前还不能作为新生儿和婴幼儿人群听觉状况的独立测试方法，可用于测试系列补充或用于年龄更大的儿童。

【鉴别诊断】

1. **耳部感染性疾病**　外耳、中耳、内耳的各种感染或炎症都能引起儿童听力下降，不及时治疗也会造成听力障碍。

(1) 外耳：耵聍栓塞、外耳道疖肿、弥漫性外耳道炎、外耳道湿疹等均可因炎症肿胀堵塞外耳道，导致听力下降，一旦原因解除，听力即可恢复。

(2) 中耳：儿童期中耳炎包括分泌性中耳炎、急性中耳炎和慢性中耳炎三种主要类型，以分泌性中耳炎和急性中耳炎为主，发病率较高。国外报道，在小于 5 岁儿童中有 90% 以上曾有急性中耳炎病史，发病率在临床上仅次于上呼吸道感染，且儿童中耳炎发病率逐年上升。

1) 急性化脓性中耳炎：中耳黏膜的急性化脓性炎症致病菌进入中耳一般通过咽鼓管、外耳道鼓膜、血行感染这三种途径，咽鼓管途径最常见。急性化脓性中耳炎在儿童的发病率约为成人的 10 倍。急性化脓性中耳炎症状重，常有耳痛(婴儿可有撕扯耳朵的行为)、发热等症状，1 岁以内婴儿也可能出现易激惹的情况，鼓膜穿孔后可有耳部流脓，发现较及时，一般经抗感染治疗后均可痊愈，痊愈后对听力的影响亦较小。但急性化脓性中耳炎如迁延或反复发作可导致慢性化脓性中耳炎，此为儿童致聋的常见原因之一，多会影响听力。

2) 分泌性中耳炎(secretory otitis media，SOM)：是以中耳积液和听力下降为主要特征的中耳非化脓性炎性疾病。SOM 可发生于各个年龄段，但儿童期发病率明显高于成人，是儿童听力下降的常见原因之一，多发生于婴幼儿。据统计，在 1 岁时，50% 以上的婴幼儿患过本病，在 2 岁之前超过 60% 的孩子都曾经历过。随年龄增长儿童 SOM 发生率逐渐下降。分泌性中耳炎的发生与各种原因引起的咽鼓管功能不良、感染及变态反应有关。在儿童期，常见病因有腺样体肥大、慢性鼻炎、鼻窦炎、上呼吸道感染、腭裂、中耳气压伤。因儿童的咽鼓管较成人的短、平、直，婴儿期咽鼓管咽口位置更低，儿童咽鼓管软骨较软，且儿童鼻咽部及咽后壁淋巴组织发达，易增生肥大，故儿童较成人更易患分泌性中耳炎。分泌性中耳炎通常为传导性听力下降，对双耳听觉传导、声源定位、噪声中的言语识别造成影响。40%~50% 的分泌性中耳炎患儿中，不管是患儿自己还是父母，都不会有明显的主诉。也有一些儿童有主诉，如反复发作的轻微耳痛、耳背气感或耳部鸣声。听力下降较严重时，表现为呼之不应、注意力不集中、学习成绩下降、看电视时音量开得过大，而这些常被家长忽视，更有家长认为是孩子故意顽皮而斥责孩子。对于一些正处于语言发育期的儿童，亦可出现语言 - 言语发育迟缓的表现。在临床上，声导抗测鼓室压图联合鼓气耳镜可诊断分泌性中耳炎。分泌性中耳炎大多数具有自限性，可随诊观察。在 3 个月的观察期内，应对分泌性中耳炎患儿进行定期随访，定期检查鼓气耳镜和鼓室压力图。如有鼻部、咽部等症状明显，可积极治疗原发疾病。

2. **发育性语言障碍**　一种特殊语言损害，儿童期常见的一种发育障碍，是指非继发于智力落后、孤独症谱系障碍、听力障碍和一些类似病症而出现的语言发育落后，其典型表现为语言各个方面能力获得困难,而其他方面的能力不受影响。该疾病病因尚无定论,可能与脑组织的某些感知觉功能,特别是听觉分辨能力损伤有关。在作此诊断前,需排除听力障碍儿童(如中耳炎患儿、迟发性听力障碍儿童等),因个体语言的发展依赖于良好的听力,3岁前听力损害可致失去语音听觉和辨别能力。常患中耳炎,特别在儿童,早年被认为是引起语言障碍的一个原因,一些证据表明反复中耳炎与早期构音困难有关,但也有研究显示这不是语言延迟的原因,特别是持续至4岁后还有的中耳炎。

3. **孤独症谱系障碍**　该障碍儿童在社会交往和沟通能力方面有比较明显的缺陷,有些表现与听力障碍有重合。在婴儿期,患儿回避目光接触,对人的声音缺乏兴趣和反应。在幼儿期,患儿仍回避目光接触,呼之常无反应,对父母不产生依恋,缺乏与同龄儿童交往或玩耍的兴趣。学龄期后,随着年龄增长及病情改善,患儿仍明显缺乏主动与人交往的兴趣和行为。孤独症患儿无法使用主观的听力测试,如需排除听力障碍,建议进行客观听力检测。

三、治疗决策

儿童一旦确诊为听力障碍后,需要尽快实施干预康复措施。这需要多学科的合作以及取得患儿家庭的配合,包括儿童保健医师或发育儿科医师、耳鼻喉专科医师、听力学专业人士、言语学及教育学人士等。治疗的决策主要如下:

1. **配置助听器**　在发现明显听力损失后,应当尽快为儿童配置助听器。根据ABR测量所得的预估听力阈值,可以为新生儿配置助听器。在儿童能够进行行为测听时,可以结合其测试结果对助听器进行更精确的校准。使用助听器的目标是,在避免令人厌恶或可能损害残余听力的高强度声音下,使患者能够听到言语和其他环境声。有些传导性听力损失的儿童可使用骨传导设备,如外耳道闭锁的儿童。助听器对中~重度听力损失的儿童益处良多。

2. **人工耳蜗的植入**　人工耳蜗适合极重度听力损失儿童。人工耳蜗是一种电子设备,通过手术将其中一部分植入耳蜗,另一部分在体外佩戴。体外处理器包括一个麦克风,通常佩戴在耳后,将声音传输至处理言语的电脑中,电脑再将其转化为电子编码。外部线圈然后将信号从皮肤传输至植入颞骨的内部接收系统,并连接至耳蜗内放置的多频道电极。临床上通过植入人工耳蜗,能够显著改善患者在日常生活中对声音的感知、对言语认知、理解及表达语言的能力。最新研究显示,即使是12个月之前进行耳蜗植入的儿童,也没有重大的手术并发症,功能效果明显。儿童2岁前植入,言语感知及语言发展的优势最明显。研究表明,大部分有严重耳聋的儿童,在12~24个月之间接受人工耳蜗植入后,能够在入学前获得接近正常的语言能力。

3. **听觉言语康复训练**　使用助听器及人工耳蜗的儿童,需要接受听觉言语康复训练,帮助他们理解新放大的声音的意义。康复训练必须由专业的听力康复人员进行,坚持儿童主体、家长主导、老师指导的原则,且应定期进行康复效果评估。

4. **其他**　还可有许多大量辅助设备可用,包括失聪者专用的电信设备、字母电视、适应性预警设备,如震动设备或闪烁的灯光来指示报警电话或电话。目前信息技术的进步已经大大增加了听力障碍儿童进行交流的机会,如网络和邮件以及手机短信及语音信息,已经从很多层面打破了诸多障碍。严重听力损失的儿童、家长应当接受专业帮助,以尽快建立交流。对于听力障碍儿,目前提倡全交流模式,可采用助听器、人工耳蜗、手语法、唇语法、言语法(口语交流)等多项方式结合使用。患有重度听力损伤又无法进行人工耳蜗植入术的儿童,通常在学习唇语和言语时有较大困难,可以采用手语和视觉交流的方式进行学习。

四、常见问题和误区防范

听觉是人类认识客观世界的一种重要感觉,听觉的损失使得儿童对外界事物的感知和认识受到影响,他们的感知活动缺乏选择性、系统性和准确性,直接影响到儿童的认知发展,特别是语言信息的输入受损,导致儿童语言发育迟缓、交流、学习障碍等。听力障碍儿童存在与儿童行为发育直接有关的常见问题如下:

1. 言语和语言问题　婴幼儿出生后的第1年是其感受语言和培养与他人交流兴趣的关键时期,出生后适当的听觉刺激会促进儿童在情感上与他人的沟通及语言方面的发展。听力正常儿童感知活动与学习语言经常是同步进行的,特别是大人教他们语言的时候总是结合实物、图片进行,而听障儿童虽然也能每天接触各种事物,但反映事物性质的声音信号和表达这些物体的词语信号却不能同时感受到。因此,语前听力障碍的儿童在听觉记忆、想象和联想方面失去刺激和发展。听障儿童言语特点表现为发音不清、音量不当、语调、声调不准或缺乏、语流不畅或语速不当。语言特点表现为词汇量小且进步缓慢、常发生语法错误,多使用简单句、不擅表达或交流、清晰度差。

2. 认知和运动发展问题　听力障碍的儿童智力水平一般在正常范围内,但达不到听力正常的同龄儿童,且在认知能力上表现出差异来。听障儿童的学习成绩测试结果也较低,可能与他用于交流技能的学习上花费时间过多,而学习的时间较少有关。另外,有些听障儿童存在平衡和运动技能方面的问题,是因为与听力障碍有关的前庭功能缺陷有关。前庭由椭圆囊、球囊及三个膜半规管组成,在机体平衡中起重要作用。如果在其发育过程中出现中枢或双侧外周前庭系统的损伤,则会导致姿势控制、运动能力和步态发育的迟缓以及协调能力差等问题。

3. 社会和情绪发展问题　听力障碍儿童因语言和交流技能受损限制了社会交往,而其父母往往会对其过度保护,减少了儿童参与社会交往的机会,从而影响到社会能力的发展。听障儿童由于缺乏沟通技巧,表现出共同关注、轮换表达、维持话题或转换话题能力的不足,早期容易与孤独症谱系障碍、语言发育迟缓、智力低下等相混淆,需要作鉴别诊断。

4. 合并有视力障碍问题　听力障碍同时伴有视力障碍的儿童称之为盲聋症。盲聋症的障碍严重程度各不相同,视力障碍的严重程度:大约17%的人是全盲的或者只能感知到光;24%的人达到失明程度;21%的人为低视力。听力障碍的严重程度分别有39%、13%和14%的人是严重、中度和轻度听力损失。大约85%的盲聋症的儿童通常还伴随其他方面障碍,尤其是智力发育障碍、语言问题和外观状况。对于聋盲症的儿童,最突出的发展问题是社会交往能力、身体活动能力、语言交流和认知的障碍。相比起只有视觉或只有听觉障碍的儿童来说,他们更需要个性化不同的教育干预和支持。手是盲聋症儿童与他人进行交流的最主要的方式,因此训练他们的双手的感知能力是极其重要的,必须仔细、耐心和反复地训练。

需要强调的是,儿童语言发展水平与听力损失程度有关,但听力损失程度不是影响儿童语言发展程度的唯一因素。如感受性语言障碍的儿童,会出现对言语无反应,不能理解简单的命令,不能根据他人的语言要求去行动,在就诊于语言专科门诊时,需要想到联合听力学家共同诊断,以避免误诊,延误听力障碍的干预和康复时机。另外常有孤独症谱系障碍患儿多以"可疑言语、听力障碍"为主诉首诊于耳鼻咽喉科,此类患儿也多有叫名字无反应、语言开始发育却突然停止等表现,耳鼻喉科医师在排除有一些听力障碍和耳部疾病(如持久的分泌性中耳炎等)所导致的听力下降、语言发展停滞外,必须联合儿童发育行为专科排除孤独症谱系障碍可能。同时,儿童发育行为专科在作出孤独症诊断时亦需考虑患儿是否有听力障碍的可能性,一般来说,听力障碍儿童在干预后,症状会有明显改善。

在早期发现听力障碍儿童方面需要注意的是,即使有极重度听力损失的儿童在 6 个月之前也会开始发声,尽管其进一步的语言发展会受到阻碍。儿童保健医师或发育儿科医师不应依赖行为症状来确认其听力损失,必须要了解听力障碍的早期鉴别及诊断,以便及时指导其转诊至听力专科门诊。对于家长有关儿童听力、语言发展延迟或明显发音缺陷的担忧,临床医师必须警觉,并对这些担忧进行进一步的确认,以防误诊或漏诊。

在干预和康复方面值得提醒的是,听力障碍儿童在丧失听力的情况下,视觉的意义就显得更加重要。补偿听力障碍儿童的听觉缺陷主要是视觉来承担的,"以目代耳"是听力障碍儿童感知觉的突出特点。听力障碍儿童尤其是重度听力障碍儿童根据视觉鉴别、比较事物的重要特征的能力、对色彩图案刺激的视觉记忆能力均强于正常儿童,这提示在听障儿童(尤其是重度听障儿童)的教育过程中,除了使用语言交流外,应增加非语言性材料的刺激,使其发挥视觉记忆的优势,获得更多的信息。此外,触觉也具有重要的补偿作用,可以帮助听力障碍儿童学习模仿语言、感受音乐等。

五、热点聚焦

儿童听力障碍的早期筛查、早期诊断和早期干预是听力障碍儿童获得最佳康复的关键。出生后第 1 年依靠父母识别及常规体检难以做到早期发现,唯有新生儿听力筛查是早期发现听力障碍的有效方法,必须高度重视。当患儿确诊为听力障碍之后,医学干预措施要及早实施,特别是经助听器选配或人工耳蜗植入后的语言的康复训练,这是干预康复的难点,也是大有发展前景的专业领域。

1. 新生儿听力筛查

(1) 目前国际推荐"1-3-6"程序,即新生儿 1 个月之前进行听力筛查,对有听力损失的儿童在 3 个月之前进行诊断型听觉评估,并在 6 个月前对其进行早期干预。在我国,现阶段首先推荐新生儿听力普遍筛查(universal newborn hearing screening, UNHS),对所有新生儿都应在出院前用电生理学检测方法(耳声发射测试或自动脑干听觉诱发电位)进行听力筛查("初筛");对"初筛"未通过者,应在出生 42 天内进行"复筛"。"复筛"未通过者 3 月龄进行诊断,确诊听力障碍儿童 6 月龄前给予干预。有听力损失高危因素的新生儿,即使通过新生儿听力筛查,也应由儿童保健科或听力筛查中心定期跟踪随访(每年至少 1 次,至 3 周岁)。听力损失高危因素如下:

1) 新生儿重症监护病房(NICU)住院超过 5 天。

2) 儿童期永久性听力障碍家族史。

3) 巨细胞病毒、风疹病毒、疱疹病毒、梅毒或毒浆体原虫(弓形虫)病等引起的宫内感染。

4) 颅面形态畸形,包括耳廓和耳道畸形等。

5) 出生体重低于 1500g。

6) 高胆红素血症达到换血要求。

7) 病毒性或细菌性脑膜炎。

8) 新生儿窒息(Apgar 评分:1 分钟 0~4 分或 5 分钟 0~6 分)。

9) 早产儿呼吸窘迫综合征。

10) 体外膜氧。

11) 机械通气超过 48 小时。

12) 母亲孕期曾使用过耳毒性药物或袢利尿剂或滥用药物和酒精。

13) 临床上存在或怀疑有与听力障碍有关的综合征或遗传病。

（2）筛查方法：

1) 初筛、复筛均采用耳声发射。

2) 初筛用耳声发射,复筛用自动听性脑干反应（AABR）。

3) 初筛、复筛均用 AABR。

4) 对于有高危因素小儿,出院前必须进行 AABR 检查,未通过者直接转诊至听力障碍诊治机构。

耳声发射是由耳蜗螺旋器中毛细胞的主动运动所产生,由中耳向内耳、外耳道逆行传播,在一定意义上反映耳蜗的功能状态。耳蜗病变、毛细胞功能障碍时就不能产生耳声发射。目前用于筛查的有瞬态声诱发耳声发射（TEOAE）、畸变产物耳声发射（DPOAE）。耳声发射如未通过,需除外中耳炎、耵聍栓塞、探头安置不正确、探头堵塞等原因。

自动听性脑干反应（automated auditory brainstem response, AABR）,是 20 世纪 80 年代开始,在常规 ABR 基础上发展出来的新技术,采用 35dB nHL 的短声刺激,频谱范围 700/750~5000Hz 刺激声相位交替,应用模板检测算法从脑电图 EEG 中提取 ABR 的 V 波,将获得的波形与模板进行统计比较,得到概率比（LR）,自动产生结果:通过（pass）或转诊（refer）。AABR 反应外耳、中耳、鼓膜、听神经直至脑干功能状态。

根据国家卫生和计划生育委员会推荐,新生儿听力筛查流程可按图 18-1 的步骤实施。

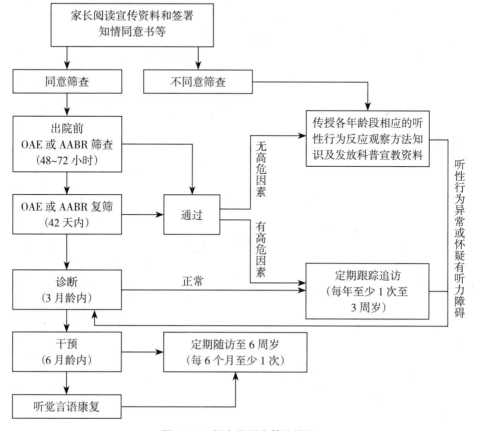

图 18-1 新生儿听力筛查流程

2. 其他儿童听力筛查　　对于通过新生儿听力筛查的小儿,建议在儿童保健系统管理时进行定期健康检查时行耳及听力保健,其中 6 月龄、12 月龄、24 月龄和 36 月龄为听力筛查的重点年龄。目前建议运用听觉行为观察法或便携式听觉评估仪进行听力筛查,有条件的社区卫生服务中心和乡镇卫生院,可采用筛查性耳声发射仪进行听力筛查。如发现异常,及时转诊至听力障碍专科门诊。另外,应当密切监测并记录有中耳炎、持续性中耳积液的儿童。

根据国家卫生和计划生育委员会推荐,较大儿童听力保健流程可按图 18-2 的步骤实施。

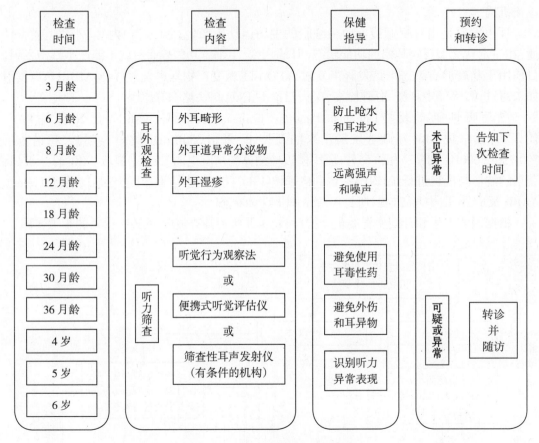

图 18-2　较大儿童听力保健流程

3. 言语语言训练中听力障碍儿童常见言语语言问题及处理策略　　听障儿童要获得良好的言语语言训练效果,除了要定期效验助听器和对人工耳蜗语言处理器进行调配编程外,还需定期评估儿童言语语言能力,发现儿童的问题,以不断在言语语言训练中调整采取相应的训练措施,保障康复的效果。

(1) 形式结构方面的主要问题:

1) 语言中大量使用名词、动词,而副词、代词等很少出现,功能性词语遗漏,语句不完整。

处理策略:提供自然的语言,在句子中呈现丰富的词性。

2) 句式简单,很少或基本不使用复合句式。

处理策略:在孩子相应的语言水平和年龄呈现恰当的句式结构。

3) 语序错误,前后颠倒。

处理策略:强调语言的完整性,尽量给孩子输入完整性语言。

(2) 语言内容方面的问题:

1) 词汇量不足。

处理策略:及时扩展听障儿童的词汇。

2) 词语理解死板。

处理策略:指导儿童在自然生活的语言情境中主动聆听和获取语言。

3) 对抽象意义的词汇理解水平较低,不理解比喻句。

处理策略:培养提高孩子的思维水平。

(3) 语言应用方面的问题:

1) 不了解社会交往中的礼貌行为。

处理策略:加强对听障儿童沟通能力的培养。

2) 掌握语言死板、不灵活。

处理策略:重视日常生活中的随机教学。

3) 语言的实际运用能力差,不能进行问答交流,只会鹦鹉学舌。

处理策略:言语训练应一直贯穿于情境交流当中,注重语言的实用性。

4) 词语概念理解不清,使用不当。

处理策略:注意对词语概念的呈现和讲解要尽量细化。

5) 缺乏交流的积极性。

处理策略:调动孩子讲话的积极性,让孩子意识到自己说话可以得到一些需求的满足或者能够得到良好的回应。

(童梅玲)

第十九章

视 力 障 碍

培训目标

1. 掌握 ①视力障碍儿童对发育和行为的影响;②视力障碍儿童的发育和行为评估。
2. 熟悉 ①视力障碍的早期筛查分级;②视力障碍不同年龄的康复。
3. 了解 ①视力障碍的病因;②视力障碍儿童的安置及教育。

一、概述

人的视觉系统是由眼球、视神经和大脑视觉中枢构成的。视觉系统区别于触觉、嗅觉和味觉,能够处理远近不同的环境信息,处理间断的信息单位,并提供持续的情景感受。因此,视觉在快速整合来自各感觉系统的信息上起到独特的作用,能够自动推进大脑的联想和管控功能。对于婴幼儿来说,视觉可以通过空间和身体协调来促进移动安全;对于青少年,尤其是正在发展的儿童来说,高达 80% 的学习是由视觉调配的。

儿童正常的视觉功能除单眼视力正常外,还包括能够感知形象、颜色、运动,以及双眼同时视、融合功能和立体视觉(即双眼视),同时具备能把感觉到的同一物体的多个属性综合整合起来去认知的视觉认知功能。儿童时期是眼球发育和视力发育的关键期,也是视知觉功能发育的重要时期。如果此期出现眼结构、功能或者视觉中枢的发育异常或受损,将影响儿童正常的视觉发育,甚至造成永久性的视力障碍,进而影响儿童认知发展、社会交往和生活质量。

【定义】

视力障碍又称视力残疾,或视觉损伤,是指由于各种原因使视觉功能受到一定程度的损害,造成视力降低或视野缩小,而难以胜任一般人所能从事的工作、学习或其他活动。视力障碍一般包括盲与低视力两类。按照世界卫生组织(WHO)制定的标准,双眼中好眼的最佳矫正视力 <0.3,而≥0.05 者为低视力;<0.05 者无光感,或视野半径小于 10° 者均为盲。如仅有一眼为盲或低视力,而另一眼的视力达到或优于 0.3,则不属于视力障碍范畴。最佳矫正视力是指以适当镜片矫正所能达到的最好视力,或以针孔镜所测得的视力。低视力与盲分级见表 19-1。

【病因】

造成儿童视力障碍的原因是多方面的。目前国内导致学前儿童视力障碍的主要原因有先天性遗传性眼病,后天性疾病中有屈光不正、角膜病、视神经病变、白内障、视网膜病变、青光眼、眼外伤等。在一些发展中国家,维生素 A 缺乏、沙眼、麻疹和结核感染仍是导致视力障碍的常见原因。

表 19-1 世界卫生组织于 1973 年制定的低视力与盲的分级标准

类别	级别	最佳矫正视力(双眼中好眼)	
		低于	等于或优于
低视力	1	0.3	0.1
	2	0.1	0.05(3m 指数)
盲	3	0.05	0.02(1m 指数)
	4	0.02	光感
	5	无光感	

注:中心视力好,但视野小,以注视点为中心,视野半径 <10°,但 >5° 为 3 级盲,视野半径 ≤ 5° 为 4 级盲

视力障碍可按照发病时间分类:①产前原因包括基因异常、胎儿畸形、产前感染、缺氧;②围产期间,视力障碍可能由于缺氧/局部缺血,早产儿视网膜病变和感染导致;③产后视力障碍可能是由于肿瘤、营养不良、创伤、感染、颅内压升高以及全身状况引起的,还有很大一部分低视力儿童没有眼的器质性病变,只是视功能发育不良,称之为"弱视"。一般来说,婴幼儿期多为屈光不正、斜视、弱视等发育性眼病,学龄前儿童容易发生眼外伤和感染性眼病以及与学习相关的视知觉障碍等。

【发病机制】

任何导致儿童眼部结构性疾病(如白化病、白内障和视网膜病变),或者脑部受损(如因缺氧、创伤、细菌或病毒感染而影响脑部分析处理视觉图像的能力)均会引起儿童视力障碍。儿童视力障碍的发病机制是多种多样的(表 19-2),如先天性脑或眼畸形可能局限于某个特定的眼部或脑部组织(如虹膜缺损或者视网膜视杆细胞减少),可能会影响视觉系统的多个部分(如视网膜功能障碍,眼皮肤白化病,视神经异常分布),也可能是某系统综合征的一部分,或者是染色体(如唐氏综合征)异常,或者是新陈代谢异常,或者未知起源(如 CHAGER 畸形综合征)。

表 19-2 儿童视力障碍的常见原因、发病机制及特点

常见原因	发病机制	眼部表现	其他发育问题
先天性白内障	约有 1/3 有遗传因素,最常见的为常染色体显性遗传。1/3 为环境因素,孕早期因晶状体囊膜尚未发育完全,易受病毒感染,以风疹病毒最多见。母体妊娠期营养不良和代谢障碍及胎儿最后 3 个月的发育障碍均可造成晶状体代谢紊乱,形成白内障。另有 1/3 原因不明	多为双眼,有时也可单眼发病。主要表现为晶状体的混浊。婴幼儿因缺乏主观症状,大多当瞳孔区出现白色反光,即"白瞳症"时才被发现。有双眼致密混浊性白内障的患儿,视力极为低下。常伴有畏光、眼球震颤、斜视等表现	常伴中枢神经系统异常,如智力低下、惊厥或脑麻痹等
早产儿视网膜病变	早产儿、低体重儿视网膜血管发育不全和新生血管形成导致早产儿视网膜病变的发生。高氧使发育未成熟的视网膜血管发生收缩或阻塞,引起无灌注区的视网膜缺氧,缺氧产生血管生长因子,刺激视网膜发生新生血管。新生血管伴有纤维组织增生,引起牵引性视网膜脱离,最后导致眼球萎缩、失明	大多数极低体重的早产儿(体重 <1000g),有较高的斜视、眼球震颤和高度近视发病率。晚期可导致其他残疾与视觉功能恶化。即使多年以后复原的孩子依然有很大风险的眼部并发症(青光眼、视网膜脱离等),需要定期眼科的监测	多重残疾患病率高。有时与空间意识和运动协调障碍相关。行为问题的风险也增加

常见原因	发病机制	眼部表现	其他发育问题
发育性青光眼	是胚胎期和发育期内眼球房角组织发育异常而致房水排出障碍所致。分为原发性婴幼儿型青光眼、青少年型青光眼和伴有其他先天异常的青光眼三类	原发性婴幼儿性青光眼占发育性青光眼的 65%~75%。多为双眼发病，多散发，80% 在生后 1 年内发病。表现为畏光、流泪、眼睑痉挛、倒睫、眼球和角膜增大及屈光不正等，眼压可达 30~50mmHg，眼底检查见视盘生理凹陷扩大	一些并发青光眼的综合征常有全身表现。如 Rieger 综合征突出表现为面骨和牙齿的发育不良，还包括听力障碍、智力障碍、心血管缺陷等
视神经发育不良	胎儿发育异常（视神经的神经纤维的数量减弱）所致。病因多种（如母体糖尿病，胎儿酒精综合征，染色体异常，Goldenhar 综合征，成骨不全综合征，伯特综合征等）。伴有发育迟缓的视隔发育不良综合征继发于垂体功能减退	可能是单侧或双侧。检眼镜检查见小视盘，环绕视盘的视盘晕轮（双环征），中心凹反射减弱，视神经纤维层厚度变薄，如果视力障碍严重，会出现视网膜血管扭曲。视力或视野受损，可伴发斜视和眼球震颤。进行脑部磁共振和内分泌咨询很重要	常与各种各样的中枢神经系统异常相关。通常与喂养和拒食有关。一些孩子对于某种材质或声音有高敏症，往往出现感觉整合问题。 认知可变性较大，一般有学习问题，有些甚至会患有孤独症，而有些则在某个领域很有天赋（如音乐）
视皮质功能损伤	可能是产前（如遗传/代谢障碍），围产期（如缺血脑损伤、脑室周围白质软化等），或产后（如大脑创伤、脑膜炎等）因素导致的大脑视神经和（或）视觉处理区域受伤或发育不良。严重的导致失明，即皮质盲	极其多样化，取决于大脑病变的时间、位置、程度。视力障碍可以是一过性或永久性，也可有不同程度的注视能力。检查显示正常的眼结构，正常的眼底，正常的瞳孔反射；有严重视皮质受损的患儿记录不到 VEP，或表现为波形离散、波幅低、潜伏期延迟；神经系统的影像学检查可能显示异常，如脑萎缩、脑室及大脑枕部畸形、脑白质软化等	通常涉及一个或多个神经问题（如痉挛，大脑性麻痹，运动或言语障碍，智力残疾，学习障碍，听力障碍，孤独症）。不能集中注意力，易疲劳，趋于避免强声和视觉混乱，场景转化困难，可能患有人面失认症，在接触物体时会将头和眼睛从物体上转移
白化病	是眼的发育过程中黑色素合成异常，以黑色素减少为特征的遗传病。分两大类型：眼皮肤型和眼型	视力下降，眼球震颤，虹膜及眼底色素沉着减少，黄斑发育不全，视神经纤维交叉路径异常。斜视很普遍。出生后 3 个月内突发的眼球震颤通常是该病典型特征。尽管视力下降可以减慢，纠正视力也很多样化，但一般 <0.3	无相关残疾。可能会出现行为障碍，情感上的困难。由于视觉追踪和深度认知可能会出现暂时的精细运动延迟

续表

常见原因	发病机制	眼部表现	其他发育问题
Leber 先天性黑矇	是一种由常染色体隐性特征错误传递而造成出生时或出生后不久出现的罕见的失明或严重的视力损害	出生时就可能会有严重的视力损害,表现为眼球震颤,瞳孔直接对光反射是弱的,而在黑暗中瞳孔可能似是而非地收缩。开始阶段,眼底可能表现完全正常,逐渐出现弥漫性色素改变,视神经苍白或两者同时出现,黄斑金箔样改变和视网膜萎缩的表现是附加的特征。患儿有"指压征",ERG呈熄灭样表现	其他神经学方面的异常包括脑电图异常、小脑畸形、智力低下、特殊的面容(半侧面部发育不全)及其他的脑部异常
眼外伤	任何性质和方式的眼外伤都有可能导致不可逆转的眼球结构破坏和视觉功能的损害,引起视力障碍	产伤、眼睑及附属器外伤、眼眶外伤、眼球外伤	影响外观容貌(如眼球摘除、眼睑瘢痕等)可能导致儿童情感困难,需给予心理疏导

【流行病学】

全球大约有 150 万儿童和青少年失明,其视力在 0.05 之下,其中不到 4% 生活在发达国家。美国和其他工业化国家,大约 3/10 000 的儿童失明。在这些国家,视力障碍包括失明的儿童(年龄在 16 岁以下)比例为(10~22)/10 000。而在贫苦地区,或者发展中国家,该比例为 40/10 000。根据 2006 年第二次全国残疾人抽样调查的资料推算,我国 8296 万残疾人中,视力残疾人数为 1233 万,占残疾人总数的 14.86%。2006 年,我国在校接受教育的视力障碍儿童(6~16 岁)有 41 520 人。国内外资料提示,儿童视力障碍发生率超过 10%;高危儿中更高达 20%~30%。在常见引起儿童视力障碍的疾病中,先天性白内障占世界儿童视力丧失的近 10%,约占新生儿全盲的 30%;早产儿视网膜病变也是导致儿童盲的重要原因之一,占儿童盲的 6%~18%。

二、诊断与鉴别诊断

从全球而言,40% 的儿童盲是可避免的,可以通过预防或治疗而不发生盲或视力能够恢复。如果儿童在出生后不久(越早越好)即能发现婴儿有视力障碍,早期对低视力儿童进行训练,将会获得很好的训练效果。临床医师不应仅限于重视眼及视力的异常,对任何之前曾被诊断出有神经损伤(尤其是大脑性麻痹)、退行性中枢神经系统障碍、听力损失和智力障碍等问题的儿童,也要保持高度警惕,查看其是否有任何轻微视觉问题。通过尽早查看那些有发育障碍的儿童是否存在视力障碍,可尽早转诊至眼科医师给予专业的评估和治疗。因此对新生儿及在出生以后行定期的眼保健,进行眼部全面的筛查是十分必要的,这项工作需要家长与医务人员(包括眼科、产科、儿科、儿童保健及神经科等)的充分合作。从而可早期发现视力障碍,帮助确定治疗方案,减少视力障碍并改善预后。

【诊断】

1. **病史询问** 常见眼科询问外,应对先天遗传病史予以更多关注。由于低视力儿童常合并有听力、智力及神经系统方面的异常,应注意患儿的家族史和生长发育史。应详细询问视力障碍的发生和发展的过程。视力障碍是单眼还是双眼;是同时还是先后发生;是迅速发生还是逐渐发生;是远视力差,还是近视力差,亦或远近视力都差;有无其他症状,如眼充血、畏光流泪、疼痛、复视、暗点、夜盲、视物变形、视野缺损、闪光感等;并注意有无外伤史。

2. 异常发育行为 在不同的成长阶段,尤其是不能自述视物模糊的婴幼儿,需要关注其异常的视觉行为表现。

(1) 婴儿期:依据视觉行为发育的进程可以发现儿童异常的视觉发育信号,如新生儿对光有反应,强光刺激下会闭眼;出生后的第2个月就能协调地注视物体,并在一定的范围内眼球随着物体运动;3个月时可追寻活动的玩具或人的所在,头眼反射建立,即眼球随注视目标转动时,头部也跟着活动;4~6个月开始能认识母亲,看到奶瓶等物时表现出喜悦,出现手眼协调动作;7~9个月能稳定固视,能同时玩两个以上物体;1岁左右,能用手指端准确取起细小的物体,如黄豆、花生米。患有视力障碍的婴儿往往与他人缺乏眼神交流,并较少探索自己身体部分(如注视双手)。他们也会较少注视其他人的面孔和玩具,很少追随眼前移动的物体,或遇到强光时可能不会眨眼。

(2) 幼儿期:由于视力欠佳,幼儿往往会把物件放在近距离观察,他们经常垂下头来,与人缺乏眼神接触,亦较少面部表情和身体语言。他们走动时容易碰撞物件,并需用双手摸索来分辨方向。他们对于强光有不同反应,可能特别注视,也可能因感到不适而逃避。

3. 视力检查 早期发现视力损害,并予早期干预,将会获得更佳效果。应用一些可靠的筛查方法对婴儿及儿童进行视力检测是非常重要的。3岁及以上儿童建议进行视力表检查,但2岁以下婴幼儿尚无理想的定量检测视力的方法。

(1) 单眼遮盖试验法:用于辨别单眼视力情况。当被遮盖的眼视力低下或失明时,患儿不会出现反抗;当被遮盖的眼没有问题时,患儿会躁动不安,出现反抗动作。重复数次,以便得出正确的判断。

(2) 光照反应:孩子出生时遇强光可引起闭目、皱眉,2个月时光照反应已很强。如果孩子对强光照射无反应,说明其视觉功能可能存在严重的障碍。

(3) 防御性瞬目反射:婴儿从出生后的第2个月起,除了能协调注视物体外,当一个物体很快地接近眼前时可出现眨眼反射,又称防御性瞬目反射。如果瞬目反射消失,往往提示存在严重的视力障碍。

(4) 注视反射和追随运动:一般3月龄的婴儿对光源或红球有短暂寻找、追随注视;6月龄能追随注视180°范围,双眼运动协调,开始抓握玩具。

如果在上述期间这些本能和条件反射没有出现,或表现出无目的寻找,则说明其可能视力不佳或有眼球运动障碍。

4. 屈光检查 6月龄以上儿童可进行屈光筛查,目前越来越广泛使用自动验光仪筛查儿童屈光不正。

5. 眼科其他检查 ①裂隙灯眼前节检查;②眼底检查;③色觉检查;④眼底荧光血管造影检查;⑤视觉电生理检查;⑥视野检查;⑦眼压检查等。

6. 实验室检查 为了明确诊断或追究病因,血压、血及尿常规、红细胞沉降率、血糖、结核菌素试验、甲状腺功能、病理检查等均有重要参考价值。

7. 影像检查 包括胸部眼眶 X 线检查、超声(A/B 超)、CT 扫描、磁共振成像(MRI)等,可以显示眼部结构和病理变化。

【鉴别诊断】

1. **伪盲**　视力减退，但经过各种检查，却不能发现任何病变足以解释视力减退的原因，而且患者常常拒绝检查，不愿合作，两侧瞳孔反应良好，反复测试视野结果不尽相同，要注意有无伪盲，并进一步通过检查伪盲的方法予以确诊。检查伪盲的方法很多，常用的方法如缩短或移远检查视力的距离，如果患者于 5m 处能识别视力表上 0.2 视标，当令其站在 2.5m 远处时，真正视力障碍儿童此时可识别 0.4 视标，而伪盲仍只能识别 0.2 视标。还有一种方法是视网膜诱发电位（VEP）检查，闪光 VEP 可判断有无视力存在，图形 VEP 通过不同大小的方格或条栅刺激可分析出中央视力，目前被认为是最精确、客观和可靠的伪盲检查法。

2. **"白瞳症"**　儿童"白瞳症"是多种眼病引起的一种常见临床体征，表现为瞳孔区呈白色、黄色或粉白色反光，单眼或双眼均可发生，是儿童视力障碍的常见表现。患者不能注视目标或不能追随物体运动，严重影响其视力发育。常见的引起"白瞳症"的眼病如下：

（1）早产儿视网膜病变：本病发生于体重低的早产儿，吸入高浓度的氧气可能是其致病原因，常见双眼发病。

（2）永存原始玻璃体增生症：患儿为足月顺产，多为单眼患病，患眼眼球小，前房浅，晶状体比较小，晶状体后有血管纤维膜，其上血管丰富，后极部晶状体混浊。

（3）先天性白内障：多为双眼，有时也可单眼发病。全白内障的患儿瞳孔区晶状体明显混浊。

（4）视网膜母细胞瘤：是儿童期最常见的眼内恶性肿瘤，虽然多发生在 2~3 岁以前，但也可发病很早，在出生后数天内即可见白瞳孔。由于肿瘤是乳白色或黄白色，当其生长到一定大时，进入眼内的光线即反射成黄白色。

（5）外层渗出性视网膜炎：视网膜有白黄色病变，轻度隆起，表面有新生血管和微血管瘤，毛细血管扩张，严重者因视网膜广泛脱离而呈现白瞳孔反射。晚期虹膜新生血管，继发性青光眼和虹膜睫状体炎。

（6）视网膜发育不良：患儿为足月顺产，眼球小，前房很浅，晶状体后有白色的组织团块而呈白瞳孔。常合并大脑发育不良、先天性心脏病、腭裂和多指畸形。

（7）弓蛔虫病：患病儿童的眼底有肉芽肿形成，临床分为两种类型：一是无活动炎症的后极部局限性脉络膜视网膜肉芽肿；二是有明显炎症的玻璃体混浊。两者均可致白瞳孔反射。患儿有动物（猫狗）接触史。

其他少见的白瞳症还有 Nonie 病、眼底后极部缺损、玻璃体积血机化、严重的视网膜胶质增生等。

三、治疗决策

儿童日后的视力，要视其视力受损的成因及视觉系统受损的程度而定，因此及早识别和安排治疗，对视力障碍儿童非常重要。白内障和青光眼等眼部问题所引致的视力障碍，如及早接受治疗，可令视觉功能有明显改善。若视力障碍是由脑部受损所致，则可通过持续训练以提升其视觉功能。有视力障碍医疗条件的地区，早期诊断出视力障碍，可以通过治疗避免永久性重度视力障碍。对于其他的眼部病变和视觉相关的中枢神经系统病变，在受限于目前医疗和手术治疗条件下，早期监测后，应及时进行教育干预，环境变更（如增大印刷尺寸，降低强光,增强对比),采用"低视力"设备来扩大残余视力功能。此外,支持家庭干预和训练,对于儿童的最终学习、独立和社会/情感的健康有很大的作用和意义。

（一）针对原发病的治疗

部分儿童视力障碍问题,可以通过治疗原发病,如药物、手术、屈光矫正、弱视治疗来改善视力。如先天性白内障,患儿致密的单眼或双眼白内障在出生2个月之内需进行手术摘除,术后还需及时矫正屈光不正,治疗弱视;对于早产儿视网膜病变,激光治疗最常用、最成熟,而手术治疗则适用于晚期病变;原发性婴幼儿型青光眼的视力损害是不可逆的,原则上一经诊断应尽早手术治疗;对于早期和部分中期视网膜母细胞瘤患儿可采用综合疗法(系统化疗联合眼科局部治疗,如眼部激光、冷冻等)方法,力争保住眼球甚至视力;半乳糖血症所引致的眼部问题需以药物治疗;儿童屈光不正的矫正应根据年龄、屈光度、眼位、调节力等因素来个别处理;弱视则需要采取光学矫治、遮盖等疗法。矫视镜片和光学辅助工具,亦可协助视障患者充分运用其剩余视力。此外,因遗传病而引起的视障问题,如白化病或色素性视网膜炎等,亦需接受遗传辅导服务,包括风险评估、生育抉择等讨论。

（二）视力障碍儿童的康复

视觉康复的含义是最大可能地去利用患者的残余视力,就是将视力损害的影响降低到最小限度,使患者能够更好地、更有效地使用其可利用的视力。而残余视力的利用最基本的内容是功能性视力的训练与应用。对于视力障碍患者,使用视力并不是一个自动过程,需要一些特殊的训练促进他们使用视力。

视力障碍儿童的康复包括传统的临床方法,如视力评估和光学助视器;还有近期开展的服务项目,如视觉刺激、环境的评估和改善等。针对有残余视力儿童的训练:一是提供各种看的机会,鼓励低视力患者更好地使用视力;二是帮助低视力患者掌握视觉技巧,学会视觉操作,提高患者利用自身残余视力的能力。视力训练的内容包括认知与注视训练:视觉认知是视功能发展的基础,该项训练主要适用于缺乏视觉经验的儿童患者。通过训练帮助患者识别颜色,辨别物体形态,以有助于建立视觉印象。认知训练依赖于注视,而注视即训练患儿学会集中注意看清一个目标。

视力障碍儿童仍需要医学以外的更多帮助和支持,包括教育、社交和休闲、职业、定向和运动能力、经济资助等。应通过多感官学习的方式,训练并协助视障儿童的发展。鼓励主动探索的活动和清晰的口头指示,来教导幼儿学前概念(如对象恒存、对象归类等)及语言的运用,并帮助他们提高自我照顾及活动能力。

视力障碍儿童在教育上有多方面的需要,包括聆听技巧、触觉辨别、定向与行动、读写能力和社会适应。主流学校内应有适当设施,让轻度视力障碍儿童能在课室内有效地学习,并可独自及安全地走动。此外,特别的课程设计、个别学习计划、辅助用具,及曾接受有关培训(包括在点字运用、低视力辅助工具和定向与行动方面)的老师都非常重要。最后,朋友接纳所带来的鼓励,以及学生在课室、运动、康乐和课外活动的参与,对儿童的有效学习和正常发展都会有一定的帮助。至于患有严重视障的儿童,可能需要入读具备系统化课程的特殊学校。

四、常见问题和误区防范

多项研究表明视力障碍儿童即使在没有其他残疾的状况下发育也有所延迟。视力障碍对儿童发育的影响与视力损害的程度和时间有关。视力障碍儿童因缺失或减弱了视觉带来的外界信息的输入,难以借助视觉经验来形成许多重要的空间和形状的概念,严重影响其行为发育和认识水平的发展,导致了视力障碍儿童的早期发育迟滞。

(一) 运动能力方面

对于视力正常的儿童来说,视力是他们进行探索的强大工具,可帮助他们在接触想要的人、地方或事物时,进行更精确的定位、接触及移动。视障儿童的移动技能获取之间存在较大差异。而其中重要的决定因素包括视力损伤的严重程度和类型、伴随的障碍(尤其是那些涉及移动系统的)。对于只有视力障碍而无其他障碍的儿童来说,无需移动只需平衡的活动(如坐、站、立等)的发展和视力正常的孩子几乎无差异。但需要空间移动的活动发展通常会延迟(如要到 18~24 月龄才能学会走路)。为了防止这种被动和相对的运动能力差,让孩子积极参与到环境中是至关重要的。同样,视力障碍儿童缺少视觉的导向,在发展手 - 眼的协调能力、精细运动方面也存在发育延迟。

(二) 语言能力方面

视力障碍儿童主要通过触觉和听觉来感知外界信息,而听觉又是学习语言的重要条件,过多地依赖听觉来感知外界,儿童会分配一部分听觉去感知环境,而会影响到听觉对语音的辨认。再加上学习语言需要不断地模仿口腔的运动、语境中的姿态和表情,因此缺少视觉的参与,视力障碍儿童在学习语言方面比正常儿童要困难得多。视力障碍或者失明的儿童在掌握单个单词的速度和视力正常的儿童可以相差不大,但在某些方面却比正常儿童要明显落后,如形容词和动词、模仿元音发音阶段更长、更倾向选择讨论对自己有利的话题、在代词学习阶段更长且容易混淆(如当他们说"你想要曲奇饼吗?"实际意思是"我想要曲奇饼")。随着儿童年龄的增长,他们在理解有视觉参考的词汇(如天空、红色)或较大客观物体(如一栋建筑)方面,与正常儿童比起来也有明显差距。

(三) 认知能力方面

视力障碍儿童认知上的明显缺陷表现在那些与视力或视觉经验有关的任务上。当儿童进行移动或观察其他物体 / 人移动时,视力正常的儿童可发现并多次验证一些基本的认知概念(如物体持续性、原因和影响)。而对于先天视力障碍的新生儿来说,要理解这些原理需要更长的时间,需要通过改变顺序来进行学习。对于有其他障碍的视障儿童来说,更多的零碎信息对理解这些基本概念带来了严重的困扰,容易忽视客观事物的整体性,在概括时发生困难,造成错误的判断和推理,因此会造成他们认知的延迟,特别是视觉认知。视觉认知是儿童学习过程中的最基本因素,帮助大脑解释看到的东西是什么,有没有意义。视觉认知的缺陷常造成儿童学习上的困难,从而影响认知能力的发展。

(四) 社交和情绪方面

婴儿出生后与照料者之间的相互关系是形成依恋关系的基础,这对于婴儿的社会发展是非常重要的。在这种交往中最主要的形式就是面对面的视觉接触,而视力障碍儿童在这方面有实质性的落后,可能会影响其社会和情绪的发展。有视力障碍的新生儿的面部表情更为被动或者说严肃,他们的笑容通常不明显也不持久,对熟悉声音的微笑反应只是偶尔发生,甚至到 12 月龄才出现。视力障碍儿童往往喜欢用手势来表达其社交需求,若照料者不了解这些手势,会很难理解或明白婴儿的社交提示,从而会忽视这样的表现,严重影响重要的早期语前发展阶段和社交互动发展。例如:一个严重视力障碍的小婴儿母亲可能会注意到孩子脸上缺乏笑容,然后错误地认为她的孩子无法辨认她的声音或不想和她呆在一起。

实际上,突然静止或一个特别的手势都是孩子在回应妈妈的细节。

视力障碍儿童的社会交往技能的发育也常常落后,可能与社会隔离和自我形象不佳有关。严重视力障碍的儿童有较大的情绪和行为问题风险,很大程度上是因为他们无法对改变作出调整,或无法和视力正常的同龄人一样看到他人的社交提示,或无法看到他们自己对他人的影响。近年研究发现,有视力障碍的儿童患孤独症谱系障碍的几率不会比正常儿童低。视力障碍但其他方面正常的儿童有几个特点很容易被误认为自闭症的症状,如与同龄人难以建立联系、自我刺激行为(如拍手、摆动、戳眼、盯着灯光看)、学步的幼儿期或学前期激动或烦躁不安时拖长发音,以及看起来像有感觉处理“问题”(如对外界噪音过于敏感、“不恰当”的触摸或闻嗅其他物体或人)。在这种情况下诊断孤独症谱系障碍就变得非常困难,需要由各学科专业人员组成团队共同工作。同时通过对有严重视力障碍和自我刺激行为的儿童的观察,发现这些行为在过了青春期后将得到缓解。

(五) 活动能力方面

视力障碍儿童活动能力的发展也明显落后于正常儿童。主要表现为游戏时缺乏想象力,显得比正常儿童更呆板,除非给予额外的刺激或接触。和视力正常的儿童相比起来,有严重视力障碍但其他方面健全的学龄前儿童更倾向于单独或同成年人玩耍,而非和同龄人玩耍。他们在各种玩耍发展上约有2年的延迟。视觉功能的水平与玩耍的复杂程度有直接的关系。对于视力正常的儿童来说,视觉在他们掌握高水平的玩耍中扮演了重要的角色。而对于有严重视力损伤儿童来说,他们大多数自发性的玩耍都具有试探性质且主要为简单操控,极少有功能性强的玩耍和符号性/扮演性质的玩耍。他们无法在没有他人指导下进行玩耍。若和同龄人玩耍,他们很难在需要交流的游戏中保持关系联系。这些延迟对于有视力障碍,并且同时有其他损伤的儿童来说更为显著。

基于视力障碍儿童在早期发育过程中会存在运动、语言、认知和情绪方面等的问题,往往表现出类似精神发育迟滞、语言发育障碍、孤独症谱系障碍、焦虑、发脾气等情绪问题的症状与表现,造成误诊。特别对于那些视力障碍程度相对轻的、低视力的儿童来说,通常他们会被家长和老师忽视,误以为是主观上的不努力、不认真或是智力问题,给予不正确的批评教育或否定,会严重影响儿童的正常心理的发展。因此,早期视力的筛查对于视力障碍儿童的早期发现、减少误诊、及时干预、减少残障是相当重要的。

五、热点聚焦

儿童视力障碍将严重影响其认知发展、社会交往和生活质量,影响其一生的发展,早期的发现和早期治疗至关重要。但是由于多数造成儿童视力障碍的疾病在早期都无明显疼痛或不适,婴幼儿认知水平有限难以表述,易被家长忽略,因此儿童定期进行视觉发育筛查是一个早期发现儿童视力障碍的重要手段。儿童正处在视觉发育的关键期和敏感期,视觉发育具有可塑性,早期发现和早期治疗可以最大可能地使其早期康复,避免儿童终生视力残障甚至挽救生命。但是,视力的评估主要依赖其主观的表达,而儿童特别是婴幼儿很难做到这一点。目前,对于婴幼儿的视力评估的方法还需不断探索,主要是依据儿童视觉发育特点和规律,运用相应的检测手段和技术,来对不同年龄阶段儿童进行相应的眼病及视力的筛查和评估。对于早期发现的视力障碍儿童的康复更是具有挑战性,提倡并利用科学手段设法使低视力患者能够充分利用其残余视力,帮助低视力患者提高生存质量及增强独立生活的能力。

（一）儿童视力障碍早期筛查建议

儿童在定期体格检查的同时,要定期进行眼保健,早期筛查会影响视力发育的一些主要眼病,评估其视力状况,尤其是在新生儿时期、婴儿时期以及学前期。筛查内容主要包括眼部形态学检查、视觉行为检测、眼位及眼球运动检查、屈光筛查、红光反射检查、视力评估等。目前公认红光反射检查是初筛的有效手段,建议每次儿童眼保健均进行红光反射检查。视力检查应该尽早进行(通常在3岁左右),国内推荐使用图形视力表或国际标准对数视力表。也可以通过快速可靠的自动验光仪和视网膜检影法对不会视力检查的儿童进行视力筛查。儿童保健医师检测到的可能眼部结构畸形、视力异常或持续引起父母担心的视力问题都应推荐去咨询专业眼科医师。除了合理转诊至临床眼科以对眼部问题进行诊断外,也可进行其他转诊,如神经学家、遗传学家和(或)发展行为或神经发育儿科医师。具体见表19-3和表19-4。

表 19-3　新生儿的眼病及视力筛查

项目	检查方法	通过标准	转诊标准
眼部形态学	室内自然光线下,用笔灯、直尺,从外到内逐步检查眼睑、结膜、角膜、瞳孔、虹膜等结构	• 眼睑:无缺损、炎症、肿物;静眼时睑裂高度,双眼对称 • 结膜:无充血,结膜囊清洁无分泌物 • 角膜:角膜透明、形圆;角膜横径9~11mm,两眼等大 • 瞳孔:居中、形圆、两眼对称、黑色外观 • 虹膜:形状正常,无缺损或粘连或囊肿	• 眼睑:严重缺损、红肿、局限肿物;两眼睑裂不对称 • 结膜:充血、水肿、大量分泌物 • 角膜:局部或全部混浊、不圆;横径<9mm,>11mm或两眼不等大 • 瞳孔:偏心、不圆或不对称,呈白、灰白或黄白色 • 虹膜:有缺损或粘连或囊肿
光照反应	室内自然光线下用笔灯快速移至受检者眼前照亮瞳孔区,重复多次,两眼分别进行	受检者出现反射性闭目动作	光照反应未引出
瞳孔对光反射	室内自然光线下,自眼前正前方用笔灯照亮受检者瞳孔区,重复多次,注意两眼分别进行,不要同时照射	被照射眼瞳孔缩小为直接对光反射存在,非照射眼同时出现瞳孔缩小为间接对光反射存在	迟钝的对光反射或无反射
视力评估(视动性眼震)	婴儿平躺,用视动性眼震仪在被检眼面前33cm处缓慢向一侧转动	受检者则出现冲动性水平摆动(眼球震颤)	不出现眼球震颤
红光反射	暗室中,用直接检眼镜,一臂距离外分别观察两眼瞳孔中反射的红光亮度、颜色、均匀度、有无暗点等	反射颜色、强度、清晰度都均匀,没有暗点或没有红色反光中出现白点(白瞳征)	反射颜色、强度、清晰度不均匀,有暗点或红色反光中出现白点(白瞳征)

表 19-4 儿童眼及视力的阶段性筛查

筛查年龄	筛查项目	通过标准	转诊标准
3 月龄	① 眼部形态学检查	见表 19-3	见表 19-3
	② 视觉行为检测	对光源或红球有短暂寻找，追随注视	与该年龄正常视觉行为相差甚远
	③ 防御性瞬目反射	出现反射性瞬目动作	防御性瞬目反射未引出
	④ 红光反射检查	见表 19-3	见表 19-3
	⑤ 优先选择性注视	双眼视力相当	双眼辨认结果相差 2 级以上
6 月龄	① 眼部形态学检查	同上	同上
	② 视觉行为检测	固视，能追随注视 180° 范围，双眼对遮盖反应一致	同上
	③ 眼位及眼球运动检查（角膜映光法 + 遮盖法）	角膜映光点居中，遮盖试验眼球不动；双眼运动协调；无头位	显斜、动度中到大的隐斜、眼球运动障碍或伴有头位
	④ 红光反射检查	同上	同上
	⑤ 优先选择性注视	同上	同上
1 岁	①②③④⑤同上	①③④⑤同上	同上
		②行走时能主动避让障碍物，手眼协调，视物无明显歪头、眯眼、距离过近等危险因素	
2 岁	①②③④同上	①②③④同上	同上
	⑤点状视力表	③ 优先选择性注视	
3 岁	①②③④同上	①②③④同上	①②③④同上
	⑤图形视力表	⑤单眼视力≥0.5，双眼视力相当	⑤单眼视力 <0.5，双眼辨认结果相差 2 行以上
≥4 岁	①②③④	①③④同上	①②③④同上
	⑤国际标准视力表或对数视力表 4	②眼视力 4~5 岁≥0.6，5 岁以上则≥0.7，双眼视力相当	⑤单眼视力 4~5 岁 <0.6，5 岁以上 <0.7 或两眼差别 2 行以上
	色觉	辨色正常	色盲或色弱
	双眼视觉	双眼视觉功能	双眼视觉功能异常

（二）儿童视力障碍不同年龄段的康复

视力障碍如同其他残疾一样，对儿童的社会、教育和心理发展造成不良的影响，若能早期诊断和及时康复，则可减轻残疾程度。康复过程中一定要把每个视力障碍儿童看做一个完整的个体，要看到他们独特的天赋和能力而不是把眼光局限在视力的残疾上。儿童保健专业人员、儿童医疗中心以及与儿童家长 / 护理人之间的合作，在帮助视力障碍儿童达到最佳康复效果中扮演了重要角色。

1. **婴幼儿** 对于在形成视觉记忆前便失明的儿童（约为 5 岁前），教育只能依靠视觉之外的其他感觉。对这些儿童可用代偿的方法，如听觉、触觉等的刺激，从而减少视力损害对发育的不良影响。在康复中可用综合的方法，其中父母的作用是相当重要的。让严重视力障碍儿童主动接触不同体验、实体和型态（如冷 / 热、大声 / 柔和、上面 / 下面、卷曲 / 直等），并不断鼓励他们用不同感官功能去吸收并存储信息，都是至关重要的。专业机构可以建立

CVI训练室去最大程度得帮助视力障碍儿童康复。在家庭环境中,父母可利用环境和生活事件来帮助孩子、鼓励孩子充分运用残余视力。例如,与其简单告诉他们"树",不如同时让他们感觉树干树叶、闻闻花香、听听风吹树叶声等,来强化他们对"树"的概念的理解。而那些失明或严重视力障碍儿童的父需要抵御不自觉地帮助儿童的行为,以免剥夺儿童的学习机会。父母必须理解儿童主动接触环境的重要性(如发展语言表达的机会、听力技巧、用手去寻找掉落的东西、用腿和身体尝试在空间移动),尽管这些尝试暂时会带来相当的挫败感。尽量让他们的生活中充满鲜艳明亮的色彩并引导他们去注视。所有的视力障碍儿童都需要一些特殊的帮助来促进某些身体功能的发育,如跳跃、单腿蹦跳和奔跑等。

促成婴幼儿富有互动性和功能性的玩耍的策略则包括提供儿童感兴趣的娃娃或活动(如通过触觉或听觉)、选择有共同兴趣的玩伴、通过拟声描述加强他们对环境的认知。同时可向视力正常的同龄孩子展示如何与视觉障碍的儿童互动,从而减少他们对成人的依赖和支持。研究显示大多数没有其他残疾的视力障碍儿童能从托儿所和幼儿园的生活经历中受益匮浅。若父母或看护人能学习如何读懂儿童的提示、进行互动、提供玩耍的适合模具,便可避免或至少减轻视力障碍儿童的社会表达、角色扮演和情绪互动上的困难。

2. **学龄儿童** 视力障碍不仅仅是视力低常,更重要的是不能通过视觉途径来学习。在小学阶段,视障儿童通常可能花更多的时间接受老师所创造的特殊资源训练,主要聚焦在学习一些必需的补偿技能,如阅读盲文、学习安全且独立地进行空间移动、学习如何更好地利用微弱的视力、建立聆听技巧、使用一些改进的弱视装置(如放大镜、闭路电路等)。在练习学习使用视力的初始阶段,可以用荧光色彩或材料吸引儿童的视觉注意力,后期则可以教他们视觉关闭或识别图形 - 背景等技巧。视障学生需要接受如何克服自我刺激行为(如戳眼、揉眼、摇头)从而建立自律习惯的建议以及交流技巧的建议(如保持一个话题、轮流发言、何时打断等),而这些很大程度上需要依赖口头的和非视觉的提示。教育课程还包括其他话题,如独立生活技能、再创造和休闲技能、使用辅助技术、视觉效率技巧、自我决断等。临床医师可向父母建议将这些技术融入至儿童的个性化教育计划中。

3. **青少年** 在这时期,视力障碍的康复应有更大的拓展。正常视力的青少年要应对的生理、心理的剧变及相关一些问题,视力障碍的青少年也要去面对。然而,和大多数慢性疾病或发育障碍的青少年一样,他们还要挣扎于更基本的独立人格的问题。在能够带来更大独立性的活动上的成功(如约会、探求工作机会、更高技能水平),一定程度上取决于他们是否已经掌握了基本的资历技能,如个人装扮、事务准备、金钱管理、旅行等。视障青少年由于在儿童期间没有视觉线索,判定适当或不当性行为,可能会对性概念扭曲。因此,必须尽早开始性教育。

(三) 伴有其他障碍的视力障碍儿童的干预

对多种残疾伴有视力障碍的儿童进行早期康复难度更大,更需要各专业的配合。应尽早对其实施语言治疗、物理治疗及其他适当的干预措施。课程设置和教育计划固然要考虑到各方面的残疾,但其重点应放在最有功能意义的方面,而不是障碍最明显的方面。

有严重视力和听力障碍的儿童组成了一个特殊群体,因为相比只有视力或只有听力障碍的儿童,他们需要不同的教育干预和支持。对于盲聋儿童来说,他们的双手必须经常被仔细、耐心和持续地训练,以便成为初级感觉器官,同时手也是他们与他人进行交流的最主要的方式。大约85%的有双重障碍的儿童通常还伴随其他方面障碍,尤其是智力发育障碍、语言问题和外形状况。最重要的问题包括社会交互能力、身体活动能力、交流和概念的认知障碍等方面的干预及康复。

在最近的几十年,为了满足视力障碍儿童的特殊发展、教育和社会需求,医师和教师联合对视力障碍儿童的研究兴趣以及发展应用的知识在不断拓展。但是和其他障碍状况比起来,视力障碍只发生在相对少的人群中,引起的关注程度还是不足,需要倡导将视力障碍儿童的康复纳入到最需要的医疗或教育措施中。当前,儿童保健医师或发育儿科医师可通过联系具备有诊治儿童各年龄段视力障碍的专业人才以及及时转诊等手段填补这样的不足。在早期发现儿童视力障碍、监测儿童整体的发展状况和障碍康复、支持家庭的作用上通常是儿童保健医师或发育儿科医师承担越来越重的责任,而不是专业眼科医师,为视力障碍儿童的教育和行为发展进行指导,以便能使这些儿童得到更好的发展和进步。

(童梅玲)

下 篇

技 术 篇

第二十章

儿童和家庭的访谈及咨询

发育行为儿科的访谈和咨询是指医师与患儿之间有意识、目的明确的互动过程，是一个有计划的医疗活动，其内容涵盖病史收集、诊断、治疗等多个环节。

【目的】

儿童和家庭的访谈（interview）和咨询均在各次约见中完成。根据不同的目的，约见可分为诊断性约见、治疗 - 解释性约见、追踪性约见。不同目的的约见，其目的、实施方法、注意事项等不尽相同。

1. **诊断性访谈的目的**

（1）获得完整准确的病史资料包括：病史、当前问题的性质、患儿（或家人）的想法、感情、理解、期望和养育知识等资料。

（2）尽快确定治疗方案。需以医患间建立信任关系和相互支持为前提，这同药物治疗同等重要。

（3）了解儿童及家庭成员的行为、情感、一般表现、健康状况、互动模式等。

（4）判断儿童和家庭的功能及应付问题的方式、能力。

（5）指导和把握谈话范围。在保证患儿充分陈述病情的同时，把握和控制晤谈范围。

（6）促进医患沟通，建立良好沟通模式。发育行为儿科相关疾病的患儿约见，尤其讲究医患沟通技巧。有研究显示，约 1/3 的来访者在开始时的主诉并非真正的问题，直到患儿及家庭成员感到对医师信任和熟悉后，才会说出真正的就诊原因。

2. **治疗 - 解释性访谈的目的**

（1）提供不同的指导性治疗方案。

（2）动员和培养家庭功能及应付问题的能力。

（3）解决问题。

（4）帮助孩子消除患病的耻辱感。

（5）减轻家庭焦虑、悲伤、失望、内疚、无能为力或气愤感受。

（6）帮助家庭成员正面积极看待患儿疾病，保持信心和解决问题的动力。

3. **追踪性约见的目的**

（1）了解和掌握访谈期间的总体情况及儿童总体发育状况。

（2）针对特定目标行为、发展能力、情感状况、家庭功能进行评估。

（3）评估家庭、父母、教师对医师所提建议的依从性。

（4）判断干预措施是否恰当和准确，并对干预方法和预期目标进行指导性修改。

（5）如有必要，评估和考虑原有症状，并对目前问题进行重新评估。

（6）对一些可预见性发育过程中的变化和可能遇到的问题进行指导。

（7）赞赏孩子和家长及他们付出的努力和已取得的成功。

综上所述,医师与父母(或主要照养人)及儿童之间进行交谈和沟通,经过适当讨论最终提出咨询意见,是发育行为儿科学的重要组成部分。访谈和咨询技术是发育行为儿科学的核心技术之一,具有动态性和灵活性等特点。发育行为儿科的门诊过程中,医师常常根据病情需要,将访谈和咨询两种技术穿插使用,但是两者在技术层面和使用目的上,各有侧重。

第一节　访　谈

有效的访谈需要了解儿童正常与异常行为、疾病、父母性格、家庭、文化背景、社会经济影响等情况,这需要医师不仅具备良好的沟通技巧,还要综合医师本人的经验、判断、技术、知识和个人风格。医师通过访谈可尽快取得信任,减轻儿童和家庭的焦虑,使其逐渐建立自信和学习解决问题的能力。

大量研究提示,有效访谈会提高医师获取信息的质量,同时在随后的咨询阶段,会增强儿童和家长对治疗建议的依从性。表 20-1 是一些促进有效访谈的策略。

表 20-1　促进有效访谈的策略

建立良好的访谈环境	内容和过程
建立并维持良好的医患关系	积极倾听
共情支持	设法使访谈过程有趣
重复和回顾	访谈过程以患儿为中心
清楚的语言表达	

【访谈方法】

1. **环境**　访谈时,房间构造、家具布置、参与者状态及是否存在干扰因素都会严重影响访谈质量。以下建议可能对增进医患沟通和交流有效:

(1) 访谈者应与患儿对面而坐,保持距离适中,两人之间无其他家具阻挡。在儿科诊疗过程中,一般医师坐在桌子后面;但在发育行为儿科的访谈中,为增强访谈效果,建议医师把椅子从桌后移出,直接与患儿面对面。

(2) 医师与患儿处在同一高度。交谈时,不能患儿坐着而医师站着。如果在病房中访谈,医师应当把椅子挪到病床边,降低床的高度,以使医师和患儿的视平线在同一高度。

(3) 如果有多个家人陪同过来,应该准备充足数量的椅子。

(4) 与家长交谈时,儿童在场会很有帮助。如儿童已到适合参与访谈的年龄,应让儿童坐在父母旁边。如儿童太小不能参与访谈,应该提供玩具及足够的空间供孩子玩耍。应当仔细挑选玩具,避免孩子玩得太过兴奋而打断访谈,例如画图工具常在访谈中使用。

(5) 如果访谈涉及情感,比如告知坏消息,应首先确保会谈的私密性,同时准备纸巾。

(6) 访谈过程应当避免干扰,如避免电话铃声或他人敲门。访谈时,手机调至振动模式。可采用标志如"房间正在使用中"等来避免不必要的干扰。

2. **对象**　在儿科采集病史时,受访对象可以是儿童,也可以是家长。婴儿期至学龄前期,医师主要是从照养人处获取病史。此外,访谈的同时,如果有机会观察孩子同照养人互动过程也可获取部分信息。

当儿童 5~6 岁,掌握足够语言来表达愿望和感觉时,应让孩子参与访谈。由于此期孩子保持注意力时间比较短,同家长进行长时间访谈时应提前给儿童分发玩具或者画图工具。对于兴奋性很高过度活动的儿童,医师应当提前尝试控制,例如移开易破碎物件,或者将儿童安置在规定的活动区域,以便访谈顺利进行。某些情况下,也可以不让儿童参加访谈,例如儿童破坏性行为很强,医师预见到有儿童在可能会阻碍访谈顺利进行。又如,如果医师观察发现照养人在谈到孩子问题时儿童非常生气或受伤时,或者医师预见到所需收集信息较敏感(如性行为),容易激起儿童的情绪反应,或儿童在场照养人不愿详谈的时候,孩子也可不必与家长同时接受访谈。

当儿童 9 岁左右,已经能够提供有意义的信息时,访谈对象不仅包括照养人,还应包括儿童本人。此期,与儿童的访谈包括单独访谈和家长参与的共同访谈两部分。

3. **建立和维持良好的医患关系** 医患访谈过程中触及的一些信息往往是儿童或者照养人不愿触及或倍感尴尬的。获取信息及给出建议的过程可能激起受访者强烈感情。如果访问者态度冷淡、采用公事公办口吻或过早下结论,则受访者可能扭曲或隐藏信息。对于医师而言,有效沟通包括聆听、观察、叙述和交换信息。医师需要聆听受访者所说内容、陈述内容的方式和情绪,关注其动作、神态、眼神接触、声音、语气及家庭成员之间的相互作用等。在访谈中,医师的沟通技巧和会谈技术应在自然状态下有组织地灵活展开,而非审问式或无序进行。以下十点是在访谈中应该注意的沟通技巧。

(1) 积极聆听:聆听可以使谈话进行得更加容易,通过语言和非语言反馈,让患儿知道医师在听其述说,医师通过身体语言传达兴趣和支持,如向前倾斜,良好的眼神接触,适当的面部表情,极少无关的手脚活动。积极倾听的一个标志是对患儿语句和思想有所反应。

(2) 回应:重复患儿使用过的关键词和短语可以强调医师对患儿的重视度和澄清需要进一步了解的细节,对关键性的想法和情感进行重复和释义。

(3) 细节:医师通过鼓励患儿进一步详细叙述病史细节,可进一步详细了解患儿思想和情感。

(4) 澄清:医师和患儿都需要彼此澄清某些叙述,以使谈话的意思清晰和准确。医师应该避免使用专业术语或提供过多信息或语速过快。医师应当鼓励患儿提出澄清或确定对医师的问话是否理解。

(5) 共情:是医师对患儿思想和情感的认可和积极反应。共情是探查出间接信息或隐藏的真实信息所必需的。

(6) 确认:目的是为解决明显矛盾或不同看法。可直截了当询问或陈述以获得更真实的答案和解释,或解决明显矛盾。如果患儿回答不真实,医师可重复询问或改换询问方式,或以后在医患双方感觉良好和舒适时再进行重复。

(7) 解释:使家长了解孩子的问题所在及他们自己的行为对孩子可能构成的影响,增加家长对孩子行为的洞察力。解释能鼓励患儿说出自己的感受和想法,以便医师进一步提供咨询建议。解释也能帮助患儿作出推论和决定。

(8) 沉默:给患儿一定时间进行反省、整理思绪和恢复镇静,以便讲出更多内容。沉默不是浪费时间。有些患儿如果不适应长时间的沉默,此时短暂沉默设定为 5~10 秒;如果患儿适应的话,可以延长时间(如 15~30 秒)。

(9) 方式:指医师使用语言的技巧、肢体语言和个人风格,还包括如何控制谈话的速度。这些技巧的目的是让儿童感到放松,以提高访谈的质量和效果。

（10）总结：指对访谈内容的概括和解释。期间应注意纠正有可能的错误解释或造成误解的地方。要确定问题的先后顺序，回顾前后是否一致，帮助患儿整理思绪和情感活动。总结可以帮助患儿记忆和回想重要信息，进一步提出问题或提出个人看法。

4. 特殊访谈　发育行为儿科访谈中，与如下三类受访者进行访谈比较困难：过于健谈、缄默沉闷和冲动易怒的受访者。与过于健谈的受访者进行访谈，如果医师不能控制住访谈局面，不仅浪费时间，降低效率，同时访谈效果未必好。同缄默沉闷的受访者进行访谈，医师常常过度诱导，甚至可能会提示患儿该如何回答。同冲动易怒的受访者或家长进行访谈，医师常常挫折感很大，产生防卫态度，甚至被激怒。

（1）访谈过于健谈者：遇到过于健谈的受访者，医师首先应当明确这是否是受访者一贯的谈话方式。有时，一些情绪问题也会导致受访者滔滔不绝。过度健谈者在谈话中常会离题，且语言组织混乱。对于访谈过程中组织松散、杂乱的描述，医师可用重复、澄清和确认等策略来阻止受访者跑题。

有时，过度说话是家长焦虑情绪的一种发泄形式。过度说话常常发生在首次访谈或涉及情绪问题的病情陈述中。面对家长过度陈述细节和跑题时，访谈者可尝试直接提醒："能看得出来，你们很希望再谈论这些情况。但由于时间有限，你们还有其他更重要的事情需要告诉我吗？"医师通过设置时间限制，并给予患儿选择机会，可在不伤害患儿感情的前提下，有效控制访谈进度。

（2）访谈缄默沉闷者：缄默沉闷可能是受访者长期以来建立的沟通方式，也可能反映出部分情绪和心理因素。一贯不善言谈的父母通常存在言语沟通技能贫乏的问题。在语言词汇技能很强的医师面前，他们的自卑心理可能会进一步加重。这种情形下，医师应当主动打破沉默，同时尝试以简单的对话方式与受访者进行沟通，避免滔滔不绝。此外，富有同情的话语会拉近与受访者的心理距离，比如"我知道谈论这些很困难"或者"找到合适的词确实很难"等。

但是，当沉默寡言与受访者心理因素有关时，简短回答通常是受访者对医师缺乏信任的表现。当明确了患儿不愿提供信息时，除了努力提高医患之间的信任外，医师可以尝试对访谈过程和谈话方式做出评论。有时，患儿在应对医师的评论时，会通过寡言少语来表明自己进行反抗的立场。这种访谈中的对抗，一方面可以使医师进一步采集信息、了解病史、寻找问题症结；另一方面，也可以促进患儿情绪宣泄，最终放弃对抗，建立信任和促进沟通。

（3）访谈冲动易怒者：冲动易怒的受访者常常对自己不能改变的事情感到沮丧，并且迁怒于医师。此时，受访者的负性情绪也会诱导医师做出防御性回应。医师在访谈中避免这类来自于患儿的情绪反应很重要。此时，最有用的方法是意识到患儿的愤怒情绪并分析背后隐藏的需求。

一些家长在执行医师的医嘱时常常心存疑虑，当医师的建议无法实施时，常将自己的挫败归咎给他人和环境，甚至谴责医师的建议无效。此时，医师可以提供几种解决方案并告知后果，鼓励家长自己作决定，并承担后果。

5. 访谈中的有效询问　有效询问是采集病史的重要方法。日常访谈中，常常采用如下技巧提高询问的效果：

开放性询问是指给予患儿宽泛回答空间的询问方式。在病史采集初期，这种询问尤其重要。比如："今天因为什么来看病？"或者"今天我能为你做些什么？"这种笼统的问题可以使患儿用自己的语言描述问题,同时能引导出更多信息。

当患儿完成了开放式描述后,医师可以逐一问些具体问题来帮助理清思路。此外,还可以插入一些短语,例如"然后呢?"等鼓励患儿提供更多信息。提问后应留出时间以供患儿回答。

在访谈快结束时,医师可以说"还有什么吗?"来确认信息的完整。这种询问,可以防止遗漏掉受访者由于尴尬或者自认为不重要而有所保留的信息。

在发育行为儿科,由于很多儿童的行为问题可能存在数年,针对当前情况,特别询问"你这次来就诊的主要目的是什么?"很有必要;此外,为了解家庭的就诊期望,询问"你希望从今天的访谈中得到什么?"也很重要。

要避免引导性询问。在引导性询问下,患儿常常会猜度医师的想法,给出他们认为医师可能想得到的答案。例如,在询问药物效果时,如果医师问"药物对孩子的行为有帮助吗?"常常暗示他希望药物有用,这会使家长在决定是否给出诚实回答时感到为难。如果换成"药物对纠正他的行为有没有什么作用?"则询问效果更好。若家长给出肯定答案,则可继续询问"有哪些变化?"

6. 访谈中讨论诊断和治疗 当评估结束时,医师应在访谈过程中告知患儿和家长诊断或评估结果,并制订治疗计划。此时,医师不仅要如实告知家长病情,而且需要选用最容易让家长接受的方式。这对加强医患关系,同时提高医师治疗的依从性非常重要。针对该目的,介绍如下几种在讨论和诊断中非常有效的访谈方法:

(1) 征询患儿意见及寻求理解:医师在给出诊断结果或治疗建议前,聆听受访者的想法很重要。几乎所有患儿在诊断过程中都会有自己的想法或担忧,比如"到底是什么问题?"及"应该如何治疗?"等。这些想法通常来自亲戚、朋友或老师。如果受访者想法与医师结论相吻合,则其想法可纳入咨询建议,增强治疗效果。但更多时候,受访者常常对病情及治疗存在误解,此时,若想要治疗有效,就必须首先让患儿陈述误解。此外,当存在几种治疗方案的时候,聆听和尊重患儿的想法就更加重要。治疗过程中,医师还需要关注患儿的担忧。有时候,患儿由于对自己的想法不确定,或者担心自己的想法很傻,不愿直接说出自己的隐忧。此时,医师可以主动询问,例如"对于未来的情况,您有什么想法?"

(2) 讨论诊断结果:访谈中如果涉及讨论诊断结果,应当从最明确的诊断结果开始。当诊断结果比较糟糕时,医师应在讨论结果的同时给予受访者希望,如"对于这种情况我们有多种办法"或是"我们将一起为孩子努力"。然后,医师应短暂沉默,同时观察受访者反应。受访者反应可能是沉默、哭泣,或直接给出一连串问题。医师的应答应有所不同。如患儿沉默,医师可以询问"你在想什么呢?"如患儿哭泣,则表示需要同情,同时给家长一些时间平定情绪。

(3) 讨论治疗计划:医师应简洁清楚勾勒出治疗计划,并根据家庭的意见作出调整。此时,医师应暂停片刻观察患儿反应。然后,询问"你认为这个计划怎么样?"并讨论细节。访谈中,医师应根据患儿反应及时适当回应。此外,了解家庭之前已尝试过哪些治疗建议很重要。如果有些建议已经尝试过,医师应进一步了解效果及家庭的看法。了解受访者对其他治疗方法或其他医师建议的看法也很重要。对此,常采用开放性询问,如"关于治疗,你还有其他看法吗?"

7. 激励性访谈(motivational interview) 激励性访谈最常运用在提高患儿/家长对行

为矫正建议的依从性上。除了用到之前提到的大部分访谈技术外,激励性访谈还常常使用一些特殊策略。激励性访谈旨在帮助患儿探讨并解决自己对于行为改变的矛盾心态。一旦这种矛盾心态被识别后,患儿可以主动参与制订行为矫正方案,医师同患儿一起探讨方案的利弊,以及行为改变将如何影响患儿的个人价值(围绕"变化"进行探讨)。研究显示激励性访谈技术在青少年行为矫正中非常有用。在年幼儿行为矫正中,由于该项技术的实施关键转变为父母,其应用价值尚需确认。

第二节　儿科咨询

【目的】

行为问题在儿童时期很常见,10%~15%的儿童会出现影响生活和学习的行为问题。提出咨询建议是儿科医师管理发育行为问题最为持续而有效的方法。通过结合医学知识、有技巧的访谈以及随后的个体化建议,发育行为儿科医师可以帮助家庭改善或解决大部分行为问题,避免过度用药和转诊。

【适应证】

表20-2提供了发育行为儿科咨询的范畴。咨询和提出建议的过程中,发育行为儿科医师需要与家庭相互合作。儿科医师需要描述并阐明问题行为的类型,并通过积极地建议来改变儿童的问题行为。通常,咨询只需1~2次便可见成效。如果医师发现咨询效果不佳,应该及时转诊。有时,有经验的医师可在首次就诊时就意识到儿童问题的严重性,并及时作出转诊决定。

表20-2　发育行为儿科医师咨询指导

发育行为儿科医师咨询指导(与精神科医师咨询目的相比)
咨询对象主要是情绪稳定的儿童和家长
咨询重点更关注当前情况
更关注行为而非想法和感受
更关注行为及发育进程中的变化
评估内容比精神科的少
访谈中引导性行为较多(访谈中聆听时间少于精神科)
咨询中的建议更加直接,更具有行动导向性
咨询中更多使用行为矫正的方法
咨询更多使用宣教、安慰、个体化指导建议、环境干预等方法
随访过程相对精简,耗时短(20~30分钟)
接诊后明确诊断或决定是否转诊的周期相对短(通常3个月)

【儿科咨询的方法】

进行咨询过程中,常常需要联合多种治疗方法(如宣教、信心重建、建议、支持)。通常的咨询内容和形式总结在表20-3。儿科医师在使用时常常根据自己的风格和兴趣,采用不同的方法联合进行咨询。

表 20-3　儿科咨询内容介绍

情绪宣泄	帮助患者和家庭宣泄问题行为引起的负性情绪
宣教	提供相关知识
信心重建	针对担忧和恐惧提供个体化指导
澄清问题及阐释原因	阐释导致问题的原因,提供治疗和预后信息
鼓励家长参与个体化指导	确认家长干预的正确性和有效程度 针对不同儿童问题行为的特殊性进行个体化指导
环境干预	关于孩子所处生活、学习环境等的建议
深入咨询	针对复杂问题进行的深入咨询

1. 情绪宣泄　在发育行为儿科就诊过程中,患者和家庭常常专注于问题行为,有明显痛苦感,因此允许患者和家庭合理"宣泄"是访谈过程中的重要环节。例如,允许家长对无法处理患儿遗尿事件表示愤怒和失望,允许有情绪问题的患儿表达恐惧,允许患儿表达因父亲或母亲突然离世导致的悲痛。诱导患儿情绪"宣泄"和倾诉过程中,环境一定要放松、私密。鼓励家长或患儿主动谈话。访谈者也可通过如下诱导:比如,"看上去你有些困扰,显得比较生气(担心或悲伤)。可否告诉我什么事情困扰你? 我能为你做些什么?"患儿情绪宣泄时,保持中立和聆听非常重要,避免任何指责性言辞。即使家长情绪有些过激,医师也需首先表示认同,例如说"这确实很不幸"。决定宣泄是否成功的一个重要因素是患儿或家庭是否认为医师真正理解自己的痛苦。当家长或儿童宣泄内心感受后,他们才可能冷静地求助和寻求解决方案。

2. 医教结合　包括向家长或儿童阐述事实或治疗意见。教育主要是为了告知信息,同时在缓解焦虑、消除误解、培养家长及儿童对建议有效性感受上具有重要角色。通常有常规宣教和预见性指导两种。即常规宣教和预见性指导两种,前者是当家长或儿童带有很强的求助动机前来就诊时,宣教效果最好。对于年长儿,求助问题常常与自身发育有关,包括粉刺、性传播疾病、避孕、文身及抽烟等,回答这些问题需要经过仔细思考。此外,家庭常常还会就一些无法权衡利弊的事件咨询发育行为儿科医师。例如,儿童成长阶段的宠物饲养问题(猫、狗)。对于这些问题,医师需要结合家庭情况和儿童自身的健康情况来提出建议。如果儿童有过敏史,需要判断是否存在猫、狗的毛屑过敏;儿童在 3 岁以下尚不懂如何正确对待宠物狗,且有被其咬伤的危险,此时,如果养宠物猫狗,需要建议家长加强看护,防止意外伤害。

预见性指导是发育行为儿科医师在日常咨询工作中的重要组成部分。医师通过对儿童和家庭当前状况的评估,提出日后的指导性建议,以促进儿童能力的发展。这些预见性指导包含内容广泛,涉及营养、行为管理、发育促进、性教育、普通健康教育等。预见性指导可提高父母在养育过程中的计划性、解决问题的能力,同时尚能减轻父母焦虑和增强信心。

由于门诊时间有限,医师往往无法进行全面的宣教和咨询。因此,为患者和家庭提供相关的纸质或视听宣教材料,是更加方便和有效的方法。纸质材料包括医师提供的医学建议清单、健康宣教手册或推荐的书籍。医学建议清单不仅节省工作时间,也帮助儿童家庭(或没有参与看病过程的家庭成员)了解和复习医师的建议。此外,一些针对特定问题制作的宣教材料,可更有针对性地提供有效信息,有助于患者和家庭反复学习和阅读,帮助避免问题重现。一些候诊室还通过播放 CD 或 DVD 来传递诊疗信息。这些救助包括特定年龄组(如儿童早期促进和发展)或者慢性疾病(如多动症)。联合运用多种形式的宣教手段可有效补充和强化医师在个体化治疗中的建议。

3. **信心重建** 信心重建是医师在咨询过程中常用手段之一,其目的是减缓或清除患者和家庭不必要的焦虑。

4. **详细采集病史** 信心重建需要在访谈的合适时机进行。不能进行得太早,也不能过于匆忙。在安慰有情绪问题的患儿之前更应详细采集病史。仅仅简略了解病史便提供安慰,对于这类患儿而言往往缺乏说服力,且会增加患儿的不信任感。只有当家长或孩子认为医师充分研究他们的问题并且对其了解清楚之后,安慰才有可能被接受。

5. **内容明确化** 最有效的信心重建是明确而集中的。这需要通过仔细聆听,进而明确目标问题才能实现。在访谈过程中,分析患儿和家庭最关注的问题,对于提供有价值的安慰和建议,非常重要。空洞的安慰(比如"不必要担心什么","事情会好起来的"或者其他过度的保证)会让家长怀疑医师对患儿诉求不敏感甚至不诚实,这将弱化其他特定建议的有效性。

6. **沟通的诚实性** 医师告诉患者及家庭的言语必须真实和客观。如果医师诚信被质疑,将大大降低所提供的安慰性建议价值。另一方面,医师在交流中不必告知患者自己的每一个想法。例如,在情绪问题的访谈过程中,任何可能引起患者过度焦虑的鉴别诊断都不必告知。

7. **表达的简洁性** 此外,安慰语言越简洁越有针对性越好。如果患者和家庭感到医师在试图隐藏信息,会进一步增强其焦虑。

8. **将求助问题普遍化** 医师在合适的时机将患者求助的问题普遍化可能会为家长或孩子提供极大的安慰。例如,"你见过不会发怒的 3 岁孩子吗?"或者"但凡家里有个 16 岁的孩子,就会有这样的问题",这可极大缓解家长焦虑。

9. **通过非言语沟通重建信心** 同谈话相比,医师的非言语信息对患者和家属的影响同等重要。如果家长叙述一个让他/她恐慌的症状病史时,医师表现冷静,家长会认为:"医师镇静的态度可能提示事情应该没有我想的那么糟糕。"大部分家长或儿童认为医师的肢体语言比语言信息更可信。

【澄清问题及阐释原因】

1. **聆听** 为了使建议更加准确和有针对性,医师需要全面、准确了解病史。咨询过程中,医师常犯的一个错误是太急于提出自己的看法和建议。避免这类错误的重要方法就是仔细聆听。聆听本身就是一种治疗;它既包含尊重,同时也鼓励患者独立思考和决策。

2. **病史采集** 就诊时,如果儿童的行为症状少且功能损伤不明显、亲子互动和家庭社会支持体系良好,医师可凭借自己的临床经验很快采集关键病史,采取直接建议的策略。此时,只需要加问 3 个问题:①"他/她是否还伴有其他行为问题?"②"你对他/她的这种行为问题有什么看法?"③"你已经尝试过哪些方法?"医师通过这种方式避免提供无效建议。但是,对于那些有多种症状或复杂合并症的问题儿童,则需要在收集完整社会心理资料后方可给出建议。

3. **澄清问题** 包括明确问题行为是否存在,并对可能原因及后果进行解释。澄清问题的目的是帮助父母理解孩子行为。此外,在制定需校正的目标行为时,家长参与和决定目标行为。医师可说,"如果我理解没错,我想你最关心的问题是……"咨询时,医师需用通俗的语言向家长解释儿童的问题,并给家长时间去理解儿童出现问题的原因。如果家长正确分析儿童的行为问题,医师应该及时赞赏。此外,当医师解释和建议完毕时,需要确认家长是否真正理解。

4. 减轻家长的内疚感　当一些儿童行为问题是由于家长未能妥善解决亲子关系所致时,家长常会产生内疚感,并将责任归咎于自己。

通常可采用如下方式减轻家长内疚感:在提供建议过程中,医师应尽量保持中立态度。医师可以认同和安慰家长(如"很容易理解你为什么这样做");可尝试泛化家长内疚感(如"很多人遇到这种情况都会这样处理")。可将责任分散于学校、亲属、兄弟姐妹或其他致病因素(如"您的行为只是问题背后的部分原因"),可以提醒家长他们不是有意为之、错误是过去所犯(如"这已经发生很久了")。最为重要的是医师表现出同情,"所有家长都会犯错,这也是家长参与孩子成长的一部分",并强调亲子关系中积极的部分。有时,问题源于父母放纵,医师可说:"您太爱他了"或者"您太尽力了"。医师可鼓励家长:"现在最需要的是往前看而不是往后看。不要太难为自己。"

5. 鼓励家长参与　医师需要培养家长独立解决问题的能力。这种方法不仅经济,还增强家长的自信感。初为人父母,常常由于无经验而对儿童发生的种种问题产生焦虑,且没有安全感。他们需要暂时依赖于医师,并从医师那里获得正确的育儿知识和经验。将这些父母培养到可以独立解决问题、自我护理的水平是一个循序渐进的过程。

(1) 提高家长解决问题的能力:澄清问题后,家长可能会尝试制订自己的解决方案。医师可以问:"你在如何解决问题上有什么意见?"如果计划合理,医师应积极支持,并鼓励家长按照计划执行。这种方式鼓励家长独立思考,同时增强家长信心。如果家长的计划有缺陷,医师及时提出建议并与之讨论。

(2) 赞赏:每次随访中,都应该赞赏父母的养育技巧。此外,赞赏孩子有礼貌、有耐心、勇敢、语言互动很好、懂得合作等优秀品质,也会增强家长的养育信心。

(3) 避免批评:避免批评家长的原因:①引起内疚感。许多家长会责备自己,由于自己行为(如发脾气,朝孩子大吼)导致孩子出现问题,此时医师应当帮助他们减轻自责。②被批评的家长可能会由于愤怒而不接受医师的治疗建议。有效沟通是通过言词客气而非与家长正面冲突来实现的,比如医师可说:"最近,我们发现了另一种更有效的方法。"

(4) 个体化指导:医师应当针对不同儿童问题行为的特殊性进行个体化指导。家长经常求助的个体化指导是孩子养育过程中的各种简单问题。对病因明确的症状,可给出标准的普适性建议。同时,针对不同的家庭结构特点和养育环境,医师还需要提供个体化指导建议。医师应当仅提供自己专业范围内的建议,同时避免给出非自己专业范围内的推测性建议,此时应当及时转诊。

例如,对于大部分2~3岁儿童来说,出现说"不"等消极对立行为是情绪发展中的正常现象。对此,第一,要让家长知道这是婴儿建立独立意识的体现。对于孩子来说,"不"意味着"我必须要这样做吗?"并不代表不尊重。若家长能理解,这个阶段通常仅持续6~12个月。第二,孩子说"不"时不应被惩罚。第三,家长应尽量减少指令与规则;在允许儿童独立行动的同时需保证其安全。第四,家长应给予儿童选择的机会,以增强其自主感。例如,让孩子挑选自己想读的书、决定自己带到浴室的玩具等。孩子越早体会到自己是个决策者,这个阶段就会越快结束。第五,当没有选择余地时,不给孩子选择权。如系好安全带、按时睡觉都不可商议。第六,在需要行动时,应当提前5分钟给予警告。总之,当孩子说"不"时,家长应当避免两个极端:惩罚或完全顺从。

(5) 帮助家长采纳建议:医师需要从家长那里获得关于治疗建议的反馈。首先,为避免混淆,医师可以要求家长重复下其所述内容。医师可说:"请您回顾一遍我们制订的新计划。"若家长表述错误,应及时纠正。其次,为提高依从性,医师可询问家长是否接受所提建议。医师可以询问"您觉得这些建议合理吗?"或"您怎么看待这些方法?"如家长看起来没有被说服,医师需要决定是继续说服他们接受原建议还是提出新建议。

(6) 为家长写下建议:在家长离开前,医师应记录主要建议并交给家长,同时自己备份。医师也可提供给家长相关宣传资料。

(7) 随访:医师在给出建议后,需要对患儿进行随访,以了解建议执行的效果。两次随访之间,可建议家长做日记等记录。可针对症状消除、改善、无变化、恶化、出现新的症状等来评估病情的进展。随访过程中,一方面医师可在家长配合下再校准治疗计划,另一方面家长取得的任何成功都应得到医师的肯定。若几次随访结果显示治疗计划失败,或者症状更严重,需要进一步修订治疗计划或及时转诊至神经科、精神科等相关科室。

(8) 家长对治疗计划的依从性:只有家长接受诊断且实施治疗建议,医疗咨询才会起作用。可通过以下方法提高依从性:鼓励家长参与制订治疗目标和治疗计划;为每一种治疗作出解释;澄清误解;简化治疗方法;将药物治疗与日常行为矫正相结合;提供书面建议。良好的医患沟通可增强依从性。

6. 提供环境干预 当医师发现儿童的行为问题与所处环境有关时,应该进行环境干预。环境干预是多种治疗计划的组成部分,包括改变患儿所处自然环境和家庭外环境,通常涉及家庭、学校、社区等多个层面。如果医师对患儿所处环境中的社会资源有所了解时,环境干预的建议可能会更加有效。对于一些简单的行为问题,环境干预即可达到治疗效果。

合理支持对于解决儿童和家庭内部问题非常重要。医师需要针对不同家庭,提出关于如何寻找支持的建议。例如,在照顾0~3月龄的婴儿时,通常需要至少两个成人,此时可建议母亲求助于亲属或朋友。这样可以避免母亲过度疲劳,同时减少产后抑郁症的发生。有时,支持系统已存在,但功能需强化。在婴儿出生第1年里,医师应邀请父亲(或同住的祖父母)参加健康监测访谈,这会让他知道医师很尊重他的付出;未来孩子患病时,父亲也更容易接受医师的建议。

7. 深入咨询 针对简单问题,医师通常经过1~2次简短咨询,提出针对性建议就可以解决。但是,对于多项或复杂症状的医学问题,深入咨询则需要更长时间和更广泛的病史调查。儿科深入咨询通常需要随访3~6次(或者更多)。常常需要深入咨询的是心身疾病问题和行为管理问题。

(1) 心身疾病咨询:发育行为儿科医师需要对心身疾病(如周期性头痛、腹痛及晕厥)的评估和治疗有全面了解,寻找导致躯体症状的心理和行为学背景。成功治疗心身疾病的关键是明确病因,将家长的注意从身体上转移到心理行为上。表20-4提供了此类问题的解决方法。

表 20-4 心身疾病评估及建议

心身疾病评估及建议
1. 详细询问病史
2. 进行细致的体格检查
3. 进行完善的辅助检查
4. 除外躯体疾病可能后,告知家长关于心身疾病的诊断结论
5. 告知儿童体格状况良好
6. 向家长解释心理、情绪因素诱发躯体症状的原因
7. 告诉家长为何判定患儿主诉症状并非身体疾病导致
8. 帮助家长接受诊断并缓解其焦虑
9. 告诉家长这种问题也会发生在正常儿童、正常家庭
10. 告诉家长这种问题可以被有效治疗
11. 鼓励儿童正常生活并全勤上课
12. 鼓励儿童多与同龄人交往

(2) 行为管理咨询:儿童行为管理和校正是发育行为儿科中的重要诊疗部分。研究表明,大约 1/2 的咨询与儿童养育和行为管理有关。表 20-5 列出了行为管理咨询的步骤。应当提醒家长他们必须首先改变行为及反应,然后儿童才能跟随。

表 20-5 行为管理咨询的步骤

行为管理咨询的步骤
1. 教育家长行为矫正的基本原则
2. 列出问题行为清单
3. 帮助家长列出拟解决问题的优先等级
4. 为每个目标行为设计治疗计划和治疗目标
5. 针对问题行为向家长演示正确的反应
6. 行为矫正时,口气温和,态度平静
7. 赞扬儿童已经成功矫正的行为
8. 列出某些特定行为的治疗计划,必要时散发宣传手册和学习资料
9. 提供随访

此外,发育行为儿科门诊中,关于离婚、学校问题以及青春期问题,也常常需要深入咨询。但是,参与咨询这些问题的医师常需要特殊培训。在这些深入咨询中,除一些特殊咨询技巧外,明确合适的干预目标,把握干预程度,对于咨询效果和随访依从性更加重要。此时,医师除了使用常规行为矫正的方法外,还常常需要整合积极倾听、宣泄、家庭会议、环境干预、反复澄清、寻求其他支持等多种方法。

进行深入咨询时,把握咨询尺度非常重要,要重视及时转诊。例如,当判定患儿需要长期心理治疗时,需要及时转诊;此外,在数次深入咨询无效时也应及时转诊;发现儿童有严重情绪问题时,应转诊精神科;有严重教育问题的,需要联系教育机构共同咨询;家庭环境有多重问题的,需要联系社区工作者共同参与治疗。

【注意事项】

1. **咨询对象和咨询时间分配**　医师的咨询和建议,通常会分别针对家长和儿童。总的来讲,在时间分配上,医师为儿童提出建议的时间随儿童年龄增长而延长。理论上讲,对于5岁以下儿童,给父母提出建议(最好父母都在)时孩子应该回避。这样做的优点在于孩子不会打断大人间谈话,同时也不会听到关于自己的负面评论;缺点是医师不能观察到孩子真实行为,也没有机会演示正确的应对方法。但是,当孩子需要克服一些需要特殊问题(如吸吮拇指,大便失禁)时,则需要孩子在场。在学龄期儿童的咨询过程中,医师通常应当平均分配家长和孩子的咨询时间。青春期的咨询中,如果孩子有个人问题不愿意家长在场时,父母应当回避。但如果咨询内容主要是家庭沟通问题,则家长与儿童均应在场,额外留出部分时间与青少年单独沟通。在一些和父母婚姻有关的行为咨询上,医师需要与父母分别沟通和咨询。

2. **资料收集**　如果家庭或者青少年在咨询前能完成部分行为筛查或描述性问卷,会有助于医师将访谈聚焦于主要问题。实验室及影像学检查结果、肥胖孩子的进食量日记、问题行为的学校报告、周期性疼痛的疼痛日记、睡眠障碍的睡眠日记等都是有助于诊断和治疗的资料。

(李　斐)

第二十一章

发育筛查和监测

儿童发育是一个持续不断的动态过程,大量神经科学、发展心理学、社会科学和流行病学的长期跟踪随访研究、病例对照研究均证明生命早期是促进脑健康发育的重要时期。脑发育的科学研究还发现,不良的环境因素对儿童整个一生的学习能力和成长都产生累积而持续的负面影响,如果发育出现偏离,将随着年龄的增长变得越来越难以矫治;而早期积极有效的干预介入可以有效改善儿童的最终预后。早期针对儿童健康促进,包括对儿童的养育和治疗的支持,是一种高效投资,研究表明针对学龄前期儿童早期干预的投资具有极高的效益。因此,定期发育筛查和监测工作是儿童综合医疗卫生服务的主要组成部分,临床医师通过灵活使用发育筛查问卷及相关评估工具来了解儿童的发育水平,早期发现问题,及时进行合理干预。

发育的概述

1. **发育的一般规律** 婴幼儿期是一个生长与改变充满变数的时期,神经发育及体格生长以有序和可预测的固有模式进行。生长发育遵循由上到下、由远到近、由粗到细、由低级到高级、由简单到复杂的规律。

2. **发育里程碑** 重要发育技能称为发育里程碑。关注发育里程碑,应理解两个重要的概念,即中位数年龄(median age)和极限年龄(limit age)。中位数年龄指一个标准儿童人群的 1/2 达到相应发育水平的年龄,如 50% 的儿童独走的年龄是 12 月龄;极限年龄指本应达到某一发育水平的年龄,通常指均数加上两个标准差的年龄,如 97.5% 的儿童独走的年龄是 18 月龄。极限年龄未达标者应转介接受进一步评估或干预。4 个发育技能领域:粗大运动,精细运动和视力,语言和听力,以及社交及适应。粗大运动技能是发育初始进步最明显的领域;因精细运动技能需要好的视力,语言发育依赖可靠听力,所以将这两个领域分别捆绑在一起评估;社交与适应技能是一个谱系的心理发育过程。

(1)粗大运动发育里程碑:粗大运动发育关注粗大的全身运动,主要涉及躯干及腿部发育,与坐、爬、走及跑等运动密切相关。原始反射是自发的运动模式,在宫内已出现,持续到出生后的 3~6 个月。经典的原始反射包括拥抱反射、不对称颈强直反射等。原始反射持续超过 6 月龄为异常。

(2)精细运动及视觉发育里程碑:精细运动发育关注肩膀、手臂及手的使用,将运动细化至手及手臂运动,如抓、握、捏及掷物,与使用上肢从事及操作环境密切相关。出生后的头 4 个月视觉 - 运动发育占主导地位。视觉 - 运动发育的异常可能因为视觉损害、显著运动损害和(或)智能残疾。

(3)言语及语言里程碑:语言损害包括感受性、表达性以及语用性损害。表达性语言损害表现为有限的简单词汇,连接性语言使用延迟,或差的言语生成能力(发音清晰度、发声或流利度)。感受性语言要求有能力精确地及有效率地加工及理解口头语言,是学习表达性技能的必要条件。发生感受性语言迟缓,可同时发生表达性语言障碍。感受性及表达性语言障碍通常在表达性语言迟缓时而被发现,但也可能是因为父母抱怨他们的孩子好像没有听或没有跟踪简单指令而被识别。语用障碍是因为非词语水平不适当的沟通理解。语用是指有能力从声音的声调或韵律而非单从文字的意思,来领会讲话者的意思。理解幽默、讽刺、成语,需要具备语用能力。语用技能也包括理解非言语沟通的能力:面部表情,眼神接触及身体语言。语用技能缺失大部分表现为社交迟缓,常见于孤独症谱系障碍(ASD)儿童。异常言语及语言发育也许是原发性语言障碍或智能残疾、听力损害、孤独症或运动性语言障碍的继发结果。

(4) 社交及适应进程:社交技能需要结合语言及问题 - 解决(非言语)技能,但更大程度依赖于合适的语言。如果语言技能延迟,社交技能很可能也延迟。适应性技能,或自我帮助技能,需要语言及非言语技能,但很大程度上依赖于非言语或问题 - 解决技能。适应性技能如喂养、如厕及穿戴依赖于合适运动技能及认知能力。适应技能非常依赖于认知能力,适应技能延迟必须注意排除智能残疾的可能。社交技能延迟也许在认知迟缓的儿童或具有正常认知但存在沟通障碍的儿童当中发现。社交技能迟缓或反常,与沟通发育迟缓及变异相关联,在 ASD 儿童身上尤其突出。

3. **发育多样性**　生长发育虽然按一定的规律发展,但在一定范围内受遗传及环境的影响,存在着相当的个体差异。因此,儿童的发育进程是一个范围,而不是一个截点。在评估中特别要注意宽容地看待儿童的行为,也正是儿童的千姿百态行为造就了色彩斑斓的儿童世界。发育与行为儿科医师坚持儿童发育的多样性的观点,保护儿童的天赋,促进儿童的潜力得到最大的发展。

儿童发育筛查和监测的建议如下:

1. 对每一个儿童的健康访视中都应实施发育监测。

2. 对每一个 9 月龄、18 月龄、24 月龄、30 月龄和 48 月龄的儿童均需用标准化的筛查工具进行发育筛查。

3. 对发育可疑儿童应当进行发育筛查。

4. 如果筛查异常,须进一步发育评估和干预。

5. 随访转介发育异常的儿童。

6. 继续追踪儿童的发育状况。

【目的】

所谓发育筛查是指用简便的标准化工具证实儿童的发育问题,而发育监测是指长期、持续地对发育问题的儿童进行访视的过程。在这个过程中,要注意病史的采集和观察儿童,主要有下述五点:①关注父母对儿童发育的担忧;②记录和保持发育史;③正确观察儿童;④识别危险因素和保护因素;⑤保持发育记录的过程和发现。

发育评估是将个体儿童发育状况与同龄儿童发育水平进行比较的过程。同龄儿童发育水平,则是通过对儿童所属人群进行抽样调查后获得的参照标准。由于众多因素会对不同来源人群的行为表现产生明显影响,因此在不同社会文化背景下,如何选择评估参照标准是极富挑战性的工作。同时儿童个体发育速度差异也较大,如何鉴别正常发育范围内的儿童和发育异常的儿童,同样对临床医师提出了挑战。

开展发育监测工作,通常可以通过多种途径,包括:①通过儿童保健健康系统管理工作,定期对儿童发育情况开展筛查和识别;②在高危新生儿门诊随访工作中,针对高危儿进行的发育筛查和监测工作;③社区宣教,科学育儿知识的普及,家长发现儿童存在发育延迟,或担忧儿童行为或社交技能,从而寻求专业人员帮助;④医教结合,托幼机构保健和老师发现儿童行为和认知异常,提醒家长并提供转诊建议;⑤因其他疾病原因就诊时,医师询问或检查中发现儿童发育情况异常。

在许多国家,都有针对儿童生长发育的健康监测系统,内容包括体格生长监测和发育评估,不同地区内容和流程有所不同。在英国,健康儿童计划中为每一个孩子和家庭提供专门的方案,包括定期发育监测和筛查,从而实现发育迟缓的早期识别和早期干预。同时,儿童保健医师在每次问诊中都应尽可能针对性地询问一些和其年龄相关发育方面的问题,例如:①对孩子目前的行为、学习或发育方面,您是否有些担忧;②对孩子的运动发育方面,您是否有些担忧;③对孩子的说话能力或理解他人语言方面,您是否有些担忧;④孩子是否合群等。若发现儿童可能存在发育障碍,则及时转诊至上一级医疗机构和专科医师。在英国的基层保健部门,常规使用标准化的发育筛查工具。而在美国,美国儿科协会建议从 18 个月开始使用结构化的发育筛查。在我国,有儿童系统健康检查手册,内容包括定期发育监测和筛查,建议在 8~10 个月和 3~6 岁各进行一次标准化的发育筛查工具的评估。

【适应证】

要对儿童发育状况作出客观准确的评估,临床上多会采取不同的步骤,逐步深入,且重点突出,包括非常规筛查、常规筛查和重点筛查。

非常规筛查,通常是在常规体检中观察孩子,了解儿童的病史,包括母亲孕期的健康状况、孕周、分娩方式、出生时情况、Apgar 评分、出生体重、出生头围、新生儿筛查结果、儿童生长环境、抚养人情况、家族史等,重点询问儿童发育里程碑的发育情况(表 21-1)。在基层儿童保健门诊工作,若时间有限,儿童保健医师可根据正常发育的一般规律和发育检查的关键点(表 21-2)作出大致评估。如果发现一些显著异常的危险信号,则需进行进一步标准化的发育筛查评估或转诊至上一级医疗机构或专科医师。

表 21-1 正常儿童发育进程(developmental milestone)

年龄	粗大运动	精细运动和视觉	听力、言语和语言	社交、情感和行为	危险信号
6 周	俯卧,短暂抬头	追视物体	能听到声音	会微笑	对声音或视觉刺激不敏感
3 个月	俯卧,抬头 90°	抓住手中物体	头转向声源	笑出声、尖叫	缺乏社交性微笑或发声
6 个月	俯卧双前臂支撑;拉起双手呈坐位时头部不后垂	手掌抓握,物体换手	可发声	手拿物放入口	头运动控制差,不能支撑,手不够物
9 个月	爬行,独坐稳	拇指示指对捏,双手持物对敲	会咿呀、无意识"爸爸、妈妈"音	会挥手再见,表达需求,怕陌生人	不会独坐,不会咿呀
12 个月	扶物站、扶走;可独自站片刻,可能独走	放下物品,寻找隐藏物体	会 1~2 个单词、模仿发音	模仿动作,手指指物表达需要	不会手指指物,双腿不能支撑体重

续表

年龄	粗大运动	精细运动和视觉	听力、言语和语言	社交、情感和行为	危险信号
18个月	稳步走,会跑	可搭 2~4 块积木	会说 6~12 个词语	会用匙、象征性游戏,如"打电话"、模仿做家务	不会独走,没有象征性游戏,不会说单词
2岁	踢球、上楼梯	可搭 6~7 块积木;涂鸦	2~3 个词句,认识身体部位	辅助可脱衣	不会把 2~3 个词组成句,不会跑步
3岁	单脚站,上楼梯	可搭 9 块积木,模仿画圆	简单句	会自己进食、会穿衣、可如厕训练	无法语言沟通、不会爬楼梯

表 21-2 发育检查的关键点

检查的关键点	可能的诊断
头围测量及评估	小头或巨颅畸形
面部特征,有无特色面容	遗传或代谢综合征,如脆性 X 综合征
皮肤异常:牛奶咖啡斑、神经纤维瘤、色素减退斑等	神经皮肤综合征、结节性硬化症
运动情况:不太稳、不协调、无力或痉挛、肌张力、肌力和反射	相关神经系统疾病
眼睛:眼球震颤、眼动不稳定、白内障	神经系统疾病、视力障碍
常规检查呼吸系统和心血管系统	相关全身性疾病
腹部肝大	代谢障碍

　　常规筛查主要运用标准化的测评工具对群体儿童进行系统发育筛查和评估,有助于群体儿童预防保健。而重点筛查则针对那些高危儿童(表 21-3),因受各种不良环境因素影响,有发生或发展发育性疾病的高危风险,需要重点监测和筛查。

表 21-3 需重点监测和常规筛查的高危儿童

出生前或围产期	出生后
早产	脑膜炎
胎儿生长受限	脑脊髓损伤
出生后 5 分钟内 Apgar 评分 0~3 分	慢性化脓性中耳炎
不成熟而致的肺部慢性疾病	癫痫发作、经常高热惊厥
新生儿窒息	严重慢性病
颅内出血	儿童虐待或忽视
已证实的系统性感染,先天或后天	视听觉异常
体外模式氧合(ECMO)治疗	铅中毒
高胆红素血症	气质难养类型
母亲患有苯丙酮尿症	
母亲服用抗惊厥药	
儿童有盲聋家族史	

【操作方法】

1. **病史** 发育监测中,病史的获取是非常有效的工具。家庭对儿童发育问题的关注为临床医师提供重要的信息。从家庭报告的病史中,医师能从家庭生物学和心理社会学的视角寻找高危因素,如家庭成员中遗传、发育或行为障碍等。家族史可揭示 X 染色体连锁的障碍,诸如脆性 X 综合征、Duchnne 肌营养不良。其他的如语言发育迟缓、注意缺陷多动障碍等也有很强的家族遗传度。此外,儿童病史中出现的早产儿伴有围产期的并发症是儿童脑瘫、感觉损伤及学习、注意和智力障碍的高危因素。还有病史中的神经损伤如癫痫、脑外伤等也是儿童神经发育障碍的一些高危因素。而多发性畸形儿童在发育监测中使发育行为儿科医师警觉其特定的神经发育障碍。其他如生长迟缓或过快、头围过大或过小也应引起注意。值得一提的是,病史中应包括家庭的社会状态、心理社会和社会经济因素,这对儿童的发育具有一定的影响。

2. **发育史** 儿童发育史的采集常常参照的是其发育进程,发育里程碑分为五大技能区:大运动、精细运动、语言、社会和适应技能。发育的监测揭示儿童的各技能发育的时间和顺序。发育迟缓(delay)是指儿童技能获得的顺序与正常儿童相同,但速度较慢。可能是一个或几个能区的发育延迟。发育分离(dissociation)是指一个能区的延迟,但其他能区正常,如语言障碍儿童仅仅是语言能区的延迟,而走路的技能获得是在正常的年龄阶段。发育偏离(deviancy,deviation)是指儿童的发育进程顺序异乎寻常,如某些脑瘫儿童会爬先于坐;孤独症谱系障碍儿童词语应用先于理解等。

3. **发育观察** 在门诊中,医师必须进行发育观察,包括运动、姿势、肌张力、眼神交流、与家人的互动等。如发现问题,需要做发育筛查,或发育评估,或转介到专科医师。此外,医师还必须观察儿童与照养人的互动。对发育有问题的儿童,主要通过定期随访密切观察儿童的发育趋势,及时干预。

用于儿童发育筛查和检测的工具有很多,常用的工具介绍如下:

1. **发育筛查方法**

(1) 丹佛发育筛查测验(denver development screening test,DDST):由美国儿科医师 WK Frankenburg 和心理学家 JB Dodds 共同制定的,于 1967 年正式发表。原版共有 105 个项目,所测验的四个领域全部采用心理学家 Gesell 所判定的四个行为方面,目的是用于 0~6 岁儿童的发育筛查。

国内修订的 DDST 共 104 项,分 4 个能区,即个人 - 社会、精细动作 - 适应性、语言、大运动。每个项目用一横条作为代表,横条安排在一定的年龄范围之间(图 21-1)。每一横条上有 4 个点,分别代表 25%、50%、75% 和 90% 的正常儿童通过该项目的百分比数。横条内有 "R" 者表示这个项目允许向家长询问而得到结果(当然尽可能通过检查而得出结果)。横条内注有 1、2……28 是注解,测试时按注解进行。表的顶线与底线均有年龄标记。

测试程序:每个能区先自年龄线左侧开始,至少先做 3 个项目,然后再向右,切年龄线的所有项目都要检查;然后再进行检测另一能区的项目。开始时先挑选每个能区中估计儿童最容易完成的项目,使其树立信心。每个项目可重复 3 次以决定通过或失败。对询问的项目,检查者不能暗示。每个项目的评分记录在横条的 50% 处。以"P"表示通过,"F"表示失败,"R"表示儿童不肯做,"NO"表示儿童无机会或无条件做。总评时"NO"不予考虑。测试过程中检查者要观察儿童的行为、注意力、信心、情绪、异常活动、与家长的关系等,并做记录。

结果评定:在年龄线左侧的 3 个项目,如果不通过,除用"F"表示外,还应用红笔醒目地标记出,认为该项目为发育延迟。切年龄线的项目不能通过时,仅仅用"F"表示,但不能认为发育延迟,不必用红笔标记。测试结果有异常、可疑、正常和无法解释四种。

1) 异常:有两种情况:2个或更多的能区,每个能区有2项或更多的发育延迟;1个能区有2项或更多的发育延迟,加上1个能区或更多的能区有1项发育迟缓和该能区切年龄线的项目均为"F"。

2) 可疑:有两种情况:1个能区有2项或更多的发育延迟;一个能区或更多的能区有1项发育延迟和该能区切年龄线的项目均为"F"。

3) 无法解释:评为"NO"的项目太多,以致最后结果无法评定。

4) 正常:无上述情况。

首次DDST测评结果如果为异常、可疑或无法解释时,2~3周应予以复查。如果复查结果仍为异常、可疑、无法解释时,且家长认为测查的结果与儿童日常表现相一致,此时应作诊断性检测或向上一级医疗机构转诊,以进一步确诊儿童是否发育异常。

(2) 0~6岁儿童智能发育筛查测验(developmental screening test for child under six, DST):是我国编制的用于0~6岁儿童的智力筛查工具。在20世纪80年代,儿童保健工作范围逐渐扩大,在儿童发育行为领域工作中,需要有一个适用于0~6岁儿童的智能发育筛查测验,以便在社区儿童保健工作中开展定期发育监测,从而达到早期发现发育偏离、早期诊断和早期干预的目的。当时国内应用的是国际上常用的丹佛发育筛查测验(DDST),虽然适用于0~6岁儿童,但4岁以上项目明显不足,导致假阴性率较高,且部分内容受文化差异的影响,不适合中国儿童的实际情况。因此,在原卫生部"七五"攻关科研项目资助下,由当时的上海医科大学儿科医院(现为复旦大学附属儿科医院)郑慕时、冯玲英、刘湘云、朱畅宁、华健等领衔编制,符合我国国情的0~6岁儿童智能发育筛查测验,并组织全国6个单位协作完成全国常模的制订,历时5年,于1996年通过了原卫生部课题验收,并于1998年获原卫生部科技成果三等奖。

DST量表测验内容分为运动、社会适应、智力三个能区,共有120个项目。3个能区的项目比例按1:1:2由易到难安排在29个年龄组,在运动能区和社会适应能区各有30个项目,在智力能区则有60个项目。测验从0~96个月共分29个年龄组,1岁以内每月为一组,1~3岁每3个月为一组,3岁以上每6个月为一组。项目编排从0月龄组至96月龄组,共29个年龄组。在每个年龄组中运动和社会适应能区各有1个项目,智力能区则有2个项目。0月龄组除外,各能区的项目数比其他年龄组加倍。DST的适用年龄是出生至72个月,即用于6岁以下儿童。

量表中的运动能区主要测定神经肌肉成熟状况、全身运动的发展运动协调和平衡等。运动能力的发展对儿童(特别对婴幼儿)的智力和社会交往能力的发展都有重要意义。婴幼儿阶段运动发育障碍或迟缓常常是神经系统损伤,脑发育不全,特别是脑瘫的早期迹象。社会适应能区是测定儿童对现实社会文化的反应能力和料理自己生活的能力。盖塞尔(Gesell)发育诊断量表和DDST也测定此能区称应人能。本测验在社会适应能区所设计的项目,基本上是按照我国的养育方式而定。智力能区是通过测定各种感知和认知活动了解儿童的智力发展水平。本测验智力能区项目包括语言和操作(或应物能),一方面使智力能区有充足的项目,从而使智力能区得分有较可靠的意义;另一方面也有利于不同难度的智力能区项目在编排时相互调剂。

测验表由一般情况部分和正式测验部分组成。正式测验部分由三个能区即运动能区、社会适应能区和智力能区组成。在每个能区中,从左到右依次为年龄组、项目号、得分栏、情景栏和项目名称。其中项目号是每个项目在所处能区中的编号,根据其在各能区中出现的先后依次排号;得分栏用以记录项目测试结果;情景栏是指同一情景的项目标以相同的英文字母,测试者只需浏览附近相同的字母,即可很快找到同一情景的项目。如在操作"仰卧抬头90°"时,该项目的情景编码为"A",浏览附近的情景编码,很快找到有2个项目的情景编码为"A",他们是"跪爬状动作"和"短暂抬头"。这些项目均是在小儿俯卧姿势时测试的,应连在一起完成。

测验时间长短随实际测试项目的数量和复杂性,孩子反应的敏捷性及测试者操作的熟练程度而异。对于一个熟练的测试者来说,平均测试时间约为15分钟,包括记录和评分。

评分标准及结果分析:对于每一个项目,测试者在记录成功的表现时,在得分栏中标以"P"(即pass,通过),失败标以"F"(即failure,失败),未观察到或缺漏标以"NO"。为以后评价参考起见,测试者还应记下儿童的某些特殊表现。如儿童当时的身体状况、注意力久暂、是否过于内向、有无自信心、神经质或其他异常情况。

1) 量表原始分的计算:每个能区的原始分就是小儿在该能区通过的项目数。测验表中每个能区均有"项目号"栏,将得分为"P"的最后一个项目号减去此项目前的失败项目数,即可很快得到该能区的原始分数。三个能区原始分数之和即为测验原始总分。

2) 常模表的使用方法:针对原始总分相当的发育商(development quotient,DQ),以及与智力能区原始分相当的智力指数(mental index,MI)均编制了相应的常模表。

在这两个常模表中的标准分,包括自50~150分的范围。对于每一个年龄,50~150分的标准分包括了平均DQ或MI上下超过3个标准差的范围。对于绝大多数儿童来说,DQ和MI将落在此范围之内。而特殊儿童的得分有可能低于或高于表中所列DQ或MI的范围。在这种范围下,DQ和MI应写作"低于50分"或"高于150分"。

计算得到儿童年龄和测试原始分后,就可以在对应的发育商和智力指数的常模表中分别查出DQ和MI。

3) 结果表达:DST结果以定量和定性两种方法表达。定量方式发育商(DQ)和智力发育指数(MI)的计算和查表方法已在前面介绍。定性表达根据DQ或MI将结果分为三类:正常、可疑和异常。具体标准为:DQ或MI小于70为异常,70~84为可疑,85以上为正常。

选择使用哪一种指标来表达结果可参考有关资料并根据实际需要。一般可按以下原则应用本测验的实施结果:①发育筛查:在3岁以下用DQ,并根据DQ划分为正常、可疑、异常,在4岁以上同时用DQ和MI,并根据DQ和MI划分正常、可疑和异常。无论根据DQ还是MI划分出的可疑和异常均作为本测验可疑和异常结果。但在报告结果时应具体注明。②发育纵向检测:用DQ对0~6岁儿童进行定期检查比较,并用DQ划分正常、可疑和异常。③前后测验结果比较:3岁以下用本测验DQ可同Gesell量表DQ和"儿心"量表DQ比较,用本测验MI可同Bayley量表和CDCC量表的智力发展指数比较。4岁以上用本测验MI同韦氏(WPPSI)量表总IQ和比内量表IQ比较。④非诊断性大样本研究:根据研究需要选择DQ。

DST量表的特点及使用中的注意事项如下:

1) 本测验的特点:本测验增加了适用年龄的顶端(0岁组)的项目,使本测验在各年龄组都有充足的项目;本测验项目难度适中,且鉴别力很高,使用研究结果显示对发育迟缓的漏检率只有8%。对于测验结果,不仅有定性表达,而且有定量表达,能充分利用测验中得到的众多信息。此外,由于本测验是我国自己编制,符合中国国情,从而避免了引用国外量表所受文化差异的影响。

2）DST 的适应年龄是出生到 72 个月，即用于 6 岁以下儿童。虽然测验项目的编排一直延伸到 96 个月，但这仅是为了使 6 岁以下儿童超过平均水平的能力也能得到合理的评价而设计的，绝非用于测量 7 岁甚至 8 岁儿童。因此，在常模表中查不到 7 岁或 8 岁儿童的得分，使用本测试者不能应用此测验评价 7 岁或 8 岁儿童。

3）对于 1 岁以内早产儿，应将年龄作适当调整，根据儿童的生理年龄减去其早产的天数。若儿童是过期产儿，则不必作任何调整。

4）三个能区的测试程序是：首先测试智力区的项目，其次测定社会适应能区的项目，最后测定运动能区的项目。因为如果先测定运动能区项目，有些孩子到处走动游玩后不易再安静地坐下来完成其他能区的项目。

5）在所有测验项目中，涉及任何询问家长的项目，都要有十分肯定的回答才算通过。

6）测验包中所用的测验材料都是按特定要求选择和制作的，注意不要使用规格不一致的物品代替。因测验用具的重量、大小、质地、颜色等因素往往会影响小儿的表现能力，若有遗失或损坏，本地又没用完全符合规格的物品代替，可与复旦大学附属儿科医院儿童保健科 DST 编制组联系。

（3）年龄发育进程问卷（the ages and stages questionnaire，ASQ）：ASQ 是一套由家长填写的问卷表。它覆盖了五个不同能区：沟通、大动作、精细动作、解决问题能力和人际社交技能。每个能区通过 6 个发育里程碑的问题来评价。家长通过回答"是"、"有时"、"尚不会"，分别记以"10"、"5"、"0"分。当任何一个能区的得分低于临界值，也就是低于参考人群的平均数减去 2 个标准差，需要转诊做进一步全面评估。整套 ASQ 涵盖从 4~60 个月的 19 个不同的问卷，只要有小学文化水平以上的人均可以完整填写，确保了这套问卷的父母理解度，整套问卷完成时间需要 10~15 分钟。该量表已被验证有很好的神经心理学特征，有效率在 76%~88%，总的敏感度和特异度分别为 75% 和 86%。2 周内的重测信度为 94%。ASQ 是目前最广泛地用于测定极低出生体重的早产儿，能有效地识别其认知功能障碍。

2. 社会情绪、行为发育筛查

（1）Vineland 社会适应行为量表：是一套评估儿童沟通、日常生活、社交技能的量表，适用年龄范围为出生至成人，用于评定儿童社会生活能力。全量表共 132 个项目，分为六个领域：①独立生活能力：评定进食、衣服脱换、穿着、料理大小便及个人与集体卫生情况；②运动能力：评定走路、上阶梯、过马路、串门、外出能力等；③职业能力：包括抓握东西、乱画、家务及使用工具等技能；④沟通能力：评定言语反应、言语表达和理解、日常言语应用技能；⑤社会化：包括游戏、日常交往、参加集体活动等方面；⑥自我管理：评定独立性、自律、自控、关心别人等方面。各领域项目混合，按难度从易到难排列。这套评价量表非常适用于智力障碍和孤独症谱系障碍、视听障碍患儿的评价，协助其诊断。评估时间为 20~60 分钟。

（2）改良婴幼儿孤独症筛查量表（M-CHAT）：共 23 个问题的父母问卷量表，用于筛查孤独症谱系障碍幼儿。适用年龄 16~30 个月。见图 21-1 和图 21-2。

3. 早期语言发育进程量表　婴幼儿语言发育筛查量表以美国《早期语言发育进程》为主要参考依据，结合汉语特点增减部分项目，于 2005 年在上海市进行标准化建立常模。全量表共有 59 个项目，分为 3 个部分，分别为语音和语言的表达、听觉感受和理解、与视觉相关的理解和表达。测试的对象是 0~35 月龄的儿童。见图 21-3。

行为及沟通能力问卷

此问卷系对孩子的行为及沟通能力进行评估,共23题。填写人应为孩子的主要照看者。请按照您孩子的一贯表现,在最符合的选项上打勾(各选项的发生频率如下:"没有"–0%的时间,"偶尔"–<25%的时间,"有时"–25~50%的时间,"经常"–>50%的时间)。

1. 你的孩子喜欢你摇他或在你的膝上跳或类似的动作吗?	没有	偶尔	有时	经常
2. 你的孩子喜欢和其他小孩玩耍吗?	没有	偶尔	有时	经常
3. 你的孩子喜欢攀爬物体(比如爬楼梯、沙发)吗?	没有	偶尔	有时	经常
4. 你的孩子喜欢玩躲猫猫或捉迷藏吗?	没有	偶尔	有时	经常
5. 你的孩子喜欢玩假想游戏(比如,假装对着电话机说话,照顾娃娃或其他)吗?	没有	偶尔	有时	经常
6. 你的孩子有没有用他的食指指着想要的东西(例如食物,玩具)吗?	没有	偶尔	有时	经常
7. 你的孩子有没有用他的食指指着有兴趣的东西(例如汽车,飞机)?	没有	偶尔	有时	经常
8. 你的孩子会玩小件的玩具(比如,小汽车或积木),而并非咬,乱弄或扔掉它们吗?	没有	偶尔	有时	经常
9. 你的孩子会不会亲自拿东西给你(父母)看?	没有	偶尔	有时	经常
10. 你的孩子看着你时,会不会望着你的眼睛最少一至两秒?	没有	偶尔	有时	经常
11. 你的孩子会对声音过分敏感吗?(比如要掩着耳朵)	没有	偶尔	有时	经常
12. 你的孩子看到你的脸或看到你微笑时,会跟着你一起笑吗?	没有	偶尔	有时	经常
13. 你的孩子会模仿你的动作(比如模仿你的表情)吗?	没有	偶尔	有时	经常
14. 当你叫孩子的名字时,他/她会回应你吗?	没有	偶尔	有时	经常
15. 如果你指向房间另一边的玩具时,你孩子会看那玩具吗?	没有	偶尔	有时	经常
16. 你的孩子会走路吗?		是	否	
17. 你的孩子会留意你看着的物体吗?	没有	偶尔	有时	经常
18. 你的孩子会不会无意识地在自己的脸旁边玩弄手指?	没有	偶尔	有时	经常
19. 你的孩子有没有尝试吸引你注意他的活动?	没有	偶尔	有时	经常
20. 你有没有怀疑过你的孩子有听力障碍?	没有	偶尔	有时	经常
21. 你的孩子理解别人说的话吗?	没有	偶尔	有时	经常
22. 你的孩子有没有漫无目的地凝视某处或走来走去?	没有	偶尔	有时	经常
23. 你的孩子当接触新的事物时,会不会看着你的表情去留意你的反应?	没有	偶尔	有时	经常

图21-1 M-CHAT量表1

自填问卷评判标准：
阳性答案

1. 否	6. 否	11. 是	16. 否	21. 否
2. 否	**7. 否**	12. 否	17. 否	22. 是
3. 否	8. 否	**13. 否**	18. 是	**23. 否**
4. 否	**9. 否**	14. 否	19. 否	
5. 否	10. 否	**15. 否**	20. 是	

说明：1. 除16题以外，其余所有题目回答"没有""偶尔"算作"否"，回答"有时""经常"算作"是"。

2. 加粗字体为核心项（判断项）：第2,5,7,9,13,15,23题。

3. "总23项中≥6项阳性"或"7项核心项目中≥2项阳性"为初筛阳性。

（*Section B 观察部分*）

（由医生填写）

孩子的姓名_____　　性别_____

出生日期：　　年　　月　　日

填写日期：　　年　　月　　日

实际年龄：　　月　　天

（一）Section B

1. 在访谈期间，孩子和你有目光接触吗？　　　　　　　　没有　偶尔　有时　经常

2. 引起孩子注意，然后指着房间另一侧的有趣的物体，说"看！那里有个××!"观察孩子的脸。孩子会朝你指的方向看吗？　　　　　　　　是　　　　　　否

3. 引起孩子注意，然后给他一个小玩具茶壶和茶杯，说"能给我泡壶茶吗？"孩子会假装泡茶，喝茶吗？（或用其他假装游戏代替，例如假装喂娃娃吃饭等）

　　　　　　　　　　　　　　　　　　　是　　　模仿　　　　否

4. 对孩子说"灯在哪里？"或"把灯指给我看"。孩子会用食指指灯吗？

　　　　　　　　　　　　　　没有　　光指　　光看　　又指又看

Section B 评判标准：

第一题："没有""偶尔"算作失败

第二题："否"算作失败

第三题："模仿""否"都算作失败

第四题："没有""光指""光看"都算作失败

4项中2项失败为阳性

图 21-2　M-CHAT 量表 2

婴幼儿语言发育筛查量表

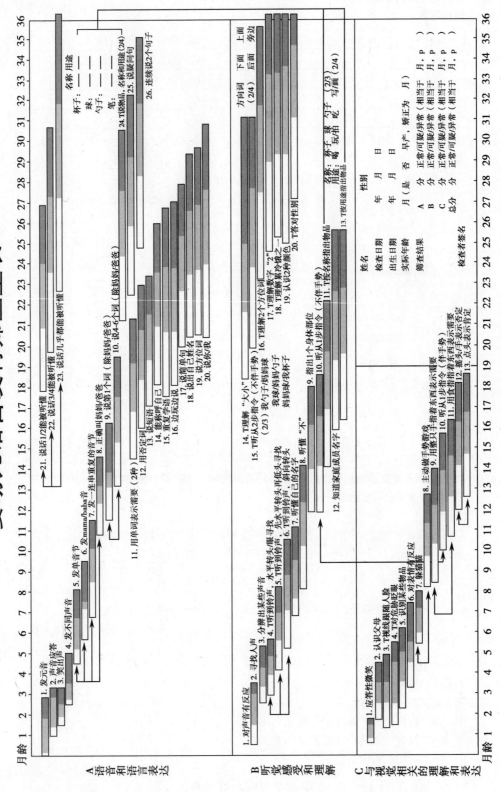

图 21-3 婴幼儿语言发育筛查量表

4. 其他　在发育行为儿科临床中,某些障碍如注意缺陷多动障碍、运动障碍、学习障碍、认知障碍等均有特定的筛查量表,可参阅疾病篇的相关章节。

【注意事项】

1. 发育筛查量表不能应用于诊断,不能单凭筛查测试不合格就进行临床诊断。在临床中筛查异常也可能是因为当时儿童的自身健康情况或环境干扰等所致,因此筛查量表只能得出大概的情况而不能得出结论。诊断确立之前要进行进一步的诊断性评估和随访。

2. 发育筛查应遵循以下基本原则　①筛查工具的选择应该是可靠和有效的;②筛查工具使用时应符合其适用年龄和目的;③筛查时应利用多种途径获得儿童较全的信息,包括家长的参与;④进行筛查的人员需要经过详细和综合的专业培训。

3. 发育筛查和监测的目的是早期发现和早期干预发育偏离或异常的儿童,因此对筛查结果可疑或异常儿童需要进一步用诊断性量表进行评估,然后根据具体情况制订早期干预方案和训练计划,并密切随访儿童的发育进展。

4. 所谓监测是指连续定期的筛查,特别是发育偏离的儿童或正在进行干预的儿童,监测是必不可少的,且适应于社区的及时发现和评估干预的效果。

(徐　秀　金星明)

第二十二章

行为筛查和监测

行为是指儿童在环境中与他人关系所表现的行为方式以及适应环境的能力。行为调节是指儿童的行为表现、行为动机以及与环境的调整。行为调节的基本内容包括：①社会关系中的行为能力，如与父母、兄妹、同伴、老师、成人相处的能力，成功性、同情心、合作性、参与、信赖；②成就，即在校、家、社区中的表现好坏、努力程度、动力及满意情况；③自我表现和自我肯定，如学习中的自尊、社会价值、外观、体格能力、自我保健、处理应激、自我控制或调节等；④内在状态，包含情绪和思维的合理性、清晰性；⑤应对问题的解决方法；⑥舒适的生理功能，如吃、睡、排泄等。

行为问题的界定有三个特点：①儿童的行为引起家长的关注或担忧；②儿童的行为造成部分的功能损害，如影响学习、情绪、交流、人际关系或社会适应性等；③儿童的行为不足以诊断为特定的障碍，如对立违抗障碍、学习障碍、交流障碍、注意缺陷多动障碍、孤独症谱系障碍等。

行为问题即上述六个方面的表现令人关注，分别为：①社会化不足，出现攻击性、对抗、退缩；②学习成就低下或失败，如学习过于费力或不想学习；③自尊差，表现自我疏忽，有危险行为或只想自己的事，过度控制如压抑或控制不足如冲动；④焦虑抑郁即思维紊乱；⑤解决问题采用否定、逃避、压抑的无效方法；⑥在生理功能上存在中～重度的症状如头痛、食欲缺乏、睡眠不安等。婴幼儿常见的行为问题包括进食不当、睡眠问题、过度哭闹、发脾气、交流问题等，而学龄儿童和青少年常见的行为问题如情绪焦虑和抑郁、学习缺乏动力、注意问题、适应问题等。

由于儿童的行为与发育密不可分，因此发育和行为的筛查和监测常常是混为一谈的。实际上两者还是有区分的。行为筛查既可能反映儿童的发育水平，又可反映环境对行为的影响，一次性的筛查只能反映当下儿童的行为表现与环境之间的适应状况，不能反映和预示日后的情况，特别在行为筛查中发现有问题或怀疑障碍时，或已经处于行为矫正及治疗的阶段中，则行为监测即定期的行为评估和跟踪随访尤为重要，这为临床对行为问题或障碍的诊治提供极大的帮助。

【目的】 为了促进儿童的良好行为发育，早期识别儿童的行为问题或行为障碍，发育与行为儿科医师应进行儿童的行为监测及筛查。

【行为监测操作方法】

1. **病史** 由于希望尽早发现儿童的问题，父母（尤其是4岁以上儿童的父母）非常关注儿童行为及社会技能发育。家庭及社会史可能对诊断有一定提示作用。儿童行为问题可能与家庭成员心理健康问题相关，如焦虑障碍、情绪障碍或ADHD。家庭社会心理风险因素（如物质滥用或离异，家庭忽视或虐待）也应当被重视。此外，家庭的养育技能与儿童的行为规范有密切的关系。

2. **行为史**　在监测中,描述儿童的行为表现较发育里程碑更为重要。儿童保健人员应当询问其与父母、兄弟姊妹和其他家庭成员以及其他同龄／非同龄儿童和非家庭成员成人的关系及存在的冲突;应当调查儿童日常生活中的表现(包括吃饭、睡觉和玩耍),并关注儿童的服从指令情况、发脾气、注意力、活动度、冲动行为及是否存在攻击行为等;应当记录儿童的异常行为表现(包括重复言语或玩耍、对某事物的过度关注或特殊的想法、手的异常活动、特殊的注视,或手／脸的自伤行为)。

3. **行为观察**　在儿童保健的检查中,医务人员应当关注儿童在诊室中与父母的冲突及交流。冲动、注意力不集中或多动提示可能存在注意力方面的问题。应当结合儿童年龄及家长提供的病史来分析发脾气及对抗行为。针对就诊过程中观察到的异常行为问题进行进一步评估。与发育筛查相同,当医务人员通过行为监测发现行为问题后,应对患儿进行进一步的行为筛查或评估。此外,医师还应当提供行为管理及训练方面的咨询,并将其视为家庭保健计划的重要组成部分。如果行为表现与实际年龄相当,医师应当提供正常行为发育及管理咨询。存在焦虑的父母双方或某一方可以学习如何预见问题以及自我安慰技巧。对轻度发脾气及对立违抗的管理方法(如计时隔离技巧)应当被囊括在行为保健当中。此外,要积极提倡父母与儿童的亲子交流及玩耍。和发育监测一样,行为监测计划应根据儿童行为表现而定。当发现行为问题后,应尽早进行随访观察。

4. **行为监测**　所谓监测是指每间隔一定的时间对儿童的行为进行再评估,以便发现该儿童的行为变化,特别是当医师对问题行为进行干预后,行为监测可以反映干预的效果,如果无效,则应当调整干预方案,继续随访,直至问题行为消失。对于正常儿童,行为监测应当纳入儿童保健门诊作为常规检查的内容,这有利于儿童保健医师动态地观察儿童在成长过程中的行为变化与发育之间的关系。

【行为筛查操作方法】

1. **儿童行为筛查量表**(child behavior checklist,CBCL)**及修改的儿童行为量表**(1983,1987)　是临床应用较广泛的一种。其中包括了113项行为问题,要求父母根据儿童近6个月内表现填写。适用于4~16岁儿童及青少年。目前国内已将CBCL标准化,有了我国的常模,见图22-1~22-4。

2. **儿科症状检查表**(the pediatric symptom checklist,PSC)(1995)　该问卷包含了35个问题,反映儿童日常生活的心理和社会功能。由儿科医师将问卷发给家长填写,主要根据儿童最近6个月的情况填写,适用于4~16岁儿童,见图22-5。

3. **基本行为适应量表**　根据上述儿童行为调节的六个方面,Carey WB和Mc Deritt设计了基本行为适应量表,见图22-6。

【注意事项】

1. 行为筛查不能用于诊断,要结合发育和行为的监测和评估,才能正确地诊断。行为筛查在家长和教师的问卷中可有不同的结果,因此,需要两者共同填写。

2. 行为筛查工具的使用应当选择已经中国标准化量表,筛查的结果应结合一系列的背景资料如发音水平、气质、身体状况、生活环境等进行综合分析。

3. 行为筛查结果异常时,需要进一步用行为诊断性量表,必要时转诊至精神科进行相应的治疗。

4. 行为筛查一定要结合养育环境的评估才能获得客观的诊断和有效的干预。

5. 儿童的行为随着年龄的增长而在变化,行为监测应与发育监测同步进行。

Achenbach 儿童行为量表 (家长用,适用于 4~16 岁儿童)   姓名_____   年龄_____   性别_____   院(编)号_____

请根据你的小孩平时的习惯或表现,选择出最适合你小孩情况的答案。

1. 请你列出你孩子最爱好的体育运动项目(如游泳、棒球等)
   1. 无
   2. 一种
   3. 二种
   4. 三种或以上

2. 与同龄儿童相比,他(她)在这些项目上花去时间多少?
   1. 不知道
   2. 较少
   3. 一般
   4. 较多

3. 与同龄儿童相比,他(她)的运动水平如何?
   1. 不知道
   2. 较低
   3. 一般
   4. 较高

4. 请你列出你孩子在体育运动以外的爱好(例如集邮、看书、弹琴等,不包括看电视)
   1. 无爱好
   2. 一种爱好
   3. 二种爱好
   4. 三种或三种以上

5. 与同龄儿童相比,他(她)花在这些爱好上的时间多少?
   1. 不知道
   2. 较少
   3. 一般
   4. 较多

6. 与同龄儿童相比,他(她)的爱好水平如何?
   1. 不知道
   2. 较低
   3. 一般
   4. 较高

7. 请列出你孩子参加的组织、俱乐部、团队或小组情况
   1. 不知道
   2. 未参加
   3. 参加一个
   4. 参加二个
   4. 参加三个或以上

8. 与同龄的参加者相比,他(她)在这些组织中的活跃程度如何?
   1. 不知道
   2. 较低
   3. 一般
   4. 较高

9. 请列出你孩子有无干活或打零工的情况(例如送报、搞卫生或照顾小孩)
   1. 没有
   2. 仅有一种
   3. 有二种
   4. 有三种或以上

10. 与同龄儿童相比,他(她)做事质量如何?
    1. 不知道
    2. 较差
    3. 一般
    4. 较好

11. 你孩子有几个要好的朋友?
    1. 无
    2. 仅有 1 个
    3. 2~3 个
    4. 4 个及以上

12. 你孩子与这些朋友每星期大概在一起几次?
    1. 无
    2. 不到一次
    3. 1~2 次
    4. 3 次或以上

图 22-1

Achenbach 儿童行为表(家长用,适用于4—16岁儿童)　　姓名_____　年龄_____　性别_____　院(编)号_____

请根据你的小孩平时的习惯或表现,选择出最适合你小孩情况的答案。

13. 与同龄儿童相比,你孩子与兄弟姊妹相处
1. 极差
2. 较差
3. 差不多
4. 较好

14. 与同龄儿童相比,你孩子与其他儿童相处
1. 极差
2. 较差
3. 差不多
4. 较好

15. 与同龄儿童相比,你孩子对父母的行为举止
1. 极差
2. 较差
3. 差不多
4. 较好

16. 与同龄儿童相比,你孩子自己做事和游戏
1. 极差
2. 较差
3. 差不多
4. 较好

17. 当前四门主课之一(如阅读、写作、算术、拼音等)成绩
1. 不及格
2. 中等以下
3. 中等
4. 中等以上

18. 当前四门主课之二(如阅读、写作、算术、拼音等)成绩
1. 不及格
2. 中等以下
3. 中等
4. 中等以上

19. 当前四门主课之三(如阅读、写作、算术、拼音等)成绩
1. 不及格
2. 中等以下
3. 中等
4. 中等以上

20. 当前四门主课之四(如阅读、写作、算术、拼音等)成绩
1. 不及格
2. 中等以下
3. 中等
4. 中等以上

21. 当前三门课之一(如历史、地理、常识、外语等)成绩
1. 不及格

22. 当前三门课之二(如历史、地理、常识、外语等)成绩
1. 不及格
2. 中等以下
3. 中等
4. 中等以上

23. 当前三门课之三(如历史、地理、常识、外语等)成绩
1. 不及格
2. 中等以下
3. 中等
4. 中等以上

24. 你孩子是否在特殊班级?
1. 是
2. 不是

25. 你孩子是否留过级?
1. 留过
2. 没有

26. 你孩子在学校里有无学习或其他问题?(不包括以上三个已问过的问题)
1. 有问题
2. 没有

图 22-2

Achenbach 儿童行为表（家长用，适用于 4～16 岁儿童）   姓名_____ 年龄_____ 性别_____ 院（编）号_____

以下是描述你孩子的项目，只根据最近半年内的情况描述，每一项目后面都有三个数字（1,2,3），如你孩子无此项表现，选 1；轻度有或有时有此项表现，选 2；明显有或经常有此项表现，选 3。

	表现	从不	有时	经常
27.	行为幼稚与其年龄不符	1	2	3
28.	过敏性症状	1	2	3
29.	喜欢争论	1	2	3
30.	哮喘病	1	2	3
31.	举动象异性	1	2	3
32.	随地大便	1	2	3
33.	喜欢吹牛或自夸	1	2	3
34.	精神不能集中，注意力不能持久	1	2	3
35.	老是想某些事情不能摆脱，强迫观念	1	2	3
36.	坐立不定或活动过多	1	2	3
37.	喜欢缠着大人或过份依赖	1	2	3
38.	常说感到寂寞	1	2	3
39.	糊里糊涂，如在云里雾中	1	2	3
40.	常常哭叫	1	2	3
41.	虐待动物	1	2	3
42.	虐待，欺侮别人或吝啬	1	2	3
43.	做白日梦或呆想	1	2	3
44.	故意伤害自己或企图自杀	1	2	3
45.	需要别人经常注意自己	1	2	3

	表现	从不	有时	经常
46.	破坏自己的东西	1	2	3
47.	破坏家里或其他儿童的东西	1	2	3
48.	在家不听话	1	2	3
49.	在校不听话	1	2	3
50.	不肯好好吃饭	1	2	3
51.	不与其他儿童相处	1	2	3
52.	有不良行为后不感到内疚	1	2	3
53.	易嫉妒	1	2	3
54.	吃喝不能作为食物的东西	1	2	3
55.	除怕上学外，还害怕某些动物、处境或场地方	1	2	3
56.	怕上学	1	2	3
57.	怕自己想坏念头或做坏事	1	2	3
58.	觉得自己必须十全十美	1	2	3
59.	觉得或抱怨没有人喜欢自己	1	2	3
60.	觉得别人存心作弄自己	1	2	3
61.	觉得自己无用或有自卑感	1	2	3
62.	身体经常手伤，容易出事故	1	2	3
63.	经常打架	1	2	3
64.	常被人戏弄	1	2	3
65.	爱和出麻烦的儿童在一起	1	2	3

	表现	从不	有时	经常
66.	听到某些实际上没有的声音	1	2	3
67.	冲动或行为粗鲁	1	2	3
68.	喜欢孤独	1	2	3
69.	撒谎或欺骗	1	2	3
70.	咬指甲	1	2	3
71.	神经过敏，容易激动或紧张	1	2	3
72.	动作紧张或带有抽动性	1	2	3
73.	做恶梦	1	2	3
74.	不被其他儿童喜欢	1	2	3
75.	便秘	1	2	3
76.	过度恐惧或担心	1	2	3
77.	感到头昏	1	2	3
78.	过份内疚	1	2	3
79.	吃得过多	1	2	3
80.	过份疲劳	1	2	3
81.	身体过重	1	2	3
82.	找不出原因的疼痛	1	2	3
83.	找不出原因的头痛	1	2	3
84.	找不出原因的恶心想吐	1	2	3
85.	找不出原因的眼睛有问题（不包括近视及器质性眼病）	1	2	3

图 22-3

Achenbach 儿童行为表（家长用，适用于 4~16 岁儿童）　姓名＿＿＿＿　性别＿＿＿＿　年龄＿＿＿＿　院（编）号＿＿＿＿

以下是描述你孩子的项目，只根据最近半年内的情况描述，每一项后面都有三个数字(1, 2, 3)，如你孩子无此项表现，选 1；轻度有或有时有此项表现，选 2；明显有或经常有此项表现，选 3。

表现	从不	有时	经常
86. 找不出原因的发疹或其他皮肤病	1	2	3
87. 找不出原因的腹部疼痛或绞痛	1	2	3
88. 找不出原因的呕吐	1	2	3
89. 找不出原因的其他躯体症状	1	2	3
90. 对别人身体进行攻击	1	2	3
91. 挖鼻孔，皮肤或身体其他部位	1	2	3
92. 公开玩弄自己的生殖器	1	2	3
93. 过多地玩弄自己的生殖器	1	2	3
94. 功课差	1	2	3
95. 动作不灵活	1	2	3
96. 喜欢和年龄较大的儿童在一起	1	2	3
97. 喜欢和年龄较小的儿童在一起	1	2	3
98. 不肯说话	1	2	3
99. 不断重复某些动作，强迫行为	1	2	3
100. 离家出走	1	2	3
101. 经常尖叫	1	2	3
102. 守口如瓶，有事不说出来	1	2	3
103. 看到某些实际上没有的东西	1	2	3
104. 感到不自然或容易发窘	1	2	3
105. 玩火（包括玩火柴或打火机等）	1	2	3

表现	从不	有时	经常
106. 性方面的问题	1	2	3
107. 夸耀自己或炫耀	1	2	3
108. 害羞或胆小	1	2	3
109. 比大多数孩子睡得少	1	2	3
110. 比大多数孩子睡得多（不包括赖床）	1	2	3
111. 玩弄粪便	1	2	3
112. 言语问题（例如：口齿不清）	1	2	3
113. 茫然凝视	1	2	3
114. 在家偷东西	1	2	3
115. 在外偷偷东西	1	2	3
116. 收藏自己不需要的东西（不包括集邮等爱好）	1	2	3
117. 怪异行为（不包括其他条已提及者）	1	2	3
118. 怪异想法（不包括其他条已提及者）	1	2	3
119. 固执，绷着脸容易激怒	1	2	3
120. 情绪突然变化	1	2	3
121. 常常生气	1	2	3
122. 多疑	1	2	3
123. 咒骂或讲粗话	1	2	3
124. 声言要自杀	1	2	3
125. 说梦话或有梦游	1	2	3

表现	从不	有时	经常
126. 话太多	1	2	3
127. 常戏弄他人	1	2	3
128. 乱发脾气或脾气暴躁	1	2	3
129. 对性的问题想得太多	1	2	3
130. 威胁他人	1	2	3
131. 吮吸大拇指	1	2	3
132. 过份要求整齐清洁	1	2	3
133. 睡眠不好	1	2	3
134. 逃学	1	2	3
135. 不够活跃，动作迟钝或精力不足	1	2	3
136. 闷闷不乐，悲伤或抑郁	1	2	3
137. 说话声音特别大	1	2	3
138. 喝酒或使用成瘾药	1	2	3
139. 损坏公物	1	2	3
140. 白天遗尿	1	2	3
141. 夜间遗尿	1	2	3
142. 爱哭诉	1	2	3
143. 希望成为异性	1	2	3
144. 孤独，不合群	1	2	3
145. 忧虑重重	1	2	3
146. 其他问题	1	2	3

图 22-4

附表：

心理社会问题筛查—儿科症状检查表（PSC）

请在最符合您孩子的情况下的横线上划勾：

	从不	有时	经常
1. 诉说疼痛	——	——	——
2. 喜欢长时间独处	——	——	——
3. 容易疲劳，精力不足	——	——	——
4. 烦躁，坐立不安	——	——	——
5. 与老师有麻烦	——	——	——
6. 对学校不太感兴趣	——	——	——
7. 行动好像受马达驱动，不能自控	——	——	——
8. 好做白日梦或呆想	——	——	——
9. 注意力容易分散	——	——	——
10. 害怕新环境	——	——	——
11. 感到悲伤，不愉快	——	——	——
12. 易激惹、发脾气	——	——	——
13. 感到没有希望	——	——	——
14. 集中注意有困难	——	——	——
15. 对朋友不太感兴趣	——	——	——
16. 与其他儿童打架	——	——	——
17. 逃学	——	——	——
18. 留级	——	——	——
19. 看不起自己或有自卑感	——	——	——
20. 去看病但医生又查不出任何（躯体）问题	——	——	——
21. 睡眠不好	——	——	——
22. 忧虑过多	——	——	——
23. 比以前更想与你在一起	——	——	——
24. 感到他或她的（精神或心理）状态不好	——	——	——
25. 冒不必要的危险	——	——	——
26. 经常受伤	——	——	——
27. 似乎没有什么乐趣	——	——	——
28. 行为较同龄儿童幼稚	——	——	——
29. 不听从规矩	——	——	——
30. 不表露出自己的感受	——	——	——
31. 不理解别人的感受	——	——	——
32. 取笑、戏弄他人	——	——	——
33. 因他／她自己的麻烦或烦恼却责怪别人	——	——	——
34. 拿不属于他／她自己的东西	——	——	——
35. 拒绝与他人分享	——	——	——

图 22-5

基本行为适应量表

William B. Carey MD & Sean C. McDevitt PhD

姓名 _____	评估日期 _____
年龄 _____	性别 _____
评估人 _____	与儿童的关系 _____
主要行为问题 _____	

行为评估

	强		中间范围		问题方面
	1	2	3	4	5
1. 技能和与他人相处的成就。	a	b	c	d	e
2. 关心他人	a	b	c	d	e
3. 合作或是反对	a	b	c	d	e
4. 包容他人	a	b	c	d	e
5. 对他人的依赖	a	b	c	d	e
6. 与母亲或其他主要女性看护者的关系	a	b	c	d	e
7. 与父亲或主要男性看护者的关系	a	b	c	d	e
8. 与老师的关系	a	b	c	d	e
9. 与其他权威人士的关系	a	b	c	d	e
10. 与其他成人的关系	a	b	c	d	e
11. 与同龄儿或伙伴的关系	a	b	c	d	e
12. 与兄弟姐妹的关系	a	b	c	d	e
社会关系中的行为得分	○<低		○		>高○
	1	2	3	4	5
13. 学习技能和成绩	a	b	c	d	e
14. 学习上付出的努力	a	b	c	d	e
15. 在校运用他/她的能力	a	b	c	d	e
16. 对家庭作业的动力和努力	a	b	c	d	e
17. 户外活动:成就	a	b	c	d	e
18. 户外活动:兴趣	a	b	c	d	e
19. 家庭工作:家务	a	b	c	d	e
20. 在家中玩耍:游戏,爱好	a	b	c	d	e
成就得分	○<低		○		>高○
	1	2	3	4	5
21. 对学习能力的自尊	a	b	c	d	e
22. 对社会价值自尊	a	b	c	d	e
23. 对外表的自尊	a	b	c	d	e
24. 对体格能力的自尊	a	b	c	d	e
25. 自我照顾:对身体健康的态度	a	b	c	d	e
26. 自我照顾:保持自我健康和安全	a	b	c	d	e
27. 自我照顾:处理个人压力	a	b	c	d	e
28. 自我调节:控制行为/冲动	a	b	c	d	e
29. 自我调节:控制情感/情绪	a	b	c	d	e
自我相关得分	○<低		○		>高○
	1	2	3	4	5
30. 满意	a	b	c	d	e
31. 焦虑	a	b	c	d	e
32. 心境	a	b	c	d	e
33. 注意	a	b	c	d	e
34. 思路清晰度	a	b	c	d	e
内在状态得分	○<低		○		>高○
	1	2	3	4	5
35. 识别问题	a	b	c	d	e
36. 设计解决方案	a	b	c	d	e
37. 寻求解决办法	a	b	c	d	e
38. 坚持解决办法	a	b	c	d	e
39. 修订解决办法	a	b	c	d	e
40. 求助解决办法	a	b	c	d	e
应对:问题-解决得分	○<低		○		>高○
摘要					
全面的适应(评估)	a	b	c	d	e
需要帮助(评估)	a	b	c	d	e

图 22-6

(李廷玉 金星明)

第二十三章

社会与情绪发育监测和评估

一、社会情绪发育的概述

【目的】 健康的社会和情绪发育是儿童所有其他能力发育提升的基础。毕竟,儿童学习思考、推理、交流、跑、跳、爬、照顾自己,并与照养人和同伴在社会交往中互动。儿童的发育进程在生物和遗传倾向与生活经验之间动态交互作用下逐步发展。生活经验根植于社交和情绪。在获得支持、可预见的养育环境中成长的孩子,为健康、创造性的成年和终生的健康作了良好的准备。

在生命的最初 18 个月里,大脑的社交和情绪区域比语言和认知发育得更快。右脑的这些非语言系统由社交、关系和依恋为基础的经验组成,产生对身体情绪管理和压力管理的系统,并持续终生。总之,孩子早期社交和情绪经验的质量可能影响深远。在可预见和安全的环境中养育的孩子在以后的生活中面对压力将更有韧性。相反,儿童早期曾面对压力、混乱或创伤的经历,将可能影响终生的结局。

随着孩子的成长,他们会经历儿童期、少年期、青春期,他们与照养人、大家庭、同伴、老师、教练和其他社区成员之间的交往质量将持续影响着他们的社交和情绪的发育。从婴儿到青春期对社交和情绪发育与家庭关系模式的监测是健康监测的重要组成部分。

青年和成人时期社会发育成功相关的五个关键因素是:家中有关爱他们的成人、有效的使用时间和安全的环境、有健康的生活和自我保健、特殊技能的有效习得和终生学习、有机会通过帮助别人来使自己与众不同。在这些因素下成长的孩子今后更能获得成功。这样的青年人更慷慨、受尊敬、善解人意和能沉着地解决冲突。

社会发育的负面因素如童年不良经历,尤其是在儿童早期父母照顾不多,这与成年期急慢性的心理障碍的高发病率有关。很多长期的后遗症似乎与一系列短期的事件相关,也与一些持续增加的环境不利因素相关,还与儿童的心理脆弱性和韧性有关,更与儿童和家庭亲密的社会关系中出现的问题相关。发育与行为儿科医师可以与家人一起讨论促进儿童与他人的交流及实践的能力,潜在地减少儿童在社交和情绪方面长期令人关注的风险。

关键点:
1. 社会和情绪发育的发展进程。
2. 当评估关注的情绪问题时,需考虑发育和环境因素。
3. 清楚地识别和处理家庭中关注的社交和情绪问题。
4. 用开放性的问题开展社会和情绪监测。

---

5. 观察亲子互动和儿童与你的互动。

6. 使用合适的标准化的筛查工具。

7. 采用循证的策略管理行为问题作为社会和情绪指导的一部分内容。

8. 促进与社区的联动,支持家庭提高处理儿童社会和情绪问题的能力。

【适应证】　在发育和行为临床中,但凡要对儿童青少年进行发育或认知的评估时,社会和情绪是其中必不可少的一部分内容。对于正常儿童青少年来说,良好的社会和情绪发育保证了全面能力的发展,因此要给予家庭和儿童青少年预见性指导;对于社会情绪发育有问题的儿童,及时发现问题并给予适当的处理;对于障碍儿童如语言障碍、孤独症谱系障碍、学习障碍、注意缺陷多动障碍等出现社会或情绪发育的功能损害时,则需要干预和治疗。

【社会和情绪发育监测方法】　在健康儿童中社会和情绪发育有可预测的进程。监测社会和情绪发育是从婴儿到青少年时期健康监测的重要组成部分。不同方面的观察可以早期发现个体是否存在社会和情绪发育进程中的问题,便于早期识别和治疗。在任何年龄如果不能到达预期的发育进程,需要进一步的研究和考虑转诊。

在婴幼儿时期,社会和情绪发育的主要任务是经历和管理情绪、发展安全的关系和开始探索和学习。即使在生命的最初几个月,婴儿的气质特点已经开始出现,Chess 和 Thomos 已经描述了三种气质类型。"容易型"包含 40% 的儿童。这些儿童表现为有规律;对新环境积极的反应;对变化有高度的适应性;以积极的心境占主导。约有 10% 的儿童有"困难"型气质。这些儿童在生理功能上无规律,对新环境表现出退缩;很难或者很慢适应改变;强烈的、消极的心境。"启动缓慢型"见于 15% 的儿童。这些儿童在新环境中会表现轻微、消极的反应,然后在反复暴露后缓慢适应,对新经验给予的更多机会,这些儿童最终会表现出安静和积极的兴趣。并不是所有的儿童都适合这三种分类。其他的有混合的气质特点。当评估儿童的社交和情绪发育及亲子互动时考虑儿童的气质特点是至关重要的。最重要的因素可能是儿童的气质和他的照养人的气质是否调适良好。

新生儿在短时期内非常敏感,处于安静、警觉的状态。她能分辨出母亲的独特气味,可以听到并喜欢父母的声音,喜欢轻柔的触摸,并对不愉快的触碰退缩,可以模仿出现在 20cm 左右的简单的面部表情。

在最初的 2 个月里,婴儿虽然变得更加警觉,但是也变得更加容易安慰和自我安慰,出现反应性的微笑,当难过时会有平静的反应。当 4 个月时,他能自发地微笑,出现社会交往,更有能力自我安慰。他已经发现他可以控制手的运动,用手获得安慰和舒服。

在 6 个月时,婴儿可以认出熟悉的面容并开始注意陌生人。他能保持互动和共同参与父母或照养人感兴趣的动作和物体上。在 9 个月时,他对陌生人有清晰的理解,主动寻求父母玩耍、安慰或者帮助。到 12 个月时,他对父母或日常的照养人表现出很强的依恋,并与父母分开时表现出沮丧。12 个月的孩子能玩互动性游戏如躲猫猫、拍手、用姿势表示再见或者感兴趣的和需要的物品。当他想玩玩具或听故事的时候,他可以把玩具或书递给他的父母。当 15 个月时,他喜欢模仿任何他看到的东西。他开始帮忙做简单的家务和积极地听故事。他和父母或照养人的交往应当是机械的、复杂的、连续的、目的明确的。18 个月时,当他参与新的或者熟悉的场景中,他的气质特点表现得越来越明显。他可能表现为互动或退缩、友好或攻击。他将表现出愿意分离和独自探索,但是仍希望父母在附近,自己可以不时地接近他们或者受到鼓励。自然地流露感情和微笑回应他人。

2 岁时表现得更加独立,她喜欢用"我"指代自己。她可能更依恋于一本书、一个玩具或一条毯子,这能帮助她更顺利地过渡到独立。她会表现出对分享、展示的渴望,与父母接触时会表现出让父母高兴的行为。他会在其他孩子旁边玩,出现更多的假扮性游戏。在 2.5 岁时,想象性游戏更加明显,出现象征性游戏,把一个物品当做其他不同的物品。他开始参与到其他孩子玩耍中。当发现自己能更独立时,她很可能对日常生活中不可预期的变化感到害怕。

在 3 岁时,他将展示更加精细的有主题和故事线索的想象性游戏。他喜欢交往性游戏并乐于展现给他的父母,他有自己吃饭、穿衣、上厕所的能力。4 岁时致力于建立舒适的不断扩大的外部世界。依据他的气质特点和以往的关系模式,可能表现合作、友好、有同情心,或者退缩、攻击和对立的行为。在面临压力时他可能出现极端的行为。他同样喜欢展示作为交流者和表演者的能力。知道自己的性别和年龄,可以描述自己的兴趣和特长。他有自己喜欢的玩具和喜欢的故事。他会花费大量的时间在喜欢的游戏中。

5~6 岁时,他能成功地聆听、参与、遵守规则和指令。然而,他也会破坏这些规则。喜欢花大量的时间和同伴玩。7~8 岁时,能更加理解规则、关系和更多的东西。始终如一地表现出合作和关注,并有能力承担家里的责任和家务。随着道德的发展,他出现了应对技能。他更多地从同伴和其他成年人中获得新思想,参与他们的活动,他的信仰可能受他人的挑战。他可能有一个最好的朋友,通常会找出同性别有相同能力和兴趣的儿童。当 9~10 岁时,他的同伴群体表现得更加重要。他需要从家庭中独立,为了在朋友中显示家庭的优待,通常对他来说为家中作出贡献是一个有价值的激励。他展示出逐渐增加的责任感和独立作决定的能力。他的自信可以通过表扬、情感、在家庭中良好的养育关系中获得支持和加强。

当 11~14 岁接近青少年期,儿童有更强的独立意愿并对同伴恪守承诺。他因此而可能从事危险的行为以获得同伴的认同。他对坚定、承担、民主、权威的养育方式反应良好。社交网络逐渐形成、瓦解,然后再形成。他通常能很好地处理压力事件,当越来越独立做决策时需要鼓励和支持。当青少年期接近成年期,其活动的重心主要是学习和工作。对情绪问题和冒险行为的监测将变得越来越重要。

通过更好地理解从婴儿到青少年时期社会和情绪发育的进程,发育与行为儿科医师可以对这些问题及时指导、识别和进行干预(表 23-1)。

表 23-1　社会 - 情绪发育监测

年龄	发育进程
新生儿	大多数处于安静、警觉状态 认识母亲的独特气味 喜欢父母的声音 喜欢轻柔的触摸,对不愉快的触碰退缩 模仿出现在 20cm 左右的简单的面部表情
2 个月	自我安慰 更加警觉 反应性微笑 当难过时会有平静的反应

年龄	发育进程
4 个月	有意识的微笑 出现社会性互动 展现出更强的自我安慰的能力 控制手的运动和使用手自我安慰
6 个月	认识常见的面容和开始注意陌生人 维持互动 共同参与照养人感兴趣的动作和物体
9 个月	对陌生人有清晰的理解 主动寻求父母玩耍、安慰或者帮助 玩互动游戏如躲猫猫、拍手；摇手表示再见 当叫到名字时看上去很高兴
12 个月	出现要求性的指点；用姿势表示需要 当她想玩玩具或听故事的时候会把玩具或书递给她的父母
15 个月	对描述性的指令表示兴趣 模仿他看到的事物 能帮助简单的家务 喜欢听故事
18 个月	在新的或者人多的场景中，他的气质特点表现得越来越明显 会出现愿意分离和独自探索，但是仍希望父母在附近 自然地流露感情 微笑回应他人
2 岁	更加独立 喜欢用"我"代表自己 可能需要具体的物体帮助才能过渡到独立 在其他孩子旁边玩 出现更多的假扮性游戏
2.5 岁	出现想象性游戏 出现象征性有戏，把一个物品当做新的或者不同的物品 参与到其他孩子的玩要中 对日常生活中不可预期的变化感到害怕
3 岁	展示更加精细的有主题和故事线索的想象性游戏 喜欢交往性游戏 独立吃饭、穿衣、上厕所
4 岁	在面临压力时可能出现极端的行为 把自己当做独立的个体 知道自己的性别和年龄 描述自己的兴趣和特长 有自己喜欢的玩具和喜欢的故事 花费大量的时间在喜欢的游戏中

年龄	发育进程
5~6 岁	聆听、参与、遵守规则和指令 遵守测试规则 花大量的时间和同伴玩
7~8 岁	更加理解规则、关系和更多的事物 表现出合作和关注 有最好的朋友 会找出同性别有相同能力和兴趣的孩子
9~10 岁	同伴群对自己更加重要 展示逐渐增加的责任感和独立作决定的能力
11~14 岁	有更强的独立意愿和对同伴恪守承诺 可能从事危险的行为以获得同伴的认同 社交网络逐渐形成、瓦解、再形成 处理压力事件 越来越独立决策
15~24 岁	学校、课外活动、工作将是生活的重心 形成关心、支持与家庭、其他成人和同伴的关系 参与社区活动 展示了对日常生活压力的韧性 在决策时更加独立 展示自信和希望

二、社会和情绪发育评估

(一)背景

当评估一个孩子的社会和情绪发育时,考虑许多背景因素是重要的。在任何一次接诊过程中,为了正确解释所关注的任何关于社会和情绪发育的问题,考虑该儿童的年龄,发育水平和环境因素是重要的。这包括如下:

环境和时间、发育水平、健康状况、家庭/文化背景。首先,何时何地出现这个行为,分析可能出现这个行为的不同解释。例如孩子打人或者咬比他小的兄弟,这个行为可能是从妈妈那里获得关注而被偶然强化。然而,同样的行为在托幼机构中可能很快消失,因为在那里该儿童受到管教。同时对儿童的轻柔触摸他人要给予明确的奖励并示范如何正确地与同伴玩耍。时间也能导致儿童社会和情绪的差异。例如儿童在生命早期经历过重大创伤事件,这个经历将会对年幼儿童产生持久的影响,而同样的经历对于有很强处理技巧的青年可能会引起短暂的挫折。

其次,预期的发育水平与该儿的总体发育水平,包括认知、语言、学习和运动技能是否匹配是重要的。有单一能力或全面发育迟缓的儿童可能因为挫折或为逃避对于他们太困难的任务形成继发性的行为和情绪症状。不同个体因不同的发育进程而存在很大差异。发育与行为儿科医师可以系统性地观察儿童是否随着时间的推移而出现进步,而不应当笼统地将此视作正常儿童社会和情绪发育的多样性。

再次，健康的变化也可能影响儿童的社交和情绪功能。有阻塞性睡眠呼吸暂停的儿童在学校可能更易激惹和注意力不集中。有特异性皮炎的儿童因瘙痒导致非常不舒服，他可能很固执。有特殊医疗需求的儿童可能因慢性疾病和疾病伴随的功能损害形成无助的情绪及孤独的表现。

最后，在家庭关系中，家庭的价值和文化背景所决定的互动和交流模式对儿童的社会和情绪反应有显著的影响。有些文化允许他们的情绪自由流露和表现，而有些则希望孩子能控制自己的情绪而不流露。不同的文化关于什么时候孩子应该独睡、断奶、控制排便和自己穿衣有不同的期望。在父母有精神疾病、冲突、家庭暴力、高水平的压力、贫穷的家庭中成长的孩子可能表现出他们的社会和情绪功能的改变，必须应对这些挑战。

（二）优先级

在每次监测时应该优先考虑家庭的需求和关注。由于高达 25% 的儿童有社会和情绪问题，每一次的监测应关注社会和情绪发育的问题。为了强调家庭和儿童关注的问题，母亲和家庭功能监测要放在优先级的地位。在婴儿早期、18~30 个月期间，过渡到幼儿园、初中、高中期间需要强调对社会和情绪功能及亲子互动的关注。这些时期是对孩子的社会情绪能力是否符合预期的发育进程的一个挑战。

（三）社会 - 情绪监测和随访

当社交情绪发育问题在随访中作为优先级考虑时，为了有效的和针对性的讨论，我们可以设置许多开放性的问题。门诊中要证实父母所关注的儿童发育、行为、学习的问题至少占用 70% 的就诊时间。因此，在接诊时直接询问家长是否有任何关于儿童的发育、行为或学习的问题作为开场是最有效的，可以用以下引导性的问题了解儿童的社会和情绪发育状况。

1. 家长的近况如何？
2. 自从上次就诊后，你的孩子在发育和行为上有什么改变？
3. 你的孩子哪些方面做得很好？与你相处？在学校？在社区？
4. 你的孩子是什么样的人？告诉我关于你孩子的个性或气质？
5. 你的孩子最喜欢的游戏或娱乐活动是什么？
6. 你们喜欢在一起做什么？
7. 自从上次就诊后，家庭是否有显著的变化或者发生什么应激事件？
8. 目前你在抚养孩子方面什么方面最感到困难？
9. 你和你的孩子是如何解决困难的？

当儿童在 3~4 岁至青春期，这些问题的回答可以有变化，医师直接询问儿童，需要确认儿童的反应或可能需要进一步探讨的问题。

儿童在 3 岁时有完整的情绪。在 5 岁时，大多数孩子有能力描述他们的感受。可以让学龄期儿童举例描述什么情况下会导致他不同的情绪变化。

1. 什么使你快乐？伤心？发怒？
2. 什么使你害怕？
3. 你担心什么？你对身体或健康有任何担心的吗？
4. 有什么你担心的事发生在你或者你关心的人身上吗？
5. 你有曾经想过伤害自己或者逃跑吗？如果有，你做了计划吗？如果你曾经考虑过伤害自己，你有可以向他们倾诉自己感受的成人吗？
6. 你有好朋友吗？你喜欢和你的朋友一起做什么事？你有被欺负过吗？

7. 你希望自己改变什么？你希望学校改变什么？你希望家庭改变什么？

8. 如果你有三个愿望,它们是什么？

所有这些问题可以帮助保健医师确定是否需要进一步询问过去史、评估或者转诊。

当儿童在学龄期至青春期,与儿童单独面谈是非常重要的。这为讨论冒险的行为或者识别任何存在家庭中感知的风险提供了机会。

(四) 观察亲子互动

从新生儿时期开始至青少年期,观察亲子互动可以洞悉家庭关系、养育方式和儿童的社交和情绪状态。当保健人员打开诊室门的时候,观察所发生的一切可以了解很多情况。是否这个孩子充满爱地抱着妈妈的大腿？是否有很好的眼神接触、喃喃自语？或者当爸爸在阅读杂志时孩子在办公室是否捣乱或者爬上茶几？这些观察到的任何一种情况都有助于得出诊断性的结论,一方面可以给予儿童描述性称赞,而另一方面可以作为教育儿童的契机。而且,这是看到的第一手家庭中的关系和行为模式,以及儿童社会情绪发育能力的优势和弱点。

儿童和医师的互动质量同样也很重要。该儿童的反应是否符合其发育特点？该儿童是否有眼神接触？是否展示了共同关注、示意、指点的技能？其心境和情感是否恰当或者平淡或者退缩？是否对即将发生的事情有焦虑？家长或者儿童是否流露出明显的紧张？这些观察可以对儿童的社会和情绪功能的评估有额外的帮助。

(五) 体格检查

体格检查可以观察儿童的适应性和能否遵守医师的要求,也同样可以观察家长的反应。这个儿童是否合作或者过度焦虑或者反抗？他的父母是否鼓励和支持或者保护或者强迫？该儿童的生命体征是面对压力的指标,在没有其他明显原因下该儿童的血压或者心率是否增高。发现任何细微的畸形体征可能意味着有遗传障碍的可能,这些可能表现为发育迟缓,包括关注的社交和情绪迟缓。神经系统和精神状态的检查可能有助于理解任何社会和情绪问题,并发现是否有无意的、故意的或者自残的迹象同样重要。

(六) 筛查

使用已经出版的标准的问卷有其优点。这些优点包括可以与全国的标准比较,不同的观察者之间的比较、量化的比较。在每一次的随访中使用标准的问卷后,可以发现存在的问题及问题的变化。同时,在关键的年龄点常规使用标准化的工具对儿童进行社会和情绪功能的评估可能更有益。广泛地筛查可以直接切入问题,并且避免用正常儿童的社会和情绪的多样性来解释存在的问题。例如,美国儿科学会推荐在 18 月和 24 月龄对所有的儿童实行标准化的孤独症谱系障碍筛查,这是一种主要的与社会情绪相关的障碍筛查。

(七) 照养人功能

现在已经逐渐意识到对母亲抑郁筛查的重要性,尤其在最初的 6 个月内,产后抑郁的发生比较普遍,但是同时在任何时候考虑儿童行为时应该关注这个问题。如果没有筛查工具的观察将难以识别大多数母亲的抑郁症状。儿科医生只能发现 25% 有抑郁症状的母亲。

很多工具可以用于母亲抑郁的筛查。爱丁堡产后抑郁筛查(Edinburgh postnatal depression screening)是被广泛应用的有十项的筛查工具,它包括焦虑症状及抑郁症状。病人健康问卷 -2(patient health questionnaire) (PHQ-2)评估在过去的 2 周里心境低下和兴趣缺乏是否存在及其出现的频率。Oslon 等在儿科中使用 PHQ-2 发现这个问卷在例行检查时不会超过 3 分钟。长时间的讨论在常规检查时并不常见,仅有 3% 的医师需时 5~10 分钟,另有 2% 的医师超过 10 分钟与家庭讨论。

（八）气质

气质影响亲子互动及适应新的环境,父母从理解孩子的气质中获益。气质问卷可以帮助父母和医师早在 4 个月时就能了解孩子的气质特点。结合随访和亲子互动的观察,一份气质问卷可以更好地了解照养人和儿童的个性和行为。一系列的问卷可以用于评估不同年龄组儿童的气质特点。

三、社会情绪发育的监测和早期筛查

研究证明儿童在 1 岁以前就可以出现情绪和社会性发展障碍表现,持续 12 个月以上的症状更有意义,与日后的行为问题和精神疾患密切相关。问题持续时间越长,越容易影响与养育人的互动模式,影响亲子关系,从而成为更重要的危险因素反作用于儿童使问题加重。3 岁前婴幼儿的情绪社会性发展状况对后期的情绪与行为问题具有预测意义。因此,婴幼儿时期情绪和社会性发展障碍的早期发现和干预,对预防和减少儿童青少年行为问题非常重要。近年来,比较公认的早期筛查工具如下:

年龄与发育进程问卷 - 社交情绪:

年龄与发育进程问卷 - 社交情绪(ages and stages questionnaires-social emotional,ASQ-SE)是在年龄与发育进程问卷(ages and stages questionnaires,ASQ)的基础上增加了社交 - 情绪领域,针对 6~60 月龄儿童的情绪社会性发展的筛查量表,每 6 个月为一个年龄组,由家长回答 22~36 个问题,涉及自我调节、依从性、交流适应性功能、自主性、爱、与人的相互作用等七个方面。美国 77% 的州推荐使用 ASQ 和 ASQ-SE 进行儿童早期发育及情绪社会技能发育的筛查。

1. **婴幼儿社会和情绪评估量表** 婴幼儿情绪社会性评估量表(the infant-toddler social and emotional assessment,ITSEA)是美国耶鲁大学于 1998 年研发,用于评价 12~36 月龄儿童情绪社会与行为发育的量表,并于 2003 年进行修订。该量表涉及内容较为全面,包括情绪社会行为问题、社交技能、孤独症等,共 156 个条目。由家长填写,具有很好的信度和效度,可用于幼儿情绪社会性发展的早期诊断性评估。我国王惠珊等对该量表进行标准化修订,制定了中文版本的婴幼儿情绪及社会性发展量表(chinese version of urban infant-toddler social and emotional assessment,CITSEA),为我国的儿童心理和儿童保健工作者提供了新的工具。

2. **简化婴幼儿社会情绪评估量表** 简化婴幼儿情绪社会性评估量表(the brief infant-toddler social emotional assessment,BITSEA)由耶鲁大学于 2004 年在 ITSEA 基础上修订,包含 42 个题目,便于家长填写和医师操作,具有较好的信度和效度,能检出 85% CBCL 亚临床和临床意义得分的儿童,并具有 75% 以上的特异性。简化幼儿情绪社会发展评估量表已在多个国家用于筛查,证明与 CBCL 等其他量表密切相关。芬兰的一项研究将 BITESA 和 CBCL 做了对照,53 例 18 个月幼儿中 BITSEA 筛出情绪行为发育缺陷或迟缓 7 例,阳性率达 14.8%。而同一样本从 CBCL 得分仅检出 1 名阳性儿童,说明 BITSEA 更为敏感。美国已有 9% 的州推荐使用该量表进行早期干预项目的筛查工作。

3. **儿童焦虑性情绪障碍筛查量表** 儿童焦虑性情绪障碍筛查量表(screen for child anxiety related emotional disorders,SCARED)由美国学者 Birmacher 等于 1997 年编制,苏林雁等于 2002 对其进行信效度检验,并制定了该量表的中国常模。该量表评定儿童过去 3 个月的情绪,共 41 个条目,包括五个因子,分别为躯体化 / 惊恐、广泛性焦虑、分离性焦虑、社交恐怖症和学校恐怖症。

发育与行为儿科医师再评估是建议父母描述儿童从起床到睡觉的典型的一天,用于识别儿童社会和情绪发育的优势和潜在困难的,这是一项有用的工具。许多标准化的工具可以用于特定的社会和情绪发育的筛查。年龄阶段问卷如社会-情绪年龄阶段量表(ages stages questionnaire:social-emotional)(ASQ-SE)是由父母完成的针对6~60个月的儿童社会-情绪行为的监测问卷。筛查的领域包括:自我管理、依从性、交流、适应功能、自主性、情感及与人交往。问卷可以复印,父母需要10~15分钟完成,1~3分钟评分。ASQ-SE可以在每个关键年龄点进行常规检查,比如18个月和24个月,或者监测显示需要标准化的信息。交流和象征性行为发育概况量表(communication and symbolic behavior scales developmental profile)是通过评估社交技能,包括使用姿势,情绪和目光凝视,交流和物品使用用于识别语言迟缓和交流障碍的预测因子。用与6~24个月的儿童,有24个问题,照养人可以在5~10分钟内完成,可以早期识别那些社交和情绪或者交流障碍的危险因素。进一步的问卷和结构化的行为观察可以用于对所发现的问题纵深评估。

儿童症状列表(pediatric symptom checklist,PSC)适用于所有4~18岁孩子的第一阶段筛查。它关注于反映一般心理功能。父母可以在5分钟内完成35个项目,建立分数分界点,可以免费获取。也可以采用形象化的格式。PSC不是诊断工具,但是它是一个可以决定是否需要进一步评估社交和情绪发育的必要工具。对学龄前至青春期儿童每年例行使用Eyberg儿童行为量表和PSC工具筛查可能是值得的。

促进基层儿童发育中心通过基础保健已经开发了CHADIS,它是基于网络的诊断、管理和跟踪的工具旨在帮助保健人员应对父母对他们孩子的行为和发育所关注的问题。父母可以在家中完成在线问卷,问卷基于DSM-PC。CHADIS分析反馈和给保健人员提供决策支持、讲义和社区资源。更多的信息在www.childhealthcare.org/chadis/获取。

当初步的监测或者筛查测试发现问题后,许多进一步的多维量表可以用于获取更多的信息。任何这些工具都不能代替彻底的临床评估。因此,当筛查评估发现问题后,考虑转诊到精神卫生专业人员可能是正确的。多维量表包括:阿肯巴赫行为量表;儿童行为评估量表,第2版;Conner行为量表;儿童症状量表;Vanderbilt父母和教师评估量表。Vanderbilt量表用于公共领域。许多特定问题量表用于帮助进一步识别如注意力缺陷/多动障碍、抑郁、焦虑的儿童。

健康的社交和情绪发育植根于与父母、大家庭、照养人、伙伴、教师、教练和其他成年人高质量的关系。发育行为儿科医师应当认识到在儿童的遗传、生物、气质与赋予他成长和发育环境发生动态的交互作用。改善儿童的发育和心理健康,同时也改善社区关系和资源,在社会和情绪保健中,发育行为儿科医师有得天独厚的资源支持儿童青少年和他们所在的家庭,培养健康的社会和情绪发育。应该常规性地建立随访制度,观察动态的变化和设置随访的优先级。识别社会和情绪发育异常作为重点,然后适当地回顾病史、观察亲子互动、监测发育水平、体格检查和筛查,这些项目能获得大量的信息以便给予预见性指导干预或者转诊。

【注意事项】

1. 在发育和行为评估中,社会与情绪发育是其中一个不可或缺的方面,过去临床比较注重的是儿童的认知发育和学习技能发展,对社会与情绪发育有所疏忽,随着临床疾病谱的扩大,一些与社会和情绪发育有关的问题或障碍孤独症谱系障碍、社会适应不良、交往问题等引起发育与行为儿科医师的关注焦点,因此,社会与情绪发育的筛查和监测显得日趋重要。

2. 在儿童的生长发育中,社会与情绪发育是一个连续的过程,应当与发育和行为的筛查和监测同步进行。

3. 儿童社会与情绪发育的评估一定要综合化,包括儿童气质、个性特征、家庭环境、生活经历、总的发育水平等,这样才能保证评估结果的正确性和可靠性。

4. 在诊断社会与情绪发育相关的问题或障碍时,临床医师确认影响儿童青少年的日常学习、生活及环境适应性是因为社会与情绪原因造成的功能损害。

(金星明　静　进)

第二十四章

神经发育评估和医学评估

【目的】 神经发育和医学评估的主要目的在于早期发现迟缓或异常,为没有通过发育筛查的儿童提供诊断性发育评估及可能的病因学诊断。以便:①帮助儿童达到最大化的潜能。②提供及时的治疗或干预(对听力及视力损害尤其重要)。③对可能需要特殊需求帮助的儿童提供尽可能早的保健及治疗。

【适应证】 没有通过发育筛查的儿童。

【禁忌证】 被评估者罹患威胁生命的疾病。

【操作前准备】

1. 安静舒适的评估环境。

2. 尽可能保持常态的被评估者。

3. 专业评估者,如神经发育儿科或发育行为儿科医师等。

【操作方法】

1. **神经发育评估** 神经发育评估所获取的信息也许帮助诊断的过程,特别据此作出的病因学诊断。与其他医学评估主诉一样,神经发育评估始于综合病史(最重要的是获得各技能领域里程碑的发育史),这些也可能被直接的检查所确认。

2. **病史** 神经发育评估的第一步是获得发育筛查所识别高危儿的综合病史,包括出生史、医学史、发育史、行为史、教育史、社会史及家族史。父母的主诉常常是关注儿童达到技能领域的年龄,如孩子在该达到的时间里还不能坐及爬,或者孩子说得不够多或不够清楚。偶尔,父母的主诉比较模糊:如"我的孩子不像我的其他孩子"或"教师告诉我,让我带孩子来做一个评估"。无论哪一个例子,对有问题的发育领域进行全面的评估,同时观察其他那些可能没有被家庭所关注的发育领域是需要的。有时,主诉也许仅仅只是"冰山一角"。

3. **出生史** 父亲年龄,母亲年龄及胎次,妊娠时并发症(出血、高血压、妊娠糖尿病、感染、宫内暴露等),出生和接生并发症,以及新生儿问题,宫内感染的暴露(水痘、带状疱疹、弓形虫、巨细胞病毒)及毒物(酒精、烟草、药物滥用和特异性的处方药)。在早产人群当中,发育障碍的风险,包括脑瘫、智能残疾、视力及听力损害、学习障碍及多动注意力缺陷障碍(ADHD),且神经发育后遗症的风险与胎龄及出生体重的低下而增加。

4. **医学史** 医学及外科手术史确诊的严重感染;头部创伤;发作障碍;慢性病、代谢病或内分泌障碍及外科程序提供了相关的风险。进一步的医疗提供给临床工作者关注相关风险,如一个无并发症的膜下的腭裂修补或一个心脏畸形的修补可能没有直接影响发育结果,但却提醒评估者存在遗传综合征与中线缺失以及神经发育障碍的可能性。

5. **家族史** 反复流产史;遗传病、神经病或精神障碍的诊断;智能残疾;言语、语言迟缓,或运动发育迟缓;听力或视力损害;学习障碍;多动注意力缺陷障碍;ASD,建立了相同障碍各种程度的风险。

6. **发育史** 发育史的获得对神经发育评估至关重要。每个发育领域应该仔细回顾,确定达到具体技能的年龄,以便估计既往在每一个领域中的 DQ 值。DQ 值可以提供有关发育的信息,帮助临床医师进行判断。

发育进程的测量是发育史评估的重要内容。一段时间持续迟缓,或一个静态的发育迟缓,表明可能是一个持续的迟缓;但一个发育的平台期或一个发育倒退的病史需要特别的关注。一个发育的平台期,在前面稳定的发育进程达到之后,无法获得新的发育进程,最常见于语言发育。如儿童有严重听力损害获得正常的语言,达到 6~8 个月咿呀学语,然后不再进步。再则,有 1/3 的孤独症儿童在 18~30 个月或者语言处于平台期或者失去前面已经获得的语言及社交技能。倒退或失去了前面已经达到的进程,虽然在孤独症儿童的语言及社交领域中常见,可能需要额外考虑有关病因学的诊断调查。当倒退包括运动或认知发育领域时,一个全面的神经学评估,包括影像学及实验室检查,以排除神经退行性疾病是应该实施的。

行为史及教育史是发育史的重要组成,提供了儿童在他(她)的环境中有关功能情况有质量的信息,以及揭示相关缺陷的证据。行为障碍也许被发现在社交行为、依从性问题、侵略性、多动症、刻板行为及自伤行为领域。异常如不成熟的游戏技能,缺少与其他孩子交往欲望,或者尴尬进入或回避社交情境也许 ASD 儿童的行为史当中及直接的评估过程中发现。ADHD 常常与发育障碍并存,也许在主诉中提及或在初始的儿童观察当中发现,但进一步的研究通过咨询注意、分心、冲动和多动及学业情况。当出现非依从性及侵略性,应该促使评估者决定是否这些行为是因为继发于沮丧源于语言或认知需求超出了儿童能力或者假如它们是原发行为,需要行为的调节。运动刻板(如手拍掌、旋转、强迫地跳或蹑步)及自伤行为发生频率高在智能残疾、ASD 及感觉缺失当中常见。

7. **社会史** 社会史应该评估心理社会和社会经济的风险,以及对没有通过发育筛查儿童在家庭和社区中的支持。评估可能影响家庭及儿童心理社会压力源直接或间接地包括父母的教育史及雇佣状态;家庭经济状况;夫妻不和或离婚;单身 - 父母家庭;频繁搬家;物质使用或暴露;体格史、性史、精神虐待或忽视;家庭成员 / 照顾者有精神健康或发育残疾;儿童照顾的质量。孩子需要的或正在接受的早期干预服务或学校的服务的回顾,必须根据孩子的需求、家庭的资源和压力源及社区所具备的服务而评价。

8. **体格检查** 体格检查包括生长发育参数评估、体格检查及神经学检查。观察儿童从初见时开始;使体检有趣,体检应该让孩子被感知倒像一个游戏,虽然他也许并不会总是遵从你的指令;被用来使用的玩具有积木、球、小汽车、洋娃娃、铅笔、纸、小钉板、微型玩具、图画书等;在脑海里形成一个发育轮廓包括粗大运动、视力及精细运动、听力、言语和语言;社交、情感及行为;同时评估所有这些技能;发育筛查结束时,应该能够描述孩子能做什么以及孩子不能做什么,假如他(她)的能力在他(她)的年龄的正常值范围之内,或假如不是,哪一个发育领域在正常值之外;寻找临床体征可能帮助诊断或指导实验室检查。

9. **生长发育参数** 不仅体检时测量头围、身高及体重,而且记录历史的生长参数,具有重要的诊断价值。均匀的小身材生长(身高、重量及头围)可能被家族史 / 生长模式及已知的风险,如早产或宫内感染所解释,或者提醒临床工作者可能存在遗传障碍。儿童小头畸形(头围测量小于 2% 百分位数)也许提供病因学的线索:出生时有小头畸形也许因感染所致或宫内大脑破坏;出生时是正常头围,但在出生后头几个月进行性减小,也许遭受围产期的不良事件。然而,头围减小在出生后6个月才开始的女孩,应怀疑是否患有 Rett 综合征。大头(头围大于98%百分位数)与先天性脑积水、获得性脑积水、一些遗传性过分生长综合征及代谢综合征如 Canavan 综合征相关联。高或矮的身材必须首先考虑是否遵从家族性的生长模式。假如一个孩子高过2个标准差,且与家族的生长模式有差异,病因学的考虑包括:内分泌功能障碍,与矮身材(如骨骼发育不良)或高身材(脆性X,马方综合征)相关联的综合征,以及过度生长综合征(高度、重量及头围超过2个标准差),如 Sotos 综合征等。

10. 一般体格检查 一般体格检查包括关注可能存在的畸形特征:脸、肢体、身体比例,心脏,生殖器;注意识别神经皮肤标志物:神经纤维瘤(牛奶咖啡斑、非寻常的雀斑)及结节性硬化(色素脱失斑、鲨鱼皮斑);注意中线缺失可能,包括腭裂(或黏膜下层的裂)、心脏缺失、泌尿生殖器异常等。头、脸、耳朵或发际线的畸形特征也许细微,但可能表明与一个智能残疾相关联的具体的综合征。关注视功能及听力异常情况(通过询问父母有关听力及语言发育及检查情况)。应该意识到多数遗传综合征是一个体格及神经行为特征的综合体:没有一个简单的畸形特征或神经行为模式具有诊断性的,也没有一个综合征需要全部的综合体特征用来诊断。

11. 神经学检查 神经学体检必须包括左右利手、颅神经功能评估、肌张力、肌力、深浅反射,以及病理反射、原始反射、姿势反射和运动功能评估。对可行走的儿童,其步态质量、功能运动(爬阶梯,从座位站立,或蹲姿势)以及精细运动质量为神经学检查添加额外信息。更大的儿童,应注意关注认知、语言、学习或行为情况。还应注意关注神经系统软体征的体检,如轻微的轴性肌张力低下。

12. 神经发育检查工具 针对谱系中的不同疾病,有许多具体的适用于不同年龄段的筛查工具。针对普通儿童保健人群综合发育状况的父母报告类的筛查工具,常用的有年龄与发育进程问卷(ASQ)及父母发育状态评估(PEDS);针对 ASD- 特异性筛查工具,幼儿改良孤独症量表(M-CHAT)被引入普通儿童保健人群。ASQ、PEDS 及 M-CHAT 已成为三个在美国的保健处所为0~5岁儿童筛查最常用的工具。值得一提的是,国内的一些机构,已经引进或改良了一些标准化筛查量表,如 ASQ 简体中文版(ASQ-C)、CHAT-23。美国儿科协会建议使用标准化的工具在9月龄、18月龄、24月龄及30月龄的保健随访时进行正式的筛查以识别存在发育障碍风险的儿童,包括运动发育障碍的儿童。

标准化神经发育的评估需要由经过训练儿科亚临床专业人士,如神经发育儿科医师或发育行为儿科医师。国内目前常用的筛查性测试量表有丹佛发育筛查测试、皮博迪图片词汇测试、画人测验、入学准备测试等;诊断性测试包括韦克斯勒学前及初小儿童、学龄儿童的智力量表、盖赛尔发育诊断性测验、贝利儿童发育量表等。智能残疾的诊断与分级必须结合适应性行为的评定结果。国内现多采用日本 S-M 社会生活能力检查,即婴儿 - 初中学生社会生活适应量表。

13. 神经发育评估诠释 迟缓的原则及分离需应用于4个发育技能领域来诠释结果,兼顾变异考虑。粗大运动迟缓发育商50或更低与 CP 的诊断相一致,可以不管在其他的领域当中的发育商。迟缓(DQ<70)在语言及视觉 - 运动(非言语)领域的技能与智能障碍的诊断相一致,一般伴随适应性技能迟缓的同时也有社交技能迟缓。语言领域迟缓而视 - 运动技能正常是一种认知发育分离的现象。沟通障碍也许也伴随社交的缺失,提示孤独症的症候病史回顾或孤独症的症候行为评分量表评分的需要。迟缓与分离诊断性诠释见表 24-1。

表 24-1 迟缓与分离诊断性诠释

	脑瘫	智能障碍	沟通障碍	孤独症
粗大运动	DQ<50	正常或迟缓	正常或迟缓	正常或迟缓
语言	正常或迟缓	DQ<70	迟缓	迟缓
视觉 - 运动	正常或迟缓	DQ<70	正常	正常或迟缓
适应性	正常或迟缓	迟缓	正常	正常或迟缓
社交	正常或迟缓	正常或迟缓	正常或迟缓	迟缓

DQ.发育商

14. **医学评估** 诊断性的神经发育评估,回答了父母所关注"孩子哪里错了"的问题(脑瘫、智能残疾、孤独症等);医学评估则尝试回答接下来"为什么错了"的问题,即病因学的评估关注为什么被诊断为发育障碍。2006 年,美国儿科学会针对发育监测及筛查政策指南推荐对所有没有通过发育筛查的儿童进行诊断性的医学评估。

神经发育问题及障碍可出现在各年龄段的儿童,出生前能够被识别的问题正在增加。许多具有异常的神经或畸形特征,在新生儿时期就能够识别。在婴儿期及儿童早期,问题常常出现在一定的年龄段,在不同年龄阶段,某一能力的发育异常较为凸显,例如,运动问题或异常出现在出生前的 18 个月内;言语及语言问题介于 18 个月 ~3 岁;沟通障碍介于 2~4 岁。ADHD 也许出现在学龄前期至学龄期。注意缺失,然而常常出现更迟,当注意力分散或集中阻碍了学业的成功。适应性技能延迟常常不是一个常见的抱怨但被注意到在发育史中儿童表现为其他的关注。学习障碍通常没有出现直到学龄期年龄,当儿童被放在学习任务及表现是不成功的。

15. **粗大运动迟缓** 异常运动发育可能表现为运动进程获得延迟,如头控、翻身、坐、站、走或具有平衡问题、异常的步态、不对称手的使用、不自主的运动或仅仅只是运动技能的损失。造成异常运动发育的原因包括:脑瘫;先天性肌病 / 原发性肌肉疾病;脊髓损伤,如脊柱裂;因左右利手在 1~2 岁前或之后尚未获得,1 岁之内不对称性的运动技能总是异常的,也许提示存在一个潜在的偏瘫;迟行走(>18 个月)也许因为上面所述任何原因,但也需要鉴别那些粗大运动变异,如屁股慢慢移动(bottom-shuffle)或匍匐爬行(creeping)的变异者。18 个月作为行走极限年龄主要指那些将四肢爬行作为早期移动模式的孩子。而那些屁股慢慢移动或匍匐爬行的孩子倾向于较四肢爬行的孩子独走的时间更迟,但他们的运动发育进展还是正常的。假如怀疑存在异常,应动态观察孩子的进步的时间。

妊娠史、出生史或新生儿的并发症可能提供了有关粗大运动损伤病因学的线索。先天感染,围产期药物或毒物暴露,出生时并发症,新生儿惊厥,多胎及已知出血或代谢障碍家族史提供有关潜在的运动迟缓的病因学的信息,这些也许被合适的调查所确认。早产并发出生时并发症如颅内出血、脑室旁软化,严重慢性肺病,以及其他新生儿疾病,提示神经发育后遗症可能。

当病史提示存在病因可能,运动损害的病因学检查包括:头与脊髓的神经影像学检查;出凝血检查针对凝血障碍;代谢测试;感染病原学研究,如 TORCH 感染。当病史没有建议存在病因,运动迟缓检查的方法将考虑头围测量及头围生长轨迹、中线缺失的观察、畸形特征、腰或骶部发现以及综合的神经检查的发现。美国神经科学会建议:对未知原因的脑瘫(CP)儿童进行神经影像学的检查,MRI 较 CT 优先。选择性代谢及遗传的研究针对在神经影像学研究无结构缺失发现的儿童。出血性 CP 考虑凝血障碍研究。

16. **言语及语言发育异常** 言语及语言迟缓的原因:听力缺失;全面发育迟缓;因为解剖结构缺失而语言表达困难,如腭裂,或口腔肌肉不协调,如脑瘫;环境剥夺/缺少社交机会;正常变异/家族模式。言语及语言障碍包括:语言理解(接受性语言障碍);语言表达(表达性语言障碍);发声及言语生成问题,如口吃(不流利)、构音障碍或词汇运用障碍;语用学障碍。

17. **听力/视力异常** 应严肃对待任何有关的听力损害。儿童有语言或言语及学习困难或行为问题应行听力测试,因为父母或其他保健者没有认识到的轻度听力缺失也许是一个潜在的原因。听力缺失也许是:①感觉神经性的,造成因为耳蜗或听神经缺失,通常在出生时发现;②传导性的,耳道或中耳,最常见因为中耳炎流脓。婴儿期的视力损害也许出现在:因白内障对红光反射缺失;瞳孔白色反射,也许因为视网膜母细胞瘤、白内障或早产儿视网膜病变;出生后 6 周没有微笑反应;与父母之间缺少眼神对视;视觉不注意;随机的眼运动;眼震;斜视;畏光。

18. **全面发育迟缓/智力障碍** 全面发育迟缓意味着所有发育领域技能获得的延迟。通常在 2 岁之前明显,虽然一些儿童在 2 岁之后出现,如言语及语言迟缓,但如回顾其发育史可发现曾存在粗大及精细动作技能迟缓(但在时间点上还不足以需要转介),那么一个全面发育迟缓诊断,也许较特异性的语言发育迟缓更为贴切。全面发育迟缓可能与认知障碍相关联,虽然可能在若干年后才显现得更为明显。

全面发育迟缓及智力障碍的病因学是弥散的,多数医学病史常无法解释。美国神经学会、美国儿科学会及美国医学遗传协会皆发表了针对儿童患有全面发育迟缓或智力障碍相类似的指引。每个专家组介绍一个全面的医学病史,作为评估的第一步,须有 3 代家族史、畸形评估及神经学体检。假如病史或体格检查发现特别的病因学,合适的调查应该被执行用来确认这些怀疑;假如进行了详细的病史及体格检查没有病因学诊断被怀疑,那么,逐步筛查的检查应谨慎。专家组推荐的实验室检查始于高分辨率的核型及脆性 X DNA 研究。然而,当前更先进的全基因组微阵列比较基因组杂交(CGH)应该被考虑。CGH 识别染色体物质缺失及重复,较核型及有针对性的荧光原位杂交(FISH)研究更加有效率。假如病史发现周期的或循环的改变,技能缺失,或症候被间发疾病所诱发,考虑给予代谢障碍测试。头颅 MRI 观察结构的缺失,特别是儿童有运动领域迟缓的发现,小头畸形,大头或头围生长速率改变。EEG 被介绍仅在临床上怀疑有惊厥发作。

发育迟缓病因学的成功识别存在变异,受迟缓严重程度、被发现的迟缓领域、畸形特征的出现或体格检查局灶性发现所影响。一些儿童即便是经历了广泛的实验室检查,也无法发现具体的原因。一般而言,发育迟缓或智能残疾的严重性越高,越有可能发现病因。当所有病因学识别模式被考虑(病史、体格检查、影像学研究、染色体或遗传评估、代谢评估等),40%~60% 的患有发育迟缓儿童将发现有病因,当中大多数被发现原因的,功能在中~重度范围的损害或迟缓。病因学的发现也是存在跨发育领域的变异,其中运动迟缓有最高的检出率(59%),而语言迟缓的检出率最低(4%)。

19. **孤独症谱系障碍** 孤独症谱系障碍(ASD)病因学评估在儿童当中,与发育迟缓的诊断性检查方法相类似,因为智能障碍在 ASD 儿童当中是很高的。当前美国神经学会推荐的循证证据包括两个水平的评估:①水平 1 推荐包括发育筛查,针对那些没有通过发育筛查的给予进一步的发育评估、听力评估、铅筛查及同胞的监测。②水平 2 推荐包括孤独症及智能残疾的儿童给予高分辨率染色体组学及脆性 X DNA 研究。如前所言,全基因组微阵列 CGH 现在应该考虑为一线的调查。选择性代谢测试被推荐针对存在周期性呕吐、嗜睡或惊厥及语言及社交技能倒退的儿童。然而,评估 PTEN 基因突变(与 Cowden 综合征相关联)已经增加了在孤独症及大头儿童当中的显著意义,并进行肿瘤监测及家庭遗传咨询。脑电图评估是仅针对那些怀疑有临床惊厥的,或具有倒退史,以及当被要求时。EEG 在孤独症人群应行睡眠剥夺研究。针对孤独症儿童,在病因学的诊断性检查方面,没有科学研究支持头发或大便分析、过敏原测试、免疫评估,或维生素或微营养素水平的测试。针对孤独症病因遗传评估产出介于 6%~15%,但还有可能有更高的产出率,如果增加使用全基因组微阵列 CGH 技术。

20. **病因学的分层检查**　当临床工作者准备给家庭执行诊断性检查,应该记得几点:①技术不能替代临床评估。②全面的临床遗传的评估可能非常有益于病因学的评估,特别当一个儿童具有显著的畸形特征及与神经及生长关注相关联,而使用传统的技术不能被诊断。③因为病因学诊断性检查的花费可能是巨大的,执行测试的选择应很谨慎考虑,当家庭选择追求关于残疾的原因的信息,以分层的模式执行(表 24-2);寻找发育迟缓的病因学应该被提供,而非强加给父母。应该说得很清楚,即使一个病因被发现,它目前可能存在无法治疗的可能。

表 24-2　建议分层次的病因学检查

语言迟缓	全面发育迟缓	孤独症	脑瘫
病史及体格检查	病史及体格检查	病史及体格检查	病史及体格检查基于 CP 分类
听力评估	听力评估	听力评估	
遗传学评估	全基因组微阵列 CGH	全基因微阵列 CGH	相关缺失评估(视力、听力)
假如体检有指征	或高分辨率的核型(假如无全基因组微阵列 CGH)	或高分辨率染色体核型(假如无全基因组微阵列 CGH)	神经影像学(MRI 优于 CT)(假如无全基因组微阵列 CGH)
	脆性 X	脆性 X	出凝血检查(偏瘫 CP 儿童)
	FISH(假如怀疑具体的综合征及无全基因组微阵列 CGH)	铅水平假如有做鬼脸或异食癖病史	代谢及遗传检查(非典型特征儿童)
	代谢检查如有指征	FISH(假如怀疑具体综合征及无全基因组微阵列 CGH)	
	MRI(脑)	代谢检查(有倒退的病史)	

注:CGH,比较基因组杂交;CP,脑瘫;FISH,荧光原位杂交

(引自:Shevell, et al. 2003 and Moeschler, et al. 2006)

21. **结论**　正常发育意味着所有四个发育领域稳定进展,获得的技能发生在极限年龄之前达到。假如存在发育迟缓,是否影响了所有四个发育领域(全面性迟缓),或者仅仅影响了一个或更多发育领域(具体的发育延迟)。

对那些发育筛查没有通过,存在潜在发育迟缓高危儿童的神经发育评估与医学评估是对所有发育技能领域进行结构化的、综合的评估。评估包括四个基本组成部分:①完整的病

史评价发病史及已建立的风险;②完整的体格检查及神经学检查记录医学的、神经学的及畸形学的发现;③直接的四个发育领域的检查,确认病史所提供的信息和建立相当年龄及在各发育领域的 DQ 值;④医学评估试图建立一个病因学的诊断。评估应该产生一个诊断的总结,一个针对迟缓病因学的假设,以及一个为了提供合适的干预优化结果的策略。

【注意事项】

1. 注意被评估的儿童是否配合。

2. 任何一个领域技能的缺失能够影响其他领域。如听力损伤可能影响儿童的语言、社交沟通技能及行为。

3. 异常发育也许不仅仅因为神经发育问题,还因为疾病健康或儿童躯体或心理的需要没有得到满足所致。

【并发症及其处理】

对可能因参加评估而产生的心理压力,如焦虑、不安或啼哭应注意给予适当的心理疏导。

(陈文雄)

第二十五章

新生儿神经发育检查

【目的】 早期发现新生儿神经发育不良的情况,早期干预。

【适应证】 足月或早产新生儿神经发育评估。

【禁忌证】 被评估的新生儿罹患威胁生命的疾患。

【操作前准备】

(1) 评估环境:光线充足,但应避免光线(如阳光或聚光灯等)直射被评估者的脸面部;温暖适中,保证身体大部分暴露时不致着凉;安静,不致嘈杂。

(2) 评估时间:安排在两次喂奶之间进行。饥饿时易哭闹、易激惹;吃奶后易入睡,且评估过程中的操作或体位改变,又易造成溢奶可能。

(3) 评估人员:受过专业训练的评估人员如神经发育儿科或发育行为儿科医师等。

【操作方法】 健康足月新生儿,出生时即具备了正常的脑的解剖组织结构与生化代谢基础,使其具备了特有的中枢神经系统的生理功能。对新生儿进行神经发育水平的评估不仅是对胎儿期神经发育水平的总结,也是为每个被评估的新生儿建立一个神经发育水平的基线。

一、新生儿神经生理功能特点

新生儿神经生理特点主要体现在感觉及运动系统发育,尚具一定神经行为能力。

(一)感觉系统生理特点

1. **视觉** 新生儿生后即有完整视觉传导通路,但处于初级发育阶段,随机体发育不断完善。胎龄37周后的新生儿开始有眼的随光动作,40周后可对光或鲜艳红球有眼追随动作;新生儿随物体移动时眼有共轭功能,其最优视焦距为19cm,且调节能力较差,因此红球在眼前20cm左右时,新生儿才能发现目标。在此距离范围内,水平移动红球,如果头可移动,目光随之转动,实际上是一种"寻觅行为",亦是视觉定向反应。

2. **听觉** 胎龄28周早产儿,仅对噪声有眨眼和惊跳反应。足月儿对声音的反应才逐渐敏感及明确,如在声音刺激后,可终止进行中的动作或停止啼哭等行为。清醒状态下,在新生儿耳旁轻声呼唤,其头会慢慢转向发声源,寻找声源,这是声音定向反应。

3. **嗅觉与味觉** 新生儿生后即有嗅觉,表现为将新生儿抱在怀中,其可自动寻找母乳;研究发现,出生后5天的新生儿可正确地识别出自己母亲的奶与其他乳母奶的气味。同样,新生儿生后即有了味觉,表现为喂糖水时新生儿即刻出现吸吮强度和量的增加;当舌头接触苦味或酸味时,可出现皱眉、闭眼、张口等不悦动作,甚至不吸吮,不吞咽,将异味物吐出的动作。

4. **触觉** 新生儿出生后即有触觉存在,如口周的皮肤接触东西后,可出现寻觅动作(寻觅反射);触及其手心和足心时,新生儿会出现手指或脚趾屈曲动作;突然暴露于冷环境,会大哭或战栗;轻柔抚摸皮肤,会出现明显的安静或舒适感。

(二) 运动系统

新生儿生后即有自发运动,如肢体运动,髋、膝均有动作,主动伸展、屈曲,交替性动作等;上下肢均有主动与被动张力,颈肌有一定张力;从仰卧到被拉向坐位,新生儿的头可短暂竖立 1~2 秒;检查者扶持新生儿为站位时,可感觉到其下肢及躯干刹那间的直立姿势。

(三) 行为能力

新生儿出生时已具备了相应的行为能力,是其对周围环境适应能力、与人交往能力及情感变化的体现。新生儿会对面前的人脸发生反应,大多数的新生儿能对移动并说话的人脸发生注视及追随动作;连续反复接受同一声与光的刺激,新生儿能慢慢适应,反应减弱,不再眨眼、皱眉,体现了短期记忆功能。

(四) 醒觉与睡眠

完整的醒觉睡眠周期的形成,也是新生儿神经系统发育成熟的标志。胎龄 28 周前的早产儿,难以确定觉醒期,持续刺激后可睁眼,并有数秒醒觉状态。胎龄 28 周后的新生儿轻轻摇晃即可从睡眠中醒来,醒觉持续数分钟。胎龄 32 周后的新生儿已有醒觉睡眠交替,可自发睁眼,并有眼球转动。胎龄 37 周的新生儿醒来会哭,醒时延长。正常足月儿已有正常睡眠周期,一般分为六个状态:深睡、浅睡、瞌睡、安静觉醒、活动觉醒和哭。脑电图监测可完整地反映这一过程。在安静觉醒状态,新生儿对外界有较好的感受能力,能对外来刺激产生反应并学习如何适应环境。

二、新生儿神经发育评估

神经发育评估所获取的信息可帮助诊断,特别据此所作出的病因学诊断。新生儿神经发育评估包括病史、体格检查(生长发育参数评估、一般体格检查及神经学检查)和行为评估。

(一) 病史

神经发育评估的第一步是获得被评估新生儿的综合病史,包括个人史、过去史及家族史。父母常关注的问题是"刚出生不久宝宝的发育是否正常?"尤其是那些在妊娠期间、出生时或出生后可能经历过"不良事件"的新生儿,如怀孕时宫内感染的暴露、出生时窒息等。无论哪一个新生儿,皆应对可能有问题的发育领域进行评估,同时评估其他可能没有被家庭所关注的发育领域。早产人群当中,发育障碍的风险增加,包括脑瘫、智能残疾、视力及听力损害、学习障碍及多动注意力缺陷障碍(ADHD)等;且神经发育后遗症的风险随新生儿的胎龄及出生体重的减少而增加。有时,家长的主诉也许仅仅只是"冰山一角"。

1. **个人史** 包括四个方面内容:①出生史:包括胎次、产次、分娩方式、出生时间、出生时体重、胎龄、有无窒息史(Apgar 评分)、惊厥、出血及治疗情况;②喂养史:开奶时间、喂养方式、方法、数量、乳品种类;③生长发育史:询问患儿体重、身高、头围、胸围及睡眠等情况;④预防接种史:卡介苗和乙肝疫苗接种情况。

2. **过去史** ①胎儿期情况:询问母亲妊娠史、妊娠时并发症(出血、高血压、糖尿病等),宫内感染暴露(水痘、带状疱疹、弓形虫及巨细胞病毒等),以及有害物质暴露(酒精、烟草、药物滥用及特异性处方药等)等情况;②出生后患病及治疗情况。

3. **家族史** ①父母年龄、职业、文化程度、种族、有无亲属关系、健康情况、患病情况、有害物质接触史;②母亲每个胎次情况,有无流产、死胎、死产、生后死亡等情况;③被评估者的同胞及近亲健康与患病情况;④家族成员遗传病史、先天性疾病史、过敏性疾病史及地方病史等。

（二）体格检查

体格检查包括生长发育参数评估、一般体格检查、神经学检查。

1. **生长发育参数评估** 体检时测量头围、胸围、身高及体重，并且记录出生时的相关生长参数。

2. **一般体格检查** 一般体格检查包括关注可能存在的畸形特征：脸、肢体、身体比例，头颅、心脏、生殖器；注意中线缺失可能，包括腭裂（或黏膜下层的裂）、心脏异常、泌尿生殖器异常等。关注视功能及听力异常情况。

3. **神经学检查** 新生儿神经学检查内容包括一般状况、肌张力、反射（原始反射及其他反射）以及脑神经检查，其核心是肌张力的评估。肌张力的不同可以表现为不同胎龄新生儿的姿势、运动形式的不同，从而可以评价神经发育的成熟程度，也可由此判断胎龄。

（三）一般状况

1. **反应性** 新生儿对外界事物反应的机敏程度，不但是意识状态的表现，更体现了神经系统发育成熟的水平。正常的足月新生儿已具备了对声、光的反应能力，觉醒状态下，有定向力，可以注视人脸，进行简单的交流，有母子间的和谐与融洽。从早产向足月的过渡，反应的机敏性也在增加。如前所述，胎龄28周的早产儿，在轻微的晃动下，可从睡眠状态转为清醒，自发的反应机敏状态仅能维持短暂的数分钟；胎龄32周的早产儿，已有睡眠醒觉交替现象，不需要刺激眼睛就能睁开并有眼球的转动动作；胎龄37周的新生儿开始有觉醒哭叫，反应的机敏性也增加。对新生儿进行神经学检查时，若发现其反应机敏性降低，首先应注意是否处于正常清醒状态，有无饥饿、环境温度、全身疾病等因素的干扰；存在围产期的脑损伤时，存在机敏性减低或有兴奋、易激惹现象。存在不同程度脑发育异常时，反应机敏程度也会落后于其实际的胎龄。

2. **姿势** 检查姿势及运动时，开始检查时不必立即触摸小儿身体，观察小儿安静及运动时的姿势，尤应注意左右是否对称，如姿势左右不对称，要注意是否有偏瘫、肱骨骨折或臂丛神经损伤。新生儿阶段以屈肌张力为主，故睡眠或安静状态下，新生儿在仰卧位时，上下肢以微微弯曲的姿势为多，两大腿轻度外展，双手轻度握拳，拇指在其他手指之外，可有自发的张开及握拳动作，如握拳很紧，拇指压在其他四指之内而且不能自发张开，属于异常。仰卧时，颈部能贴近台面，其间无缝隙，如颈部与台面有三角形缝隙，说明颈伸肌张力增高。早产儿枕部相对较大，颈部与床面之间可形成一个空隙，不属于异常；仰卧位时如双肘关节屈曲，双手位于头的两侧，手背贴近台面，手掌朝上，双下肢屈曲，过度外展，大腿外侧、髋、膝、踝关节接触台面，整个姿势像一只"腹部朝天的青蛙"，则是新生儿肌张力低下的异常姿势。正常新生儿俯卧位时，头歪向一侧，屈髋，膝关节屈曲在腹下，盆骨高抬。如有"角弓反张"的姿势属异常，但面先露的小儿头常常后仰，如肌张力正常，不要误认为是"角弓反张"。臀位分娩的新生儿两下肢可呈伸直位。

3. **运动** 包括自发运动及被动运动。自发运动指没有给予外界刺激时所出现的运动，如抖动、抽动、震颤等。新生儿清醒时可有自发性的双手张开，肢体伸展、屈曲性交替动作，这些动作是连贯的、柔和的，又是有力的，双侧肢体运动基本对称。双侧运动不对称，应注意是否有锁骨骨折、臂丛神经损伤等。被动运动指给予外界刺激时所出现的运动，如拥抱反射，惊吓反射时所表现出来的动作。患有严重疾病时，新生儿自发运动会减少；在早产儿，肌张力偏低，韧带偏松弛，会表现出肘、髋、膝等大关节大角度的活动，自发运动频率反而减少。

然而,当有声响刺激时,会引发肢体的快速颤抖动作,以上肢最为明显,这是神经性泛化的表现,属正常生理现象。胎龄越小,这些表现越明显,随着胎龄增加,表现与足月儿逐渐接近。

4. **哭声**　新生儿娩出后,经清理呼吸道,即可自然啼哭,由此肺膨胀,肺循环建立,以后在饥饿、尿或粪污染尿布等不适时,新生儿会啼哭,是表示意愿最原始的方法。正常足月新生儿哭声响亮、有调,改变了不适状态后,哭声则止。新生儿在很多疾病状态会表现出哭的异常,如严重脑损伤颅内压增高时,哭声高尖、无调;当疾病致全身不适时,患儿可表现出哭闹不安,用通常方法难以安慰,失去正常啼哭的规律性;然而,严重疾病时的新生儿表现为不哭少动,更需引起注意。

5. **头颅**　须注意头颅大小与形状有无异常。新生儿颅缝尚未完全闭合,可塑性强,使胎儿能顺利地通过产道,因此颅形与分娩过程有很大的关系。胎儿先露部位挤压时间过长,生后可表现出头顶部软组织肿胀、膨隆,头的上下径增加,称为"先锋头"或"产瘤"。分娩过程中宫缩频繁,胎头不断下降,经产道时受挤压,会造成头颅血肿,在顶结处隆起。有头颅血肿的新生儿头部可表现为囊肿样的肿块,通常需 2~3 个月内消散。新生儿的冠状缝和矢状缝宽窄不一,需要注意其动态变化,如短时间内明显增宽,应警惕脑积水出现。小儿刚出生时可能由于通过产道时头颅受压,引起颅骨重叠而不易触到颅缝。1~2 天后则可触到。严重脱水或体重不增的新生儿,有时骨缝可重叠。出生时如骨缝过宽往往不是由于围产期急性颅压高所致,多为出生前慢性疾病所引起,如脑积水、骨化异常等。生后即发现有颅骨软化现象,应排除先天性佝偻病可能。足月新生儿头围是 32~34cm,头围过大或过小,都需尽可能地寻找病因。小头时应注意妊娠中期以前是否有过宫内感染或其他高危因素等。头围过大时,需通过影像学检查,鉴别诊断脑积水或其他畸形可能;有时通过询问病史可以发现,这些小儿常在母亲妊娠中期以后的产科超声检查时已发现双顶径较正常宽。判断前囟的紧张程度对判断是否存在颅内压增高具重要价值。前囟轻度紧张与检查者经验有关,甚至含主观性;饱满指囟门与周缘骨组织间的界限消失;前囟膨隆易于辨认。这些现象提示颅内压增高。但须注意,有些小儿在剧烈哭闹时前囟是膨隆的,安静恢复平坦状态,不属异常。若在睡眠时出现前囟膨隆,属异常。很多新生儿出生时后囟已处于闭合状态,因此,后囟一般无疾病诊断价值。前囟直径通常为 2~4cm,后囟一般只能容纳指尖。有时在前后囟之间可触到第三囟门。

6. **皮肤与脊柱**　与神经疾病相关的皮肤改变主要是色素沉着或减退,常与外胚层的发育有关,如牛奶咖啡斑或色素脱失斑;这类皮肤改变有时在新生儿期不明显,在婴儿期逐渐转变为皮肤色素异常。有些皮肤综合征如色素失禁症病例在色素异常出现前可表现为小疱疹,内为浆液性物质,易误诊为脓疱病。对快速进展的皮肤血管瘤,需注意存在其他内脏和脑内血管增生性疾病。对新生儿进行脊柱检查时,观察其自然的躯体伸展是否协调,然后引出屈体侧弯反射。另外,应注意脊柱部位皮肤有无陷窝、肿物、色素痣、毛发等,注意除外脊柱裂、脊膜膨出等。

(四) 肌张力

肌张力是肌肉对牵张力所产生的阻抗,表现为相关的一组肌群短暂、有力的收缩。肌张力的高低与胎龄有关,早产儿肌张力低于足月儿,胎龄越小,肌张力越低,这属正常现象。疾病状态对肌张力有不同程度的影响。近年来我国广泛采用的新生儿 20 项神经行为评分法(neonatal behavioral neurological assessment,NBNA)中所定的评分标准,是针对足月新生儿被动肌张力与主动肌张力的评价标准,是针对肌张力减低而言。

1. **被动肌张力** 是机体在被动运动时所产生的抵抗动作,可以通过伸屈肢体引发的被动性动作观察被动肌张力。检查下肢肌张力时可握住膝关节及踝关节之间,摇晃下肢,观察足的活动,如踝关节活动范围很小,足很少摆动,说明肌张力偏高,如踝关节活动范围很大,足很易摆动,说明肌张力偏低。检查上肢肌张力时可握住肘部及腕关节之间,摇动上肢,观察手的活动范围。

(1)围巾征:使新生儿的颈部与头部保持正中位,将新生儿的手拉向对侧肩部,正常时肘部不过或刚到中线,如越过中线是上肢肌张力低下的表现。如手向对侧拉时阻力大,是肌张力高的表现。

(2)前臂弹回:在新生儿双上肢呈屈曲状态时,如检查者拉直小儿上肢,松手后,可见上肢即刻弹回到原有的屈曲位,一般在 3 秒内出现弹回动作。胎龄 36 周以后的新生儿使其两上肢完全伸直以后可缩成屈曲位。若伸直其肢体时阻力很大,而且缩回运动亢进者,提示肌张力增高;肌张力低下的表现是拉直肢体的阻力变小,弹回慢或无弹回动作。被动运动毫无阻力,见于脑的严重抑制状态、脊髓损伤或运动单位疾病等。早产儿表现为肢体容易被拉直,且弹回动作缓慢。如拉直上肢阻力过大,弹回速度极快,且牵拉前后肢体过度屈曲,提示肌张力增高。

(3)下肢弹回:在新生儿髋关节处屈曲位时进行。检查者拉住新生儿小腿,使之尽量伸直,正常的新生儿在检查者松手后下肢很快恢复原有屈曲位。32 周以后的新生儿使其两下肢完全被动伸直以后,可以缩回呈屈曲位。

(4)腘窝角:新生儿平卧位,检查者使小儿下肢呈膝胸位,固定膝关节在腹部两侧,然后抬起小腿,观察腘窝角度,正常新生儿 ≤ 90°。腘窝角过大,提示肌张力低下。腘窝角过小,安静状态下大腿与腹壁贴近,拉开阻力大,是肌张力增高的表现。

2. **主动肌张力** 是新生儿在被检查时克服地心引力而产生的肌肉张力,是主动性动作。

(1)牵拉反应:小儿仰卧位,检查者抓住小儿两手,慢慢将小儿拉起,这时头部也随着离开床面,只稍稍落后于躯干。当小儿被拉成坐位时,头部能保持短暂的竖直位,随后向前垂下,这个过程属于正常表现。若牵拉时头极度后垂,拉成直立位时头仍向后垂,不能维持短暂的竖立位,属异常。肌张力低下的新生儿,仅能拉起部分身体或完全拉起。肌张力高的新生儿双手拉住检查者的手指,带起全身持续的时间延长。

(2)支持反应:检查者拇指与其余四指分开,放在新生儿双侧腋下,扶住胸部,支持小儿呈直立姿势,在主动肌张力的支撑作用下新生儿的头部、躯干、下肢可呈现直立位。直立短暂或不能直立为异常。同样,下肢及躯干肌张力高的新生儿直立时间会延长,检查者也会感觉到小儿下肢过于有力。

(3)直立位举起试验:检查者双手置于新生儿腋下,将小儿托起呈直立位,然后向上举起,能感觉到小儿上臂近端肌肉有足够力量与检查者的手相互作用,以致小儿不会从检查者两手中间滑脱,小儿头部短暂处于中线位,膝、踝关节为屈曲位。如将小儿举起时,有小儿欲从检查者双手间滑脱的感觉,说明其张力低下,下肢、足也会有相应的自然下垂表现。

(4)水平托起试验:检查者拇指与其余四指分开,双手拇指放置于小儿背部,其他四指固定住小儿胸部(不支持头部和下肢),慢慢将小儿面朝下、背朝上托起,可见新生儿头处中位,有短暂的头在水平位直立的动作,背部直,肘、髋、膝、踝屈曲,并有抵抗性动作。严重肌张力低下时,不能克服地心引力产生抵抗性动作,自主运动减少,头及四肢均下垂,背部向下极度弯垂(凸面朝上),摇晃身体时,下垂的四肢也随之摇摆。肌张力低下时,关节被动活动范围增大,肌张力增高时关节被动活动范围减小。

(五) 反射

新生儿存在多项原始反射,是出生后即有的,在一定的刺激下某一组神经通路发生反应。在疾病状态下,原始反射减弱或消失。正常情况下,原始反射一般持续3~6个月后自然消失,取而代之的是小儿对不同刺激更加准确的姿势反应;反之,如果原始反射长久持续存在,是神经系统异常的表现。常检查的原始反射如下:

1. **吸吮反射** 将乳头放入新生儿口中,甚至上下唇间,即可引出唇及舌的吸吮动作,而且吸吮动作有一定的强度、节律。当乳汁或水进入口中时,伴随协调的吞咽动作。早产儿的吸吮动作相对较弱,动作持续时间短。存在严重疾病如严重缺氧、感染等时,吸吮减弱或消失。多组神经的协调活动,形成反射弧,才出现了新生儿的吸吮反射,影响到此反射弧的神经损伤,包括对三叉神经感觉支的传入过程,面神经、迷走神经、舌下神经的传出过程的损伤可影响吸吮反射。也可见到神经系统发育或调节异常的小儿,哺乳时仅有上下颌压挤乳头的动作,或无协调性的吞咽,这些均为非正常的吸吮反射。吸吮反射在4个月内左右消失,之后由主动的动作代替了原始的吸吮反射。

2. **觅食反射** 也称寻觅反射(详见新生儿神经生理特点部分)。在早产儿此反应相对迟钝。

3. **拥抱反射** 又称"Moro"反射。在新生儿仰卧、头处正中位时,检查者拉住小儿双手并向上提拉,当颈部离开检查台面约2~3cm时,即10°~15°,检查者突然松开小儿双手,恢复仰卧位,可见小儿的双上肢向两侧伸展,手张开,然后上肢屈曲内收。这一动作过程似"拥抱",有时伴啼哭,躯干和下肢有伸直动作。拥抱反射是位置突然变动引发的上肢反应,如无反应或动作不完全,应视为异常。肌张力增高或减低时都会对反射有不同程度的影响。拥抱反射在3个月内最明显,4~5个月后逐渐消失,6个月时不应再出现此动作。

4. **握持反射** 新生儿仰卧位,检查者的手指从尺侧伸入小儿掌心,可感觉到新生儿手的抓握动作,是新生儿的握持反射。不能抓握或抓握力弱为异常。严重脑损伤肌张力异常增高时握持反射过强。此反射在3个月后,逐渐由主动的抓物体动作替代。

5. **踏步反射** 踏步反射指新生儿躯干处于直立位时,使其足底接触检查台面,即可引出自动迈步动作,如扶小儿顺其方向移动,可见双足迈出数步。检查时还可观察新生儿放置时的反应,需用一手托住新生儿一侧下肢,使另一下肢自然垂下,并使足背接触检查台边缘,即见足尖上翘,随即向前伸展,似要迈上检查台。以上两种检查方法有同等意义。正常小儿的踏步反射5~6周后消失,如3个月后仍存在属异常。

6. **屈体侧弯反射** 当新生儿俯卧位时,检查者用手指在其一侧脊柱旁轻轻划动,引起躯干向同侧侧弯。正常时双侧运动幅度对称。出生3个月反射即消失,严重脑损伤小儿此反射持续不消失。

7. **颈强直性反射** 新生儿安静、仰卧时,检查者突然将其头转向一侧,可见与头转向相同的一侧上下肢伸直,对侧上下肢屈曲。正常小儿此反射2~3个月消失,脑瘫小儿常反射增强,持续不消失。

8. **交叉伸腿反射** 检查时小儿仰卧位,握住小儿一侧膝部使下肢伸直,按压或敲打此侧足底,此时可见到另一侧下肢屈曲、内收,然后伸直,似乎要推开这个刺激。新生儿时期可引出,1个月以后消失,检查时注意两侧动作是否对称。

不同胎龄的神经反射见表25-1。

表 25-1　不同胎龄的神经反射

反射项目	30~32 周	33~34 周	35~36 周	37~38 周	39~40 周
觅食反射	无或弱	需扶头强化	有	有	有
拥抱反射	无或弱	伸臂外展	稳定伸臂外展	屈臂内收	屈臂内收
交叉伸腿反射	无	无或屈腿	屈腿	屈伸	屈伸内收

9. **腱反射**　新生儿最易引出的腱反射是膝腱反射。新生儿出生后第 1 天有时不能引出膝腱反射，不属于异常，以后则经常可以引出。检查时应使小儿面部置于中线位，否则可能因为颈强直性反射的影响而出现左右不对称，头面的一侧反射亢进，而枕部的一侧反射抑制；检查时一手扶小儿下肢使膝关节呈半屈位，用另一只手的示指或中指叩打肌腱即可引出。肱二头肌、三头肌及跟腱反射不易引出。腱反射消失通常揭示运动单位功能障碍，但不能排除脑部疾患的可能。

10. **浅反射**　新生儿时角膜反射很难检查。腹壁反射也不明显，随着锥体束的发育逐渐可以引出。男婴的提睾反射在新生儿期也引不出来。

（六）脑神经

因新生儿阶段的发育特点，对新生儿颅神经检查的许多项目需要在观察其动作及表现规律中进行判断，常常视个体状况选择部分项目，或多次检查完成。

1. **嗅神经**　很少做此项检查除非必需。对母亲患糖尿病的新生儿，则可能需做此项检查。因这种小儿患先天嗅球缺陷的机会较无糖尿病的母亲娩出的小儿要多。检查时可用香精、橘子皮等物品放在小儿鼻孔旁，如出现表情、呼吸节律、头部运动等改变，且有重复性，即可确定有嗅觉。禁用带有强烈刺激气味的物品作为检查用具。

2. **视神经**　详见新生儿神经生理特点中新生儿视觉功能的内容，检查者可通过所述方法观察新生儿视神经功能，待其自动睁眼时，注意是否存在共同偏视，有无眼球震颤等。如强行扒开眼睑则适得其反，更不能用强光刺激。

3. **动眼、滑车、展神经**　新生儿的眼球运动，可通过观察其自发的眼球水平向运动，或通过红球、人脸诱发新生儿眼的注视、追随动作进行评价。胎龄 31 周的早产儿，已开始有瞳孔的对光反射，但为新生儿做瞳孔反射检查相对困难，因其遇强光刺激会自发保护性闭眼。因此，最好两人协同操作，一人用两手各持一个消毒棉签，轻轻分开新生儿上下眼睑，另一人持手电筒，按照瞳孔检查的要求，使光线快速从眼前闪过，并观察瞳孔反射，得出结论。新生儿时期通过检查"娃娃眼运动"观察眼球运动。检查时轻轻将小儿头部左右侧旋转，这时眼球不随头部转动，给人的印象是眼球向头的相反方向运动。正常情况下在出生后 2 周内可见，当注视出现时此反应消失。

4. **三叉神经**　新生儿很少作此项检查。轻触新生儿口周和面部皮肤，如引起口角运动，则估计三叉神经感觉支没有大的障碍，免用针刺法做痛觉检查。

5. **面神经**　注意新生儿吸吮、啼哭、打哈欠等动作时双侧面部运动、鼻唇沟是否对称，以了解面神经功能。先天性双侧面神经麻痹（Mobius 综合征）表现为面部表情减少，此综合征常合并Ⅲ、Ⅵ、Ⅶ等脑神经麻痹。

6. **位听神经**　详见新生儿神经生理特点中新生儿听觉功能的内容。如新生儿对铃声或亲人的呼唤声有反应，特别是有声的定向反应，说明新生儿的听觉功能存在。

7. **舌咽、迷走、舌下神经**　通过观察软腭、舌的运动及吞咽、啼哭动作，可以得知此组脑神经功能。

8. **副神经** 观察新生儿自发的双向转头时的颈部动作是否对称，或检查者将其头先后转向两侧时，观察颈部动作。

三、行为评估

行为评估通常是神经发育评估过程中的一个具有挑战性的组成部分，新生儿的行为评估更是如此。美国 Brazelton 开发了新生儿行为评估量表(neonatal behavioral assessment scale, NBAS)，阐述了新生儿行为的早期评估方法，补充及丰富了以肌张力和反射为基础的新生儿的神经学评估。该方法使用跟踪新生儿睡眠、瞌睡、清醒觉醒及哭的状态，共 47 项评估，包括 20 项神经反射行为，27 项独特刺激的行为反应，以及常见的照看常规，如拥抱、安慰及视觉与听觉的刺激。NBAS 的目的在于评估新生儿的能力，以便从环境中启动支持，对外界过多的刺激调节或终止他(她)的反应，以及依靠自己应付有益的或不幸的环境。项目的评估主要针对以下方面：①意识状态的组织；②干扰事件的习惯反应；③关注及处理简单及复杂环境刺激；④当关注这些刺激时，肌张力及活动的控制；⑤为了自我防卫及社交执行的运动行为的整合。

基于 NBAS 及法国 Amiel-Tison 神经运动测定方法，北京协和医院鲍秀兰教授开发了我国近年来广泛采用的新生儿神经行为评分法(NBNA)，包括 20 项评估项目，涵盖五个方面的内容：行为能力(6 项)、被动肌张力(4 项)、主动肌张力(4 项)、原始反射(3 项)和一般评估(3 项)。每项评分分三个分度，即 0 分、1 分和 2 分，满分为 40 分，35 分为异常。NBNA 方法只适用于足月新生儿，早产儿需要等胎龄满 40 周后测查。行为能力的评估项目旨在检查新生儿对外界环境和外界刺激的适应能力，包括对光习惯的形成、对咯咯声的习惯形成、非生物性听定向反应、生物性视听定向反应(对说话人的脸反应)、非生物视定向能力(对红球的反应)及安慰情况。

Als 等开发了一套复杂的评估技术用来评估在各年龄段的早产儿及高危足月新生儿的行为组织的质量。早产婴儿行为评估(APIB)，以及它的相关的临床观察方法称为"新生儿个体发育照看及评估计划(NIDCAP)，它是 NBAS 的延伸，为更不成熟的婴儿，提供了一个广泛的行为功能范围的评估方法。

四、结论

对足月或早产儿的神经发育评估，尤其对存在潜在神经发育不良的高危新生儿的神经发育评估包括三个基本组成部分：①综合的病史评估；②完整的生长发育参数评估、一般体格检查、神经学检查及行为学评估，医师要记录医学的、神经学的、行为学的及畸形学的发现；③医学评估试图建立一个病因学诊断。评估应该产生一个诊断的总结，一个针对神经发育不良病因学的假设，以及一个为了提供合适的干预优化结果的策略。

【注意事项】

1. 评估时先洗手，准备好所需器具，态度和蔼，动作需轻柔、快捷。
2. 注意被评估的新生儿是否配合，暴露的时间不宜过长。
3. 新生儿的自然状态较多；神经发育评估应包括睡眠和清醒状态情况；有些患儿有时不可能对其进行过多的评估检查，故有时甚至需分段进行评估。
4. 新生儿的很多表现均与神经系统发育水平相关，故检查时应结合胎龄大小进行评估。

【并发症及其处理】

1. 对可能因参加评估而造成的不安或啼哭应注意给予必要的安慰。

2. 对一些被评估者,尤其是患儿,如评估耐受性差,应提前终止,分段评估。

(陈文雄)

第二十六章

心 理 测 试

一、概述

【目的】 总体而言,心理测试就是通过标准化的测验方法,在质或量上评价个体的各种心理过程和个性心理特征,是依据确定的原则进行推论和数量化分析的一种科学手段,以便比较个体的差异、确定所处的水平或状态。具体所涉及的领域、方法和目标各异。总之,心理测验在发育行为儿科中主要用于评价与发育相关的心理行为问题。

1. 筛查性测验可简便、快速地估计儿童的大体心理状况,及早发现可疑和异常的儿童或识别发生心理问题的高危儿童,以便进一步评估并及时提供早期干预。

2. 诊断性评估可帮助明确个体的心理状态水平、正常还是异常、疾病的性质和严重程度,以及可能的病因和判断预后。

3. 判断儿童的特定性技能水平、相关的优势和弱点,为教育提供依据。

4. 判断儿童在疾病前后心理状态的改变程度,评价疾病对心理能力的损害、病程进展。

5. 评价教育干预、特殊训练和医学治疗的效果。

【适应范围】

正常人群;各种心理疾病及可能涉及心理改变的躯体疾病,疾病诊断和鉴别诊断;干预和治疗效果、病情进展和预后评估。

【操作前准备】

进行心理测验前要考虑以下原则和条件:

1. **标准化原则** 测量应采用公认的标准化的工具,施测方法要严格根据测验指导手册的规定进行。

2. **客观性原则** 采取科学的客观方法进行评估,严格按照量表设计的指导语、标准测试程序和方法、结果的计算和分析方法进行评估。解释测验结果要符合受试者的实际情况,评价应结合受试者的生活经历、家庭、社会环境及通过会谈、观察获得的其他资料全面参考。

3. **审慎的原则** 对进行评估和结果使用都要慎重。心理评估方法都有一定的信度和效度,并非百分之百正确。测验结果也受一定的主观因素和偶然因素影响。切忌用一个测量的结果对幼儿作出诊断性结论,应结合全面的信息采集进行判断。

4. **和谐关系原则** 与受试者建立良好的协调关系是成功评估的基本条件。

5. **评估者资质** 具备相应的心理测验专业资格,如持有专业学会或行业内有权威机构颁发的资格证书。

6. **选择心理测验的原则** ①符合评估的目的;②常模样本符合受试条件;③标准化程度高;④引进国外测验需经修订和标准化;⑤选择有使用经验的测验工具。

7. **发展性原则** 儿童是发展性个体,从不成熟向成熟发展,评估结果不是一成不变。

8. **综合性原则**　对儿童发展状态的判断要进行全面的评估,涉及智能、情感、社会性、气质等方面,不能单凭某一种评估就给儿童下诊断。

9. **保密原则**　测验的内容、答案及记分方法只有此项工作的有关人员才能够掌握,不允许随意扩散,对受试者测验的结果保密。

【操作方法】

1. **测验类型**　心理测验种类繁多,可按以下几种方式划分:

(1) 以数据来源分类:信息提供者可为家长或其他养育者、儿童、教师、其他知情人。参与方式根据同时测试时被测对象的数量分为个体测验和团体测验。

(2) 以数据形式分类:分为定性、定量或两者结合。定性的数据,如精神检查发现有刻板行为、焦虑症状,结果提供如正常、异常、抑郁状态的报告。定量的数据,如问卷评估中的频度、正确率、反应时间,结果提供分数,如智力测验的 IQ 分。

(3) 以测试形式分类:观察法、访谈法、问卷法、工具法和其他方式的测验任务。

1) 观察法:是指在一定时间范围内记录被观察对象的行为表现,如记录某一儿童在睡眠、饮食、游戏、完成学习任务等方面的行为过程及特点。分为自然观察法和实验观察法。

在最初研究儿童行为的规律时,自然观察法是一种很重要的非结构化方法,通过记录儿童在家庭、幼儿园、学校或公园等公共场合中的行为方式,寻找行为的规律。例如,1938 年 Gesell 利用摄影记录上千名婴幼儿的日常生活,通过对行为的观察分析,建立了评价婴幼儿行为发育的方法,即《Gesell 发育量表》。

实验观察法是结构化的方法,在预先设定好的场景中或实验室中,给儿童呈现设计好的任务或刺激,观察儿童的反应。很多儿童认知和情绪的研究就是采用实验观察的方法,如对幼儿依恋的研究。观察法的优点是真实,但所用的时间较长,而且在某个场所中观察到的表现也不能反映该儿童在其他情景中的表现,在实验室中的观察结果可能并不是现实中的表现。

观察法也常与报告法联合起来使用。Thomas 和 Chess 对儿童气质的研究,最初的研究主要采用面谈和自然观察的方法,当提出了系统的儿童气质理论并发展出气质问卷以后,在儿童气质的临床评价中则主要以面谈和问卷检查为主。

2) 访谈法:是指访谈者与受访者进行面对面、有目的的交谈来了解情况、收集信息。

3) 问卷法:包含筛查性问卷测试和结构化的访谈。

4) 仪器测试:设计心理实验任务,通过仪器采集与心理活动相关的生理指标,如采集心率、脑电波、事件相关电位、功能性磁共振。

(4) 按测验内容分类:涉及整个心理过程,概括起来主要分为能力测验、情绪测验和个性测验,包含认知、情绪、社会性行为、能力、个性。认知测验中包含感知觉、注意、智力、语言和言语等。随着脑神经认知科学的发展,现在常将为探究脑与行为关系而设计的认知测验称为神经心理测验。

(5) 按测试对结果判断的意义分类:分为筛查性测验和诊断性测验。

1) 筛查性测验:是简化的标准化评估方法,使用简便、易行,可以快速评估儿童的发育或心理状态,用来发现可疑有精神问题的儿童。筛查性评估的方法应具备操作简单、省时、省力、经济、有效的特点。筛查只能大致了解是否正常或可疑异常,不能得出幼儿发育是否异常的结论,不能作出疾病诊断。筛查结果不合格或可疑,应作进一步的诊断性评定。对可疑有问题的病例,应做进一步的诊断性检查。在时间和费用有限、不能做完整的访谈和诊断性检查时可采用。

2) 诊断性测验:诊断性测验是在很大程度上以此为依据进行发育或精神状态诊断、功能判断的检验方法,测验结果能对判断个体状态的性质、疾病分型、病因、严重程度、功能水平等具有较高的价值。需要一对一地面对面进行测验,并给出详细的结果报告。例如,韦氏学龄儿童智力测验是诊断智力水平的重要依据,给出以分值表示的智商。

二、心理测量学的基本概念和指标

科学的心理测验需要标准化,而标准化测验的技术指标有常模、信度和效度。

(一)标准化

心理测验的标准化是一个系统化、科学化、规范化的施测和评定过程,是全过程的标准化。具体体现在运用标准化的测验材料、统一指导语、统一时限、统一评分和建立常模等方面。

(二)常模

是某种心理测验在标准化样本中测验情况,作为可比较的标准。常模的形式有均数、标准分(如 Z 分、离差智商、T 分)、百分位、划界分等。

(三)信度

指测验结果的一致性、稳定性及可靠性。

1. 内部一致性 表示测验信度的高低,信度系数愈高即表示该测验的结果愈一致、稳定与可靠。内部一致性常包含分半信度和同质性信度。分半信度指一项调查中,调查问卷的两半题目的调查结果的变异程度,是通过将测验分成两半,计算这两半测验之间的相关性而获得的信度系数。同质性信度是指测验内部的各题目在多大程度上考察了同一内容,用库德 - 理查逊公式或克伦巴赫 α 系数计算。对于一些复杂的、异质的心理学变量,常采用数个相对异质的分测验。

2. 重测信度 是对同一组被调查人员采用相同的调查问卷,在不同的时间点先后调查两次,两次调查结果之间的差异程度。

3. 评分者信度 是指不同评分者对同样对象进行评定时的一致性。最简单的估计方法就是随机抽取若干份答卷,由两个独立的评分者打分,再求每份答卷两个评判分数的相关系数,计算方法可以用积差相关方法或斯皮尔曼等级相关方法。

(四)效度

指测量结果的有效性和正确性。测量结果与要考察的内容越吻合,则效度越高;反之,则效度越低。

1. 内容效度 指测验题目对有关内容或行为取样的适用性,从而确定测验是否是所欲测量的行为领域的代表性取样。内容效度的评估方法有专家判断法,统计分析法(评分者信度、复本信度、分半信度和重测信度)和经验推测法。由够资格的判断者(专家)详尽地、系统地对测验作评价是内容效度的重要方法。

2. 构想效度 指测验能够测量到理论上的构想或特质的程度,即测验的结果是否能证实或解释某一理论的假设、术语或构想,解释的程度如何。评估方法有对测验本身的分析(用内容效度来验证)、相容效度(与已成熟的相同测验间的比较)、区分效度(与近似或应区分测验间的比较)、因素分析法。

3. 效标效度 衡量测验有效性的参照标准。常用的效标评估方法有相关法、区分法、命中率法、预期表法、实验法和观察法。一个新测验与先前有效的测验的相关经常作为效度检验的证据。

（五）敏感度和特异度

敏感度即真阳性率，即实际患病又被诊断标准正确的诊断出来的百分比。它反映筛检实验发现异常的能力。

特异度即真阴性率，即实际无病按该诊断标准被正确地判为无病的百分比。它反映筛检实验确定正常的能力。

（六）阳性预测值和阴性预测值

阳性预测值指筛检实验阳性者不患目标疾病的可能性。阴性预测值指筛检实验阴性者患目标疾病的可能性。

三、测验内容

（一）发育和智能测验

1905年比奈和西蒙发表了世界上第一个儿童智力量表，奠定了儿童心理测量的基石。目前临床中常用的婴幼儿发育测验和儿童智能测验的方法有：Brazelton 新生儿行为评估量表，Gesell 发育量表，Bayley 婴儿发育量表，Wechsler 学前及初学儿童智能测验量表，Wechsler 儿童智力测验（第4版），Standford-Binet 能力量表，Mccarthy 儿童能力量表等。

适合聋儿的智力测验有格雷费斯儿童精神发育测验、希内学习能力评估，该两种测验为中国残疾康复协会推荐作为聋儿的能力测验。

1. Brazelton 新生儿行为评估量表（Brazelton neonatal behavioral assessment scale）是目前适于年龄最小的婴儿使用的神经-行为量表，适用于从出生至2月龄。涉及六个方面：习惯化、朝向反应、动作控制、状态范围、自主性调控和反射。也可通过此量表观察照养人对婴儿的反映和亲子互动。

2. Gesell 发育量表（Gesell developmental scale） 全量表包括动作能、应物能、言语能、应人能四个能区，适用于4周~42月龄的儿童。此量表把婴幼儿在各关键年龄段新出现的行为作为检查项目和诊断标准，测得的成熟龄与实际生理年龄相比算出比值，结果发育年龄和发育商（DQ）为指标。1次测验约需耗时60分钟左右。

运动能又分为粗大动作和细动作。粗大动作如姿态的反应、头的平衡、坐、立、爬、走的能力，精细动作如手指的抓握。

应物能指的是对外界刺激物的分析综合以顺应新情境的能力，如对物体和环境的精细感觉，解决实际问题时协调运动器官的能力，对外界不同情景建立新的调节能力。

言语能可为儿童中枢神经系统的发育提供线索，言语是在环境中从别人那里学得并受到强化的，和动作能、应物能一样，也有其一定的发展程序。

应人能是婴幼儿对现实社会文化的个人反应，具体包括周围人们的交往能力和生活自理能力等，因环境不同而有很大的变化。

发育商数 DQ 在75以下，表明有发育的落后，每一个方面的发育商数都有重要的诊断意义。应注意疾病、疲倦、恐惧、不安感、忧虑、视觉和听觉缺陷、动作障碍、气质特征、言语困难等对测试的影响。

3. 贝莉婴儿发育量表（Bayley scales of infant development，BSID） 最初由心理学家 Nancy Bayley 发展，目前已经更新到第3版（BSID-Ⅲ），是临床主要的婴儿发育诊断性测验，

2~30 个月包括运动(精细动作和粗动作)、语言(接受性和表达性)、认知发展几个方面。该测验经常与社会情绪和适应性行为问卷一起进行。

4. 韦克斯勒儿童智力量表(Wechsler intelligence scale for children, WISC) Wechsler 智力量表是国际上应用最广泛的智力测验量表,包括成人(16 岁以上)、儿童(6~16 岁)和学龄前期(4~6 岁)三个年龄阶段的版本。韦克斯勒儿童智力量表(WISC)首次出版于 1949 年,20 世纪 70 年代出版了修订版,即 WISC-R,适合 6~16 岁的儿童,在我国 20 世纪 80 年代被引进并使用了多年。WISC 每隔 10 年左右重新修订一次,WISC 第 4 版正式引进中国。2014 年底 WISC 第 5 版(WISC-Ⅴ)发行,被认为是有史以来最有力的能力测验,新的分测验、指标和计分,能更好地为临床工作者、家长和教育工作者提供信息。但 WISC-R 在一些经济文化不发达地区经过标准化后仍有一定的使用价值。

WISC-R 包含言语量表和操作量表两大部分,分别有六个分测验,共有 12 个分测验。言语量表由常识、类同、算数、词汇、理解和背数六个分测验组成,操作量表由填图、排列、积木、拼图、译码和迷津六个分测验组成。WISC-R 首次在儿童测验中采用了离差智商。

WISC-Ⅳ已经在世界范围广泛使用,包含 15 个分测验,类同、数字广度、图片概念、编码、词汇、字母 - 数字序列、推理、理解、符号搜索、图片填充、划消、信息、计算、词汇推理和近似,结果以总 IQ 和言语理解、认知推理、工作记忆和加工速度四种亚测验指标表示智能。

WISC-Ⅴ对 WISC 进行了重新设计,测试时间较前面版本更快、更容易。

5. Wechsler 学前及初学儿童智能测验量表(Wechsler preschool and primary scale of intelligence, WPPSI) WPPSI 适用于 4~6.5 周岁的儿童,包含 10 个分测验,言语量表包含 5 个分测验,分别是常识、词汇、计算、类同、理解;操作量表包含 5 个分测验,分别是动物房、图片填充、迷宫、几何图案、木块图案。目前已经修订至第 4 版。

由于小龄儿童注意时间短,主动注意少,因此特别需要对测试内容熟悉,幼儿在测试中感到疲劳或不耐烦时,应允许测试中断,让其在室内玩一会,但不得和孩子交谈与测试有关的各种问题,可以照顾其是否需要喝水、小便、增减衣服等。

6. 斯坦福 - 比奈智力量表(Stanford-Binet intelligence scales) 属于认知能力评估,最初版本适合 2~18 岁儿童,每一年龄段设一组测验项目,如幼儿智能测验包括串珠子、回答图画词汇、用积木搭桥、临摹几何图形、画直线、复述 3 位数等问题,这些问题涉及儿童的运动、词汇、空间知觉、思维记忆等能力,对年长儿童主要测验抽象智能,如思维、逻辑、数量、词汇等。目前已经开发到第 5 版,年龄适合 2~85 岁以上,评估维度包含流畅性推理、知识、量化推理、视觉空间加工和工作记忆,其中有针对儿童早期的测验分为 2~5 岁 11 个月,6~7 岁 3 个月。

7. 格雷费斯儿童精神发育测验(Griffiths mental development scales) 1954 年由英国心理学家 Ruth Griffith 编制的诊断性量表。最初版本适合 0~2 岁,修订后可扩展到 7 岁。包含运动、个人社交、听力与语言、手眼协调、操作、推理六个分测验。

8. 希内学习能力评估(Hiskey-Nebraska test of learning aptitude, H-HTLA) 适用于测查 3~18 岁儿童及青少年的学习能力和动手能力。是美国心理学家 Hisky 于 20 世纪 50 年代为聋哑人设计,适用于 3~17 岁儿童及青少年,也可用于成年人。包含 12 个分测验,通过串珠、记颜色、辨认图画、看图联想、短期视觉记忆、摆方木等分测验,评估即刻记忆、推理、联想、分析综合、空间知觉、空间推理等认知和手眼协调能力。该测验受文化和语言影响小,可用于聋哑儿童、少数民族、语言交流困难儿童及正常听力儿童的智力测定,是国际上常用非语言智力测验之一。

9. 丹佛发育筛查测验（Denver developmental screening test, DDST） 为简便、快速、容易操作的筛查性测验,由美国丹佛的学者 Frankenburg 等编制,已修订至第 2 版。适用于出生至 6 岁的婴幼儿,有 105 个项目,分别测查应人能、精细动作 - 应物能、言语能、粗大动作能四种能力。该测验并非测定发育商或智商,只是筛选出可能发育落后的婴幼儿儿童。倘若儿童不能通过适龄的标准,则提示可能有问题,应进一步进行其他的诊断性检查。

（二）发育水平和智力水平的衡量

在评估婴幼儿精神运动发育水平的诊断性测验中,常用发育商（developmental quotient, DQ）作为衡量指标。衡量个体智力发展水平指标称智力商数,简称智商（intelligence quotient, IQ）。根据统计学理论,设定在有代表性的人群中,发育商或智商的平均值均为 100,标准差通常设为 15,Z 分为 ±1。在标准化的人群中,智商分布通常为正态分布,呈钟形曲线,见图 26-1。

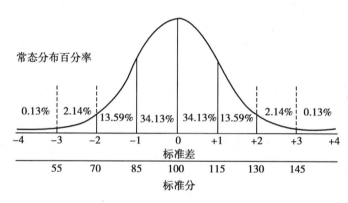

图 26-1 智商正态图
智商的正常标准分布曲线和标准分

除了判读 IQ 的总分外,还应分析每个分量表的得分,对幼儿各个能区的发育水平或儿童智力的结构进行剖析,如言语智商和操作智商是否均衡发展,言语量表中理解、工作记忆水平,找出强点和弱点。见表 26-1。

表 26-1 Wechsler 对 IQ 解释的划分

IQ 范围	等级（更中性的称谓）*	正态曲线理论百分比
≥130	极优秀（极高）	2.2
120~129	优秀（中等很上）	6.7
110~119	中上等（中等之上）	16.1
90~109	中等（中等）	50.0
89~89	中下等（中等之下）	16.1
70~79	边缘（中等很下）	6.7
≤ 69	低下（极低）	2.2

注:* 括号中为 2009 年后 Groth-Marnat 等心理学家提出的以分值评判更中性的替代性称谓

（三）个别认知能力测验

1. 瑞文推理测验（Raven's progressive matrices，RPM） 由英国心理学家瑞文于 1938 年设计的非文字智力测验，主要测量一般因素中的推理能力，它可排除或尽量克服了知识的影响，适合年龄 5.5~70 岁。

2. 语言和言语能力检查

（1）婴幼儿语言发育筛查量表：有上海市儿童 0~35 月龄语言发育常模《早期语言发育进程量表》和《1~3 岁小儿语言发育迟缓筛查表》的北京市常模。

（2）Peabody 图片词汇测验（PPVT）：为发声有困难的人及聋人设计的测量其"使用"词汇能力的测验工具。共有 150 张黑白图片，适用的年龄范围为 2.5~18 岁。测验所得的原始分数可以转化为智龄，离差智商分数或百分位等级。测验每张图片时，整个测验则要求在 10~15 分钟内完成。广泛地用于研究正常的、智力落后的、情绪失调的或生理上有障碍的儿童的智力。结果与其他智力量表分数的相关效度系数为 0.60 左右。

（四）神经心理测验

主要指评估与脑认知相关的心理功能的水平。应用于临床儿科中的神经心理测验，除外基本的智力测验，包含了更广范围的心理或行为测验，评估儿童的感知觉加工、记忆、注意、执行功能、语言和言语、学习能力、运动技能、社会性认知等心理功能的状态和水平，结果可提示脑损伤的程度、病理学改变、症状性质或定位。

1. NEPSY 发育性神经心理测验 适合 3~12 岁，评估六种功能，包含注意、执行功能、语言和沟通、感觉运动、视觉空间和记忆 - 学习功能，在第 2 版中还增加了社会性知觉。有 32 个亚测验，每种功能均以几项亚测验来评估，但不需要全部完成。

2. 连续作业测验（continuous performance test，CPT） 本质是反映个体的冲动性或反应性抑制，与持续性注意和选择性注意密切相关，常被用于测量注意力。CPT 的具体测验名称和形式有很多种，但基本规则相同。给被试快速呈现一些重复的、枯燥的刺激任务，如符号、数字、单调的声音，要求被试在一段时间内注意集中于这些刺激，并对靶刺激做出反应或抑制反应。常用的测验有视听整合连续作业测验，注意变量测验（T.O.V.A.）和 Conners，CPT-Ⅱ。这些测验经常作为执行功能成套测验中的一部分，辅助性评估注意缺陷多动障碍的症状。测试结果常以正确率、反应时间、错误率、遗漏率表示。

3. 威斯康星卡片分类测验（Wisconsin card sorting test，WCST） 反映认知功能状况，包括抽象概括、工作记忆、认知转移、神经心理过程、注意、工作记忆、信息提取、分类维持、分类转换、刺激再识和加工、感觉输入和运动输出等。适用于 6 岁以上儿童和成人。

（五）情绪和行为测验

1. 心理行为筛查性评估

（1）Achenbach 儿童行为量表（child behavior checklist，CBCL）：由美国心理学家 Achenbach 于 1970 年编制，1991 年进行了修订，分为家长评、教师评和年长儿童自评四种量表。其中家长用表又分为 2~3 岁用表和 4~16 岁儿童用表，均被引进中国并修订、建立常模。4~16 岁儿童用表的信度和效度较高，使用最广泛。行为问题是量表的核心内容，在原始量表中有 113 个条目题，依据最近 6 个月内的情况评定，评分为 0~2。测验的维度随年龄和性别而异，维度包含分裂样、抑郁、交往不良、强迫性、体诉、社交退缩、多动、攻击性、违纪、分裂样强迫性、性问题、残忍、不成熟、敌意性、焦虑强迫、抑郁退缩，在中国版修订过程中进行了相应的调整和合并。

(2) Conners 评分量表（Conners rating scale）：由美国学者 Conners 于 1969 年编制的父母用儿童行为评定量表，于 1978 年修订（CRS-R），目前修订至第 3 版，是国际上评定 ADHD 儿童最常用的测评工具之一。我国于 1980 年末引进该量表并在临床使用。适用于 3~17 岁的儿童，有父母问卷、教师问卷、简明症状问卷，每项目评分 0~3。有家长版本、教师版本和自评版本。CRS-R 父母用症状问卷包括 48 个条目，分为 6 个因子，即品行问题、学习问题、心身问题、冲动 - 多动、焦虑和多动指数。Conners 教师用评定量表共有 28 项条目，分为 4 个因子：品行问题、多动、注意力不集中 - 被动和多动指数。Conners 3 对 ADHD 提供了全面的评估，并可评估对立违抗性障碍和品行障碍。

(3) Rutter 儿童行为问卷：包括"父母问卷"和"教师问卷"两个分量表，分别用于父母和教师对儿童在家里和学校里的行为进行评定，内容包括一般健康问题和行为问题两个方面。其中的行为问题又包括两大类：第一类是违纪行为或反社会行为，简称为"A 行为"，如经常破坏自己和别人的东西、经常不听管教、时常说谎、欺负别的孩子、偷东西等；第二类是神经症性行为，简称"N 行为"。如肚子疼和呕吐、经常烦恼，对许多事情都烦、害怕新事物和新环境、到学校就哭，或拒绝上学、睡眠障碍等。

(4) 儿科症状检查表（pediatric symptom checklist，PSC）：筛查儿童心理社会问题，该问卷包含 35 个问题，反映了儿童在日常生活的心理和社会功能，适用于 4~15 岁，家长填写。简单、快速，可在儿科门诊参考使用，是美国儿科医师常用的一个筛查量表。

(5) 长短处问卷（strengths and difficulties questionnaire，SDQ）：由 Robert Goodman 于 1977 年开发，是简短的筛查性问卷，适合 3~16 岁儿童，包含 25 条目，分为情绪症状、品行问题、多动 / 注意、亲社会行为四个因子，有家长版和教师版。

(6) 儿童焦虑筛查量表（the screen for child anxiety related emotional disorders，SCARED：Birmaher 编制，辅助临床诊断、科研及流行病学调查的筛查工具。对象：7~16 岁；量表内容：41 个条目；5 个因子：躯体化、惊恐、广泛性焦虑、分离性焦虑、社交恐怖、学校恐怖，平行于 DSM-Ⅳ 对焦虑性障碍分类。全国的城市常模的信度与效度较好。

(7) 儿童抑郁障碍自评量表（depression self-rating scale for children，DSRSC）：Birleson 于 1981 年根据成人抑郁症诊断标准而制定，适用于 8~16 岁，为儿童自己填写。共有 18 个项目，三级评分。中国版本的信度和效度良好。

(8) 焦虑敏感性量表：焦虑敏感性是反映个体对自身发生焦虑的恐惧程度的一个相对稳定的指标，在焦虑障碍的发生和维持中，尤其是惊恐障碍，焦虑敏感性是一个重要的危险因素。与正常儿童相比，焦虑障碍儿童有更高水平的焦虑敏感性，焦虑敏感性可以预测个体的焦虑障碍和惊恐发作。

(9) SNAP-Ⅳ：Swanson、Nolan 和 Pelham 于 1983 年修订，用于临床评定 ADHD 的症状表现。与 DSM-Ⅳ 中 ADHD 和 ODD 的条目相一致，完整版本共 90 条目，常用版本 26 条目。常用版本中包含与儿童多动症有关的 18 个条目和与对立违抗性障碍相关的 8 个条目。0~3 分四级评分。SNAP-Ⅳ 量表应与分类诊断方式联合使用，任何一项评估条目的分值≥2，便可判定患儿出现该症状。在治疗过程中使用 SNAP-Ⅳ 量表测试症状缓解情况，可综合、客观地评价患者的症状是否达到最小化或无症状。

(10) 婴幼儿情绪和行为评估：

1) 婴幼儿社会性和情绪评估表（infant-toddler social and emotional assessment，ITSEA）：适用于 12~36 月龄婴幼儿的社会性情绪评估，由家长完成。其简版为婴幼儿社会性和情绪评估简表(brief infant-toddler social and emotional assessment, BITSEA), 约 10 分钟完成。该评估表分为行为问题、能力两大部分, 适用于社会性情绪的初步筛查。行为问题包括外化行为(如活动性/冲动性、攻击性/对抗性、同伴攻击等)、内化行为(如恐惧、忧郁/退缩、分离性焦虑等)、失调行为(如饮食障碍、睡眠问题等)、适应不良和非典型性行为(孤独症样行为、预警行为)。能力是指包括注意力、依从性、掌控动机、亲社会性、共情、模仿/玩耍和亲社会关系的社会情绪能力。该评估表已引进中国。

2) 社会性情绪发展年龄阶段问卷(ages and stages questionnaires: social-emotional, ASQ: SE): 将婴幼儿从 6~60 个月分为 8 个阶段, 按照每 0.5 岁划分年龄段。是一个使用非常广泛的按年龄评估婴幼儿社会情绪发展状况的筛查工具, 由家长完成。可用来监测婴幼儿在自我调控、依从性、沟通、适应、自主性、情感和人际互动方面的发展状况, 10~15 分钟完成。

(11) 孤独症筛查问卷:

1) 孤独症行为检核表(autism behavior checklist, ABC): 由 Krug(1978)编制, 列出孤独症症状表现 57 项, "是"与"否"两种回答, 对"是"的回答, 按照各项负荷分别给予 1、2、3、4 分的评分, 筛查界限分为 53 分, 而诊断分为 67 分以上, 其阳性符合可达 85%, 评分者间一致性相关系数 0.94, 前后评定的一致性为 0.95, 由家长、抚养人或教师使用。

2) 孤独症谱系障碍筛查性评估(the modified checklist for autism in toddlers, M-CHAT™): 由 Robins、Fein & Barton 1999 编制, 适用于 16~30 个月婴幼儿, 共 23 个条目, 回答"是"或"否", 使用时不能将条目拆分组合, 所有条目都需使用。特异性高, 敏感性中度。被作为孤独症最初级的第一水平(1 级)筛查工具, 目前国内外常用。可在 Robins 的网站免费下载。

3) 社会沟通问卷(social communication questionnaire, SCQ): 从 ADIR 发展而来, 筛查 ASD 的性价比较高。适合 4 岁并智龄 2 岁以上至 40 岁者, 分为 6 岁以下表和≥6 岁表。为家长问卷, 有 40 个"是"与"否"的问题。敏感性为 85%, 特异性为 75%。作为第二水平(2 级)的筛查工具。

2. 个性测验

(1) 儿童气质评估问卷: 儿童气质问卷有 Thomas 和 Chess 涉及的《NYLS 儿童气质问卷》, 适用于 3~7 岁。在他们之后, Carey 和 McDevitt 等发展出从 1 个月至 12 岁中的五套儿童气质问卷, 其中适合学前儿童的气质评估问卷分别为《小婴儿气质问卷》(适用于 1~4 个月婴儿)、《婴儿气质问卷》(适用于 5~11 个月婴儿)、《幼儿气质问卷》(适用于 1~3 岁幼儿)和《儿童气质问卷》(适用于 3~7 岁儿童)。

每一年龄段问卷均包含儿童气质的九个维度, 即完成时间约 30 分钟。问卷结构包含九个维度, 即活动水平、节律性、趋避性、适应性、反应强度、情绪本质(又称心境)、坚持性(又称持久性)、注意分散度(又称分心度)、反应阈。

(2) 儿童自我意识量表: 美国心理学家 Piers 及 Harris 于 1969 年编制、1974 年修订的自评量表: 反映儿童对自己在环境和社会中所处的地位的认识, 也反映评价自身的价值观念, 是个体完善人格特征的重要保证。

(3) 艾森克个性问卷(Eysenck personality questionnaire, EPQ): 根据艾森克的多维个性理论建立, 由英国 HJ Eysenck 和 BJ Eysenck(1975, 1976)编制的。主要调查神经质(N 量表)、内外向的量表(E 量表)、效度量表(L 说谎)、精神病质(P)量表。因此, EPQ 是由四个分量表组成, 每一量表代表一个维度。我国修订的版本为全国性城乡综合常模, 还分别包括儿童(7~15 岁)和成人(16 岁以上)两种问卷。

（4）投射测验：向被试提供无确定含义的刺激，让被试讲述自己的感受、理解，从而将个体的内在情绪、想法、需求、态度和冲突投射出来，通过分析其潜意识，评估被试的个性特征。常用的投射测验有罗夏墨迹测验、主题统觉测验、绘画（如房 - 树 - 人），均有儿童版本。

3. 与学业相关的能力评估

（1）学业成就测验：团体测验如 Iowa 或 Stanford 学习成就测验，常作为测量学生学习进展的工具，患有 ADHD 的儿童可能会因为时间所限和课堂分心不能掌握学习内容，而不能完成测试或测试成绩不良。Kaufman 教育成就测验常被用于诊断性测验的工具。

（2）儿童学习障碍筛查量表：美国神经心理学博士麦克里波斯特设计（PRS），由语言和非语言两个类型评定表和 5 个行为领域所构成，这 5 个领域是听觉的理解和记忆、会话用语、时间、方向、位置知觉、运动能力和社会行为，由班主任老师在平时充分接触了解每一个儿童的情况下，对儿童进行评价。

4. 社会适应行为评价

（1）婴儿 - 初中学生社会生活能力量表（S-M 量表）：用于了解儿童的各种生活能力，结合发育和智力测验诊断精神发育迟缓，包括独立生活、运动、作业操作、交往、参加集体活动、自我管理等分项目。

（2）Vineland 适应性行为量表（修订版）：是在美国最广泛使用的一种测量适应性行为的方法。访谈方式，也有教师评估版。

（六）结构化和半结构化精神障碍访谈

根据诊断标准而设计，采用预先设计好的结构化访谈表进行标准化的提问，由专业人员提问，访谈方式严格按照统一用语和顺序，访谈者需要经过培训并做一致性评估，可视为诊断性评估。可以评估多种精神障碍或某种特定的精神障碍（如创伤后应激障碍）。有时作为面谈的一部分，有时另外进行。

适合 6 岁以上的儿童的常用精神访谈工具有：《学龄儿童情感障碍和精神分裂症访谈清单 - 目前和终生版本》（schedule for affective disorders and schizophrenia for school-age children-present and lifetime version，K-SADS-PL）；《儿童和青少年精神科评估》（child and adolescent psychiatric assessment，CAPA）；针对儿童创伤使用的访谈工具有《创伤后应激障碍量表 - 儿童青少年版》（CAPS-CA）。此外，《简明儿童少年国际神经精神访谈》是一个半定式的筛查性访谈，内容较 K-SADS-PL 少，有儿童版和父母版。上述访谈量表均需要根据新的诊断标准重新修订。

用于 6 岁以下学前儿童的精神心理评估有：《2~5 岁学前儿童精神病评估》（The Preschool Age Psychiatric Assessment，PAPA），《婴儿和学前儿童诊断评估》（Diagnostic Infant and Preschool Assessment，DIPA），DIPA 已经根据 DSM-5 进行修订。

目前专用于诊断孤独症谱系障碍的诊断性访谈为《孤独症访谈》（修订版）（The Autism Diagnostic Interview™- Revised，ADI-R），作为"金标准"使用，并常与《孤独症诊断性观察量表》（The Autism Diagnostic Observation Schedule，ADOS）一起使用。

【注意事项】

1. **测验者资格**　测试应由专业人员评定。在欧美国家的心理测验按级别而有相应资质要求，诊断性心理测验需有临床心理学家、教育学家、精神科医师的执业资格，筛查性发育测验可由发育行为儿科医师或硕士学位的临床执业护士完成。由于我国的临床专业培训现况尚不能严格按此要求进行，但评定人员也应有临床医学、心理学和教育学的教育背景，一定要接受有关测量方法的训练。

2. 测验的选择 需注意筛查量表只能大致了解而不能得出关于儿童发育是否异常的结论,应作为进一步评定的途径,不应用于诊断发育迟缓和发育障碍。筛查测试不合格或可疑,可作进一步诊断性评定。筛查异常也可能是因为儿童患有急性病、操作和评分错误、测试的房间太冷或太嘈杂、儿童或测试者情绪不佳等,诊断确立之前要进行长期观察和重新评定。

使用国外量表时应注意文化背景对量表结果的影响,选用适合我国文化背景的量表。选用的量表要适合评定对象,除了病种以外,还有年龄或住院和门诊的限制。

还应根据测试所需时间、经济成本、受试者状况、主试的专业背景合理应用评定量表。

3. 测验的实施

(1) 发育和智力测验的注意事项:对测试者和环境要求如下:①慎重实施,贯穿于检查需求、方法选择、测试过程和诊断建议;②忠于指导语;③态度和蔼;④良好的测验环境:安静,整洁,无干扰;⑤考虑受试者健康、情绪等影响因素;⑥考虑发育测验的局限性;⑦记录现场的行为表现;⑧专业人员评定;⑨控制使用,仅可在正规的专业机构实施,对测验内容保密;⑩精确计算年龄。

(2) 被试验者的要求:①被试儿童应吃好、睡醒,精神好,排好二便;②测试时儿童的座位舒适、高度适当;③家长是否陪同:大年龄儿童不需要陪同,WPPSI 在测试中原则上不需家长和老师在场,如因语言不通、儿童不合作而需陪同时,应事先向家长声明不可干扰测试。

实施测试前应给儿童有一段熟悉环境和测试者的时间,解释测试过程,减轻儿童的紧张和不适应。

(3) 筛查性问卷:家长或教师问卷应由最了解儿童的照养者或教师填写,问卷前有指导语,告诉填写者如何完成问卷,尽量不带有偏见。一份问卷尽量一次性完成。

(4) 访谈性评估问卷:在实施前应有指导语告诉家长和儿童如何进行接下来的访谈。举例,某个结构化访谈评估中关于注意缺陷多动障碍的家长访谈如下:

前言:有的儿童或青少年会有一种特殊的行为方式,这种行为方式会给他在家里和学校的生活带来麻烦,我会就此问你一些问题,请你告诉我这些情况会不会发生在你的孩子身上?

指导语:如果家长回答"有时会 / 有时有"或给出模棱两可的回答,进一步询问:这种情况是否发生得太多,以至于给你的孩子在家庭生活和学校生活带来麻烦? 比如经常被惩罚或者被大声训斥?

4. 测验结果的解释 量表结果对诊断个体心理健康水平具有辅助作用,但不能取代临床诊断方法。解释测试结果应具有综合性和客观性,审查测试的可靠性,考虑儿童的临床表现和其他相关检查,考虑过去经历和家庭文化背景,考虑测试当时的情况和影响因素,考虑儿童的发展性,对结果的解释还应考虑被试的健康、情绪等影响因素。

5. 测验的伦理 知情同意,尊重监护人和儿童的选择,保密原则。

(张劲松)

第二十七章

早期干预

一、早期干预的目的

早期干预（early intervention, EI）是指为有发育障碍或具有发育障碍风险的婴幼儿及其家庭提供的结合教育、健康照料和社会服务目标问题的各种服务的综合。早期干预的目标是为了预防发育障碍或者改善现有的障碍，以促进这些特殊婴幼儿在生理、认知、语言、社会情绪和社会适应技能等方面的发展，减少伤残率、减轻伤残程度，并提升家庭满足这些儿童特殊需求的能力。

早期干预的概念最早可以追溯 100 多年前，受达尔文的进化论影响，认为 5 岁以前是儿童身心发展的关键时期。在美国，从 20 世纪初开始，在幼儿园对正常儿童开始实施早期教育；到了 20 世纪 60 年代，当时美国针对残障儿童教育缺乏的问题，提出针对有不良环境高危因素的儿童采取补偿性教育的早期干预理念。于 1975 年美国国会通过了《全体残障儿童教育法》，要求各州为所有 5~18 岁残障儿童提供免费的特殊教育和相关服务；1986 年修订的《全体残障儿童教育法案》，将干预项目拓展到 0~3 岁残障或发育迟缓儿童；1991 年美国颁布《残障个体教育法案》（individuals with disabilities education act, IDEA），要求在全国范围内建立早期识别有发育障碍风险的婴幼儿的体系，建立特殊服务机构提供相关早期干预服务，包括为高危婴幼儿提供免费的、全方位、多学科评估。1997 年，对《残障个体教育法案》（IDEA）进一步修订，鼓励多学科合作团队在干预服务开启之时，就开展对高危儿发育的长期追踪监测工作。通过这些法案的颁布，并伴随着一系列干预计划、方案和实施，使早期干预在世界各国得到推广和发展。我国于 1990 年颁布了《残疾人保障法》，1994 年实施了《残疾人教育条例》，从而使我国特殊儿童的康复和教育训练有了法律的保障。目前，全国许多省市的儿童健康促进计划中已包含高危儿管理和监测体系的建立，并着手开始对有发育障碍风险婴幼儿评估和干预服务的探索和实践。

二、早期干预的理论基础

早期干预体系的建立是基于以下三个理论基础：

1. **脑的可塑性** 脑功能的可塑性是指在外界环境和经验的作用下，脑神经系统中某些神经的结构与功能会发生改变的可能性，其表现为可变性和代偿性。可变性是指某些细胞的特殊功能可变更，代偿性是指一些神经细胞能代替邻近受损伤的神经细胞的功能，通过轴突绕道投射、树突出现不寻常的分叉，并产生非常规性的神经突触，从而达到代偿的目的。但这些必须发生在发育早期，过了一定时间，缺陷将永久存在。脑科学成果显示，大脑可塑性主要表现在 5 个方面：①大脑神经元具有再生、改变结构和结合及调整其内部分子内容的能力，动物研究显示，动物脑内能释放出促进神经元增长的物质；②人脑并无固定僵化的结构模式,具有终生变化的动态特性;③脑功能的微妙生理成分可根据需要加以调节,人脑自身能够控制脑内的化学和电磁变化;④大脑有一种极为灵敏的反馈机制,能监视、调整其工作状态;⑤人类智力发育受遗传和环境的共同影响,在丰富的环境刺激下,能促进认知功能的发展。正是中枢神经系统的这个重要特性使得受损的脑功能有得以修复的可能性。

早期干预能够显著提高脑的可塑性水平,可引起神经形态学机构及行为学功能的改变,其作用机制与神经生长因子、离子型谷氨酸受体及早期印刻基因等变化有关;已有很多研究表明不同环境刺激和经验对神经系统结构和功能的影响。动物实验显示,早期丰富的环境刺激可使大脑皮质重量、皮质厚度的增加、能够提高新生鼠GABA能受体的水平,增加突触的饱和度,提高脑内锌环路调控的可塑性。最近的研究发现通过转基因技术剔除海马CA1区NMDAR1基因的遗传突变型小鼠,其学习记忆能力减退,而丰富环境干预则可使海马突触密度增加,树突棘增多,小鼠学习记忆能力增强;在一定的时间-空间条件下,果蝇有跨视觉学习记忆和嗅觉学习记忆的协调整合功能,实现不同模态之间的学习记忆的协调共赢和互惠传递。

2. 脑发育的关键期 指人或动物的某些行为与能力的发展有一定的时间,如在此时给以适当的良性刺激,会促使其行为与能力得到更好的发展;反之,则会阻碍发展甚至导致行为与能力的缺少。研究发现,在人类个体早期发展过程中,也同样存在着获得某些能力或学会某些行为的关键时期,多数均在学龄前的早期。在这些时间段里,个体时刻处在一种积极的准备和接受状态。如果此时能得到适当的刺激和帮助,某种能力就会迅速发展起来;如果在某种能力发展的关键期内未能充分的刺激其发展,这种能力就会落后,且随着关键期的"时间窗"关闭,落后的能力将不可逆转。最具代表性的研究就是先天性白内障儿童3岁后手术不能复明和狼孩7~8岁回归人类社会,语言和认知能力损伤已不可逆转。因此,对发育障碍或有高危因素的儿童在发育的关键期内进行干预能使其能力发展或防止进一步落后。

3. 遗传和环境的交互作用 遗传因素是儿童生长发育的基础,环境和教育使遗传的潜力得以实现。现代学习理论学家班杜拉尤指出环境既影响着个体的发展,也受发展的个体的影响。美国心理学家布朗芬·布伦纳的生态系统理论(ecological systems theory)对此做了进一步的详细分析,在他的理论中,强调发展个体嵌套于相互影响的一系列环境系统之中,这套系统包括有微观系统(microsystem)、中间系统(mesosystem)、外层系统(exosystem)、宏观系统(macrosystem)。微观系统是儿童与其生存的直接环境间的关系,中间系统是微观系统、影响儿童但是儿童并不直接参与的外层系统和渗透文化意识的宏观系统之间的联系。通过这样多层次的环境影响着儿童的发育,且认为自然环境是人类发育的主要影响源,家庭是其中非常重要的一个环节,包括家庭成员的相互关系。父母亲和儿童照料者是儿童认知和情感发展的主要支持源,良好的家庭关系更能促进亲子和同胞间良好互动的发展。这个理念成为后期早期干预内容和模式发展的重要理论基础。

三、早期干预的适应证

早期干预的服务对象是指0~3岁患有以下一种或一种以上领域的发育迟缓风险或发育迟缓的儿童,包括:①体格发育;②认知发育;③沟通能力发育;④社交或情绪发育;⑤适应性发育。

目前,早期干预服务的内涵已从单一为个体儿童提供治疗性服务转变为以社区为基础、多团队合作、家庭为中心的全方位服务,包括:①早期识别、筛查和评估系统的建立;②保健合作;③专业评估、诊断和鉴别诊断等医疗服务;④家庭训练指导、咨询和家访;⑤特殊专业指导(由早期干预服务专家提供);⑥语言-言语病理学治疗;⑦听力康复;⑧运动和技能治疗;⑨心理咨询;⑩有需要的健康服务以使婴幼儿能从其他早期干预服务项目中受益;⑪社工服务;⑫视觉康复;⑬辅助工具及相关支持服务;⑭患者的转运、解释服务及其他相关帮助家庭接受干预服务的设施。通过多学科团队的评估决定儿童需要的服务类型和数量,并和父母亲一起来共同制订个体化家庭服务方案(individualized family service plan,IFSP)。

个体化家庭服务方案就是为了实施早期干预计划所制订具体干预方案,它和针对3岁以上有特殊教育需求的个性化教育方案相似。顾名思义,家庭是这个早期干预团队中关键的成员。在个体化家庭服务方案制订过程中,由一个有资质的多学科团队评估后提出针对每一个儿童和家庭所需要的服务类型和程度,而家庭是个体化家庭服务方案实施的一个非常重要的组成部分,在问题的识别、家的需求和孩子的目标等方面起到主导的作用。早期干预计划服务团队和家庭共同商议来最终决定一个家庭什么时候开始实施早期干预计划和需要哪些服务项目。根据儿童和家庭的综合评估,制订的个体化早期干预方案包括下面这些内容:①儿童目前的发育状况:包括儿童体格、运动、语言、社会交往等各领域现有的功能和技能水平,并以此为基点,制订训练计划;②家庭功能:了解家庭的经济能力、资源和关心的问题,制订适宜的干预训练计划;③促进儿童发育的具体措施;④主要的期望目标和达到这个目标的时间表;⑤儿童及家庭将接受到的特殊服务项目;⑥预计开始干预训练的日期和持续时间;⑦提供负责这项干预服务并帮助这个家庭完成这个计划的负责人姓名;⑧制订帮助儿童和家庭完成其与学校服务链接的步骤。

四、早期干预的实施原则

实施早期干预需遵循的基本原则包括如下:

1. **发育时机原则** 一般来说,早期干预在发育中开始越早和持续时间越长,接受者的获益越大。

2. **计划强度原则** 相对于低强度而言,早期高强度、密集型地实施这些干预计划能产生比较好的积极效果。

3. **直接经验原则** 对儿童直接提供学习、体验等教育经验的干预,比通过间接途径干预来改变儿童的能力(如只训练父母和教师),具有更加广泛和持久的效果。

4. **计划广度和适应性原则** 相对于只关注某些方面的干预方式而言,提供广泛的服务和使用多种途径来促进儿童发展的干预方式具有更好的效果。

5. **个体差异原则** 对于同一个计划,不同的接受者会有不一样的效果;而不同的计划则可能会对具有不同高危因素的个体产生同样的效果。

6. **持续发育原则** 随着时间的流逝,需要有个良好衔接的合适环境体系来持续支持儿童积极的态度和行为,以促进他们继续去学校学习,否则,早期干预最初的积极效果会有一定程度的消失。

五、早期干预的方法和模式

1. **早期干预的方法** 早期干预的方法有多种多样,其实质是针对儿童的视觉、听觉、皮肤感觉、运动觉、前庭平衡觉、本体感觉等感觉器官提供适度丰富的刺激,以促进儿童感知觉和身心的全面发展,为其进一步高级认知发展打下良好基础。常用的早期干预方法包括物理疗法、运动疗法、作业疗法、感觉统合疗法、游戏治疗、音乐治疗、语言和言语治疗等。

（1）物理疗法（physical therapy）：应用各种物理因素作用于人体，以防治疾病的方法，称为物理疗法，简称理疗。儿童早期干预中最常用的物理因子治疗方法包括功能性电刺激疗法、超声波疗法、水疗法。

为了改善运动功能、矫正异常运动姿势而进行全身或局部的运动以达到治疗目的的方法，是物理疗法的另一个主要的内容。针对儿童的运动障碍，主要是根据患儿的整体情况，制订治疗计划，按照小儿运动发育规律及进程，结合功能性活动进行被动运动和（或）主动运动的训练，在训练中应利用各种反射的正常化引出正常的运动模式和姿势，逐渐让患儿获得正常的运动功能。

（2）作业疗法：是指应用有目的的、选择性的作业活动，对身体、精细运动发育方面有残疾或功能障碍而引起不同程度丧失生活自理能力和职业劳动能力的患者进行治疗性训练，使其生活、学习、劳动能力得以提高、恢复和增强，帮助患者适应生活的一种治疗方法。对于学龄前期儿童而言，通过作业治疗的实施，应达到促进患儿感觉功能发育、精细运动功能发育、感觉统合能力发育与改善、促进患儿日常生活活动最大限度自立与改善的目的，从而帮助患儿入学、获得与人交流的能力与技能。

（3）感觉统合疗法：感觉统合疗法最初是为学习障碍儿童设计的一种治疗方法，由美国临床心理学家爱瑞斯于 1972 年首次提出，于 20 世纪 70 年代后期完成其方法体系。现已广泛应用于学习障碍、协调运动障碍、孤独症等疾病的干预及康复治疗中，主要是通过儿童感兴趣的各种游戏式运动（即感觉统合能力训练）来控制和协调其感觉，引发适当的反应，使之在感觉经验的积累中改善感觉处理和组合功能，提高其学习技能。具体训练方法包括爬行、悠荡、旋转和其他特殊的技能训练和活动。感觉统合治疗可改善儿童脑体协调性、视听等感觉的反应能力、学习能力和对生活的态度。在美国、日本等地已成为儿童（特别是幼儿）教育的一项很重要的内容，在中国也开始被应用于学前儿童的入学准备，并取得了一定的效果。

（4）游戏疗法：即通过游戏对患儿进行干预和心理治疗。对于儿童来说，游戏时可以通过自己的语言自然地、自由自在地表达自己的感情和想法。是以游戏为主要表现和交流的心理疗法。根据患儿的年龄、性别、智能情况、自我统合能力、障碍的程度、周围环境条件等决定治疗目标和游戏的种类。

（5）音乐疗法：即运用一切音乐活动的各种形式，包括听、唱、演奏、律动等各种手段，促进身心健康和培养人格的心理治疗手段。

（6）语言和言语治疗：又称语言训练或言语再学习，是指通过各种手段对有言语和语言问题的儿童进行针对性的干预，包括针对语言发育迟缓、构音问题、交流不良等。

2. 早期干预的模式 有针对儿童的直接干预，也有针对父母养育技能和家庭养育环境的间接干预，通常综合的、完整的干预体系最有效。

（1）综合性的系统干预模式：指通过多学科团队合作，包括临床、特殊教育、心理学、家长、社会工作者等共同参与干预，以某种或几种训练方法为主，再加上其他一种或几种辅助性的训练方法，针对 0~3 岁儿童认知、行为、运动、情绪等方面问题进行早期干预的模式。这类早期综合干预通常采用边干预边诊断，通过诊断来促进干预，通过干预来验证诊断的准确性，将诊断和干预有机地结合起来。

（2）生态式早期干预模式：早期干预服务项目理想的状态是在最自然的环境下开展，生态式早期干预模式也就是说干预服务在孩子家中或托幼机构开展，这样一方面可以避免家长需要带孩子到训练机构的困难,同时干预内容结合在儿童的日常生活功能中展开,使其技能训练后,能在一种自然、系统、整体、和谐的环境中得到强化和泛化。根据个体化家庭服务方案的指导,直接将多个专业治疗师如语言和言语、运动和技能治疗师或者针对视听觉受损的服务结合一起,提供早期干预的居家服务,由儿童早期教育工作者或发育治疗师和家庭一起开展以家庭为基地、患儿和家长为中心的活动。使高危儿或障碍儿童在不同的年龄阶段逐步完成家庭适应、机构适应、社会适应,促进其达到与生存环境相适应的平衡状态。

六、早期干预的效果

大量的研究报道显示早期干预能有效改变轻、中度发育迟缓的儿童及有发育迟缓高风险儿童的发育轨迹。早期干预计划不仅能促进发育迟缓儿童或发育迟缓高危儿的生活质量和技能发展,且能提高其家庭功能,使这些儿童可能出现的发育行为问题最小化,使发育障碍儿的潜力得到最大限度发挥。研究显示,低出生体重儿接受全面的、多学科早期干预服务,到3岁时,其认知评估得分要高于那些只接受社区健康保健服务的儿童。到8岁时,这些接受全面干预服务的儿童,其学校表现和家庭功能改善程度也优于那些没有接受干预的儿童。最有效的早期干预服务是那些能将以儿童为中心的教育活动和强化亲子关系结合起来。障碍儿童的家庭面临巨大的挑战,因此,家庭支持是早期干预中的一个必要组成部分。早期干预能促进亲子关系,有助于父母亲根据孩子的需要来修正他们的行为,给家庭提供支持,并帮助家庭学习如何为了孩子的发展去争取社会资源的策略。

七、初级儿科保健医师在早期干预中作用

初级儿科保健专业人员的一个重要任务之一就是促进儿童健康发展。美国儿科学会委员会通过政策,对初级儿科保健专业人员提出有关残障儿童早期康复干预指南:以家庭为中心早期干预服务项目中医疗机构的角色。这个政策综合评估了各州联邦规定的以社区为基层、多学科合作、以家庭为中心建立的早期干预项目,确认初级儿科保健人员在其中起到一个积极主动的任务,就是和家庭、早期干预团队密切合作,确保高危儿接受合适的临床和发育早期干预服务。

在早期识别和转诊有发育迟缓及那些存在有可能导致发育迟缓的生理或环境高危因素的儿童、及时提供早期干预服务,初级儿科健康保健专业人员有独特的地位。长期定期随访监测儿童的生长发育,和这些年幼儿童和家庭持续保持联系,通过应用有循证基础的监测和筛查,初级儿科健康保健专业人员成为最佳识别患有发育迟缓的儿童或及时发现那些有发育迟缓高危因素的儿童,从而有效利用社区的干预资源。在美国每一个社区中都能够提供免费的早期干预计划评估,提供合适的合作团体服务。大多数研究显示,参加早期干预的儿童其功能得到改善,参与早期干预计划的家庭对此是非常满意的,从而强化了初级保健工作者的信心,进一步加强早期干预的转诊工作。

尽管如此,在美国,据估计有18%的儿童患有发育和(或)行为障碍,但在入学前被识别的只占到其中的30%。约有11%的学龄儿童(6~17岁)通过学校系统接受有关学业或行为相关的特殊教育干预。但是,只有5%的学龄前儿童(3~5岁)和1.8%的婴幼儿(0~2岁)接受早期干预服务。美国长期早期干预研究发现,那些发育迟缓的儿童被发现时的年龄常晚于那些已被诊断的有发育障碍性疾病的患儿,如唐氏综合征或高危儿如早产儿。但是有一点很重要,就是只有那些较严重的迟缓才能在最早的年龄阶段被有效识别。有严重脑瘫或

智力障碍的患儿应该在 1 岁左右被识别,而那些有较高发病率但是较低严重度的问题,如学习困难或注意力缺陷 / 多动障碍,这些大概是占 18% 的发育或行为障碍儿童的绝大部分,常在学龄前期不能被有效识别。

为了努力促进早期识别有发育和行为问题的儿童,美国儿科学会推荐:在每次儿童健康体检时进行发育监测,在一些特定年龄阶段(9 月龄、18 月龄和 24 月龄或 30 月龄)应用正式标准化的发育筛查工具,初级儿科健康保健专业人员对父母亲使用发育监测提出的所有发育问题进行咨询。初级儿科保健专业人员的服务是确保他管辖区域内的儿童就发育障碍问题能得到监测、筛查、评估和诊断的医疗服务;转诊给提供早期干预的服务机构;检查个体化早期干预方案;父母亲接受咨询、建议和需要继续服务的要求。初级儿童保健人员也需要考虑转诊给儿科医学专家进行评估(如遗传、发育儿科等)。同时对有发育迟缓的高危儿建立纵向监测随访系统,而初级儿童保健人员和社区医疗服务是这个纵向监测系统的重要组成部分,提供识别、转诊、医疗知识,提出合适的治疗方案。

八、早期干预中的学科协作模式

早期干预是一项综合性的系统工程,服务类型多样化,儿童及其家庭的需求也是各不相同。因此,只有通过多方位的、多学科团队的协作模式,提供整合、协调、持续的早期干预服务,才能满足每个特殊婴幼儿及其家庭的需求。然而,如何真正基于每个儿童的特殊需要,在儿童所处的自然生态环境中,开展由不同学科背景的相关专业人员有效整合的服务,一直是个备受关注的实际问题。在早期干预中学科协作的基本原则:①每个学科都是这个团队的重要组成部分,在评估、制订计划和提供服务的整个过程中,从自身学科出发,为儿童的早期干预提供建议,参与到整个过程中;②团队的协作基础是一切为了儿童,创设合作友好的氛围,进行有效沟通、相互支持、彼此尊重,分享各自的学科知识和技能;③关注儿童的功能发展、关注儿童的生态环境,根据儿童发展进程及时调整不同学科的协作模式;④注重家长的参与,尊重家长的意见,尤其是家长在评估和干预中的独特作用。

目前早期干预领域常用的不同专业协作模式主要有三种:多学科协作模式(multidisciplinary model)、学科间协作模式(interdisciplinary model)和跨学科协作模式(transdisciplinary model)。

多学科协作模式:每个专业人员分别参与早期干预,各自独立运作,独立评估、决策和提供本专业的服务。其优势是每个专业人员都能提供详细的一份评估材料,儿童能得到其所需的服务;但其缺点是多学科整合层次不高,通常会导致重复的评估和服务。

学科间协作模式:由两位或以上的不同学科背景的专业人员组成小组,与家长及其他专业人员合作,进行评估和干预的服务模式。其优势在于通过小组的定期讨论和协商,综合评估和治疗的信息,其整合层次相对较高,但缺点费时。

跨学科协作模式:所有的相关专业人员和家长承担不同的角色,但在功能上是一个团队,通常由一位专业人员与家长一起完成全部的评估,其他专业人员作为顾问,然后团队共同讨论和协商达成共识,制订出早期一套干预方案,由一人担任负责人,组织实施方案。这个模式优势是由专人负责,便于和儿童及其家长的交流和随访;但因此也对负责人的专业和协调能力要求高。

这三种协作模式各有特色,在具体实践过程中会受到机构的规模、特色婴幼儿的需要、专业人员协作的理念、家长的态度等因素影响。

九、早期干预项目的效果评估

早期干预项目的效果评估内容有三个要点：①首先，早期干预项目评估须阐述职责的问题。包括服务机构冠名的服务项目的普及率和服务率；服务范围的情况；参加早期干预项目者的需求和接受服务之间的合理匹配情况。此外，评估还包括参加者的满意度程度、早期干预项目的内容负责程度。②其次，早期干预项目的评估需要阐述服务体系和服务质量的问题。通过科学的方法评价提供的服务质量（如提供的服务能多大程度满足法律要求的最低标准的）、评价干预所能观察到的效果。这样的评估分析有利于提供反馈意见，从而可以进一步改革和促进早期干预体系、方案或被评估的服务机构。③最后，评估必须阐述早期干预项目所产生的影响问题。特别是了解必须执行的早期干预服务项目的本质（如早期识别儿童和转诊服务、个体化服务机构、在自然环境中提供服务、服务机构间的协调等），以及一系列的适宜结果，根据评估的性质，其所产生的影响可能集中在儿童发育、家庭适应性和授权或者早期干预体系的运行和效率。

【注意事项】

1. 早期干预是针对有特殊需求的 0~3 岁儿童，它有别于早期教育。

2. 发育与行为儿科医师在对特殊需求的婴幼儿在早期干预中的作用有两个重要方面：①跨专业，特别是与康复中的物理治疗师、作业治疗师、言语或语言治疗师组成团队；②对特殊需求婴幼儿的发育和行为的监测和随访。

3. 早期干预应当走进家庭，鼓励家庭积极参与，而不是局限在机构中的训练。

4. 早期干预也应当医教结合，尤其与特殊教育幼儿园或学校的协作，这样才使有特殊需求的婴幼儿获益更大。

（徐 秀 金星明）

第二十八章

父 母 学 校

【目的】 儿童青少年发育行为障碍不少属于"慢性病",需要儿科医师与家庭进行长期的沟通和交流,才能保证医治过程中的相互合作及医患关系之间的和谐关系,在此基础上进一步保证儿童发育与行为障碍治疗的最大效果,提高儿童的生命质量。

在人类医学发展的历史长河中,医患之间的关系经历了一系列的发展阶段。20世纪80年代至今,对于"慢性病"或神经行为障碍的诊治,从依从性(compliance)即病人遵从医嘱到依附性(adherence)即病人和医师在诊治过程中的长期相互配合。在此基础上要建立和谐性(concordance)即医师和病人在治疗中达成共识,以及坚持性(persistence)即坚持长期治疗。我国当前的医患关系要达到上述的境界,首先需要临床医师大量的资源投入,鉴于目前医疗资源有限的情况下,慢性病的管理是医学面临的一大挑战,而父母学校不失为一种既符合国情又能提高依附性的策略和方法。

【适应证】 在发育行为儿科学中,尤为必要开办父母学校,这是因为发育行为儿科学的临床中,神经发育障碍诸如智力障碍(intellectual disability)、注意缺陷多动障碍(attention deficiency hyperactive disorder)、语音和语言障碍(speech and language disorders)、孤独症谱系障碍(autistic spectrum disorder)等均为"慢性病",需要长期干预或治疗,但发育行为儿科学作为儿科学的亚专业,仅仅成立3年余,专业体系建立之初,许多工作尚待开发,我们只能边做边开发,但不能等待成熟后再干,而父母学校则是现有条件下切实可行的方法之一。

不仅只是发育行为儿科学为新兴专业,其实我国的物理治疗、作业治疗和语音、语言治疗也是建立不久的新兴专业,但儿科的需求十分大,上述这些发育行为障碍的干预均需要或物理治疗,或作业治疗,或语音/语言治疗的参与,进行功能评估、制订相关治疗计划。然而,这些专业的资源十分有限,远远不能满足临床的需要,而且,这些专业的绝大多数人员在医院或康复机构工作,少数能部分参与特殊教育领域的工作,在现行情况下,利用父母学校进行特殊功能的基本训练,更好地利用家庭资源,配合治疗人员对障碍儿童的能力开发,尤为必要。

此外,从家长的角度来说,对已经诊断的某一发育与行为障碍不甚理解,往往道听途说获得一些错误的信息,或者顾虑重重,不愿接受药物治疗,也有的是难以坚持长期治疗等,凡此种种现象造成儿童很大的功能损害,因此,在进入干预或治疗之前,父母小组学校是必需的治疗准备。

【操作方法】 父母学校是将具有相同障碍儿童的家庭人员组织起来,成为一个小组,以小组的形式开展一系列的活动,加强医患沟通,建立互信互助,提高医疗服务质量。

在这个父母学校中,主要有家庭成员和医学专业人员,必要时可以邀请教师或其他相关专业人员的参与。父母学校活动的开展应当建立常规或有计划的安排,形式宜多样化,包括医学专业人员对疾病知识的讲授、父母交流和讨论,成功治疗家庭的经验分享,以及年长儿童的切身感受等。

在父母学校中,医师需要有一定经验掌控各种场景下的小组活动气氛、内容和整个环境。首先该医师要懂得每个家庭参加小组的需求性,在小组活动中,善于发现家长的有利因素,及时鼓励和赞赏,也要善于发现负面的不利因素,及时提供帮助和支持。一般来说,有以下四个步骤:

1. **步骤一** 提供其疾病或障碍的科普知识,包括发病情况、病因、症状表现、评估和诊断内容,规范治疗的方法及预后等,以深入浅出的语言使家长听清楚、弄明白。由于目前信息的多元化,家庭在进入父母学校的初始阶段,脑海中已经或多或少带有孩子疾病或障碍先入为主的印象,有些家庭还存在不少误解。因此,儿科医师在介绍某疾病或障碍时,要善于发现父母的曲解,不时地针对共性的问题进行耐心而仔细地解释,使父母的认知回到正确的轨道上来,这是保证儿童规范治疗的首要前提,也是至关重要的第一步。在临床中,儿科医师深深地感觉到特别是年幼儿童的疾病,其监护人即家长的认识和决定关乎医疗的结局。

父母对于一种疾病或障碍的理解往往不是通过1~2次的讲解就能达到的,因此,父母学校的活动应定期举办,及时解决父母的顾虑或疑惑。例如,当父母为儿童的学习困难就诊时,经过临床评估诊断为智力障碍时,父母常常难以接受,甚至还出现"精神休克"而拒绝之,于是有的父母就到处就医,希望在某个医师处得到不同的诊断;又如,在介绍注意缺陷多动障碍时,医师对家长提到药物治疗是首选的科学方法及不良反应时,有的家长当下拒绝,有的家长则希望用训练、运动、食疗等替代。这些现象在父母学校中甚为普遍,针对这些现象,儿科医师要理解家庭在医疗过程中作决定的难处,通过自己的真诚、努力、持之以恒的医疗服务使家庭逐渐改变认识,接受和配合治疗。

2. **步骤二** 聆听和讨论某疾病或障碍的感受,了解家庭功能。在发育行为儿科学中,一些疾病或障碍具有长期性或终生性,评估及诊断具有多维度的特点,即从儿童的生理、心理到儿童生存的环境,全面寻找影响儿童生长发育的不利因素,并解释与目前儿童发育或行为障碍之间的关系。所以,家长在长期就医过程中身心疲乏、情绪备受影响,出现焦虑、抑郁等。在父母学校,儿科医师聆听家庭的心声,如对儿童疾病障碍的担忧、情绪的宣泄、求医的表达、家庭中亲子关系等,并且引导父母们分享成功建立良好的医患关系,相互信任和合作。在父母学校中父母之间相互帮助,劝慰那些不良情绪的父母,使他们宣泄之后回到理性的思考中,树立信心,以积极的态度进行医患沟通,作出明智的决定,帮助儿童一起面对疾病障碍,投入干预或治疗中。

在父母学校的活动中,儿科医师能在聆听和讨论中获得各种信息,了解什么是父母最为关注的问题,什么是他们对疾病或障碍的求助动机,每个家庭环境中,父母或其他家庭成员在养育中的亲子关系如何,这些信息既有助于评估和诊断,又有助于有针对性的干预或治疗,更弥补了就诊环境中的时间仓促而致的信息不足。

3. **步骤三** 给予赞赏。尽管父母或其他家庭成员有这样那样的顾虑、担忧、埋怨等不良情绪,但对儿童的照顾绝大多数家庭是尽心尽责的。对此,儿科医师一定要赞赏他们的付出,产生同感,使他们在父母学校的活动中得到宽慰,并在情绪宣泄后,又能够很好地承担照顾和教育儿童的责任。从这个角度来看,赞赏是必不可少的,虽然是对父母和家庭成员的赞赏,但其作用可发生在儿童身上。此外,儿科医师可利用父母学校每一次活动,赞赏一些父母能勇敢面对儿童的疾病和障碍,积极地为儿童进行干预或治疗,数年如一日,不离不弃,并且能看到儿童的长处,努力开发儿童的潜力,提高儿童的生命质量,这样的父母既是我们儿科医师的榜样,同时也是父母学校中的榜样,通过这些身边的现实,带动了周围父母们,其榜样的作用远胜于说教。

在父母学校中,不只是赞赏父母,还要赞赏的是那些配合治疗的、获得进步的儿童。在发育行为儿科临床中,特别注重与年长儿童的沟通,因此,我们可以邀请年长儿童在父母学校中介绍自己治疗前后的经历和感受以及治疗后的变化。这些年长儿童既教育了父母,又获得了众多父母和治疗医师的赞赏,真可谓一举两得。因此,在父母学校中赞赏营造了和谐、产生了凝聚力,也潜移默化地使父母们自发地在校外不时地交流、相互帮助和学习。从这一点来说,赞赏起到润滑剂和催化剂的作用。

4. **步骤四** 建议包括干预或治疗儿童的行为管理、家庭的正常功能等等。在父母学校中,父母最为关注的是如何针对儿童的疾病/障碍进行干预或治疗。儿科医师必须认真地与父母交流。由于部分父母受传统观念的影响,认为疾病/障碍的治疗就是用药,治疗的疗效就是好转或痊愈,恰恰有些儿童的疾病如脑性瘫痪却主要是康复治疗,智力障碍只能以特殊教育为主,父母对这样的建议往往感到事与愿违而产生沮丧;也有的父母对可以用药的障碍却十分害怕,总想以训练、食疗等替代规范的治疗。例如,注意缺陷多动障碍首选的方法是药物治疗,父母常常拒绝用药。对此,儿科医师在父母学校中围绕家庭的种种顾虑给予充分的解释和足够的证据,使父母能够在科学的引导下,作出正确的决定,而不是道听途说,贻误儿童的病情。对已经干预或治疗的家庭,发育行为儿科医师要敏感地了解家庭的期望,给予客观的定位。例如,注意缺陷多动障碍的药物治疗主要针对注意缺陷、多动、冲动三大类核心症状,其他如攻击性、易发脾气、不听父母指令等还需进行行为管理。另外,在治疗过程中,儿科医师要指导父母懂得治疗中的过程变化。例如,因遗传因素所致的语言发育迟缓儿童,发育行为儿科医师需要向父母传递儿童语言的发展过程,解释目前该儿童经语言评估后所处的水平。那些处于语言理解的儿童,指导父母不要急于求成强迫儿童开口说话;那些有少量词汇的儿童,指导父母通过日常活动和游戏增加儿童的词汇量,而不是用电子媒介作为儿童学说话的工具。总之,建议必须是根据评估的结果,使父母懂得如何结合家庭生活开发儿童语言能力。

建议不只是来自于发育行为儿科医师,也可来自于团队其他专业的医师,还可以来自相同疾病或障碍的家庭经验。因为同样的疾病或障碍,家庭之间更易产生同感和认同,并且向这些家庭学习,学习养育或教育上这些父母的积极经验。这些经验值得我们儿科医师借鉴之余,应当赞赏家庭的分享,这种现身说法的建议特别有感召力和说服力。

【注意事项】

1. 父母学校因病种不同,设置的活动或安排也各有侧重点。规范化的侧重点应当围绕家庭的认知和需求,结合规范的诊治来提高我们的医疗质量。而从事发育行为儿科的医师应当有奉献、耐心和责任心,对儿童的发育行为障碍作好长期的心理准备,通过父母学校的形式,集思广益,这样才能出色地办好父母学校。

2. 父母学校的内容和程式不能完全照搬国外的做法,而是根据我国的国情和区域文化,结合家长的需求开展合适的活动。

3. 父母学校的坚持需要儿科医师的努力和观念的转变,把这样一种形式视为医疗服务的一部分,也是健康教育及医教结合的一种体现。

4. 父母学校要强调医教结合,要把医学知识科普化,使家庭获得对特定疾病的了解,积极进行规范的治疗;同时,在有条件的情况下,取得教育的资源,特别是注意缺陷多动障碍、学习障碍等,医教结合的共同协作尤为重要。

5. 父母学校一定要建立与家庭的合作和信任关系,充分发挥家长的积极性,吸纳家长作为父母学校的志愿者,以自己的成功经验与大家分享。

(金星明)

第二十九章

儿童行为治疗

行为问题在儿童期非常普遍，所有儿童几乎都会在不同时期出现不同程度的行为问题，大约 1/2 有障碍的儿童表现出严重的行为问题，这些行为会不同程度妨碍儿童的人际关系、社会适应、认知提高及教育过程、家庭活动和药物治疗。长期以来，教育学家和心理学家建立了诸多儿童行为问题的心理治疗方法，以治疗不良行为，同时建立适当行为。有充分证据表明，在各种心理治疗方法中，以斯金纳的操作性条件反射理论基础上所建立的行为治疗颇为有效。而且在发育与行为儿科临床中，行为治疗尤其被广大家庭所接受。

【目的】 儿童行为治疗是指运用某些程序和方法，来帮助儿童改变他们的行为；这些要被改变的行为称为目标行为或靶行为。行为过度和行为不足都可以成为行为治疗的目标行为。行为过度是指某一类行为发生太多。行为不足是指人们所期望的行为很少发生或从不发生。其实，一个行为是否构成问题行为，不但与它发生的频率有关，还依赖于谁在干什么，谁在评价它，它在什么环境下发生。例如，12 岁的儿童上课经常随意离开教室是问题行为，而一个 2 岁的儿童"动个不停"可能就是正常现象；祖父母与年轻的父母对问题行为的看法可能会有显著区别；在家里可以接受的行为在一个会场也许就不可接受；孩子偶然发脾气会比经常发脾气更少受到关注。

行为治疗是为了让孩子在宽松的环境里能独立生活。行为治疗者应清楚地意识到行为治疗是让儿童得以全面发展和提高儿童的生活质量，而不仅仅是处理儿童的行为问题。因此，行为治疗除了治疗不良行为外，更强调良好行为的培养，教导儿童学习符合社会规范的行为。

【操作方法】 行为治疗在程序和方法上以行为主义理论为基础。行为主义认为，行为问题是习得性的，儿童的行为是否出现取决于前导事件和行为的后果作用。行为治疗通常不将过去的事件作为引发行为的原因加以重视，拒绝对行为的潜在动因进行假设。

1. **行为治疗的四种主要方法** 包括正强化、消退、负强化和惩罚。

（1）正强化：正强化与奖赏一词意义相似，是指个体在某一情境下做某种事情（即行为），如果获得满意的结果，下次遇到相同情况时，再做这件事情的几率就会提高。此种令个体满意的东西，不管是物质的还是精神的，均称为强化物。强化物主要分为物质性、活动性和社会性强化物。物质性强化物包括冰激凌、球、钱、书、点心、CD 盘等；活动性强化物包括与母亲玩牌、去公园、与父亲一起看书、帮忙烤饼干或点心、看晚场电视或电影、请朋友到家里来等；社会性强化物包括微笑、拥抱、拍肩、鼓掌、口头表扬、关注等。例如，当小明在课堂上注意力集中时，老师就会对他微笑并表扬他。结果小明就更有可能集中注意力（也就是说，当老师讲课时看着老师）。

行为治疗实施前需正确选择强化物的类型（如孩子所喜爱的物件）和确定强化物的价值（如孩子喜爱他们的程度）。一件东西是否属于强化物取决于强化物是否增加了行为。每一个孩子毫无例外的都有自己的喜好,可通过询问或观察孩子、询问熟悉孩子的人、系统的强化物评估来选择对孩子最有效的强化物。特定的物质和事件成为孩子行为的强化物,是因为它们总是能满足儿童的生理和心理的需求(如食物、水、温暖、朋友)。选择与孩子真实年龄或发展年龄相适应的强化物是很重要的,应该尽量选择和使用自然的强化物,这对新学会的行为在每天的环境中继续出现有益。

影响正强化效果的几个因素:①正强化实施前,把计划告诉儿童,以期取得其积极配合。②在目标行为出现后立即予以强化。③给予强化物时,要向儿童描述被强化的具体行为。例如,表扬时应说"你把房间打扫得很干净"而不是说"你是一个好孩子"。这样能使他明确今后该怎么做。④给予强化物时,最好能结合其他奖励,如口头赞扬、拥抱、微笑等。为了避免奖励的失效现象,应时常更换所用的赞扬语句。⑤防止正强化物失效,治疗者在每次强化时只给予少量的正强化物。适当地控制正性强化物的给予数量,可以保证正性强化物在整个治疗过程中的最大有效性。

(2) 惩罚:惩罚是指当儿童在一定情境下表现某一行为后,若及时使之承受厌恶刺激(又称惩罚物)或撤除正在享用的正强化物,那么其以后在类似情境下,该行为的发生频率就会降低。与正强化或负强化相反,惩罚过程企图减少某种行为的发生。事实上,同样的事件对一些孩子可能是正强化而对另一些孩子可能是惩罚,例如教师对上课说话孩子的批评,对有些孩子是惩罚,对那些希望引起全班同学注意的孩子则是正强化。一般地,惩罚只能部分地减少或暂时抑制不良行为,而不能使之完全消除。全面彻底地消除儿童的不良行为,需要其他行为治疗方法的辅助。

惩罚的方式是很多的,常用的包括自然结果惩罚、逻辑结果惩罚、体罚、谴责和隔离。自然结果惩罚指儿童的不当行为会自然地受到惩罚,例如玩玻璃割手、触摸热汤烫手,于是儿童之后会自然减少类似行为;而当一个儿童因为违反父母指令在汽车道路上骑自行车,父母因此决定儿童1周不许骑自行车就是逻辑结果惩罚;体罚是指随着儿童不良行为的出现,及时施予一种厌恶刺激或惩罚物,以收到阻止或消除这种行为发生的功效。这里所指的厌恶刺激包括能激活痛觉感受器的疼痛刺激或使其他感受器产生不舒适感的刺激,如电击、令人厌恶的声音、气味等。体罚往往可以立即见效,但体罚常常是家长在愤怒中采取的惩罚手段,因此除了有对儿童产生身体损伤的可能外,更可能导致儿童心理创伤,尤其对于性格内向的儿童。频繁的体罚会导致自卑、胆小怕事等不良后果,严重的甚至导致儿童自伤或自杀,而对于外向的儿童体罚会导致模仿,这类孩子倾向于用武力解决与同伴间的争端,甚至导致反社会行为。因此尽量避免使用体罚。

指责(批评)是指当儿童出现不良行为时,及时给予强烈的否定的言语刺激或警告语句,以阻止或消除不良行为的出现。指责也包括瞪眼、用力抓住孩子等动作。一般地,就指责的过程来看,必要时指责后面须跟随其他形式的惩罚,否则指责将失去其惩罚的作用。从这个意义上说,指责只是一种惩罚的信号,它不能成为一种独立的方法,必须与其他的惩罚技巧结合使用。与赞扬一样,批评和指责要简明扼要。要准确批评具体行为,如"你刚才打了小朋友,妈妈很生气",而不是笼统地说"坏孩子",指责批评要避免唠叨。

隔离是当儿童表现出某种不良行为时,及时撤除其正在享用的正强化物以阻止或削弱儿童这种不良行为的再现,或把个体转移到正强化物较少的情境中去,这种改变行为的策略称为隔离。对于儿童的一些外化性问题行为,如攻击、违拗、破坏、无礼貌、危险行动、不服从、大叫大哭、威胁、不听劝告等,暂时隔离是非常有效的惩罚方法。所谓暂时隔离就是将儿童

"关禁闭",儿童的不良行为发生后首先警告,如果警告无效立即执行隔离,执行地点一般选择卫生间或其他乏味但安全的地方,需要的必备工具是一个闹钟。暂时隔离有三个原则:10个字;10秒钟;1岁1分钟。意思是指在儿童不良行为发生后父母用不超过10个字的言语和10秒钟的时间让孩子进入隔离室,关禁闭的时间应是1岁1分钟。暂时隔离适合于2~12岁儿童。必须注意的是,在应用前向儿童解释和演示暂时隔离,隔离时不关注不对话,隔离区没有孩子喜爱的物品和活动,"惩罚钟"应该放置在孩子可看见可听到但拿不到的地方,铃声一响隔离准时结束。隔离结束后容许孩子生气,但是家长不予关注,切忌在隔离期间唠叨、斥骂、拉扯、讲道理、威胁、大叫或提醒等。在隔离结束后不讨论(在一段时间后可以讨论),忽视孩子事后的生气,如果孩子反抗增加隔离时间。对于遗忘、恐惧、孤僻、害羞、没做作业或家务、心情不佳等内化性问题行为暂时隔离不适宜。暂时隔离还有一些其他形式,例如隔离可以不一定将孩子放到卫生间,也可以将孩子隔离在房间的一角,让孩子看到他因为错误行为而不能继续和其他孩子一起游戏,而只能做旁观者;有时可以将孩子喜爱的物品拿走,隔离物品。不难发现,要使暂时隔离有效,父母必须经常参与孩子喜爱的活动;或让孩子有和别的孩子一起玩的机会;孩子必须有喜欢的物品。只有这样,才会使孩子感觉到失去这些活动的遗憾,这种父母和孩子共同参与活动又称 Time-in,和暂时隔离(Time-out)正好相反。

(3)负强化:是指在一定情境下,一种行为的发生,导致厌恶刺激(或称负性强化物)的移去或取消,以后在同样情境下,该行为的出现率会提高。负强化与惩罚常常被混淆,惩罚是施加厌恶刺激,而负强化是除去厌恶刺激;惩罚施用厌恶刺激的目的只是阻止问题行为出现,不一定形成良好行为。负强化则是通过厌恶刺激抑制问题行为,并达到建立良好行为的目的。惩罚是当儿童出现问题行为时及时施以厌恶刺激,以便阻止问题行为。负强化是针对正在受惩罚的个体,激发他"改过向善"的动机,或鼓励他去从事良好行为。惩罚的后果是不愉快、痛苦和恐惧的,而负强化效果是愉快的。负强化与正强化同样能增加个体行为的出现率,但正强化使用愉快刺激而负强化使用厌恶刺激。有人习惯出门带伞其实就是一个典型的负强化例子,因为多次带伞结果避免了淋雨于是就总是带伞,淋雨是负强化物。进门低头也是如此。

运用负强化可以消除不良行为,同时建立替代的良好行为。正如正强化在行为开始增加以前,需要有正强化物与良好行为的多次配对出现一样,负强化过程中,也需要多次使用厌恶刺激,待良好行为出现后,再予撤除,这样反复结合,直到行为者不必亲自承受厌恶刺激就能产生良好行为为止,这才表明负强化取得了效果。这个过程也就是从逃避反应到回避反应的过程。逃避条件反应:厌恶刺激→出现需要建立的良好行为→可终止厌恶刺激。回避条件反应:听到信号→出现需建立的良好行为→可免受厌恶刺激。日常生活中逃避反应的例子不如回避反应的实例多。但在儿童时期,由于缺乏知识经验,经常产生逃避反应,以后再转向回避反应。例如,孩子不做课外作业,会遭到父母的责打。为了不再遭受责打的痛苦,孩子便去自觉地做功课,这个做功课的行为是为了逃避责打的痛苦。回避反应的例子有很多,例如学生为了不遭受教师的指责而按时交作业;儿童在游戏时为了不被"暂时隔离"而遵守游戏规则。由此可见负强化法是通过逃避和回避两个过程来实现其效果的。

(4)消退:是指在确定情境中,一个以前被强化的反应,若此时这个反应之后并不跟随着通常的强化,那么在下一次遇到相似情境时,该行为的发生率就会降低。也就是说:当曾被奖励过的行为不再被奖励时,该行为会"消退"。因此,我们可以通过强化程序来使某种行为的发生率增加,也可以通过消退程序即停止强化来使某种反应的频率降低。消退法是一种简单易行且效果显著的行为治疗方法,通过消退法可以消除已建立的不良行为。当儿童产生良好行为以取代不良行为时,应对良好行为进行强化。例如,小明在想要某种东西时总是哭哭啼啼地讲话,妈妈应该在他想要某种东西而没有哭哭啼啼地说话时予以表扬,而在发生哭啼时不予理睬,此即消退,而不是因为反复啼哭最终给予满足,这是对问题行为的正性强化。在应用消退法时,如果能很好地利用"自然结果",则可大大提高消退效果。即当孩子的错误行为发生时,我们不必去追究其原因,只让这种错误行为获得其自然的结果。这种方式常常能有效地处理一些错误如不服从指导、违反规定、不合作行为等。对于无危险的、非破坏性的行为(如唠叨、发牢骚、哭、抱怨、制造噪音、顶嘴等)消退常能使这些行为问题减少。值得注意的是,消退所期望的效果,极少即时出现。常常是在行为减少前,不良行为在频率和强度方面均有一个短暂的增加或"爆发",经过一段时间后就能逐步见效。通过消退,某种不期望的行为消失了,但是它可能会重新出现。这种现象是行为的自然"复苏",儿童会用旧行为(如发牢骚)试探能否再次导致关注(正强化),这时如果父母继续忽略这种行为,该不良行为迅速减少。此外,一些父母会混淆消退和"不做任何事",他们往往认为某些行为是一定不能容忍的,必须受到惩罚,应用消退对他们来说是困难的。必须指出,如果孩子的行为具有危险性,例如孩子玩火时,应控制此类行为后果的发生,而不宜选择故意忽略。

2. 行为评估和治疗　行为治疗计划设计和执行步骤包括:评估、制订治疗计划、干预措施的实施、干预的消退和泛化、随访评估和管理。

(1) 评估:包括与家长进行会谈;问卷调查;观看提供的录像带;在某些特定的环境条件下直接观察孩子的目标行为。会谈期间,行为治疗者首先获得有关儿童问题行为的一个总体估计。会谈时常常结合使用的问卷有 Achenbach 儿童行为量表、行为问题量表和儿童行为量表等。

行为分析不仅仅集中于某一个行为问题,而是根据某个特定诊断(如 ADHD)选择个体化的评估工具。然后对最关注的行为进行详细评估。行为治疗者需要帮助家长学会详细的行为描述。例如,家长最初描述孩子为"多动的"、"固执的"、"懒惰的"。而理想的描述分别是"上数学课时未获批准离开座位超过 1 分钟 1 次","在 5 次指令中仅有 2 次有满意的应答","不准确和不及时完成已安排的课堂或家庭作业"。

要了解每一项目标行为的频率、持续时间和强度。如果所描述的儿童行为是发生在特定的背景下,行为治疗者需了解在什么地方和在什么情况下目标行为出现或不出现。

行为治疗者应注意哪些事件或情况常常伴随目标行为的发生。一些挑战性的行为往往随着正强化或负强化而出现或持续存在。

评估问题行为发生的协同因素。一些复杂或貌似无关的事件也会影响目前的行为。像生理上的变化,包括疲劳、饥饿、过饱、感染、不适和疼痛,会影响障碍儿童的反应。其他复杂的协同因素包括其他人出现或缺席、所提供的活动空间大小、对活动的喜爱程度和工作的困难性。以往的事件会影响孩子目前的行为,因此确定以往或当前事件的影响有助于选择和使用有效的行为治疗策略。

此外,常常需要掌握更多的相关信息,包括:以前治疗目标行为所做的工作;以前为解决所忧虑的问题而与有关专业接触的情况;有关的治疗经过;孩子所在学校的设施和有关专业水平;日常生活习惯。要特别关注孩子的能力及孩子做得好的方面,这有利于看护者正确使用正强化。行为治疗者应充分了解孩子喜爱的强化物,为建立以正强化为核心的治疗计划准备。

(2) 制订治疗计划:总结初步的评估结果,行为治疗者与家人商量,讨论是否需要干预措施,如果需要,应以什么形式给予。所做的每一项工作是要把家人的认识和要求具体体现在对孩子的指导或行为治疗计划中。家庭成员接受必要的训练和建议,并为孩子是否接受干预作出决定。行为治疗者接着与孩子、家人一起建立以系统评估为基础的可调整的个体化的干预措施。一旦作出决定,行为治疗者向他们说明如何在家庭、学校和公共场所实施特殊干预措施方案。

在选择优先处理的目标行为时,应考虑的因素:①有效治疗的可获得性;②每一个所表现的行为相对的严重性;③孩子和主要看护者实施所推介的行为方案所需要的工作和技能水平;④孩子和看护者的喜好。很多时候仅仅通过正性强化策略和正确的行为方式练习就可达到治疗行为的目的。优先处理的目标行为通常是危险的和破坏性的行为。

合理运用行为治疗的关联作用。通过行为治疗,孩子获得一种符合社会要求的行为,如果这种行为与其他问题行为有关联,那么孩子的目标行为得到治疗的同时,伴随的问题行为会随之减少。例如,较高频率的自伤行为常常与交流技能损害有关,教会孩子正确的沟通方式可以减少他们的自伤行为,这已被证明是一种对某些治疗困难的行为有效的干预措施。这有点类似于行为替代,例如,学生学会向父母说"请帮我系鞋带",而不是通过发脾气来回避工作。

(3) 干预措施的实施:

1) 对父母的指导:对父母的指导和训练可通过日常交谈、打电话、参与集中的高度结构化课程来完成。也可以阅读有关儿童行为治疗的文章、听演讲、参加有关养育的专题讲座会等。在一些课程中,行为治疗者会讲述干预的原理、在家庭和社区怎样实施干预、干预程序如何开始、预期的效果、可能遇到的困难和可能出现的问题等。很多干预措施的主要部分是对孩子看护者的基础能力训练。行为治疗者应提供父母一份"行为处方",以说明行为治疗的步骤和要点,明确告诉家长"做什么"和"不做什么"。

2) 对教师的帮助:行为治疗者与教师可以电话沟通或进行简单的会谈,必要时到看护孩子的场所进行实地参观。并要求教师填写评估表和问卷。行为治疗者和教师常常一起观察和记录目标行为的出现频率、强度和持续时间以掌握客观的基线水平。基线一旦确立,他们共同设定一份行为治疗计划,教师应该预先练习与计划有关的治疗策略,而行为治疗者在旁观看和提供反馈。开始时行为治疗者常常建议教师选择正性强化以增加适当的行为。

(4) 干预的泛化和消退:一个孩子的行为依环境不同而异。如果某种行为在一个特定的环境中重复地被强化(不论正性或负性),它可能在这种环境重复出现。然而我们所需要的是适当的行为在其他环境下也能出现,这种适当行为由一种环境转移到另一环境称为行为泛化。在生活中行为的后果(强化)常常不是有计划的,会是延迟的或可能完全不提供。在技能获得或行为转变的起初阶段,及时地和固定地提供强化是重要的,之后应该使用间歇强化,最后是强化的撤离或消退。

(5) 随访评估与管理:在所有个案中,需进行随访评估,并根据随访情况对治疗方案进行修正,以适应儿童成长、行为改变及环境新的需求。行为治疗最普遍的错误观点之一是以为能"一劳永逸"。因此,要预料到目标行为的重现或改变,行为治疗者应该建立和实施一个连续评估和管理的机制。

【注意事项】 儿童常见行为问题的处理往往以行为治疗为主。行为治疗因不同的问题、不同的个体而采取不同的方法和策略,发育与行为儿科医师需要积累临床经验,根据治疗原则而灵活应用。无论在优生优育或障碍治疗中,行为治疗都有其独特的效果。

(邹小兵)

第三十章

药 物 治 疗

一、概述

(一) 精神类药物分类

治疗儿童心理行为障碍的药物以精神类药物为主。精神类药物主要包括:抗精神病药物(antipsychotics),抗抑郁剂(antidepressants),心境稳定剂(mood stabilizers),抗焦虑药物(anxiolytics)和中枢兴奋剂(psychostimulants)。对某些疾病的治疗有时辅助促进脑神经生长或认知的药物及中药,可能会获得一定效果,但总体上缺少可靠的临床研究,疗效有待证实。

(二) 目前的问题

很多精神类药物没有用于儿童的研究或被批准用于儿童(尤其低龄儿童),这些药物对儿童的潜在不良反应和对生长有什么影响尚不明确。但由于临床治疗的需要,在全世界范围经常可能超越各自国家药监局的批准年龄使用,多数精神药物在治疗儿童精神障碍中具有安全和有效性。不建议超规范用药,如果由于症状的严重性必须超出说明书的批准年龄用药,处方医师应在儿童精神障碍的诊断和治疗方面有丰富的临床经验和高度的责任心,必须重视药监局的警告信息,并且在用药期间要比成人用药更密切地观察药物的不良反应。目前至少存在以下几点的争议:

1. **精神类药物对发育的影响** 目前证据不足,应权衡用药对发育的潜在不良反应相对于不用药物治疗,疾病本身对儿童发育的影响哪个更大。

2. **低龄儿童用药** 近年中,学前儿童用抗精神病药明显增多,很多是超出说明书的用药。对此,美国儿童和青少年精神病学会的学前精神药学工作组发布过年幼儿童用药指南,原则是先考虑心理治疗,用药只是针对儿童重要功能的损害,由于缺乏证据基础,因此要与家长签署知情同意书并追踪结局。

3. **多种精神药物的使用** 同时使用至少2种精神类药物在目前也日渐增多。但不应治疗之初就同时使用多种精神类药物,应在单一足量用药无效、没有替代方法的情况下才考虑多种药物,且要有适当的使用理由和药理机制可以解释。需要密切监测用药反应。

(三) 药物治疗的总体注意事项

1. **评估** 用药前应完善精神病学评估;获得躯体疾病和适当的躯体评估;与其他相关的儿童专家沟通;在用药过程中定期或根据需要及时再评估。

2. **用药前制订治疗和监测计划** 在最佳的循证基础上,制订社会心理和药物治疗计划;制订短期和长期监测患者用药的计划

3. **用药前获得治疗的知情同意** 向年长的患儿和家长告知与疾病诊断、治疗和监测计划有关的信息,进行相关的心理教育;签署必要的知情同意书。

4. **实施治疗** 足量、足疗程的治疗;如果患者对药物的反应不如预期,则需要再评估;

如果需要联合用药,应明确其合理性;终止药物治疗需要特定的计划。

二、抗精神病药

【目的】 控制兴奋、躁动、消除幻觉妄想和改善情绪与行为。

【适应证】 适用于精神分裂症的治疗和预防复发、分裂情感性精神病、躁狂发作、伴有精神病性症状抑郁发作及其他有精神病性症状的精神障碍。对儿童的适应证因各自药物而异。对于发育行为儿科的疾病,主要用于控制兴奋、冲动、易激惹及其他一些伴随的精神病性症状。

【禁忌证】 严重过敏史;严重心血管、肝、肾疾病;造血功能障碍;锥体外系疾病;严重的全身感染。

【注意事项】

1. **需足量、足疗程的治疗** 对于重性精神障碍,需要足量、足疗程的三期治疗,具体治疗时间因病种和病情而异,低龄儿童的维持治疗时间可缩短,应推荐给精神科医师进行诊治。对于控制伴随发育性行为障碍的某些症状,治疗剂量和时间因具体症状的程度和性质而异,轻~中度者可酌情缩短维持治疗时间。经验丰富的发育行为儿科医师可对轻~中度者尝试使用抗精神病药物,对症状严重者或共患病情况复杂者或出现严重不良反应者,应及时推荐给相关专业医师治疗。

2. **起始量、换药和停药方法** 从推荐的最低起始剂量开始,逐渐加量,2周左右至有效剂量,足量治疗4~6周无效或未获显效则换药。维持期后的停药亦逐渐减量至完全停用。

3. **定期躯体检查** 注意定期检查肝功能、血常规、心率或心电图。

【用药前准备】

1. **躯体检查** 体格检查及实验室检查,包括血常规、心电图、肝功能,评估心血管系统、肝功能、肾功能、神经系统的基础状况,并确认无用药禁忌。

2. **制订治疗计划** 首先要明确药物治疗的总目标,根据大目标设定逐步的靶目标,从而选择药物、预期剂量和治疗时间,计划在哪个阶段复查评估,不良反应的处理方案。

(1) 药物的选择:应考虑药物的不良反应、疗效、经济能力、服用方便性,并在这几个方面根据患儿的具体情况做平衡,原则上首选针对治疗目标疗效好、不良反应小的药物。当2种或以上药物共同使用时,还需要评估药物相互作用。

注意药物相互作用:与之有协同作用的药物,如抗抑郁药和抗胆碱药,可增强抗精神病药物的血药浓度。与之有拮抗作用的药物如卡马西平,可降低抗精神病药物的血药浓度。

(2) 给药方法选择:精神类药物有口服和肌内注射方式。大多数为口服药物,口服制剂有片剂、液体和胶囊,根据儿童年龄采用方便的口服方式。如利培酮有液体和片剂,年幼儿童和不配合服药的年长儿童、青少年可采用液体制剂,但由于价格较片剂高,所以对于能服用片剂的儿童则通常采用片剂治疗。肌内注射仅极少数药物有此制剂如氟哌啶醇,在急性期因兴奋躁动、违拗症状导致无法口服时采用,儿童慎用。

(3) 治疗持续时间:重性精神障碍采取足疗程的三期治疗。控制发育性障碍伴随的兴奋、易激惹等精神症状可酌情缩短维持治疗时间。

【不良反应和处理】

1. **锥体外系反应**

(1) 急性肌张力障碍:最早出现,出现后可用抗胆碱能药处理,如东莨菪碱。

（2）静坐不能：可用苯二氮䓬类和 β 受体阻滞剂（普萘洛尔）处理。

（3）类帕金森综合征：最常见，用抗胆碱能药盐酸苯海索（安坦）和东莨菪碱缓解。

（4）迟发性运动障碍：出现后应立即减药、停药、换药，避免用抗胆碱能药。

2. 其他神经系统不良反应 恶性综合征和癫痫发作。

3. 自主神经不良反应 抗胆碱能，α 肾上腺素能阻滞。

4. 体重和代谢内分泌不良反应 催乳素分泌增高。

5. 精神方面不良反应 过度镇静，情绪抑郁。

6. 其他不良反应 肝功能、血象变化和心血管反应等。

7. 过量中毒。

【种类和用法】

1. 第一代抗精神病药物 又称典型性抗精神病药物，主要作用机制是阻断中枢多巴胺 D_2 受体。其中可用于儿童的药物如氟哌啶醇、氯丙嗪、奋乃静、舒必利、甲硫哒嗪等，由于不良反应较大已不作为首选药物。

氟哌啶醇可用于 3 岁及以上的精神障碍和抽动症，甲硫哒嗪被批准用于 2 岁及以上，匹莫齐特被批准用于 ≥12 岁的抗精神病药以及治疗 Tourette 综合征。

2. 第二代抗精神病药物 又称非典型抗精神病药。包含多种不同类型作用机制的药物，涉及 5-HT 和多巴胺受体拮抗剂、选择性 D_2/D_3 受体拮抗剂和多巴胺受体部分激动剂。有效率较高、不良反应较小，目前较为常用，并作为首选药物。如利培酮、奥氮平、奎硫平、阿立哌唑、齐拉西酮。前四种有被美国 FDA 批准用于儿童和青少年的适应证。

（1）利培酮：用于精神分裂症（至少 13 岁），双相障碍（至少 10 岁），孤独症的易激惹（至少 5~16 岁）。起始剂量 0.25mg/d，有效剂量 2.5mg/d，最大剂量 6mg/d。不良反应有体重增加、高血脂、高血糖、嗜睡，肌肉僵硬、催乳素水平升高、锥体外系反应、迟发性运动障碍。

（2）奥氮平：躁狂相或混合相（至少 13~17 岁）。起始剂量 2.5mg/d，有效量 2.5mg/d，最高使用 20mg/d。不良反应有体重增加、高血脂、高血糖、嗜睡。

（3）奎硫平：用于精神分裂症（至少 13 岁）、躁狂和混合型的双相障碍（至少 10 岁），起始剂量 25mg/d，有效量 25~300mg/d，最高剂量 300mg/d。常见不良反应有头晕、嗜睡、直立性低血压、心悸、口干、食欲缺乏。

（4）阿立哌唑：用于精神分裂症（至少 13~17 岁）、双相障碍 I 型（10~17 岁）、躁狂发作或混合型、孤独症伴随易激惹症状（6~17 岁）。起始剂量 2.5mg/d，有效量 5~15mg/d，最高剂量 30mg/d。不良反应有轻度体重增加，高剂量时嗜睡。

三、抗抑郁药

抗抑郁剂的种类包括三环（四环）类抗抑郁药、5- 羟色胺再摄取抑制剂（selective serotonin reuptake inhibitors，SSRIs）、单胺氧化酶抑制剂（MAOIs）及其他的新型抗抑郁药，后者如 5-HT 和 NE 再摄取抑制剂（SNRIs）。

【目的】

提高情绪、缓解焦虑、增进食欲、改善睡眠和自主神经症状。

【适应证】 各种抑郁症及抑郁症状的障碍、焦虑症、强迫症、创伤后应激障碍、神经性厌食症和贪食症、遗尿症、神经性疼痛等。对儿童的适应证因各药物而异。

【禁忌证】

1. 三环类抗抑郁剂的禁忌证 癫痫;严重心血管疾病,肝、肾功能障碍;青光眼(闭角型),肠麻痹;前列腺肥大、12 岁以下儿童、孕妇慎用;禁与 MAOIS 联用。

2. SSRIs 的禁忌证 对 SSRIS 类过敏者,严重心、肝、肾病慎用;慎与锂盐、抗心律失常药、降糖药联用;禁与 MAOIS 联用。

3. 单胺氧化酶抑制剂没有儿童适应证,并被禁止与其他类型抗抑郁药合用。

【注意事项】

1. 抗精神病药物中注意事项的原则适用于抗抑郁药,同样遵守足量、足疗程的治疗原则,遵守起始量、换药和停药方法,定期躯体检查。在维持期的剂量,三环类药物减量 1/3 或 1/2 维持,SSRI 类一般用有效剂量维持。

2. 目前 SSRIs 是首选抗抑郁药,其中被美国 FDA 批准用于儿童的 SSRIs 有艾司西酞普兰、舍曲林、氟西汀、氟伏沙明。在中国则应尽量遵循中国批准的适用年龄,但确实有必要超出中国批准使用时,可参考美国的推荐年龄。

3. 抗抑郁剂的自杀风险 美国 FDA 曾对 5-羟色胺类抗抑郁药(SSRIs)发出可增加儿童青少年自杀观念和行为的"黑箱警告"。但之后的研究也发现,在因 FDA 警告而减少使用 SSRIs 的期间,成功自杀的比例明显上升。对自杀风险增加的解释尚需大样本研究,可能与用药初期 5-羟色胺血浓度急剧增加导致易激惹的不良反应有关,或是患者在严重抑郁状态下虽有自杀意念但无实施动力和体力,当用药后动力和体力提高但自杀观念仍未消失时则很容易实施自杀。不论是否药物直接增加自杀风险,在用药初期仍需很谨慎、密切观察患者的精神状态。

【用药前准备】 参考抗精神病药物中的用药前准备原则。抗抑郁药中无液体剂型和肌内注射方式。

【不良反应和处理】

1. 三环类抗抑郁药 不良反应有抗胆碱能作用,如口干、视物模糊、便秘、麻痹性肠梗阻、排尿困难;中枢神经系统,如过度镇静、嗜睡、头晕、震颤和诱发癫痫;心血管不良反应,如心慌、性功能障碍、体重增加、过敏反应、过量中毒。对不良反应的处理原则是对症处理,减或换药。

2. SSRIs 类抗抑郁药 不良反应有胃肠道反应,如食欲缺乏、恶心,通常几天缓解;神经和精神症状,如头晕、头痛、激越(通常几天缓解),打瞌睡或嗜睡(通常用药后几周缓解),有时需要减量或调整用药时间;性功能障碍;体重增加;过敏反应(常见皮疹);有停药反应,应缓慢减量。严重的不良反应有 5-HT 综合征,症状如激越、震颤、肌阵挛和高热等,应立即停药,并给予对症治疗。可能增加自杀风险。

【可用于儿童的种类和用法】

1. 三环类抗抑郁药 主要作用机制为抑制突触前去甲肾上腺素和 5-羟色胺的摄取,使突触间隙 NE 和 5-HT 含量升高达到治疗目的。同时也阻断突触后 α_1、H_1、M_1 受体,导致低血压、镇静和口干、便秘等不良反应。半衰期平均为 30~48 小时,达稳态时间 5~14 天。

用于各种抑郁障碍、焦虑症、强迫症、贪食症、遗尿症、神经性疼痛等。总体上在 12 岁以下儿童中慎用,因不良反应较大目前很少用于儿童。

氯米帕明可用于治疗儿童抑郁症、强迫障碍和 5 岁以上儿童遗尿症。丙咪嗪可用于儿童,但在我国已不生产。多虑平(多塞平)用于 12 岁以上儿童。阿米替林无儿童适应证。四环类抗抑郁药中马普替林可用于治疗伴有抑郁或激越行为的儿童和夜尿者。

氯米帕明对于儿童批准用于 10 岁及以上的强迫症,5 岁以上的遗尿症。25mg/d,100~200mg/d。不良反应有抗胆碱能不良反应、镇静、胃肠道不适、心律失常。

2. SSRIs 类抗抑郁药　主要作用机制是选择性抑制 5-HT 再摄取,提高突触间隙 5-HT 浓度。是目前使用最多的、首选的抗抑郁药。

适应于抑郁障碍、焦虑 / 惊恐障碍、强迫症、神经症性厌 / 贪食等。口服吸收好,不受进食影响。半衰期 20 小时左右(氟西汀的去甲基代谢物 7~15 天)。该类药物的使用通常口服每天 1 次。

有儿童青少年适应证的 SSRIs 抗抑郁药如下:

- 舍曲林:6 岁及以上的强迫症。起始剂量 25mg/d,有效剂量 25~200mg/d,最大剂量 200mg/d。
- 艾司西酞普兰:12~17 岁的重性抑郁。起始剂量 10mg/d,有效剂量 20mg/d,最大剂量 60mg/d。
- 氟西汀:美国 FDA 批准可用于 8 岁及以上的抑郁症和强迫症,我国仅批准成人使用。起始剂量 10mg/d,有效剂量 20mg/d,最大剂量 60mg/d。
- 氟伏沙明:8 岁及以上的强迫症。起始剂量 25mg/d,有效剂量 25~200mg/d,最大剂量 200mg/d。

四、抗焦虑药

这类药物具有缓解焦虑、恐惧、镇静催眠、抗惊厥及骨骼肌松弛等作用。适用于焦虑症和焦虑相关的障碍、睡眠障碍、抗惊厥和抗癫痫。作用机制是与 GABA 受体、苯二氮䓬受体结合,从而达到上述作用。其中用于儿童的常用药物有苯二氮䓬类,包括地西泮、氯硝西泮、硝基西泮、艾司唑仑、阿普唑仑等。此外还有非苯二氮䓬类药物,但无儿童适应证。

不良反应有嗜睡、镇静、认知受损、共济失调。有撤药反应,应缓慢减量。有耐受性与依赖性,如需使用应短时间和间断使用。

五、心境稳定剂

【**目的**】　控制情绪不稳定、冲动、恶劣心境。

【**适应证**】　治疗躁狂及预防双相情感障碍的躁狂或抑郁发作。

【**禁忌证**】　不同种类药物禁忌证见下文。

【**注意事项**】　由于锂盐和抗癫痫药物的使用与血药浓度密切相关,因此注意定期查相关药物的血药浓度。尤其需要密切监测锂盐的血药浓度。需要心境稳定剂治疗的患者属于重性精神障碍,应推荐给精神科医师治疗。

【**不良反应和处理**】　见各自类药物的用法。

【**种类和用法**】　主要包括三类:①锂盐;②抗痉挛药,如卡马西平、丙戊酸盐、托吡酯、拉莫三嗪等;③部分抗精神病药物,常用非典型抗精神病药,如奥氮平、利培酮、奎硫平、阿立哌唑等。

1. 锂盐　是躁狂症和双相情感障碍的首选药物,可用于 12 岁及以上儿童。常用碳酸锂,起始剂量 150mg/d,在监测血药浓度的同时逐渐加量,每天 2~3 次。不良反应有痤疮、肠胃不适、无力、认知速度减缓、震颤、甲状腺功能减退等。肾炎、肾功能不全禁用。

由于治疗剂量的血药浓度和重度剂量的血药浓度非常接近,因此在治疗期间需监测血锂浓度和不良反应。急性期血药浓度 0.8~1.2mmol/L,大于 1.4mmol/L 则中毒。不建议非精神科医师使用。

2. 丙戊酸盐 通过抑制 GABA 氨基转移酶,调节中枢 GABA 系统功能。属于抗惊厥和抗癫痫药,也作为心境稳定剂使用。常用丙戊酸钠,被批准用于 2 岁及以上的癫痫。起始剂量 250mg/d。不良反应有嗜睡、肠胃不适、月经不调、体重增加和肝功能受损等。

3. 卡马西平 可用于任何年龄的癫痫,作为心境稳定剂使用,应注意其粒细胞减少的不良反应。

非典型抗精神病药的用法同前文。

六、兴奋剂

【目的】 提高神经功能活动,增强中枢神经兴奋性。

【适应证】 美国 FDA 批准安非他明用于治疗 3 岁以上 ADHD,哌甲酯类治疗 6 岁以上的 ADHD。

【禁忌证】 有明显焦虑、紧张和激越症状患者,对哌甲酯成分过敏者,闭角型青光眼患者,不可与单胺氧化酶抑制剂合用等。具体药物的禁忌证见各自说明书。

【注意事项】 使用兴奋剂是否增加心血管风险多年来一直受到关注,有罕见报道使用兴奋剂后猝死的案例,目前虽然没有足够证据证明是否是兴奋剂的直接作用,但仍应加以高度关注,对有心脏病的患者慎用。

【不良反应和处理】 常见不良反应有食欲减退、消化道不适、失眠和抽动。

【种类和用法】 常用药物有安非他明和哌甲脂类,我国目前仅有哌甲脂类。

哌甲酯类:主要用于治疗注意缺陷多动障碍。作用机制为阻断去甲肾上腺素和多巴胺的再摄取,从而提高突触间多巴胺和去甲肾上腺素。

短效剂有利他林,服后 30~60 分钟起效果,疗效维持 1~4 小时,平均持续作用时间 3 小时。长效剂作用时间平均 8~12 小时,我国目前使用的有盐酸哌甲酯缓释片,平均作用 12 小时,起始剂量 18mg/d,最高 54mg/d,早晨服用。

七、其他精神类药物和可用于精神障碍的药物

(一) 托莫西汀

为去甲肾上腺素再摄取抑制剂。

【目的】 改善注意缺陷和过分好动。

【适应证】 治疗儿童和青少年注意缺陷多动障碍,尤其 6 岁以上的 ADHD。

【禁忌证】 过敏,不可与单胺氧化酶抑制剂同时使用,闭角型青光眼。

【注意事项】 可增高血压和心率;注意自杀风险。

【不良反应和处理】 胃口减退,胃肠道反应(腹痛、恶心、呕吐),与进食同时服用以减轻此不良反应;嗜睡,可晚间服用减轻白天的镇静;轻度头痛等。

【用法】 起始剂量 0.5mg/(kg·d),目标剂量 1.2mg/(kg·d),最高剂量 1.4mg/(kg·d),早晨一次服用或早晚分次服用。

(二) α₂ 去甲肾上腺素能受体激动剂

作用机制是轻度阻滞多巴胺 -2 受体剂,常用药物有可乐定。

【目的】　缓解多动、冲动和抽动。

【适应证】　我国批准可乐定的适应证是治疗高血压,美国 FDA 批准盐酸可乐定 0.1mg 和 0.2mg 缓释片用于治疗 ADHD 治疗 6~17 岁的 ADHD 患儿,对 ADHD 的多动、冲动有一定效果,尤其更适合共患抽动障碍的治疗。

【注意事项】　治疗前做 ECG 和血压检查。长期大量服用停用时宜渐停药,以免引起血压急剧增高。

【不良反应和处理】　不良反应较小,可见口干、过度镇静、嗜睡、头痛、眩晕,偶见直立性低血压。

【用法】　起始量 0.025~0.05mg/d,一次口服或分 2 次;缓慢加量至期望的有效量,通常 0.05~0.1mg,每天 2 次或每天 3 次。目前有可乐定缓释贴片。

（三）硫必利

轻多巴胺 -2 受体阻滞剂,甲砜基的邻茴香醚胺衍生物,有抗多巴胺能的活性作用,主要用于轻度和中度抽动的治疗。起始剂量为每次 50mg,每天 2~3 次。常用治疗剂量为 300~600mg/d,分 2~3 次口服。不良反应总体较小,主要有头晕、无力、嗜睡。

（张劲松）

第三十一章

心 理 咨 询

咨询一词来源于拉丁语，其基本含义为商讨或协商，也具有深思、反省、忠告与交谈的意思。咨询心理学为应用心理学的一个分支，它运用心理学的原理和技术，通过书信、电话和来访对话，帮助求助者发现问题及其根源，提高其认识水平，改善原有的认知与行为，增强对生活的适应能力和调节与周围环境之间的关系。儿童心理咨询是咨询心理学的一个分支，涉及儿童少年精神医学、儿童心理学、教育科学、遗传学、优生优育、社会学等多个学科领域。

【目的】 儿童心理咨询的主要目的是减轻儿童发展过程中的心理困扰和障碍，并帮助他们获得正常的发展。这就需要咨询师利用有效的谈话方式，提供需要的知识，增进儿童的自我认识，并充分发挥其潜能，协助他们自己去解决和消除困难，追求自我实现，达到身心全面发展。儿童心理咨询对咨询的要求较高，不仅仅要针对导致儿童前来咨询的核心冲突展开工作，而且要能鉴别出真正的心理障碍和正常发展过程中的"偏离"，并对儿童正常发展过程中出现的现象和压力作出正确的指导，帮助他们拓展和自我控制。

青少年处于一个连续发展变化的阶段，明显表现为低忍耐和高焦虑。道德观、价值观的形成，性冲动的压抑与释放所带来的精神压力接近成人。但青少年的心理弹性不如成人，因此对于青少年来讲，咨询的目的是帮助他们认识自己所面临的各种问题具有多重选择性，使他们更容易接受对于生活进行决策所带来的责任，建立自我同一性。

因此，基于儿童青少年心理咨询的特殊性，咨询目的可分为三个层次：第一层次为帮助他们认识自我，寻找人格发展中的优缺点；第二层次为针对自己人格发展的特点确立自我发展的方向，确立适合自己的抱负水平以追求渴望实现的理想，取得学校教育、社会环境和个人发展的和谐统一；第三层次为完善发展自我，最终达到自我实现并体现个人与社会价值的统一，这就要求他们主动寻求社会义务与承担社会责任，由自然的我发展到社会的我，最终达到与教育目的一致，这就是儿童青少年心理咨询的最终目的。

【适应证】 儿童青少年的心理咨询涵盖范围较广，凡有关儿童、青少年生长发育、学习、生活、家庭和疾病以及预防和康复等各个方面的心理卫生问题均可进行心理咨询。一般来讲，儿童心理咨询门诊常见的有如下：

1. 情绪与行为问题 比如注意缺陷、多动、自控力欠缺、考试恐惧、师生关系不良、同伴关系不良、焦虑、抑郁、紧张等情绪问题；或者咬指甲、拔头发、夹腿、遗尿等一般行为问题，以及说谎、偷窃、逃学和纵火等品行问题。这些儿童长期处在困惑和内心冲突之中，或者遭受严重的心理创伤而失去心理平衡，心理健康遭受不同程度的破坏。尽管他们的精神仍然是正常的，但心理健康水平下降，出现不同程度的心理行为障碍。

2. 儿童发展性咨询 有的儿童在成长过程中会因自身易感素质的原因，面临很多问题，如适应幼儿园、学校环境、同伴关系问题、升学问题等，他们面对此类自身发展问题时，需要作出理想的选择，以便顺利度过儿童青少年期的各个关键阶段。这时咨询师可从心理学的角度提供儿童与青少年心理发展知识,指导家长、教师等监护人优化儿童青少年发展环境,实施科学教育和早期智力开发,同时纠正养育者对儿童教育的不良认知和教养方式。

【禁忌证】 和成人心理咨询类似,儿童青少年时期的心理咨询不宜用于出现精神病性症状的异常心理患儿。所谓异常心理包括如下:

1. **主客观世界不统一** 例如出现幻觉,即看到他人看不到的东西,听到他人听不到的声音;或者妄想,即对现实环境错误的理解和信念。因为儿童精神或行为与外界环境不相符,并且对自身的状态不自知,必然无法被人理解,也无法理解他人。因此不适合心理咨询。

2. **精神活动的内在不协调** 比如遇到一件令人愉快的事情却表现出悲伤,或者对痛苦的事情做出快乐的反应,以及无故苦笑等。这使患儿无法准确和有效地反映客观世界。

3. **性格、行事方式突然出现无原因的改变** 比如一个对钱和自己物品很仔细的儿童突然出现大手大脚,挥霍无度,或者一向热情的儿童突然出现社会退缩等。如果我们在他的生活环境中无法找到足以促使其发生改变的原因时,就可以说精神活动已经偏离了正常轨道。

与成人心理咨询不同的是,儿童青少年的心理还处在不断发展的阶段,在心理咨询前须仔细判断是否符合以上几条,避免误诊。如确是儿童心理咨询的禁忌证,则应及时转介儿童精神科治疗。

【操作前准备】

1. **环境准备** 在心理咨询的过程中,不仅咨询师在影响求助者,双方所处的空间也在影响求助者。儿童心理咨询室应该具备以下一些特点:

(1) 环境相对私密、隔音好、进出咨询室的门分开,这样不仅让儿童感到安全,也让可能一同前来咨询的家长对咨询机构产生信任,更愿意分享经验和感受。

(2) 空间宽敞,15~20m²,不同于成人个体心理咨询,儿童心理咨询需要有更大的空间,以方便家长陪同、儿童活动,最大限度地还原儿童平时玩耍时的场景。

(3) 采光适度,配备可调节窗帘,光线明暗以来访者觉得舒适为宜。

(4) 配备儿童玩具,例如毛绒公仔、供假装游戏使用的道具、画笔、彩色故事书等。

(5) 配备 3~4 张舒适的沙发和儿童座椅,最好有扶手和靠背,有助于求助者很快放松,同时注意椅子的摆放位置,通常咨询师与病史的主要陈述者不宜面对面入座,以避免双方紧张和不适。

(6) 绿色植物,使咨询室更有生气,有助于来访者放松。

2. **咨询师的准备** 心理咨询师应着装整洁、坐姿端正、表情平和,与求助者(或家长)保持正常社交距离(1.2~1.5m 左右)。除此以外,一个合格的心理咨询师还要掌握一定的沟通、交流技巧。

(1) 言语交流技巧:交流时,咨询师运用语言可以传达对患者的尊重、关心、鼓励和支持等,可起到促进咨询关系的作用。反之,也可表露出蔑视、冷漠、厌烦和放弃,这对咨询无益。语言能治病,也可致病,所谓"恶语伤人",咨询师不良的语言表达也可刺激求助者出现不良的情绪反应,甚至加重其心理负担,阻碍咨询的进程。

在言语交流中,咨询师须善于倾听求助者诉述,也要善于发现患者性格特点、情感反应、应对能力等,尽量了解其生活经历、家庭情况、工作状况、人际关系、文化水平、言语表达能力等信息,结合病史、症状、体征和必要的检查作出准确判断,对症下药,对因治疗。咨询师与求助者言语交流时要遵循严谨精确、实事求是的原则,也应根据求助者理解能力和对疾病的态度做适当调整,使用通俗易懂的语句,帮助求助者答疑解惑、缓解压力、树立信心、服从治疗。恰当运用语调的抑扬顿挫、控制语速的快慢缓疾可增加语言的表达效果;适当使用委婉、含蓄或幽默的表达方式还可避免尴尬、缓解紧张、调节气氛,融洽双方关系。

(2) 非言语交流技巧:肢体语言有时传达的信息含量甚至超过语言,可展露人的情感微妙变化、下意识行为等。咨询师若善于运用和捕捉对方的肢体语言,通过表情、眼神、动作、姿势来交流情感和信息,则有助于促进咨询双方关系,达到事半功倍的效果。

1) 目光:指通过目光接触传递信息的交流方式。眼睛是"心灵之窗",可传递个人内心活动状态,如情绪活动、意图、个人感受等。互动时,咨询师可通过目光接触了解求助者内心活动,并向患者适当地表达权威、亲和、关切、安慰、鼓励、支持等情感,是必不可少的技巧。咨询师应避免眼神游离,不看求助者或注视时目光斜视、游移、凝视等,以免引起求助者被冷淡、轻视、紧张的感受及造成求助者不自在或认为咨询师不怀好意等误解。咨询师的积极心态往往会传递积极的眼神,这对增加求助者的信任感和积极配合均有帮助。当然,有时为减轻求助者较强烈的情绪反应,必要时咨询师还需控制真实感受和适度隐藏目光信息。

2) 面部表情:表情可表达人的复杂情绪活动和思想。微笑是最直接、准确、迅速地传递信息的表情,是社交中最常用、最重要的表达方式之一。咨询师善用微笑,则可表达对求助者的尊重、理解、关心和鼓励等意思,是增加彼此好感和信任的润滑剂,也是心理咨询职业行为中应遵循的基本道德体现。咨询师表情若显出傲慢、冷若冰霜、面无表情,甚至露出鄙夷、歧视或不耐烦,则容易使求助者感到紧张、恐惧、抵触、气愤和自卑,不愿配合诊疗,甚至引发争执与纠纷,阻碍诊疗工作。咨询师的热情诚恳态度通常会使求助者释放心理压力,积极愉快接受诊疗,且易调动求助者积极情绪,利于促进疾病康复。

3) 肢体语言:包括坐姿、立姿、步姿等姿态。双方交往互动时,咨询师上身略向前倾的坐姿,以表达对求助者的关注,挺拔的站姿易给求助者带来信任感,稳健的步态也可传递咨询师的沉着与稳健,利于获得求助者的信任与增强信心,随和的举止又让求助者感受到咨询师亲切自然。而交往中恰当应用手势,往往会增加语言表达内涵和力度,甚至可以替代语言来表达个人的意图与感受。双方交往中,咨询师使用手势语要适度,幅度过大、手势过多则反而影响表达效果,给求助者造成不良印象。手势语是语言的辅助工具,要与讲话的内容协调一致,不要太死板、太刻意。使用手势语要表达自然,便于求助者理解,应避免用易造成误解的手势语。另外,咨询师也要善于观察求助者的眼神、表情、动作和姿势,体察求助者的内心感受和真实想法,因人而异地制订诊疗计划。

3. 会谈内容准备

(1) 向求助者说明心理咨询性质:在确定了将对求助者提供帮助后,须确保求助者了解以下内容,即什么是心理咨询、心理咨询如何进行、心理咨询主要解决什么问题、心理咨询不能解决什么问题等。心理咨询会对求助者的问题产生帮助,但须求助者本身主动寻求改变。

(2) 向求助者说明保密原则:包括需要心理咨询师保密的内容,例如求助者暴露的内容以及与求助者接触的过程。也包括保密例外,例如求助者已经同意将保密信息透露给他人、司法机关要求提供、出现针对咨询师的伦理或法律诉讼、法律规定的保密问题限制、虐待儿童和老人、求助者可能对自身或他人造成伤害或死亡威胁等。

【操作方法】

对初次来访的儿童青少年进行心理咨询前,须对其心理卫生状态进行全面的评估,以作为下一步咨询的基础。评估采用的方式是摄入性会谈,目的是获得完整准确的有关资料,包括病史、当前问题的性质、患儿(或家长)的想法、感情、理解、期望和养育知识等。摄入性会谈是一种全面了解儿童心理行为问题的方法,可以尽快确立治疗方案,但需要医患之间相互信任支持。因此,以下将对初次来访的儿童青少年的评估程序进行说明。

收集资料:

(1) 必须了解的情况:

1) 询问儿童此次来访的原因是什么:如果是由家长带来的幼儿,则询问家长最担心儿童的问题是什么。

2) 对视观察:了解儿童潜在的情绪心理活动。

3) 观察儿童在自然状态下的活动情况:如是否多动、冲动、退缩、消沉等。

4) 观察儿童的运动发育是否协调:通过神经软体正检测或非结构式活动检测运动协调性。

5) 观察儿童的刻板行为:主要包括刻板的爱好、固执的行为,比如重复问问题、重复做某种动作等。

6) 观察冲动性:例如观察儿童的行为是否与环境相符,是否有不顾及自身和他人危险的动作,或者进入陌生环境立即骚扰他人等。

7) 观察对需求的等待:观察或者向家长询问儿童是否容易对欲求不能等待,是否可理解他人的情感。

8) 动机水平:了解儿童是否存在动机薄弱,意志力强度如何,是否注意力易转移。

9) 生理年龄:此项须结合发育行为观察和评估,以确定儿童的行为是否与年龄相符。

10) 亲子互动:观察儿童的依恋关系。

11) 对家长的观察:包括性格、言谈举止、情绪状态、情绪的调控能力。

(2) 根据以上情况酌情了解的方面:

1) 孕期母亲的情况:如妊娠年龄、健康情况、情绪状态、夫妻关系、家庭氛围、家庭经济水平、工作情况、孕期用药、有毒有害物质接触等。

2) 儿童出生情况:如有无早产、低出生体重、宫内缺氧、脐带绕颈、产程延迟或停滞、是否剖宫产、新生儿黄疸、出生缺陷等。

3) 家庭教养方式:例如母子依恋关系、是否存在早期母子分离、母乳喂养、幼年是否寄宿、隔代教育、早期教育和超负荷训练教育、父母的性格、情绪及家庭角色等。

4) 注意敏感问题:未婚先孕、离异、夫妻争吵、虐待、忽略、领养、父母是否吸烟酗酒或者药物依赖等。

(3) 酌情使用心理测验:在收集完资料以后,如有必要,应对儿童做心理测验,以便咨询师验证其对儿童心理问题的判断。正确使用心理测验须做到以下几个方面:

1) 测试前须向家长解释选用的心理测验对诊断的意义,并征得其同意。家长有权利知道为什么进行心理测验,以及为什么选用这种而不是其他的测量手段。只有当取得知情同意时方可进行心理测验。

2) 根据儿童的心理问题性质选择恰当的心理测验项目。一般来讲,在摄入性会谈过程中,通过搜集儿童的资料和行为观察,可大致判断儿童心理问题的性质(如智力、情绪、思维方式、人际交往、注意力、行为习惯和人格特征等),如果是怀疑智力存在问题,则用韦氏智力测试;如果是情绪问题,可用相应的情绪量表或者绘人测试等,以此类推。

3) 不要乱用心理测验,比如不能目的不明确、依据不充分随意使用心理测验;使用心理测验不能超出诊断目的;不能不按照心理测验的程序要求操作;更不能不管心理问题的性质将所有心理测验轮番实施。

4）在测量结果与摄入性会谈和行为观察结论相背离时，不可轻信任何一方，应重新会谈再进行测评。

（4）分析资料，得出诊断：根据以上问诊、行为观察和心理测验内容，作出诊断和处理建议。在分析资料时，要把握问题关键，随时考虑儿童的处境，验证判断的正确性。例如，确定儿童、青少年的问题是学习困难、焦虑状态、强迫症、社交障碍还是一般行为问题；分析导致这些问题的主要因素是心理社会因素还是器质性因素；判断心理问题的严重程度是一般心理困扰还是临床心理障碍；分析儿童青少年及家长有无求治动机等，通过归纳分析，得出诊断结论。

（5）针对诊断结论，进行指导和帮助：针对儿童的心理咨询和治疗方式有很多，其背后所依靠的理论基础各有不同。考虑到儿童的理解能力与表达能力均较成人更弱，针对儿童心理问题进行指导和帮助一般会使用非言语交流的方式，也就是投射。以下将着重介绍临床儿童心理诊疗中常用的几个方法技术。

1）沙盘疗法：是将分析心理学理论思想和游戏疗法技术有效地整合为一体的一种心理疗法，也称为沙盘游戏、箱式疗法或者沙箱疗法。该疗法的材料由沙箱、沙和玩具三部分组成，儿童在沙盘所提供的自由和受保护空间内，可随意用手拂动沙，并将自由选择的玩具摆放在沙箱内与沙上，构成一些场景作品。这些场景作品是儿童通过非言语的、象征的方式沟通其内心重要情感和理念，进而实现身心合一体验的一种形式。儿童所创作出的沙盘作品既象征着儿童内心的痛苦，同时也象征着其心理治愈潜能。实施治疗期间，咨询师以陪同观察者的身份出现，积极关注儿童的操作行为及其所呈现的具有自身象征意义作品的特有解释。沙盘疗法提倡儿童在情境中的表达，支持非言语同言语之间的沟通，可以扩大情感表达的范围。通过手触及沙的活动方式，促使身体和心灵以及物质和精神得到整合，有助于儿童区分内心世界和外部世界，促使无意识的心理内容直接转化为有意识的行动，澄清儿童的心理问题。

沙盘疗法适用的范围很广，对包括情绪障碍、语言障碍、创伤后应激障碍、注意力缺陷多动障碍在内的多种儿童心理问题均有较好的疗效。沙盘疗法的初衷是让儿童更好地表达无法用言语表达的内心情感、身心状况和潜意识内容，治疗意义在儿童身上较为显著，不仅可以诊断和治疗儿童的心理和行为问题，还能够促进儿童成长，体现出该技术在儿童群体中的良好适用性。

2）音乐疗法：是通过音乐反应评估情绪与生理健康状况、社会性功能、交流能力及认知技能，根据个人或团体治疗的需要设计音乐进场并运用于音乐创作、接受性倾听、歌曲写作、歌词讨论、音乐想象、音乐表演，以及通过音乐学习等诸多方式中，参与多方法治疗方案策划及评估。对于儿童来说，音乐的体验可以促进非音乐技能，比如对于日常生活极为重要的交流能力和机体协调能力。作为一种非语言的沟通手段，音乐对于特殊儿童尤其是智力发育障碍的儿童具有特殊意义：适当的特殊音乐技巧能帮助儿童掌握抽象思维的概念，促进他们发掘自己的想象力和语言能力。从生理和情绪的角度来讲，音乐成分中的节奏和频率可以引起一种张弛动静的感觉交替；而音乐的节奏模式和曲调体系在很大程度上与人体的特征节律有着奇妙的共通。从人格与社会的视角来说，音乐治疗所起到的社会性功能可通过调节与表达自我意向、建立与维持人际社会关系来实现：一方面，本我欲望压抑所产生的紧张焦虑能在音乐情绪中得到不同方式的转移和宣泄，音乐能增强自我，帮助控制情绪，对自我而言产生了一种令人欣悦的自主和对创伤威胁的超越,道德感的情绪体验在艺术经验中表现为一种审美体验,这可以通过音乐形式上的完美和谐来得到满足;另一方面,音乐的价值在于在集体的范围内提供一个情感的发泄处,在所有的艺术活动中,音乐行为最为大众化,它在任何时候都会深入到集体的意识中去,产生一种共同的内心体验,从而影响着社会中的每一个人。还有,从民族意识来看,音乐是一个民族或群体的共同意志之声,是他们的生活习惯和文化传统的象征。特别是民间音乐,它代表了整个民族或地区的性格和心理特征。音乐作为一种无语言的语言,能帮助一个群体与其他群体取得联系和合作,人们将它们作为与更广大的世界、更遥远的群体进行交流的手段。

3) 绘画疗法:绘画作为情感表达的工具,能够反映出人们内在的、潜意识层面的信息,是将潜意识的内容视觉化的过程。绘画疗法则是咨询师以患者创作的绘画为中介,对患者的情绪障碍、创伤体验等心理问题进行分析和治疗。它是一个包括创作者、作品和咨询师三者之间互动的过程,目的是发展象征性的语言、触及人所不知的感受,并创造性地将它们整合到人格里,直至发生治疗性的变化。绘画疗法的实施过程体现了精神分析治疗、结构化治疗、人本主义治疗的思想。在绘画治疗的过程中,咨询师会给患者以尊重和积极关注的环境进行创作。对创作的成果根据实际情况可以按照精神分析治疗那样把它作为进行心理分析的依据和工具;也可以根据结构化治疗,使患者通过绘画发泄能量、降低冲动,从而摆脱心理困扰。目前的研究表明,绘画治疗在处理情绪障碍上有突出的作用,同时,绘画治疗也有利于青少年的情感和价值判断,提高自尊和自信,改变对生活的态度,并提高创造力。另外,绘画心理治疗可以促进个体自我的完善和社会技能的提高,修正内心扭曲的自我感,促进同一性的形成。对于儿童来说,绘画还可以促进认知和语言的发展。

据研究资料的统计,绘画治疗特别适合不能说话或不想说话的患者,比如孤独症、失聪儿童、迟钝、大脑损伤儿童;对言语治疗有阻抗的人;饮食障碍、物质滥用、性虐待受害者、精神分裂症病人等。

【注意事项】

儿童青少年心理咨询不仅是一门科学,也是一门艺术,亲切友好的态度、实际参与咨询的经验和熟练的咨询技术、强烈的责任感和道德感都是咨询师不可缺的素质。因此,在咨询工作中有几项原则需要恪守:

1. 建立良好的咨询关系　这是儿童青少年心理咨询的最基本条件。每个来访的儿童都须被视为可被完全接纳的对象,并且,家长和儿童都能感受到咨询师的同情心和责任感、诚恳与可信赖。在咨询过程中,咨询师应适时运用尊重、热情、真诚、共情和积极关注五种建立咨询关系的技巧,使双方互动中有情感基础,来访儿童和家长可以很快进入角色,获得好的咨询效果。

2. 尊重客观事实,避免主观臆断。咨询师必须在咨询过程中把握住自己的情感,不随来访者的情感而转移。也就是说,要求咨询师要使自己的情感处于中性状态,对来访者叙述的问题进行客观的分析和判断,防止产生主观片面和情感倾向性的情况。

3. 言语审慎,切忌模棱两可。当来访的儿童和家长随咨询的进展,对咨询师产生一种依赖性的精神寄托时,咨询师的态度应当认真严肃,言语审慎,勿轻易下结论,或者发表模棱两可、自相矛盾的意见。

4. 针对具体问题,个别处理。儿童青少年正处在心理生理迅速发育的阶段,心理困扰的表现也大相径庭。即使问题属于同一类,但由于家庭背景、父母教养态度、个人健康状况和心理特征各不相同,表现形式也多样化。因此,针对具体儿童制订个体化的咨询方案十分必要。

5. 以发展的眼光看待来访儿童,及时调整方案。从发展心理学的观点看,儿童从出生后始终处于发展过程中,儿童心理行为问题也因发展而逐步形成。在咨询过程中,儿童的心理困扰和行为问题可能随着干预而改变,或者有新的问题出现,此时必须调整咨询方案,以达到更好的效果。

6. 把握时机,灵活运用咨询技术。对于青少年的品行问题,一般是在遭受困扰最需要他人理解和同情时未受到重视和关怀的情况下形成的,因此心理咨询的时机非常重要。在品行问题还未造成严重后果时,运用接纳、倾听、引导、自我表露、解释、角色扮演等技术,恢复正常心理的可能性较大。

7. 遵守职业道德,强调保密。心理咨询最基本的职业道德是对来访者的隐私严守秘密。这包括不随意公开咨询记录、测验资料、信件,不谈论来访者的隐私等。这有益于来访者对心理咨询师信任关系的维持,有助于心理咨询产生效果。

8. 伴随的责任、权利和义务 心理咨询过程伴随着咨询双方责任、权利和义务的产生,并且受法律保护。这项内容不需要双方协商,但需要在咨询开始前的简单介绍中向求助者说明,双方在咨询中遵守执行。

(1) 求助者的责任、权利和义务:

1) 责任:咨询师提供与心理问题有关的真实资料;积极主动地与咨询师一起探索解决问题的方法;通过自我探索和实践,解决自己的问题;完成商定的作业。

2) 权利:了解咨询师的受训背景和执业资格;了解咨询的具体方法、原理和过程;选择或更换合适的咨询师;提出转介或终止咨询;对咨询方案的内容有知情权、协商权和选择权。

3) 义务:遵守咨询机构的相关规定;遵守和执行商定好的咨询方案各方面的内容;尊重咨询师,遵守预约时间,有特殊情况应提前告知;按规定缴纳咨询费用。

(2) 咨询师的责任、权利和义务:

1) 责任:遵守国家法律法规,遵守职业道德;帮助求助者解决心理问题;严格遵守保密原则,并说明保密例外的情况。

2) 权利:了解与求助者心理问题有关的个人资料包括个人隐私等;选择合适的求助者;本着对求助者负责的态度,提出转介或终止咨询;收取咨询相关费用的权利。

3) 义务:向求助者介绍自己的受训背景,出示营业执照和执业资格等相关证件;遵守咨询机构有关规定;遵守和执行商定好的咨询方案各方面内容;尊重求助者,遵守预约时间,如有特殊情况要提前告知求助者。

【副作用及处理方式】 副作用是指随着主要作用而附带发生的不好的作用。心理咨询发展到今日,已有数百种流派和方法,每种方法都有明显不足,带来副作用也无可厚非。

一般来说,心理咨询产生并发症的原因为两点:

1. 理论基础不完善 心理治疗的理论来自心理治疗家对人格的解释和对人格发展和形成的认识。每种心理治疗方法都建立在其独特的人格理论基础之上。心理学中的人格理论实际上可以看做是心理治疗指导思想的来源和基础。心理学发展到今天,还没有哪一种理论可以令人信服地、比较全面地解释人的心理现象。而人格研究是心理学中的难点,光是人格的定义就超过120种。人格理论是心理学中最庞大、结构最复杂的理论。现有的人格理论众说纷纭,各有侧重,但始终没有统一的理论。每种理论从不同的出发点出发,在不同层次上探索。在此基础上建立的治疗理论也就各有侧重,各有所长,也同样不能达到完美的效果。

对于由不同治疗方法自身缺陷所带来的副作用,可以通过广泛涉猎不同流派的理论和技术,兼收并蓄,在实际工作中全面综合使用来避免。

2. **咨询师自身的局限性**　除了理论本身的局限外,运用技术的人自身的特征也有可能会带来严重的副作用。这些特点包括:咨询师的价值观、个人经历、专业背景、人格特征、治疗关系等。

咨询师的价值观有积极的一面,也会有消极的一面。咨询师有意用积极的一面去影响、引导来访者,但消极的一面也会无意识地产生影响,给来访者带来意想不到的负面作用。心理治疗中治疗关系的双重性也会带来副作用。无论遵循什么理论流派,咨询师与来访者的关系,对于来访者来说,都是一种全新的、完全不同于以往生活经验的人际关系模式。心理治疗正是利用这种人际关系的新规则,来提高来访者的自知力,矫正其认知,促进其行为的改变。咨询师一旦在自觉不自觉中接受了关系性质的改变,就等于认同了来访者过去人际交往中的部分模式。而来访者旧有的关系模式恰恰是维持其旧有行为、心理状态的重要因素。认同其旧有模式,就是在无意识地帮助来访者维持问题。治疗关系因此成了治疗目的的阻碍。咨询师以往的经历也会带来负面影响。作为一个人,心理咨询师也难免有自己的未完成之事。这些未完成之事不仅会在日常生活中形成干扰,也会在咨询过程中浮现出来,从而影响到咨询关系。由于过去经历的影响,他们可能会看不到治疗关系可能在某种程度上满足了他们自己的某种需要,而这有可能是以牺牲病人利益或造成对病人的伤害为代价的。咨询师个人的情结和人格,有时会对治疗产生消极影响。它不仅会影响对病人的诊断,还会影响到与病人的关系。个人情结导致的与病人过分认同,就会使治疗关系失去中立性和客观性。而个人情结导致的互补性认同,即把自己当做病人生活中的重要人物,也是有害的。因为这样会使对方的超我得到加强,而这恰恰与精神分析治疗的目标"加强自我"背道而驰。

对于由咨询师自身的局限所带来的副作用,接受正规、系统的培训是最重要的预防手段。正规、系统的培训包括对不同理论流派的全面学习,综合运用不同流派技术的实践,多元化、系统思维能力的训练,自我价值观的澄清和反省,对咨询师自身的精神分析等。此外,督导制度的建立也是必需而急迫的。

（静　进）

第三十二章

感觉统合与感觉信息处理

感觉统合理论最早由美国南加州大学的职业治疗师 Ayres 博士提出。Ayres 博士认为，感觉统合是指机体组织身体内外的各种感觉信息，以适应环境需要的一种神经系统处理过程。经典的感觉统合理论旨在研究脑功能和行为之间的关系，是专为学龄前及学龄初期儿童设计的，用于帮助智力正常，但确诊有感觉统合困难而导致学习困难和运动困难的儿童，而不用于认知发育迟缓或神经系统损伤的儿童。

随着脑神经科学和循证医学的发展，Ayres 博士的经典感觉统合理论得到不断的补充和发展。感觉统合不仅仅是神经系统处理感觉信息的过程，同时也与个人的认知水平、自我调节能力、当下所处环境及所从事的活动有关。即使是同一个人，在不同的环境，从事不同的活动时，个体的感觉信息处理能力也千差万别。在经典的感觉统合理论基础上，加入最新的研究结果，一个全新的理论应运而生——感觉信息处理（sensory processing）。

感觉信息处理是指机体的各种感觉器官接收感觉刺激，形成感觉信息，并在中枢神经系统中经过调整和组织，使身体做出适应性的反应，以成功面对环境中出现的一些挑战。适应性的反应包括功能控制、社交情绪、交流沟通、行为组织、应付转变、心理调适。感觉信息的处理过程包括感觉接收、察觉、组织、调节、辨别、姿势控制和动作计划。这些过程几乎都是同时进行的。感觉信息处理能力与儿童的成长息息相关，儿童能否在不同的环境中做出适应性的反应，能否有效地应对日常的生活自理、学习和游戏等，取决于儿童的感觉信息处理能力是否正常。儿童呱呱坠地时，各个感觉系统皆已存在和发展。适当的感觉经验，有助于神经系统建立畅通的感觉通道，促进感觉动作的发展和知觉动作的形成，为日后的认知学习能力奠定良好的基础。

感觉信息处理能力是儿童有效学习的先决条件，倘若儿童出现感觉信息处理失调（sensory processing disfunction），他们的情绪、感知动作和学习能力都会受到明显的影响，儿童在处理生活自理、学习、游戏、社交时会困难重重。感觉信息处理失调可单独发生，有时可伴有其他共病，如孤独谱系障碍、注意缺陷多动障碍、发育性协调障碍、脑瘫、学习障碍、唐氏综合征、发展迟缓等。如果存在感觉信息处理失调则需要进行专业的介入治疗。

【治疗目的】 感觉信息处理介入治疗的目的，是通过适当的感觉刺激及活动，激发儿童参与活动的内驱力，促进儿童神经系统发展，提高神经系统处理感觉信息的效能，改善姿势控制及感觉辨别能力，促进动作计划及行为组织能力，从而帮助儿童提高专注力、学习能力、情绪控制能力及参与活动的兴趣。

【治疗适应证】 感觉信息处理失调的儿童，无法有效地把从自己身体和从环境中接收到的感觉信息进行有效整合，无法做出适应环境的正确行为，尤其是那些对正常人而言，是不需要特别注意的"本能反应"，感觉信息处理失调的人，就常常无法做出正确的反应。因此，感觉信息处理失调应及早治疗。Ayres 博士的经典感觉统合理论并未将感觉统合失调进行分类,随着研究的深入,为了人们更好地理解和进一步研究感觉信息处理过程,Miller 博士在经典感觉统合理论的基础上,将感觉信息处理失调分成三类:感觉调节障碍、感觉辨别障碍、感觉动作协调障碍。见图 32-1。

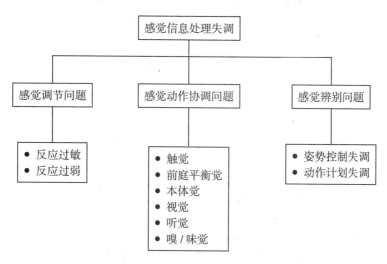

图 32-1　感觉信息处理失调的分类

无论是哪一种类型的感觉信息处理失调,无论存在一种或几种类型的感觉信息处理失调,均会直接影响儿童的生活自理、学习、游戏等方面的表现。症状的轻重与失调的程度密切相关。具体来说,儿童可有以下的典型表现,反过来说具有以下表现的儿童需要进行专项评估,也是需要介入治疗的适应证。见表 32-1。

表 32-1　感觉信息处理失调的日常表现

		感觉调节障碍
触觉	反应过敏	①害怕花洒洗头;②害怕洗头、刷牙、剪指甲;③抗拒浆糊、泥胶、手指画颜料等;④害怕人多拥挤的地方
	反应过弱	①对冷热的反应分别不大;②察觉不到皮肤弄脏或弄伤了;③察觉不到扭作一团的衣服
	寻求感觉刺激	①喜欢用手不断触摸物品;②喜欢用手相互摩擦寻求刺激;③喜欢挤在玩具或人堆里
前庭平衡觉	反应过敏	①害怕摇荡、双脚离地或头部倒置;②害怕乘升降机或电梯;③不喜欢旋转的活动
	反应过弱	①好动但动作笨拙;②在体育活动中易失平衡;③参与摇荡或旋转活动时,从不感到头晕
	寻求感觉刺激	①对摇荡、旋转、变速的活动,乐此不疲;②不能安坐,不停地变换姿势;③喜欢将头部倒置
本体觉	反应过弱	①碰撞伤也若无其事;②动作缓慢、身体笨拙
	寻求感觉刺激	①喜欢碰撞;②经常咀嚼衣服、文具或玩具;③喜欢把自己紧紧裹在棉被里

感觉辨别障碍	
触觉	①单靠触摸区辨认物件有困难;②不能准确指出被触摸的身体位置;③穿衣时,衣服常不整齐
前庭平衡觉	①走平衡木保持平衡有困难;②穿脱裤子时容易失平衡;③闭眼保持平衡困难
本体觉	①进行大运动、精细运动时,用力不当,力度有时过度,有时不足;②分不清轻重
感觉动作协调障碍	
姿势控制失调	①迟迟未能确定主用手 ②大运动发展欠佳,常常绊倒 ③精细动作发展欠佳,如解纽扣、扣纽扣、系鞋带、操作剪刀、筷子有困难 ④肢体动作越过中线有困难,如抛球和接球时,向左右两边转身有困难或动作僵硬 ⑤双手及双脚协调有困难,如抛球和接球、跳绳等
动作计划失调	①模仿新动作有困难 ②计划多重步骤的活动有困难,如穿衣时,不知从何入手 ③收拾物品时欠条理,如收拾书包时,只会把所有东西堆在一起 ④进行体育活动时,常表现笨拙及大意,容易发生意外 ⑤害怕尝试新事物,缺乏自信,较自卑

【禁忌证】 有以下情况者不适于进行感觉信息处理训练:①心脏功能不佳,先天性心脏病患儿;②骨折未愈合、开放性软组织损伤患儿;③疾病急性期,如发热、咳喘、癫痫等。

【治疗前准备】 感觉信息处理失调在不同的人身上表现并不完全相同,即使在同一个人身上,个人的感觉信息处理能力也与个人的认知水平、生理状况、情绪状态、自我调节能力息息相关,同时也与个人所处的环境及所进行的活动的复杂程度、创新程度等相关。有时,感觉信息处理失调也常与其他发育疾病共存,常见的共患疾病有孤独谱系障碍、注意缺陷多动障碍、发育性协调障碍、脑瘫、学习障碍、唐氏综合征、发展迟缓等。因此,在进行感觉信息处理失调训练前,需经过专业化、标准化、全面的评估判断儿童是否患有感觉信息处理失调、失调的类型及对其日常生活、学习、社交的影响。全面评估包括家长面谈/日常观察、问卷/检核表、临床观察与评估、其他相关功能测试。

1. **家长面谈/日常观察** 通过家长面谈/日常观察,了解儿童在日常生活中对环境刺激的反应,了解儿童病史和治疗史,以及在日常生活中所遇到的困难。家长面谈/日常观察需涉及五个方面:

(1) 学习方面:观察儿童安坐能力及注意力水平、写画线条及抄写技巧、文具使用技巧、学习相关活动时的姿势控制及活动的计划性。

(2) 自理方面:观察儿童进食、如厕、穿衣、梳洗、睡眠及乘坐交通工具的表现。

(3) 游戏方面:观察儿童参与活动的兴趣、积极性、规则意识、组织能力、操作能力及社交能力。

(4) 行为及情绪方面:观察儿童是否有自我刺激行为及情绪的稳定性。

2. **问卷/检核表**

(1)《Sensory Profile》:国外常用的检核表。此问卷可详细了解儿童于日常活动及家中,不同感官处理能力、情绪及行为、活动量等。透过家长的评分,初步了解儿童的感觉处理的问题(过敏、迟钝还是寻求刺激),并进行筛选。

(2)《感觉信息处理及自我调节能力检核表》SPSRC:中国香港协康会根据《Sensory Profile》的内容,结合本地儿童的文化历史、生活环境,加入最新的研究理论,与中国香港理工大学合作研制的检核表。此量表用于筛查 3~8 岁儿童的感觉信息处理能力及自我调节能力。初步了解儿童感觉处理困难程度及困难所在,为制订治疗及介入方案提供依据。

3. 临床观察与评估

(1)《Sensory Integration & Praxis Test》(感觉统合与动作计划测试):由 Ayres 博士研制的感觉统合评估工具,至今仍被公认为感觉统合评估的金标准。此测试适用年龄为 4~8 岁,耗时 3~4 小时,共 17 个测试项目,包括视觉认知(2 项)、触觉与本体感认知(5 项)、动作计划(6 项)、协调及平衡(3 项)、旋转后眼球活动反射(1 项)。

(2)《Observation based on sensory integration theory》(感觉统合临床观察):由 Erna Imperatore Blanche 于 2002 年发表的感觉统合临床观察评估。此评估的适用年龄是 2~8 岁。评估通过一系列测试项目,了解儿童在感觉调节、感觉辨别、感觉统合处理功能。具体的评估项目条包括:前臂轮转、顺序对指、指 - 鼻测试、眼动、手臂伸展测试、仰卧屈曲、俯卧伸展、双侧协调、前庭感觉反应、动作顺序、姿势控制、动作计划、重力不安全、近端关节支撑于稳定、触觉反应、自由活动。

(3)《感觉信息处理临床观察》:由协康会编写的感觉信息处理的临床观察评估。此评估的适用智龄 3 岁以上儿童。评估表包括三个子表:①SP-CO-1:主要用于评估儿童感觉接收及调节能力;②SP-CO-2:主要用于评估儿童在感觉分析、姿势控制 / 眼球肌肉控制及动作计划的能力;③SP-CO-3:进阶程度评估表,适用于智龄 4 岁以上儿童,是难度进阶的评估,以反映儿童在感觉分析、姿势控制 / 眼球肌肉控制及动作计划的能力。

4. 其他相关功能测试　见表 32-2。

表 32-2　相关功能测试

测试范畴	测试工具
大运动、动作协调	BOT(布坦尼动作熟练测试)、Movement ABC(运动能力成套评估)
感知动作	De Gangi Berk TSI(De Gangi Berk 感觉统合测量工具)
感觉功能	TSFI(婴幼儿感觉功能测试量表)
手部功能	HKFMDA(中国香港学前儿童小肌肉发展评估)、握力计
书写	DEM(眼动评估)、MVPT(视觉感知测试)、VMI(视觉运动整合测试)
自理	日常观察检查表

最终,由医师或治疗师根据家长面谈 / 日常观察资料,问卷 / 检核表、临床观察与评估、其他相关功能测试的结果,并结合临床经验,进行儿童感觉信息处理困难分析,制订个性化、针对性强的介入治疗(训练)。

【操作方法】

1. 确保环境安全　训练室需有地垫、墙壁柔软的保护垫,谨防摔伤和碰撞伤。

2. 与儿童建立互信关系　给予儿童鼓励和赞赏,给予儿童情感上的安全感和信任感,对于儿童的困难表示理解,避免引起儿童不安的活动。

3. 与儿童共同选择 治疗的过程是儿童与治疗师共同协作共同选择的过程,在把握治疗目标的前提下,尽量激发儿童的内在动机去完成治疗活动。

4. 量身定制适合儿童的活动 治疗师需要不断调整环境设施及活动设计,使治疗活动在孩子的努力下是可以完成的,不应程度太易或太难。

5. 提供感觉刺激的机会 每个治疗活动需为儿童提供下列三种感觉类型的至少两种感觉机会:触觉、前庭平衡觉、本体觉。

6. 调节感觉处理,达到并维持理想的醒觉状态。治疗师通过调节感知环境的强度、时间、次数,以维持最佳的醒觉状态,即表现为活动时清醒、专注、平静。

7. 提供能引发适应性反应的挑战 通过治疗活动建立儿童的姿势控制、眼球控制、口肌训练、双侧动作协调(至少一项),并保持动作具有良好的力度、精细度、速度和敏捷度。

8. 尽量扩大成功的经验 需不断调节活动形式或难度,使儿童通过努力能获得成功,并有信心接受新的挑战活动,享受参与治疗活动的过程。

9. 根据儿童认知、心理等方面的状态,采用多元化的治疗技术。有别于传统感觉统合治疗模式,新的治疗模式强调,根据儿童的认知及心理等方面的状态,将社交故事(social Story)、预告(cognitive Preparation)、情绪管理技巧(emotional Regulation Skills)、认知导向(COOP)、觉醒调节活动(alert/Zone in program)等融入感觉信息处理失调的治疗中,以提高疗效。

10. 不断进行环境/活动的调适,坚持关系为本。根据不同障碍类型的感觉信息处理失调儿童,在环境方面,治疗师需要在物件摆设、空间规划、光线、色彩、音响等方面作出调整。在活动方面,可以运用塑形法(shaping)、连扣法(chaining)、奖赏法(reinforcement)等活动调适方法,调整活动形式与难度。

11. 激发儿童内驱力,吸引儿童投入。治疗活动根据儿童的感觉需求,合理进行环境调适,必要时选择适当的辅助工具,在治疗过程中,常常给予儿童鼓励和奖赏,激发儿童的内在动机,积极参与并享受治疗活动。

【注意事项】

1. 感觉信息处理治疗需按每个儿童的感觉需要制定。不同的儿童所需的感觉刺激类型及刺激量是不同的,如感觉反应过敏与迟钝,治疗的手法就完全不同。治疗前必须对儿童进行全面的感觉统合的评估,根据评估结果,选择合适的训练器材及训练方法,个性化治疗。感觉信息处理训练绝不是千篇一律的运动训练和游戏。

2. 治疗活动的设计需符合儿童的发育水平,活动的强度、频率、时间,能够引发儿童完成适合他的挑战(just-right challenge),使儿童有适应性的反应,享受挑战的乐趣。如俯卧滑板推球,在治疗过程中,治疗师需要观察孩子自主神经系统反应、俯卧位时的姿势控制、抛球时的手眼协调技巧、参与活动的专注力与耐力等,才决定活动的难度及次数,并因儿童训练的进展不断调整任务。切忌单一活动的简单重复。

3. 造成年幼儿童学习行为问题,如不专心、坐不住、学习困难等。因此,当儿童出现问题时,需进行全面发育评估,仔细判断问题根源。若经过评估发现孩子确实存在感觉信息处理失调,医师或治疗师可进行针对性的治疗。另外,每个孩子对治疗的反应都不同,故不能预先设定训练的时限。

4. 感觉信息处理问卷只用于筛查儿童是否患有感觉统合失调,通过问卷筛查出的可疑儿童,医师和治疗师还需和家长进行面谈,了解儿童在自理、学习、游戏、行为方面的综合表现,并对儿童进行临床观察及标准化的测试。最终根据家长访谈、问卷结果、临床观察及标准化的测试,来判断孩子是否存在感觉信息处理问题。

5. 感觉统合失调已经不作为儿科临床的诊断,但是感觉统合训练是临床的一种技术。

6. 感觉统合训练在临床上可以用于正常学龄前儿童的入学准备、发育性协调障碍、学龄前儿童注意缺陷多动障碍等。

(童梅玲)

第三十三章

神 经 康 复

一、概述

康复医学的目的是改善或提高残疾者的功能和能力。1980 年 WHO 发布了国际病损 - 失能 - 残障分类(International Classification of Impairments,Disabilities and Handicaps,ICIDH),该分类从病损、残疾和残障三个层面分别反映了器官、个体及社会水平的功能损害程度。随着康复医学的发展,为更好地描述功能和残疾状态,以适应对生物 - 心理 - 社会的新的健康模式,WHO 于 1996 年对 ICIDH 进行了修订,并于 2001 年 5 月 22 日举行的第 54 界世界卫生大会正式通过国际功能、残疾和健康分类(International Classification of Functioning,Disability and Health,ICF)。ICF 基于生物 - 心理 - 社会理论模式,从残疾人融入社会的角度出发,将残疾作为社会性问题,不再仅仅视为个人属性,认为是与社会、环境互动形成的一种复合状态。ICF 有利于康复医学与医学的其他方面(预防、保健、临床治疗)以及与自然科学和社会科学获得共同语言。

医生在了解患儿疾病的同时,还应从患儿的社会背景和心理状况出发,对患儿进行全面分析和评估,制订有效的综合干预方案,最终提高治疗效果。

二、康复评定

【定义】

康复评定是收集评定对象的病史和相关资料,提出假设,实施检查和测量,对结果进行比较、综合、分析、解释,最后对功能和能力形成结论,以及做出功能诊断的过程。

【目的】

通过康复评定,发现和确定障碍的部位、范围、种类、性质、特征、程度,以及障碍发生的原因、预后,为制订康复目标和康复治疗计划提供依据。

【适应证】

在神经康复领域,包括各种脑性瘫痪、脊髓损伤等上运动神经元病损所导致的中枢性功能障碍,神经炎、外周神经损伤所致的周围神经功能障碍等。

【禁忌证】

各种疾病急性发作期或进展期,生命体征不稳定者;不合作或不能理解运动;精神疾病发作期间或严重神经症。

【操作前准备】

(1) 选择恰当的评定方法,并准备必要的评定工具。

(2) 设置安静、整洁,温度适宜的评定环境。

【操作方法】

(1) 观察:了解障碍的种类、部位、程度、预期的发展及预后。在观察过程中,不只是用眼睛去观察孩子,还要通过身体的直接或间接接触,靠触觉和本体觉等去感知。如果是以小组形式实施作业治疗,首先要将小组活动作为一个整体来观察。与此同时,要分别观察每一个孩子的表现,如障碍儿童是如何进入训练室的,如何开始作业活动的,以及在作业活动的过程中,与其他儿童之间是如何相互关照的。

(2) 询问:通过询问孩子家长或养护人,以获得孩子各方面信息。在条件允许的情况下,最好是直接询问患儿。

询问内容包括:①生育史:母孕史、出生史、新生儿期等;②家族史:父母年龄及既往史、小儿的养育环境等;③发育史:要对小儿发育的不同时期分别记录;④其他:在集体中生活的状况、习惯的养成、与家庭成员的关系等。

(3) 检查与测定

1) 身体功能:感知觉的评定,包括触觉感知、姿势感知,以及物体确认等;身体活动检查。

2) 粗大运动功能:粗大运动包括头的控制、翻身、坐位、爬、站起等不同模块内容。儿童粗大运动评估中使用最广泛的量表是粗大运动功能量表(Gross Motor Function Measure;GMFM)。GMFM-88 项包括 5 个能区,其中 A 区为卧位与翻身能区;B 区为坐位能区;C 区为爬与跪能区;D 区为站立位能区;E 区为行走与跑跳能区。Russell 等对 GMFM 量表进行了信度和效度分析;确立了新的版本 GMFM 66。GMFM66 属于等距量表,提高了总分和变化分数的可理解性;能够合理、客观地反映脑瘫患儿粗大运动发育变化。

Alberta 婴儿运动量表(Alberta Infant Motor Scale,AIMS),它是一个通过观察来评估 0~18 个月龄或从出生到独立行走这段时期婴儿运动发育的工具。与以往经典的里程碑式的运动发育量表相比,AIMS 更加注重对婴儿的运动质量的评估。AIMS 可以识别出所有类型的运动发育迟缓婴儿,包括表现为运动发育不成熟及有异常运动模式的严重运动发育迟缓婴儿。但是,AIMS 仅仅可以识别出测试是是否存在运动发育迟缓,其长期预测价值尚未明确[5]。

3) 上肢与手的功能主要包括手抓握物体并保持功能、支持物体或体重的功能、维持平衡的功能、交流功能、识别功能等。Peabody 运动发育量表(Peabody Development Motor Scale,PDMS-2)是目前在国外康复界和儿童早期干预领域中被广泛应用的一个全面的运动功能评估量表,适用于评估 6~72 个月的所有儿童(包括各种原因导致的运动发育障碍儿童)的运动发育水平。该量表由 6 个亚测验组成,包括反射、姿势、移动、实物操作、抓握和视觉 - 运动整合等,共 249 项。精细运动评估包括 98 项测试项目,分别测试抓握、手的使用、手眼协调和操作的灵巧性等 4 个运动技能区的能力。

4) 其他评定内容还有肌张力检查、肌力检查、关节活动范围测定、运动协调性检查,以及反射检查等。

5) 日常生活活动检查:日常生活活动是指人类为了独立生活而每天必须反复进行的最基本的、具有共同性的活动,包括进食、穿脱衣物、转移、个人卫生等基本动作和技巧。国际通用量表是儿童残疾量表(Pediatric Evaluation of Disability Inventory,PEDI),是由 Haley 等针对儿童功能障碍开发的量表,目前在多个国家被广泛应用于评估自理能力、移动及社会功能之间和内部改变的方式和程度,并检查其功能状态的变化及年龄与功能损伤严重程度之间的关系。

日常生活活动是各种各样的动作群,应该明确在作业治疗中指导进行这一动作群的顺序及这一动作群所需的功能,需要将动作群分解为一个一个阶段,进而将构成某一阶段动作的身体的活动及动作分解为基本动作。还要分析出为了完成这些基本动作所需要的功能。

【注意事项】

1. 应做到全面评定,包括身体功能、活动能力、社会参与等方面的评定。

2. 评定绝不是只在治疗开始前进行,要在治疗过程中定期进行,以便随时了解患儿的情况,即经过治疗后障碍程度的变化,并根据评定结果修订治疗计划。

三、Bobath 疗法

【定义】

Bobath 疗法,又称神经发育学疗法,通过抑制脑卒中、脑性瘫痪等中枢神经患儿异常姿势、病理性反射或异常运动模式,尽可能诱发正常运动,从而达到提高日常生活活动能力的目的,是神经发育技术方式之一。

【目的】

促进躯干抗重力伸展,以建立头的控制、坐位、立位等姿势保持能力,从而获得可以使人有机会获得必需的定向和姿势控制 / 稳定机制,并支持儿童去探索、参与游戏与学习活动,以及社交活动。

【适应证】

小儿脑瘫、脑外伤、脊髓损伤等中枢神经病损所致的姿势和运动功能障碍。

【禁忌证】

同运动疗法。

【操作前准备】

充分放松肌肉和关节。

【操作方法】

(1) 根据患儿神经损害特点,结合患儿功能障碍状态、年龄等因素,针对患儿神经功能恢复的不同阶段,制订个体化的治疗方案。

(2) 通过对外周(躯干、肢体与五官)的各种浅、深和复合感觉的良性刺激,抑制异常的病理反射和病理运动模式,引出并促进正常的反射,建立正常的反应和运动模式。

(3) 在训练过程中,通过患儿各种神经反射,如各种原始反射、联合反应和连带运动等,先诱导出肢体活动,再经过训练促进分离动作产生,最终改善患儿运动功能。

【注意事项】

(1) 按照个体发育的实际水平与正常发育顺序制订和实施治疗方案。

(2) 把治疗与功能活动特别是日常生活活动能力(ADL)结合起来,在治疗环境中强调以功能为导向的动作学习过程,在实际环境中使用已经掌握的动作并进一步发展为技巧性动作。

【并发症及其处理】

运动中出现单发的房性或室性早搏,可以不予处理,密切观察。如出现严重的室性心律失常:成对的室性早搏、频发室早或室性心动过速、室颤;房性心动过速、房颤、房扑;Ⅱ度或Ⅲ度房室传导阻滞应立即终止运动,必要时给予适当的医学处理。

四、物理治疗

(一) 运动疗法

【目的】

改善和提高运动功能。

【适应证】

各种神经炎、脑与脊髓损伤所致的肢体瘫痪、失用性肌萎缩、癔症性瘫痪、外周神经损伤等。

【禁忌证】

各种疾病急性发作期或进展期,心血管功能不稳定,急性肺动脉栓塞或梗死,肢体功能障碍不能完成预定运动强度和运动量,不合作或不能理解运动,精神疾病发作期间或严重神经症。

【操作前准备】

(1) 选择恰当的评定方法,对患儿的运动能力、感觉能力、日常生活能力等做出相应的评定。

(2) 做好充分的关节活动和肌肉拉伸。

(3) 预先告知患儿每次治疗前或治疗中如有发热、疼痛加重等异常情况发生需及时告知治疗师。

【操作方法】

(1) 确定训练目标:有条件时在训练前先进行症状限制性心电运动试验,以确定患儿的最大运动强度、靶运动强度(50%~85% 最大运动强度)及总运动量。

(2) 制订运动处方:包括运动方式、强度、时间和频度等。

1) 运动方式:包括活动平板步行、骑车、上肢功率计等。

2) 运动强度:确定靶强度的常用方法包括:代谢当量(METs)法:一般以 50%~80% METmax 为靶强度;主观用力记分法:大部分患儿应在主观用力记分法 10~13 级范围内运动;心率法:一般采用 70%~85% 最大心率作为靶心率。

3) 运动时间:靶强度的运动时间为 15~40 分钟。

4) 运动频度:一般为每天或隔天一次(3~5 次 / 周)。运动频度少于 3 次 / 周效果不佳。4~8 周为一基本疗程,但最好长期坚持。

【注意事项】

(1) 制订治疗计划时,应包括康复治疗模式,治疗强度,特殊设备或环境改良建议、给与家长和照顾者的指导等。治疗计划的制订需要根据评估结果,还要充分考虑家长和照护者的建议。

(2) 治疗中应密切观察患儿的面部表情,以便及时发现患儿是否有不良事件发生。

(3) 治疗中动作应轻柔,忌暴力,防止产生剧烈疼痛。

(4) 站立、行走训练时要有保护,防止跌倒。

(5) 如果在运动中出现胸闷、胸痛、呼吸困难、眩晕、视物模糊等症状和体征,应立即终止运动。

(6) 饭前、饭后 1 小时内不宜进行大强度运动。运动后 30 分钟内不宜行冷水浴。

【并发症及其处理】

同 Bobath 疗法。

（二）低频电疗法

【目的】

（1）止痛作用与促进血液循环。

（2）兴奋神经肌肉。

【适应证】

（1）各种急、慢性疼痛。

（2）各种神经炎、脑与脊髓损伤所致的肢体瘫痪、失用性肌萎缩、尿潴留、肌张力低下、功能性便秘、癔症性瘫痪、外周神经损伤等。

【禁忌证】

（1）全身情况：出血倾向、癫痫，传染性疾病、各种重要脏器疾病急性进展期或危重期；

（2）局部情况：金属异物及结核病灶，有心脏起搏器，心前区、颈动脉窦区、体腔等特定部位，皮肤过敏、破损、感染、皮疹等区域。

【操作前准备】

按照治疗目的与部位选择合适电极，检查电极、导线连接正确，电流输出调零后再开机。

暴露患儿治疗区域皮肤，按治疗需要放置电极，采用并置法或对置法，电极平整接触皮肤。

【操作方法】

（1）选择所需波形、参数，缓慢调节电流强度直至达到治疗剂量，治疗剂量可用电流量直接表示，也可用感觉阈、运动阈等人体反应表示。在治疗过程中可根据需要调节电流输出。

（2）治疗结束：输出调零，取下电极后检查治疗部位皮肤，关机。

【注意事项】

（1）治疗前：以兴奋神经肌肉为主要治疗目的时，神经肌肉电诊断有助于治疗参数的合理选择。将治疗中的正常感觉和可能的异常感觉告知患儿，使其更好地配合治疗。

（2）治疗中：皮肤微细损伤局部可用绝缘衬垫后使用低频电疗法。局部感觉障碍区域治疗时，采用低电流强度治疗。电极需有良好固定，避免治疗过程中电极滑落。

【并发症及其处理】

治疗过程中出现局部肌肉抽搐或哭闹，应及时中止治疗，并适当调低电流强度。如果在治疗过程中出现癫痫发作，应及时终止低频电治疗。

五、作业治疗

【目的】

增强躯体、心理、社会功能，恢复或改善其生活自理能力、学习和劳动能力，达到最大的生活自理，提高其生存质量。

【适应证】

各种原因（如肢体、认知、社会心理损伤或环境与个人因素）导致不能完成作业活动，或执行作业活动有困难者。

神经系统疾病，包括脑损伤、脑性瘫痪、脊髓损伤、脊髓炎、中枢神经退行性变、周围神经损伤等。

【禁忌证】

意识不清、严重认知障碍不能合作者，危重症、心肺肝肾功能严重不全等需绝对休息者。

【操作前准备】

选择恰当的评定方法对患儿的运动功能、日常生活活动能力、感知认知功能以及生活环境进行相应的评定，分析和发现问题并制订康复目标，以便确定相应的作业治疗项目。

【操作方法】

1. 增强运动能力的作业治疗

（1）包括以下几方面：①增强上下肢肌力的作业训练；②增强手部肌力的作业训练；③维持关节活动度的作业治疗；④改善协调及平衡能力的作业训练；⑤增强全身耐力的作业治疗；⑥手眼及上、下肢协调性的作业训练。

（2）可选择捡拾珠子或豆子、捏黏土或橡皮泥、和面、捏饺子、木刻、打结、编织、刺绣、插钉、弹琴、脚踏缝纫机、砂磨等1项或2项以上的作业活动来达到上述目标。

2. 感觉恢复的作业治疗

（1）包括以下几方面：①感觉再训练：让患儿判断刺激部位与感觉，并加以训练；②感觉敏感性训练：让患儿触摸不同质地的实物，训练其对物体软硬程度、表面光滑程度的识别；刺激患儿的本体感觉和平衡觉；分辨声源等；③感知觉训练：训练患儿定位感、方向感和空间感；④感觉替代练习：利用听、触觉替代视觉，视觉代偿保持身体的平衡等。

（2）根据患儿感觉障碍情况，选取上述一种或两种以上的方法，对患儿进行反复训练。

（3）训练中注意安全，防止摔倒、扎伤等意外的发生。

3. 日常生活活动能力（ADL）的训练

（1）包括以下几方面

1）床上训练和转移：包括床上正确体位的摆放、床上翻身训练、卧位到坐起训练及转移训练。偏瘫患儿转移训练，轮椅与床呈45°左右的角度，轮椅与座厕呈30~40°的角度，以健腿为轴转动躯干。截瘫患儿转移训练，轮椅与床成直角或呈30°角或与床平行，后二者需除去轮椅近床侧扶手。转移至浴缸中时，注意安全，防止跌倒。

2）进食训练。

3）洗漱动作训练。

4）穿衣训练等。

（2）ADL训练的效果会受到记忆障碍、严重的感觉性失语、定向障碍、意念性失用以及焦虑等的影响。因此，有上述问题的患儿暂时不适合接受ADL训练，待功能改善后再开始进行。

（3）患儿接受ADL康复训练的需求程度取决于患儿的动机和对于不同独立水平的需要。因此，训练内容应与患儿的需求相结合，增加患儿主动参与的积极性，提高疗效。

（4）为了提高患儿的独立性，治疗师还需要对环境的适应和改造提出建议。

4. 知觉功能训练的作业治疗

（1）失认症功能恢复训练

1）包括单侧忽略、疾病失认、Gerstmann综合征、失语、失写等。

2）治疗中以给予正面刺激为宜，可以多次反复进行并记录每次完成的情况。

（2）失用症功能恢复训练：①包括结构性失用、运动失用、穿衣失用、意念性失用等；②应记录每次训练的结果，依据是否能顺利完成以及完成的快慢程度等及时修改训练内容的难易程度，注意安全，避免烫伤或刺伤等意外的发生。

5. 认知功能恢复的作业治疗

(1) 包括自知力、注意力、记忆力和思维障碍的恢复训练等。

(2) 每次训练前应根据对患儿的评定及上次训练的反应,制订具体训练计划。预先准备好训练用品,应尽量减少患儿视野范围的物品,并避免杂乱摆放及不必要的物品。

(3) 治疗师充分理解患儿,尊重患儿人格,使患儿对自身障碍有正确认识。注意正确引导,避免直接否定患儿,以增强患儿的自信心,提高训练欲望。

(4) 每日可选择两至三项进行训练,根据患儿的耐受和反应而定。

【注意事项】

1. 木工作业时防止跌倒及木屑进入眼中,电器设备按操作常规使用。

2. 黏土或橡皮泥作业时使用手套,防止黏土或橡皮泥与衣服黏合。

3. 认知障碍、视力低下、感觉障碍及精神障碍者禁做有电器、刀具等作业活动。

4. 对于神志不清的患儿,其家属或照顾者可能成为作业治疗的服务对象,如何更好地照顾患儿成为他们的作业需求。

5. 尽可能具体描述作业需求,以便治疗师制订具体的作业治疗目标。

六、言语治疗

【目的】

改善言语功能,促进交流能力的获得或再获得。

【适应证】

言语、语言障碍及吞咽障碍患儿。

【禁忌证】

全身状况不佳、处于病情进展期或体力不支、意识障碍、严重痴呆者。

【操作前准备】

训练室应为独立房间,最好有隔音设施,室内布置要求简洁明亮、安静舒适。

【操作方法】

1. 言语治疗师首先确定患儿语言、游戏能力在哪个阶段水平,把此阶段定为开始训练的出发点,设定训练内容。

2. "一对一"训练 对于言语符号尚未掌握的儿童,语言治疗师的治疗目标是根据符号形式与指示内容的关系,通过训练获得性言语符号(理解)来建立初步的交流关系;对于言语表达困难的儿童,训练的侧重点在于模仿、掌握与理解水平相适应的言语表达行为,并逐步扩大理解与表达的范围,通常以发声诱导为训练起点,其次从儿童熟悉的事物着手,练习语音发音;还需要结合儿童的认知水平,由手势符号阶段逐渐过渡到言语符号阶段;对于语言理解与表达具备了一定基础的语言发育迟缓儿童,在训练时应重点考虑扩大词汇量,增加理解与表达的语句长度及复杂度。

3. 自主训练 患儿具备了独立训练的基础,治疗师可将部分需要反复训练的内容让患儿自主进行训练。教材、内容由治疗师设计,并定期检查。自主训练可选择图片或字卡来进行呼名训练或书写训练,还可用电脑进行自主训练,选择可进行自我判断、自我纠正及自我控制的程序训练。

4. 小组训练 又称集体训练。目的是逐步接近日常交流的真实情景,通过相互接触,减少孤独感,学会将个人训练成果,在实际生活中有效地应用。治疗师可根据患儿的不同情况,编成小组,开展多项活动。

5. 家庭和学校训练指导 家庭和学校环境对儿童语言发育、发展至关重要,其内容必须在家庭和学校环境中得以体现与实践,才能达到良好的康复效果。应将评定及制订的治疗计划介绍和示范给照护者或教师,并可通过观摩、阅读指导手册等方法教会照护者或教师必要的治疗技术,再逐步过渡到回家和学校进行训练。

【注意事项】

1. 尽量避免视、听觉干扰,训练过程中限制人员进出。

2. 治疗师接触患儿前后要洗手,训练物品要定期消毒。

3. 采用恰当的言语、语言功能评定,并将其贯穿于整个治疗过程中,根据评定结果不断修正治疗方案。

4. 治疗量应因人而异,先易后难,以使患儿感到有一定挑战性,但能完成为宜。一般治疗时间为 20~30 分钟 / 次,治疗过程中要注意观察患儿是否出现异常反应和疲劳表情,必要时可缩短治疗时间。

5. 注重患儿心理治疗。多与患儿交流,充分理解并尊重患儿,注意正面引导,给予适当的鼓励与表扬,避免直接否定,以取得患儿更好的合作,提高训练欲望。

6. 与患儿家属及时交流沟通并提供指导,协助患儿重视自我训练,并完成家庭训练计划,有效强化训练内容。

7. 确保交流手段的有效性。对于部分重度交流障碍患儿,可采用交流板辅助系统,通过简单的图片或文字解决患儿的日常沟通交流问题。

(孙克兴)

第三十四章

发育障碍儿童的家庭支持

家庭在儿童成长发育的过程中发挥着养育儿童和促使儿童社会化的重要作用，对儿童的心理发展也起着重要的作用。发育障碍儿童比正常儿童更需要家庭教育。作为一个家庭，如何应付日益增大的压力、如何关注家庭成员的需要，会在很大程度上影响到孩子的预后。专业人员需提供正确的治疗建议，要把家庭的力量和需要考虑在内，对他们的一些特别要求提供专业的协助。本章将重点讲述家庭对儿童行为发展的影响，发育障碍儿童的成长过程中家庭所需要面对的问题及如何进行家庭支持。

一、对发育障碍家庭支持的目的

家庭环境对儿童心理行为的发展有着至关重要的作用，直接影响孩子的成长与发展，不同的家庭环境起到的影响作用是不同的，他们心理发展的状况都会表现在他们的行为和性格上，自身的发展也会影响着社会的发展。家庭环境包括物质环境、情感环境和精神环境。儿童从一出生就受着家庭环境和家庭结构的影响。

父母的性格、养育方式等及他们创造的家庭环境，对儿童的认知发展、性格形成、早期行为的塑造等方面有着深远的影响。不良的家庭环境是儿童行为问题发生的重要危险因素。

在过去的几十年里，工业化国家的家庭生活方式发生了巨大变化，家庭向着更小规模的方向发展。目前我国的家庭结构以三口之家的核心家庭占多数，部分是与祖父母或外祖父母生活在一起的三代同堂的联合家庭及少数单亲家庭或重组家庭。

传统核心家庭特点是父亲外出工作，母亲在家照顾孩子，操持家务。母亲有足够的时间悉心照料孩子，儿童在衣食住行、学业和情感需求方面容易得到母亲较多的关注。但随着社会的发展，其优势也有减弱。如父亲工作压力增大，易出现各种烦恼，与孩子相处和沟通时间少。母亲往往感到孤独，甚至出现焦虑和抑郁，直接影响儿童身心发育。

联合家庭中成长的孩子，除受父母的影响外，还受（外）祖父母的影响。家庭成员之间关系较复杂，易发生争吵或对孩子教育方法不一致，孩子无所适从，易使儿童产生行为问题。过分迁就极易造成儿童的任性、依赖、经不起挫折和适应能力太低下。

单亲家庭中儿童行为问题检出率最高，已经成为一个比较严重的社会问题。单亲家庭不论是父母病逝还是离婚，都会给儿童带来巨大的心灵创伤，由于无法得到完整的家庭的爱，儿童容易产生孤独、恐惧或忧郁心理，进而出现行为问题。而低收入的单亲家庭的儿童很少能体会到家庭的温暖，缺乏沟通和管教，这些因素通常会导致儿童的学业不良，并且出现反社会行为。

随着人们婚姻观念的不断转变，再婚行为日益为社会所理解，因此我国再婚人数也逐渐增多。再婚家庭子女心理健康的研究已成为一个不容忽视的重要问题。研究指出再婚家庭的儿童因为有了继父或继母，内心难以接受或难以完全接受，在心理上会产生抵触情绪。所以再婚家庭应加强与儿童的沟通,创造宽松的学习和生活环境,减轻孩子心理上的负担,但补偿式的爱或放任自流也容易造成儿童的情绪异常。同时,父母的心理健康状况、儿童的个性特征、家庭获得的社会支持和社区环境都会影响儿童对父母离异的调适。

父母健康状况差、患严重躯体疾病或精神疾病(尤其是母亲抑郁)、父亲酗酒、性格内向、家庭成员违法也是儿童行为问题发生的重要危险因素。父母的文化素质是决定其教养态度、教养方法最为关键的因素。父母受教育程度及自身修养越高,孩子的行为问题发生率越低。一般说来,父母的职业与他们受教育的程度、经济收入、居住条件及对儿童的经济投入情况等密切相关,所以父母职业可能是通过以上诸方面共同影响着儿童行为发育;另一方面,工作不稳定、失业的父母由于疲劳、忙碌,再加上情绪低落,往往对孩子的应答少而降低了育儿质量,不利于儿童的行为发育。

总之,没有绝对好或不好的家庭类型,每种类型的家庭都要面临特殊的问题,对的孩子的成长各有利弊,家庭的教育方式和家长的教育态度对儿童的身心健康起着更重要的作用。正确的家庭教育方式和教育态度是儿童身心健康发展的必要条件,父母教育态度的分歧使儿童处于矛盾的环境中而无所适从,久之会导致儿童心理或行为的异常。父母对儿童的适宜的期望是儿童成功的动力,期望过高或过低都是不妥当的。如果父母不考虑儿童的实际能力,要求过高,会使儿童经常处于过大的学习压力之下,容易发生情绪和行为障碍。调查发现父母过分斥责、打骂儿童可导致儿童行为问题发生,并明显增加儿童日后反社会行为。漠不关心型教养方式会引起儿童的许多心理障碍,他们对学校生活失去兴趣,情绪控制力很低,学业不佳,容易出现违法行为。

发育障碍儿童的家庭支持适应证如下:

不同的家庭环境,父母能力会受影响,尤其在孩子的成长过渡阶段,或孩子患有疾病、残疾、智力障碍、学习困难或有情感及行为问题时,更需要这些家庭建立或维持家庭生活的一致性。发育障碍的存在,孩子和家庭在情绪上都会受到很大冲击。作为一个家庭,如何应付这些日复一日的压力,如何关注家庭成员的需要,会在很大程度上影响到孩子的预后。父母及养育者有举足轻重的作用,因为他们了解儿童最好的状态和他们想要达到的最好状态,家庭也是唯一的,无可取代;儿童的幸福受其他家庭成员的影响。因此,医师要承认和尊重父母对孩子健康的期望,要像与家人分享压力一样与父母分享儿童的问题。

当父母第一次知道自己的孩子患有发育障碍时,他们的生活立刻发生了改变,他们必须承受很大的压力。他们需要重新调整对孩子的期望,要应付经济上的问题,要咨询相关的医疗专业人员和机构,并且要面对社会对其家庭和孩子的疏远。为了有效地应付上述问题,他们必须尽快对家庭的角色、关系和结构进行调整。

不同的人、不同的家庭对于得知家有残障儿的反应各有不同,这跟他们过去的生活经验、传统、信仰、文化背景及孩子出诊的年龄有关。其他的一些影响家庭成员反应的因素包括:他们对残障人士的态度;他们从某些有医疗护理经验的人士那里得到知识;他们对专业人员、朋友和其他家庭成员所提供的帮助的接受程度。我们很难预测某个家庭成员的反应,因为有的家庭认为这只是小毛病,而有的家庭则认为这是灭顶之灾。

(一) 家庭支持对父母的影响

因为有一个残障的孩子,父母必须花很多的时间和精力在家中照料孩子,这会对他们的工作造成影响,另外还要治疗、教育和训练,还有经济负担和精神压力。在大多数家庭中,母亲一直担任着照顾孩子的主要责任,照料一个在生活上不能自理的孩子的母亲要承受很大的压力,时间长了可能会筋疲力尽。父亲总扮演着解决经济问题的角色,并且为孩子作长期的计划,而较少直接参与照顾孩子的起居饮食和解决孩子的具体问题。如果父亲能更多积极地参与照顾孩子,则一方面能减轻母亲的压力,另一方面,他也能享受日常家庭生活带来的乐趣。

(二) 家庭支持对同胞的影响

在我国,发育障碍儿童往往有兄弟姐妹。他们的需要和关注也各有不同,这与他们的性别、年龄、出生次序及性情有关。研究发现哥哥对残障儿童评价高一些,而姐姐却出现较多的行为问题(可能是因为要经常帮忙照顾孩子的缘故)。兄弟姐妹表现出的关注也是与很多因素有关的,如他们自己的需要是否得到满足,父母在情绪上是如何对待孩子的残障,家长是如何告知他们这个事实的,还有他们理解多少。他们可能对自己健全的身体而感到庆幸,同时可能担心自己也会患上这样的病。当然,有的孩子可能会更早熟,更有责任感,更宽容,对家庭更有亲近感。

(三) 家庭支持对发育障碍儿童自身的影响

婴幼儿不像其他儿童那样能认识到自身的健康情况,他们的情感表达直接与冲动和感觉相联系,行为异常可能表现为嗜睡、烦躁或在极端情况下出现发育的落后。幼儿期的儿童具有以自我为中心的思维模式,可能出现退缩、渴望、自责、悲伤和愤怒的情绪。但也可以表现为倒退行为,如大小便失控。到了学龄期,许多孩子会知道自己的能力与缺陷,年长的儿童会体验到更多的焦虑,抑郁症状更加明显,同时比年幼的儿童有更多的躯体主诉。如果处理得当,孩子能学会面对残障。如果孩子不被其他小朋友接受,他会自卑和抑郁,容易出现行为问题。

对于所有孩子来说,青少年时期都是一个艰难的时期。与其他青少年一样,发育障碍的孩子也在意自己与同伴的比较。然而,由于本身的缺陷,孩子想要和同伴们在体格和智能方面达到相同的高度是很难的。容易出现情绪障碍、行为问题、社交障碍等心理行为问题,他们也可能对学校生活失去兴趣,表现为担心在学校落后的恐惧或明显的抑郁和焦虑。

二、发育障碍儿童的家庭支持方法

如何给予发育障碍儿童更好的家庭支持,专业人员必须做到以下几点:①提供正确的治疗建议;②要把家庭的力量和需要考虑在内;③尊重他们的文化背景和传统、信仰;④对他们的一些特别要求尽量提供专业协助。

(一) 帮助家庭成员适应

当一名儿童被确诊患发育障碍时,需要进一步了解父母的想法,如"父母对孩子的看法是什么?""父母是否能理解儿童的发育和行为问题?""父母的希望和恐惧是什么?"等。父母来看医师时常常极其痛苦。在宣泄痛苦之前,他们可能无法讲述病史,也无法接受治疗建议。另一方面,任何需要思考的咨询(比如行为矫正)都要在处理好情绪之后才有可能奏效。释放痛苦情绪的过程称之为宣泄。宣泄过程中,注意环境的舒适,具有私密性,医师应鼓励父母说话。医师的反应是倾听,不做任何评论。宣泄的成功取决于宣泄者的感觉,感到对方真正理解他了,痛苦就能减轻了。痛苦得以宣泄后,情绪就有可能恢复平静。

专业人员可以提供一些心理治疗来帮助家长,因为他们可能会感到孤立、抑郁与意见分歧,特别是当这些情绪影响了他们对孩子的照料的时候。心理治疗可以让家长敞开心扉并开始去适应新的生活环境。对于大多数家庭来说,当家人对照料孩子形成了一种常规并开始进入早期干预阶段时,他们抑郁的情绪会逐渐减轻并开始注意观察孩子的进步。

有情绪问题的父母通常把孩子的问题归结为父母的问题,并认为应对此负责。特别是在梳理完亲子关系后,医师会建议父母改变行为,这就难以避免父母产生负疚感。

减轻父母负疚感有几种方法。如果医师在咨询中保持一种父母无过错的态度,比如说"每个人都这样做过",那么这种负疚感就会被普遍化。医师对父母表示理解,比如说"我很能理解你为什么会这样做",也能免除家长的罪恶感。在做病因分析时,父母因素与学校、亲戚、兄弟姐妹等因素可以相提并论,比如说"你的行为只是孩子问题的原因之一",从而使父母负疚感得以减轻。最重要的是,医师可以引导移情,强调"所有的父母都会犯错误,而且犯错误本来就是父母行为的一部分"。医师应强调亲子关系中积极的方面。如果问题在于父母的宽容和对孩子的溺爱时,医师可以说"你太爱他们了"或者"你已经很努力了"。也可以总结说"现在需要你向前看而不是向后看,对自己不要太苛刻了"。

(二) 对父母进行健康教育

健康教育的内容包括向父母陈述事实、提供医学观点。健康教育的意义主要是传递信息,在消除焦虑、消除误解、培养父母和带养人良好的情绪方面能起到特别重要的作用。健康教育有以下几种方式:

通过向家长解释疾病,正视问题,帮助寻找解决方法,专业人员根据家庭的具体情况提供协助。同时,医师要提供意见以预防可能发生的问题,例如营养、预防伤害、行为管理、发育刺激、性教育和一般的健康教育等,这类健康教育可出现在每一次访谈中。父母健康教育要花费医师很多时间,因此,可提供更有效的方法,如出版医师编写的信息刊物、健康手册、书籍等。这既能节省医师时间,又使父亲或母亲可以带上这些资料回家给不在场的家庭成员看,以便了解医师的建议。而且,这些刊物的内容比医师口述的要详细,可以解决很多问题,家长不必再咨询医师了。一些医院还会在候诊室中播放与健康有关的 CD 或 DVD,内容针对具体的年龄段或慢性病。这些健康教育的辅助手段可作为与父母进行个体化讨论的补充。

(三) 对父母处理方法的支持

自我照顾是医疗卫生服务的趋势,应鼓励父母成为家庭医疗卫生服务的积极参与者。父母既要学习如何管理孩子的伤风感冒,又要学会处理孩子的行为。医师的作用在于培养父母独立作决定,他们只是暂时依靠医师而已,最终能独立解决问题、自我照顾,这个培养过程是循序渐进的。

在每次访谈中,医师都可以称赞父母的教养技巧,如在办公室有意提及孩子有礼貌、有耐心、勇敢、会交流、合作能力强或者其他可取的特点,这样使父母知道他们做得很好。孩子有情绪问题的父母通常会自我防卫,他们需要听到医师说"我知道你们是爱孩子的"。

批评父母有很多副作用。首先,它会导致父母产生内疚感。很多父母会责怪自己引起孩子的症状,比如对孩子大发脾气和大喊大叫。此时,医师应减轻父母的自责,而不要指责父母。其次,被批评的父母可能会不满医师,继而拒绝医师的建议。因此,即使发现父母的方法是有害的,医师的反对意见也应委婉表达,如"最近我们发现了更有效的方法"。

(四) 为儿童行为管理提供具体的建议

医师应就如何缓解症状提出具体的建议。即使只是一个简单的行为问题,只要父母束手无策,医师都应给予指导。简短咨询服务主要是直接建议。而各类建议中最常见的是育儿建议。标准的建议是针对症状给出明确的病因。更个体化的建议要对不同病因的类型提出鉴别诊断。实用、明确的指导最有效。医师应有所有常见问题的处理预案。医师的建议应限于自己的专业范围,要避免跨专业提建议。

医师在给父母指导后,需要从父母那里获得反馈。为避免混淆,可要求父母重复医师的指导,例如:"请回顾一下我们的新计划是什么?"如果父母存在误解,那么这样做可以在采取行动之前消除误解。为避免父母抵触,医师还必须问父母能否接受建议,医师可以问:"你们觉得合理吗?""你们觉得这方法怎样?"如果父母似乎不信服这种做法,医师必须决定是否需要说服他们或另外提供一种建议。

父母离开前,医师应将父母已同意的要点写下来交给他们,同时自己也复印一份保存下来。另一种方法是给父母提供该问题的宣传资料,也可写下特殊的建议。这种方式可以确保医师的计划不会被遗忘,父母通常也喜欢这种做法。

在给父母提供指导后,随访父母也是很重要的,随访可了解指导的结果。医师至少应该有一次访谈或者一次电话联系。这种方法与先前的方法相比更有安慰作用、更有健康教育意义。如果需要两次以上的随访,医师需要更多的病史、更确切的病因。医师可要求家长做些书面记录(日记或日历),为讨论提供材料。第二次访谈应安排在第一次访谈的1周后。在随访中,医师评估行为症状是减少、消失还是毫无变化或加重,根据评估结果,修正治疗计划。医师一定要表扬父母的成功表现。如果数次随访后治疗失败,儿童的行为问题又相当严重,则应召开家庭会议,或是转诊。

父母在接受医师的诊断意见和执行治疗方案之前,任何建议都是无效的。家长不坚持治疗有多种形式,包括失约、不落实意见、不给孩子服药、到处求医。促使家长坚持治疗的方法包括:由父母选择治疗目标和治疗计划,解释治疗的道理,纠正错误的看法,简化治疗方案,把治疗与生活常规结合起来,提供书面的指导等简化治疗方案,连接与日常服用的药物,提供书面指导等。医师与父母良好的交流有助于增强父母的依从性。

(五) 延长咨询

对一个或两个行为症状提供具体的指导,属于简短的咨询。1~2次随访即可获得疗效。在了解病史之后即可以为父母提供建议。每个医师都应能提供简短的咨询和建议。相比之下,延长咨询需要较长的访谈时间和广泛的接触,适用于有多个或复杂症状的儿童,在此之前应获取更完整的病史。延长咨询需要3~6次甚至更多次的访谈。常见的两种延长咨询是心身问题的咨询及训练性的咨询。

具有多个或复杂症状的儿童通常需要接受深入指导,常见的两种是身心健康指导、自律指导。医师应事先取得较为完整的病史信息,对父母的教育遵循特别的要求。

1. 心身健康的咨询 儿科医师必须经过充分的训练以评估和治疗儿童可能源自任何心理和器质性原因的症状(如反复头痛、腹痛、晕厥)。把父母的关注重点从器质性病变改变为非器质性病变是治疗成功的主要问题,而关键在于在新诊断中获得家长的信任。表34-1提供了有助于解决这些问题的方法。

2. 训练性的咨询 训练性的咨询(或儿童管理咨询)的技巧是儿科临床实践技能的先决条件。至少1/2家长在访谈中提到育儿问题。表34-2列出了训练性的咨询步骤。医师需要提醒父母,首先要改变父母的行为和反应,儿童会跟随家长的行为作出改变。医师可以通过阅读相关书籍、选择适当的课程来学习这些技能。

表 34-1 心身问题的评价和咨询步骤

1. 询问病史
2. 仔细地体格检查
3. 足够的实验室检查,使父母及儿童确信身体健康
4. 完成全面评估后告知父母诊断
5. 说明儿童身体健康状况
6. 向父母解释情绪可引起身体不适的症状
7. 向父母解释儿童的症状并非躯体疾病表现的原因
8. 消除症状给父母带来的对某些疾病的疑虑
9. 向父母说明该情况可发生于正常儿童和正常家庭中
10. 让父母确信医师能有效治疗这种情况
11. 鼓励儿童正常活动,特别是应正常上学
12. 让儿童与同龄儿童有更多的相处时间

表 34-2 训练性咨询的步骤

1. 教会父母行为矫正的基本原则
2. 列出儿童问题行为的类别
3. 帮助父母认识其解决问题的优势
4. 告知每一靶行为的不良后果
5. 在诊室给父母做示范,如何正确地应答儿童
6. 友好温和地纠正儿童行为
7. 表扬儿童的适应性行为
8. 制订治疗计划,提供针对特殊行为的健康教育手册
9. 提供随访

父母通常咨询的问题是以离婚、学习和青春期为中心的。医师处理这些问题前应接受额外的技能培训。处理这类问题时,医师必须设定能实现的目标和不能实现的目标。虽然可采用行为矫正法和父母指导,但大多数工作是积极倾听、开家庭会议、澄清问题和家庭支持。

【注意事项】

1. 发育障碍儿童的家庭支持直接或间接地关乎对发育障碍儿童的照顾或养育,因此,对这些儿童的家庭支持十分重要,而且这样的支持是长期持续的过程。

2. 发育障碍儿童的家庭支持又是全面性的,包括家庭经济、家长心理咨询、养育技能训练、培训等,从某种程度上来说,可以说是一种社会系统工程。

3. 发育与行为儿科医师既要担负起各专业协作的组织者和协调者,又要指导这些家庭充分挖掘障碍儿童的潜力,使家长了解儿童的优势和弱势,扬长避短发展其能力,提高发育障碍儿童的生存质量。

(李廷玉 金星明)

第三十五章

特殊教育中的医教结合

一、概述

【目的】 特殊教育之所以特殊是因为其教育的对象不是普通的学生,而是各种各样的残疾儿童或者说是病童。2007 年,上海市率先提出了特殊教育的医教结合理念,其依据在于如下:

1. **不同疾病对学习能力的影响不同** 影响学习能力的疾病总体上可以分为先天性和后天性两大类。先天性的以遗传和代谢性疾病为主,如 21- 三体综合征、先天性睾丸发育不全症(Klinefelter 综合征)、先天性睾丸发育不全症(Turner 综合征)、苯丙酮尿症、先天性甲状腺功能减退症等不下数百种疾病。后天的以神经系统缺血缺氧、外伤、感染等后遗症为多。近年来,心理、行为和精神障碍如注意缺陷多动障碍、孤独症谱系障碍等,以及环境因素如铅中毒、镉中毒等造成的神经损伤有升高趋势。由于神经损伤的病因、程度、机制不一,这些疾病对学习和生活能力的影响各不相同,特殊教育工作者唯有在医师的帮助下了解这些疾病造成的功能损害,方能使教学更具有针对性,获得事半功倍的效果。

2. **同一疾病对学习能力的影响不同** 例如智力障碍有轻、重、极重程度之分。对不同程度的智力障碍儿童,教育的目标是各不相同的。轻度智力障碍儿童的教育目标可达到小学 5~6 年级水平;中度智力障碍儿童的教育期望可达到小学 2 年级水平;重度或极重度智力障碍儿童以生活自理、简单语言表达、适应环境为主的教育目标。又如孤独症谱系障碍有轻、中、重程度之分,也因此对学习、交流以及社会适应性产生不同程度的影响,临床评估一个 5岁的重度孤独症谱系障碍儿童,如果在数年的干预后仍无主动语言,不能交流的话,则该儿童的预后较差。鉴于此,特殊教育工作者首先要与医师沟通,了解其发育和行为水平,才能客观制定个体化的教育目标和因材施教。

3. **各种疾病的转归和预后应注重儿童各种能力的开发** 尽管各种疾病造成了中枢神经系统的损伤,但是神经细胞的再生和神经系统的可塑性已是神经科学研究中给我们令人惊奇的变革。因此,特殊教育是通过学习重点开发儿童的最大潜能,使这些儿童尽可能地获得适应环境的生存技能。以往对于潜能的开发比较注重康复治疗,但现行的基于医院的康复治疗模式并不适应特殊教育的需要,很难兼顾学习与康复两者并举的安排,应当学习发达国家的理念,大力发展基于学校的康复治疗模式,并使之成为教育过程的一个部分。

【医教结合的操作前准备】

1. **改革特殊教育师资培养模式和课程体系** 特殊教育专业人才的培养可施行师范院校和医学院校联合培养的模式;在特殊教育专业课程中适应增加医学课程的比例,包括课堂教育、见习和实习;而已经在岗在职的特殊教育教师可通过继续教育项目补上相关知识课程。在这中间，儿科医师要发挥主观能动性和专业优势，使得医教结合落实在特殊教育的教学实践中。

2. 建立医教结合的相应工作规范和制度　没有制度保障，医教结合仅仅流于形式是不行的。要保障医师定期入校园。例如，上海于2012年开始对全市进入特殊教育学校的已经医师评估的学生进行再次医学专家的评估，涉及儿科神经、精神、发育行为、五官科、眼科等，这样对疾病的诊断及接受特殊教育学生的安排更具针对性。通过这一形式的入学健康评估，达到了这样的效果，即明确医学诊断、建立健康档案、提出教育安置建议、落实健康管理方案。进入特殊教育学校后，医师可参与教学目标的制定和教学效果评估，在这中间，发育行为儿科医师可以对个体儿童进行发育和行为评估，将结果与教师沟通，共同探讨教学计划。

3. 致力于建立基于特殊教育学校的儿童康复治疗服务　在发达国家，这已成为一种模式，在我国现行的条件下，康复治疗师定期走进特殊教育学校，同时将医院康复、学校康复和家庭康复融合为一体，提高康复的效果，探索一种适合我国国情的团队模式，即以儿童为中心，以家庭为依托，以学校为保障。

特殊教育实施医教结合是一项开创性的长期任务。"医教结合"反映当代特殊教育的内在需求和发展，更反映了医学的延伸和拓展，两者结合，势在必行。尽管上述准备有的已经具备，有的尚未实现，但是，我国的特殊教育正在朝这个方向努力和探索着。

【医教结合的操作方法】　目前，我国的特殊教育学校接纳的是脑瘫及肢体运动障碍、智力障碍和孤独症谱系障碍、听力损害和视力损害四大类儿童。这些儿童均有程度不等的运动或认知的发育落后，以及生理上的体征或症状。自从提出了医教结合的理念之后，上海率先与2011年开始实践的是特殊教育学生入学前的医教结合评估。过去特殊教育学生的入学仅仅是医学上的评估，而医教结合的评估发现了一些问题，如学生的安置的修正。同时，建议在原先入学基本医学检查的基础上，进一步建议入学后每年体格检查需要个体化地增加项目。因为特殊儿童异常的监测和健康管理并非靠入学前的一次检查就能定论的。

特殊学生入学后所接受的教育也是医教结合所注重的内涵，其中个体化的教育较普通学校更为重要。要做到这一点，医学上的认知社会心理评估能为每一个学生提供其发育年龄，作为入学的基线水平，通过特殊教育可以发现特殊学生的发展情况。这较以往机械地用智商作为智力障碍儿童入学的标准更切合教学实践，因为特殊教育教师可以客观地制定教学目标，在教学中易于根据儿童的优势，促进其潜力的发展。

特殊教育学生在接受教育的同时，仍应获得各种医疗服务，特别是康复中的物理治疗、作业治疗和语言治疗。由于这些治疗师的资源匮乏，大多在康复机构或医院工作，但是有的大城市如上海市在脑瘫儿童的康复方面，自从实施医教结合后，康复人员与特殊教育学校对口，将学校视做康复训练基地，治疗师定期去学校指导工作。又如，孤独症谱系障碍儿童在特殊教育学校中，发育行为儿科医师经过评估获得儿童的发育水平，应用维果斯基的最接近发育区的理论，将发展社会交流作为治疗目标，让特殊教育的教师编制各种游戏，采取动静结合，与生活情景结合，增加其趣味性，促进其同伴交流的能力。同时发育行为儿科医师与特殊教育教师定期学术交流，分析个案的教学活动，从医学和教育两个领域提出建议和不足之处，提高教学质量。此外，做好教学个案记录、定期的医学和教育的评估，使老师获得个体儿童的发育和行为变化及进步情况，也为教学目标的调整提供依据，这样的模式适合我国当前的国情。

二、医教结合的实例

唐氏综合征（Down syndrome，DS），又称21-三体综合征或者先天愚型。属于常染色体畸变，是小儿染色体病中最常见的一种，活婴中发生率为1/（800~1000）。唐氏综合征包含一系列的遗传病，其中最具代表性的第21对染色体的三体现象，会导致包括智力障碍、生长发育障碍、特殊面容和多发畸形。

【临床资料】 患儿，女，12岁，1周岁时确诊为21-三体综合征，4年前就读于某辅读学校（住宿制），现已是5年级学生。目前能自己吃饭、穿衣，生活自理能力尚可。对声音不敏感，唤其名偶有反应，老师下达的指令需要多次重复及加重语调才能有所反应。语言简单，仅能说简单句。看东西时双眼贴近物品，走路经常会碰撞到桌椅等物体，上课要看老师的板书会跑到黑板前。第2胎，第1产，早产20天，顺产，无出生窒息抢救史。出生体重2.45kg，身长40cm，母孕3~4个月时曾摔跤，晕倒1~2分钟。出生后母乳喂养到18个月。18个月出牙，2岁走路，3岁开口说话。1岁时曾因反复高热1个月住院治疗，当时诊断为巨细胞病毒感染。无外伤或手术史。对花粉过敏。父母体健。弟弟7岁，生长发育正常。家族中无类似病史。体格测量：身高123cm（<P3），相当于7岁儿童的平均身高；体重25.5kg（<P3）；身高/体重P50-P90；21-三体综合征面容，眼震颤，通贯手，右位心，无杂音，双肺清，腹部及神经系统检查均未见异常。神经心理评估：Gesell发育量表：大运动15（相当于23个月），细运动18（相当于27个月），应物能19（相当于29个月），语言能14（相当于21个月），应人能23（相当于34个月）；图片词汇测试（PPVT）：相当于3岁6个月。视力检查：左眼近视250°，右眼近视175°，散光200°。眼底检查：双眼近视表现。听力检查：右耳>97dB nHL（极重度），左耳50dB nHL（轻度）。心脏彩超示孤立性右位心，余未见异常。EEG（脑电图）、EKG（心电图）均正常。骨龄片无异常，骨龄相当于11~12岁。实验室检查：胰岛素样生长因子结合蛋白3（IGF-BP3）和胰岛素样生长因子1（IGF-1）均偏低，提示生长因子缺乏，余指标正常。颈椎C_1、C_2摄片示正常。子宫卵巢B超：子宫内膜线不明显，双侧卵巢未见明显增大的卵泡，提示性发育受影响。

根据全面医学评估的结果，发育行为儿科医师首先与家长进行了沟通，树立家长的信心；同时进行功能补偿，发展患儿的残余功能：眼科为她配备了助视器、听力课为其配了助听器。视力障碍和听力障碍教育指导中心的专家到学校，指导老师使用助视器、助听器的注意事项；特殊教育老师根据发育评估结果为依据，医教结合，对患儿进行个性化课程的调整，减少文化课程，增加康复训练如作业治疗、语言训练、认知训练等课时。经过短短1.5个月医学治疗和教育干预，患儿的发育有了明显提高，在Gesell发育量表的前后对照中，大运动提高了11个月，精细运动提高了13个月，语言提高了9个月，干预效果非常明显；听力、视力也得到了很大的改善，学习的各个方面都得到提高，患儿家长也反映孩子有明显的进步。在之后的随访过程中，我们对该患儿生长发育（包括性发育）、视力和听力矫正后的语言和认知改善情况进行进一步监测和评估。

本例患儿由于其典型面容及临床特征，诊断唐氏综合征并不难。但康复老师反映该学生的训练目标经常不能如期完成，需要不断调整；老师下达的指令，学生经常没有任何反应，需要老师多次重复及加重语调才能有所反应；走路经常会碰撞到桌椅等物体，经常在看书时眼睛凑得很近，上课时看老师的板书会跑到黑板前，让她坐在座位看时，她会不高兴。康复老师认为这是21-三体综合征的共性特点。因此，老师们在为该学生制订个别化教育训练计划时主要考虑的是智力落后因素,对她的训练进入了一种瓶颈状态。发育行为儿科医师通过全面的医学评估,发现该患儿存在严重的视力障碍和听力障碍,故对其进行了残余功能的发掘,配备助视器、助听器以改善患儿视力和听力。在此基础上,调整患儿个性化课程,增加康复训练,经过短期的干预即取得了明显的进步。

临床上,对唐氏综合征等常见疾病,诊断可能相对容易,但也应当进行全面的评估,不能把所有的临床症状都归为该综合征。特殊儿童的主要残疾症状往往会覆盖次要的残疾症状,而次要残疾症状的补偿很可能会弥补某些功能的缺失,从而产生质的变化,达到意想不到的康复和教育效果。我们应当善于发现并发展患儿的残余功能,充分发挥其潜在的功能。

特殊教育康复训练也不能凭经验判断,必须要建立在科学、正确的医学评估和教育评估的基础之上。医教结合是特殊教育的有效途径,也是促进特殊学生发展的有效教育模式。特殊教育医教结合必须注重实质的内容,通过医疗团队的介入,从教师的专业化培训、课程开发、教学内容和教学手段等方面着手,以医疗康复和教育干预有机结合的方式,使得儿童的障碍能够得到及时的专业指导和治疗,最大限度改善特殊儿童的某些功能,提高特殊儿童生命质量。

【注意事项】

1. 特殊教育中的医教结合十分必要。因为进入特殊教育的学生有各种各样的疾病或障碍,一旦进入特殊教育学校中,仍需要各种医学监测和服务。

2. 鉴于我国儿科医疗和教育资源有限的国情,特殊教育的医教结合应当探索适合我国国情下的行之有效的模式。

3. 相关的医学专业知识应置于特殊教育的专业教学中,特殊教育与发育行为儿科医师的协作不仅是促进特殊学生的健康,而且对特殊教育的短期乃至长期目标的制定具有重要的参考价值。

(金星明)

第三十六章

家 庭 功 能

家庭是人类生活中最重要和最基本的组成单位,是独特的社会系统。它不仅为个体的生存和发展提供物质保障,而且提供重要的心理支持和情感支持,对儿童青少年的心理发展起特别重要的作用。

不同的学科对家庭的定义不同。Ramsey 根据系统理论并综合各派的观点提出:家庭是一个小的社会系统,是由生物学因素或强烈的爱和忠诚等情感因素使相互关联的个体所组成的、能持续几十年的一户恒久性的人家(或数户人家)。家庭中的成员通过出生、收养或婚姻等方式进入该系统,只有死亡才能使某个家庭成员彻底摆脱家庭。家庭成员之间的角色关系是固定的,但每个家庭成员的角色会随着时间的推移而改变,并且贯穿于该群体的整个历史。

家庭不同于其他社会组织的两个基本特征:①家庭关系基本上是一种终生关系,它不会因整个家庭或某个成员的功能低下或改变而终止某个成员的身份;②家庭关系在性质上主要是一种情感关系,它比其他社会团体更重视关心、爱护等情感因素。

随着单亲家庭、离婚、分居及再婚等现象日渐普遍,有关家庭的传统狭义定义已经不再适用,尤其是对于儿童来说。儿童的"家庭"是由所有直接处于儿童心理社会场之中的人们构成,既包括儿童的家庭成员,也包括那些虽不是家庭成员,但却对儿童生活产生重要作用的人,如分开居住但常来看望儿童的离婚父亲或母亲;定期给儿童提供救济的养父母;白天照料儿童的(外)祖父、母等。在临床实践中,需要重点关注的问题是,这些家庭成员能在多大程度上满足儿童发展的需要。

【目的】 家庭不是单纯的个体组合,其功能远远超出每个成员功能相加之和,更能体现出家庭是一个系统。家庭功能是衡量家庭系统运行状况的重要标志,也是影响家庭成员身心发展的重要的深层变量之一。家庭功能的正常发挥对个体儿童的人格发展、价值观形成、社会适应能力的培养、工作学习、身心健康等方面都起着非常重要的作用。因此,发育与行为儿科临床对就诊儿童的评估和诊断中,都必须了解家庭功能,分析其对儿童生长发育及心理行为的影响。

概括而言,对家庭功能的定义有两种:一种主要用家庭的具体特征来定义家庭功能,以Beaver、Olson 为代表。Beavers 用家庭的关系结构、反应灵活性、家庭成员交往质量和家庭亲密度、适应性来代表一个家庭的功能;Olson 认为家庭功能是家庭系统中家庭成员的情感联系、家庭规则、家庭沟通及应对外部事件的有效性。另一种主要从家庭完成的任务来定义家庭功能,以 Epstein 和 Skinner 为代表。他们认为家庭的基本功能是为家庭成员的生理、心理、社会性等方面的健康发展提供一定的环境条件。为实现这一基本功能,家庭系统必须完成一系列的任务,主要有三种必须克服及完成的任务:①基本任务范围:主要处理衣、食、住、行等基本的物质需要问题;②发展任务范围:主要处理不同成长阶段的问题,处理青少年初次离家、升学、结婚或妊娠等的适应性并促进家庭及其成员发展的问题;③危险任务范围:处理疾病、意外、失业、工作转变等因素所带来的危机。家庭应满足个体在衣、食、住、行等方面的物质需要,适应并促进家庭及其成员的发展,应付和处理各种家庭突发事件等。

家庭功能是多方面的,能满足人和社会的多种需求,并且它是随着社会发展和家庭本身的变化而发展变化的。

家庭功能概括起来有以下几点:

1. **生存和繁衍的功能** 提供衣、食、住、行等基本的生活用品,保障人身安全和防治疾病,满足生儿育女、延续后代等本能需要。

2. **生活和养育的功能** 满足家庭成员的情感需求,建立良好的亲子关系,提供儿童生长发育所需要的各种物质和精神条件,促进儿童体格和智力的发展。

3. **教育和社会化的功能** 对童年期而言,家庭是儿童社会化过程中最重要的因素。在家庭的微观环境中,家庭背景反映出物质与社会的生活条件,这些生活条件通过父母与子女的互动而影响童年期最早阶段的社会化。让子女接受家庭和学校的教育,懂得什么是正确的或社会所能接受的,什么是错误的或社会禁止的,具备与人交往、合作的能力,使他们成为适于所属社会和文化,又具有独特的个性。

现代家庭理论通常将家庭作为一个动态的整体系统进行研究,家庭功能则是这个动态系统运作是否良好的衡量标准。结果取向的家庭功能理论侧重于家庭功能发挥的结果,并据此来评估家庭功能发挥的状况。其中,以 Olson 环状模式理论和 Beavers 系统模式理论为代表;过程取向的家庭功能理论则认为,对个体身心健康状况和情绪问题直接产生影响的不是家庭系统结构方面的特征,而是家庭系统实现各项功能的过程。家庭实现其功能的过程越顺畅,家庭成员的身心健康状况就越好,以 McMaster 家庭功能模式理论和 Skinner 等的家庭过程模式理论为主要代表。

生态系统理论强调环境生态对于儿童身心健康和发展的影响。家庭作为其生态系统中非常重要的一环,对于个体的生理健康和发展有十分重要深远的影响。

一、家庭功能对不同年龄阶段儿童的影响

在儿童发展的不同阶段,家庭(或父母)所应提供给孩子的功能是不同的。

(一)婴儿期所应提供的主要功能

1. **提供关于婴儿身体与周围世界的真实信息** 婴儿期的一项重要发展任务是逐渐意识到自己能信任父母。父母通过持续地向婴儿灌输关于这个世界的可靠信息使婴儿渐渐产生信任感。婴儿最终学会当他们遭遇一种特殊类型的内在刺激时(以后学会称之为欲望),母亲会向自己提供实物,以令自己愉快的方式减轻这种内在刺激。

2. **提供刺激调节与保护** 婴儿天生具有满足其先天需求的能力,其中之一就是独立的寻求社交刺激。然而,婴儿不是天生就知道他们的自发行为会使他们产生不愉快的情绪,甚至威胁生命。婴儿先天地能感受并理解父母的行为与情绪信号。出生后的几天之内,他们就显示出能够"阅读"其父母表情的能力,称之为社会参照或情绪参照。

父母则必须调节孩子所受到的刺激数量,这样才能将环境中的刺激控制在婴儿能承受的范围之内。他们必须保护孩子避免:接受的刺激过多、接受的刺激不足、接受超过其承受力的过度的感觉刺激(如一些婴儿对大声刺激过于敏感)。

3. **提供鼓励、支持与赞美** 当婴儿正在进行或刚完成一个因先天需求刺激而产生的行

为时(如吮吸母亲的乳头),或出现新的成长表现时(如开始爬),或出现新的进步时(如用小勺子吃饭),婴儿会转向父母寻求行为与情绪的反馈。此时,父母必须对婴儿的行为做出鼓励或赞美的反应,这些反应是婴儿建立稳定的自我价值感等内在感受的重要组成部分。当这些感受被储存为长时记忆,可促使婴儿将来形成积极的自尊。

4. 提供满足先天需求的真实信息　尽管婴儿被赋予满足其自身先天需求的能力,但他们并不知道需要拥有哪些知识和掌握哪些技能才可以成为社会的有用成员,他们也不知道该如何满足其先天需求及成长中需要遵守的社会规范。这些行为需要由父母教授给孩子(如按社会礼仪来使用餐具吃饭、使用语言正确地表达愤怒等)。

5. 对不愉快的生活事件提供适应性解决方案　Parens(1987)描述了发展中婴儿的两类不愉快体验:①轻微的不愉快体验:是指婴儿的不愉快体验强度并不足以阻止其习惯化、同化或适应刺激及最终在这样的环境中适应、满足自己的需求;②过度的不愉快体验:是指创伤性体验,可引起过度或持续不愉快情绪且不能被婴儿、儿童或成人终止或去除(如严重的躯体损伤)。

父母总是试图保护孩子免于遭受创伤体验。然而,儿童会渐渐发现轻微的情绪不愉快体验是生活的一部分,不存在全能的父母可让自己完全免受不愉快的体验。

(二) 幼儿期所提供的主要功能

1. 在幼儿独立探索时,保护其免受过多的痛苦事件或受到的刺激不足。

2. 教导幼儿如何在父母的限制与规则下,在家庭与社会环境中满足自己的需求与愿望。

3. 对幼儿逐步发展的自主给予共情、协调一致的鼓励、支持与赞赏,同时教导幼儿自主是有限度与受约束的。

(三) 儿童早期所提供的主要功能

1. 在与他人发展相互关系中形成健康自恋　在父母与孩子都感到满意的良好的适应过程中,父母帮助孩子逐渐认识到有时他们能以一种情绪愉快的方式满足自己的需求,而有时当他们的这些需求与父母或他人的愿望相背离时必须延迟满足。父母给予孩子适当的指导,协助他们的延迟行为,使他们能想一些不同的解决冲突的行为方式。

2. 发展真实的自我　当孩子与父母适应良好,孩子能发展出真实的自我表象。真实的自我是指孩子真实地面对先天需求,他们不逃避感受及了解自己的需求。儿童真实的自我产生于一定的家庭与社会环境中,在这样的环境中,儿童学会如何满足与延迟满足,并在多数情况下使自己与父母都感到满意。

二、家庭功能的影响因素

一般来说,家庭功能受家庭性质、结构等制约,不同的社会形态构成不同的家庭功能。影响家庭功能的因素可以从横向和纵向两个角度进行分析。从横向的角度来看,可分为非家庭关系因素和家庭关系因素。非家庭关系因素是指家庭中并不涉及家庭成员之间关系的一些因素,如家庭结构、家庭的社会经济地位等。从纵向的角度来看,可以划分出发展阶段和生活突发事件两个因素。

(一) 家庭结构

家庭结构是指家庭的人员构成及各成员之间相互联系、相互影响以维持家庭的完整性、实现家庭功能的组织方式和运作机制。

Minuchin 认为家庭是一个有机的整体并呈现出有层次的结构,家庭中存在的问题常常是由于家庭结构的缺陷和不恰当的等级关系等造成的。当家庭中出现权力之争时,家庭结构就会僵化,家庭组织规则就会变得缺乏可操作性,家庭功能因此受到损害。Minuchin 用边界、结盟和联合等概念来描述一个家庭的结构关系。边界是指家庭结构中成员彼此的"间隔"。适当的结构必须要有适当的界限。例如,在任何一个家庭里,父母与子女所应发挥的作用和所应担负的责任及行为的准则和表现的方式各不一样。这些区别是家庭生活得以正常维持的前提,是不可缺少的,否则就会引发各种问题。结盟是指家庭成员在处理事件时结合或对立的方式。联合是指一些家庭成员联合起来反对其他家庭成员。

家庭结构是否健全对儿童心理发展影响很大。一般根据成员构成可将家庭结构分为核心型家庭、主干型家庭、联合型家庭和大家庭四种类型。核心型家庭(nuclear family)是指父母和孩子所组成的家庭,家庭成员包括一对夫妻及其未成年子女。主干型家庭(stem family)是指家庭成员包括一对夫妻和其中一方的父母、未成年的子女,由三代人组成主干型家庭。联合型家庭(joint family)也是三代同堂的家庭,由夫妻一方的父母、夫妻及其未婚的成年子女和夫妻一方已成年的未婚同胞组成的家庭。大家庭(extended family)是指二、三级亲属共同生活在一起,家庭成员包括夫妻一方的父母、夫妻和其已婚成年子女和夫妻的已婚同胞。近年来,随着城市化发展的加快,我国家庭结构发生了很大变化,以核心家庭为最多,大家庭(与祖父母共同生活)居其次,两者约占家庭总数的 3/4。

1. 核心型家庭

(1) 传统核心型家庭:传统核心型家庭典型的特点是父亲外出工作、为家庭提供经济来源,母亲在家养育孩子、操持家务。随着工业化进程加快和妇女就业率的上升,传统核心型家庭日渐减少。这种家庭结构的优点是夫妻感情相对稳固,受其他亲人影响少,母亲有足够的时间操持家务,能悉心照料孩子,儿童在衣食住行、学业和情感需求方面容易得到母亲较多的关注,母子关系亲密。

然而,社会的发展变化已使传统核心型家庭的优势减弱,并影响到儿童的成长,具体表现在:①父亲方面:竞争的加剧使父亲的工作压力增大,如不能及时调整自身的心理状态,容易出现各种烦恼。父亲的情绪失控,必将影响妻子和孩子的心理感受。此外,父亲有时不得延长工作时间或参加必要的社交活动,与孩子相处和沟通的时间减少,日久必生隔阂。父亲的工作是家庭经济的唯一来源,一旦失业,家庭生活将陷入困境。②母亲方面:在家操持家务的母亲获得丈夫及其他亲人情感上支持较少,容易感到孤独寂寞,甚至出现焦虑、抑郁,直接影响儿童身心发育。有的母亲在情感上以孩子代替丈夫而自我满足,这种状况容易使儿童与母亲分离时出现焦虑反应。③夫妻之间:在以前,父亲在家庭以外可以获得社会的尊重,在家庭内部掌握经济大权,对家庭事务比母亲更有支配权。母亲在家从事简单重复的体力劳动,枯燥乏味,得不到社会的直接认可。随着社会的进步,妇女地位提高了,更多女性通过参加工作获得社会的尊重,这种现状影响到传统核心型家庭的角色分配,越来越多的母亲不甘于在家中处于被支配的地位,家庭的稳定性开始动摇,夫妻矛盾增加,孩子会受到不同程度的影响。

因此,传统核心型家庭中,父母首先要保持良好的心理状态,同时要适应社会的发展,调整夫妻的分工和角色,如父亲多花些时间照看孩子,与他们及时沟通交流,使母亲能安排一些自己感兴趣的活动。夫妻间互相关心、互相尊重,这样的家庭气氛更有利于儿童健康成长。

核心家庭可能面临的特殊问题有:家庭在准备养育孩子方面不够(如精力和激情不足);

较少地组织以儿童为中心的家庭聚会和娱乐活动,不能充分参与孩子的活动;对孩子的学业和社会成就方面的进步不能充分予以支持;对有特殊需要的孩子(如生病或残疾)照顾上有困难,或无法进行有效护理。

(2) 双职工家庭:新中国成立后,妇女地位提高,更多的妇女参加工作。随着妇女就业率的提高,父母均工作的双职工核心家庭日益增多,尤其在城市中。这种家庭结构的优点是经济来源充足,但另一方面儿童照顾问题却日显突出。父母不可避免地要考虑如何照顾孩子的身心发育、学业和业余活动。许多家庭请(外)祖父、母或保姆照顾孩子。在解决了照顾孩子问题的同时,带来了孩子的养育质量问题。这取决于很多因素,如主要养育者的文化程度、个性、教养方式和原则等,直接影响到儿童生长发育和行为表现。孩子出生后,父母亲需要在事业和家庭中不断地抉择和寻求平衡。只有双方相互理解和支持,才能维持融洽的夫妻关系和处理好家庭事务。双职工家庭中的孩子也承受着自我照料的考验,尤其是学龄儿童。由于工作关系,双职工家庭的父母能给予孩子的关注和耐心有限。因此,有的父母会滋生一种补偿心理,一有时间就陪孩子玩,并希望在有限的时间里尽量多教孩子知识,给孩子造成潜在的压力和紧张;或者无原则地迁就孩子,使其养成不良习气。此外,双职工家庭每当夫妻一方或双方出差、子女生病(尤其是慢性病和发育上的问题)或孩子的(外)祖父母生病,家庭将处于困境之中。再者,女性受社会传统文化的影响,在家庭和事业的平衡上会感受到更大的压力。因此,双职工家庭的父母需要具备处理不确定因素和紧张性生活事件的能力。

为避免出现家庭困境,双职工家庭要有充分的准备,如出差时双方协调安排好时间,外出时与家人保持密切联系,获得情感上的支持;建立和维持稳定的社会支持网络,对孩子和老人的照顾要采取灵活的方式和计划,必要时请人协助;多与子女沟通,在孩子的生长发育、日常生活、学业、业余爱好、人际交往等多方面给予关心和指导;与学校和儿童发育行为专业人员保持联系,及时发现和矫治孩子的不良行为和发育问题等。

(3) 重组家庭:很多离异的父母会再次选择婚姻,从而形成了重组家庭。总体上讲,目前我国的重组家庭多于离异家庭。

重组家庭对子女成长的主要影响如下:

1) 家庭成员关系复杂:家庭中可能有前次婚姻生育的子女,还可能有再次婚姻生育的子女,形成继父或继母的亲子关系,以及同父异母或同母异父的同胞关系。因此,重组家庭的人际关系的矛盾冲突最为明显。如果子女和继父母出现沟通和互相理解问题,因对待子女的态度不同,常引发夫妻间的冲突,不断的争吵和无休止的矛盾将对儿童的生长发育产生消极影响。

2) 重组家庭对子女的管教困难:父母可能对亲生子女更加疼爱,对继子女挑剔、冷淡,或继子女不服从继父母的管教、对抗或疏远。因此,重组家庭的孩子更易出现任性、胆怯、自卑、孤僻、适应困难等。

3) 父母难以保持与亲生子女的联系:无论是父母到离异另一方家中探望亲生子女,还是子女到已再婚的亲生父母家探望都存在困难。孩子和父母要承受情感离合的痛苦,同时受到再婚家庭其他成员的限制和干扰,结果造成亲子关系维系困难,使孩子幼小的心灵受到伤害。

因此,重组家庭的父母要有足够的心理准备,用爱心和耐心去化解未来的矛盾。夫妻间多沟通和理解,公平对待亲生子女和继子女,妥善处理(如回避或欢迎)子女的探望,必要时向婚姻和家庭问题的专业人士咨询,积极地解决问题,才能让重组家庭充满温馨和幸福。

2. 单亲家庭　单亲家庭是指父亲或母亲单独承担抚养未成年子女的家庭,包括父母离异后子女由一方抚养的家庭、单身领养子女的家庭、未婚生育的孩子与其父亲或母亲共同生活的家庭、分居丧偶造成由父母一方抚养子女成长的家庭。父母离异对儿童是重大生活应激事件。许多学龄儿童和青少年对父母离异反应强烈,出现心理调适方面的问题。他(她)们可能从不良的伙伴中寻求慰藉,出现旷课、离家出走、过早性行为及违法行为等。年幼的孩子则害怕自己被遗弃。

单亲家庭中的主要问题有:家庭经济状况不佳;社会生活和社会交往的能力不能令人满意;对孩子缺乏恰当管教的能力,如不能管理孩子的优、缺点,遭遇困境或者压力大时抚养孩子的能力较差;社会情感支持不足,妨碍儿童社会化进程顺利进行。单亲家庭的儿童(多半是母亲抚养)由于缺乏男性引导者,男孩子易变得依赖、任性及女性化倾向;女孩则有过早恋爱的可能。生活在单亲家庭者,因不能得到完整的亲情,易产生孤独、恐惧或忧郁心理,进而出现行为问题。

单亲家庭对儿童成长的影响有以下几点:

(1) 子女教育时间极为有限:双亲教育减为单亲教育,父母在子女教育内容和方式上的互补作用不复存在。为维持家庭经济状况,单亲母亲需要外出工作。这样,真正教育子女的时间极为有限,亲子相处的时间很少,也更少机会与老师沟通,因此,不能全面掌握孩子的情况、及时纠正孩子的问题。不少单亲家长缺乏正确养育子女的知识,导致教育方法不当。探望子女的一方经常迁就孩子,因已离异而彼此教育很难一致。有些孩子还要承担部分家务,甚至赚钱维持家庭生活,直接影响孩子的正常学习和业余活动。如果经济条件有限,孩子还要面临辍学的可能。

(2) 难以获得足够的社会支持:单亲家庭的孩子大多与母亲共同生活。离婚后,父亲及其父方的亲属对母亲和子女身体状况的关心、经济上的支持及情感联系逐渐减少。甚至有的父母互相推诿,不愿承担养育孩子的责任。孩子生活在不完整的家庭中,自卑感和被遗弃感与日俱增。缺少经济收入、情感支持和社会联系的状况使他们对学习和生活的兴趣下降,孤僻、冷漠、反叛、虚伪、偏激,甚至出现偷窃、吸毒、纵火等违法犯罪行为。

(3) 家长心理失衡造成的不利影响:调查显示抚养子女一方由于离异出现心理失衡者占61.42%,加之家庭结构变化和客观上的艰难处境,单亲家庭中子女心理健康者只占1/4,出现自单、孤独、烦躁、易怒、冷漠、适应不良和心理逆反等问题者占73.58%。有的单亲母亲追悔以前婚姻的失败,对未来的情感问题抱消极态度,而把全部希望寄托在孩子身上,过分溺爱和盲目迁就孩子,孩子易出现情绪和行为问题。

离散家庭的境况也不理想。长期见不到父亲或母亲的孩子自幼失去亲情教育,在类似单亲家庭的环境中长大,对家庭没有眷恋,对自己将来的婚姻期望不高。有些父母长期分居形成心理上的无助感和孤寂感,在夫妻感情上互相猜疑,这直接影响儿童的养育。有时,外出谋生的一方并不一定能保持家庭经济的稳定,因此,孩子的学业或发展受许多不确定因素的影响,容易出现行为问题。有些家长希望给孩子提供一个良好的环境,把孩子从农村移居到城市中养育,但由于客观条件所限,他们的家庭生活和孩子的教养往往陷入困境,居无定所、高额的教育赞助费、新环境的适应、同学的排斥,使儿童产生强烈的自卑感和挫折感。

单亲家庭对子女的教育和家庭生活中应做到:

(1) 对生活抱有希望,对困境有一定的应付能力,接受必要的情感和经济上的支持,保持密切的社会交往和良好的经济状况。

(2) 家长能较好地照顾孩子的日常生活,能敏锐地察觉孩子的内心体验,充分地理解孩子,支持他们与离异的一方及其亲属保持联系。培养孩子的兴趣和爱好,指导和帮助他们在学业和人际交往中获得成功。

(3) 保持和学校老师的联系,及时发现孩子的问题,并在专业人员指导下通过各种途径有效解决问题。

3. 主干型家庭、联合型家庭及大家庭 我国第四次人口普查结果显示,三代同堂的家庭占全国总户数的 17.14%,市、镇、县分别为 15.5%、13.4%、18%。较多的家庭成员可以增加儿童的交往机会,有利于儿童学会沟通技巧,教育方法适当还能使孩子学会尊老爱幼、谦让礼貌等优良品德。同时,老年人可以照顾孩子的日常生活,弥补父母因工作忙不能照顾孩子的不足。有研究报道,大家庭中儿童行为问题检出率最低,核心家庭次之,单亲家庭最多;青少年健康危险行为发生率则相反,核心家庭最低,大家庭次之。

同时,三代同堂的家庭也存在不利于儿童成长的问题:

(1) 在三代同堂的家庭中成长的孩子,除受父母的影响外,还受(外)祖父、母的影响。通常他们的思想观念陈旧,育儿经验过时,情感超越理智,存在严重的教养问题。在我国"隔代亲"是普遍现象,祖辈对孙辈包办代替、百依百顺、过分迁就非常常见,极易导致儿童任性、依赖、自私、虚荣、懒惰、意志薄弱、挫折耐受力和适应能力低下。

(2) 生活在大家庭中,如果家庭成员关系复杂,矛盾冲突多,如婆媳矛盾、妯娌矛盾、姑嫂矛盾夹杂着夫妻矛盾,家庭成员经常发生争吵,或对孩子教育方法不一致,孩子无所适从,易使儿童产生行为心理问题。在我国的传统观念里,历来讲究孝顺父母,尊敬长辈,一旦因孩子教育方式产生矛盾时,孩子的父母很难说服(外)祖父、母,或者根本不敢说,因此孩子会长期受到不良教育方法的影响。

(3) 如果大家庭的经济条件有限,必然影响到物质和精神生活质量,引起矛盾,由此间接影响到儿童的成长。

(4) 大家庭中,每个成员可供分享的家庭资源有限,引起"资源稀释",儿童能接触到的游戏及学习材料减少。有关调查显示,家庭规模越大,越不利于儿童成长,小规模家庭中儿童的智力测验得分,尤其是言语得分要比大家庭的儿童高。

三代同堂的家庭必然要面对其特有的生活历程,三代人之间只有互相理解、充分包容、彼此协作、及时沟通、共同努力才能营造一个良好的家庭环境,从而有利于儿童生长发育,避免出现行为问题。

(二)家庭经济状况

家庭收入的高低直接影响到为孩子提供的居住环境、膳食营养水平、社交活动、智力投资等,在很大程度上对子女的发展会产生影响。家庭社会经济地位作为个体发展的物理环境既能直接影响青少年的心理社会发展,也会通过影响父母教养行为及亲子互动对个体的发展起作用。现有的调查研究按经济收入把家庭分为高、中、低三档,在我国,中低档收入的家庭占多数。调查结果表明,中档家庭的儿童出现精神健康问题的要比低档收入者少。高社会经济地位家庭的父母鼓励子女多进行交流和沟通、为子女提供更多的教化和支持。家庭社会经济地位较高的个体具有更高的自我期望,表现出更多的社会认同和文化认同。对于社会经济地位较低的家庭而言,不稳定的工作、持续的经济压力和低的社会声望会增加父母采用惩罚和专横等教养行为,对子女支持较少,负面评价和忽视较多。长期处于家庭压力情境中且缺乏父母积极关注的青少年容易产生抑郁、焦虑、敌意等消极情绪,表现出低自尊、无力感、习得性无助和对自己生活的失控感,这会因此使他们和家庭成员及朋友之间关系紧张。在家庭系统中,家庭经济地位是影响青少年疏离感的潜在因素之一,它通过影响父母的教养方式、亲子关系和家庭功能等影响青少年的发展。

(三)父母文化水平

父母的文化素养,在很大程度上制约着父母的理想、情操、家庭关系、生活方式,是决定其教养态度、教养方法最关键的因素。

父母受教育程度高通常是家庭经济状况中的重要正向因素。他(她)们较重视子女的智力开发和早期教育,注重培养孩子养成良好的饮食和卫生习惯,使生活作息制度较科学合理,对促进儿童少年的身心健康有积极作用。多数研究认为,双亲文化水平中以母方的积极影响强度更大,因为她们与孩子接触的意愿更高,主动性更强,与孩子相处的时间更多;母亲文化素养对保障孩子合理营养、促进语言发展、性格形成、建立伙伴交往、避免发生健康危险行为等的影响作用更大。

(四)家庭发展阶段

家庭是一个发展变化的系统,可以分成不同的发展阶段。Carter 和 McGoldrick(1989)提出家庭生命周期模型(表 36-1)。该模型描绘了在家庭生命周期的每个阶段中,家庭所要完成的主要发展性任务。

表 36-1 家庭生命周期的各个阶段

阶段	任务
在父辈家庭中的生活经历	维持与父母、兄弟姐妹及同伴的关系;完成学业
离开父辈家庭	对自我和父辈家庭做出区分;与父母形成对等的成人间关系;形成亲密的同伴关系;开始职业生涯
前婚姻阶段	选择伴侣;形成关系;决定结婚
尚无子女的夫妻阶段	在现实的基础上,形成共同生活方式;重新调整与父辈家庭及同伴的关系,以接纳配偶
有婴儿的家庭	调整婚姻关系,准备孩子的空间;适应父母亲的角色;重新调整与父辈家庭间的关系,以接纳父母和祖父母的角色
有青少年的家庭	调整亲子关系,给孩子更多的自主性;调整婚姻关系,关注中年婚姻和职业发展;承担照料父辈家庭的责任
放飞孩子	与孩子形成对等成人关系;再次适应夫妻的生活;接纳子代姻亲和孙辈的出生;应对家庭中出现的老弱病残情况
晚年生活	应对生理的衰退;接纳孩子在家庭中发挥更重要作用的角色;享受老年人的睿智和经验;应对丧偶或伙伴去世;作好死亡的思想准备,回顾、整理一生

在最初的两个阶段中,家庭活动的重点是要完成学业、建立家庭外部的社会关系、结束教育生涯并开始职业生涯,最终使自己的家庭与父辈的家庭区分开来。在第三个阶段中,家庭的中心任务是选择伴侣及完成婚姻大事。处于第四个阶段、尚无生育的夫妻,必须逐步形成共同生活的习惯,这种习惯建立在对配偶的优缺点和性格真实评价的基础之上,而不是建立在相互理想化(或相互投射)的基础之上,理想化只是构成双方初恋关系的基础。如果年轻的夫妻在童年时对父母的依恋属于安全型的话,那么在婚姻初期,他们更容易从理想化状

态转变为现实感状态。

第五个阶段家庭的主要任务是夫妻双方调整自己的角色,以迎接孩子们的到来;承担父母亲的角色,在日常的活动中满足儿童的各种需要,如安全需要、被关照需求、控制需要、智力刺激需要。

在照料年幼儿童时,家长会产生挫折感和愤怒情绪,因而需要掌握如何控制情绪和进行应对的技能。日常生活习惯应包括为儿童提供吃住、依恋、同情、理解和情感支持等,以满足儿童在这些不同领域对父母关爱的需要。如果家庭不能形成这些日常生活习惯,就有可能会导致儿童出现意外伤害或虐待儿童、情绪障碍。家庭常规中还应包括为儿童设定明白无误的规则和限制,监督儿童以保证其行为符合家庭期望,并对儿童遵守或违背规则的行为提供恰当的奖赏或惩罚。家庭常规满足了儿童对控制的需要。如果家庭中没有形成类似的规则,则可能导致儿童出现品行障碍。要避免儿童出现情感、言语和智力发育迟滞现象,家庭中的亲子游戏和亲子沟通也要成为日常生活习惯的重要部分,以便满足儿童对与其年龄相符合的智力刺激的需要。在第五个阶段,除了确定父母角色以及形成满足儿童需要的各种生活习惯外,家庭的另一项任务就是明确祖父母的角色以及他们引发的家庭关系的重组。

生命周期的第六个阶段以儿童进入青少年期为显著标志,亲子关系需要重新调整,以使儿童发展得更为独立自主。亲子沟通良好及共同参与解决问题等技能,会促进儿童自主化的过程。处于此阶段的父母不仅要面对日益成熟起来的孩子,还要面对祖父母对自己日渐增多的依赖。同时,他们也要重新评价自己的婚姻关系和职业成就。长辈的依赖和中年期的自我评价,都可能使父母满足青少年独立自主需要的能力大打折扣。

第七个阶段与已长成青年人的孩子离开家庭相联。理论上,这种转变使得亲子关系的等级差异更为模糊。父母要再次面对如何调整夫妻俩人生活的任务;要处理各自家庭成员陆续出现病残和死亡等事件;如果孩子已经结婚并生育,他们还要调整自己,以适应家庭的扩大。在家庭生命周期模型的最后一个阶段,家庭成员必须考虑并应对父母生理的衰退和越来越近的死亡,但同时也要在家庭成员中养成从老年人的睿智和经验中不断获益的生活氛围。

家庭生命周期模型不仅关注到家庭在满足成长中儿童需要的各种方式,而且注意到家庭在不同的发展阶段对儿童和其他成员加以规范的各种方式。比如,在孩子十几岁时,父母可以让他们有更多的自由,让他们进行没有家长陪伴的旅行,以满足青少年日益增长的自主性需求;但同时青少年也应定期探望祖父母,以满足老人渴望交流的需求。家庭生命周期模型也特别关注变化,每当前一个阶段结束、后一个阶段开始时,儿童和其他家庭成员必须作出调整和转变。比如,孩子从少年期过渡到青春早期时,家庭就必须重新调整日常生活习惯及家庭各成员的角色,如减少亲子关系的不平等性;在一些家庭,母亲开始摆脱家庭负担,转而投身于某种职业;相应地,父亲则要在家务中承担更多的责任。在调整转变期,家庭要具有某种程度的灵活性,才能适应家庭关系的重组。同时,在非转变过渡期,家庭也要具有维持稳定及日常生活常态的作用和能力。家庭的第三项重要能力在于,它应当容许儿童在成长过程中,不断地从无助、依赖变得更加独立自主。在儿童进入青春期和青年人离家独立生活的转折期,家庭的上述能力就显得尤为突出。家庭生命周期模型的另一个特征是,它特别指出了某些联结点。在这些联结点上,由于许多家庭成员同时发生转折,因而家庭中会积聚起很大的压力。例如,在青年人独立成家的阶段,青年人开始生养自己孩子的同时,祖父母却在应对晚年的疾病和面对死亡。通常正是在这些转折过渡期间,家庭成员会出现许多心理问题和障碍。有研究表明家庭成员的压力感和幸福感与家庭生命周期相关。在家庭生命周期的早期和晚期阶段，人们的幸福感是最大的，而抚养孩子的时期则与最高水平的压力相关联。

(五) 生活事件

当婴幼儿缺少足够的社会支持时，他们对安全、照料、控制或智力刺激的需要就会受到威胁，从而导致他们在以后的生活中出现心理问题。在生活早期的应激事件中，主要是亲人亡故、亲子分离、受到虐待、家庭社会地位低下或被机构领养等。实际上，这些早期生活应激事件都中断了儿童与其依恋对象之间的关系。

危机理论认为特定的生活事件，如角色转换或家庭成员死亡、分离都会妨碍家庭成员基本需要的满足，使家庭成员之间的关系出现问题或使家庭出现新的适应，从而增强家庭功能。

1. 家庭危机对儿童发育和行为的影响　家庭危机对儿童成长的影响因素是多方面的。

(1) 不同文化背景和社会环境中成长的儿童对家庭危机的反应是不同的。诸如亲人死亡、同胞出生、与养育者分离等事件可能会影响到儿童的发育和行为，但在不同的文化中，儿童的反应不同，受影响的程度不同。

(2) 家庭危机对不同的个体引起的反应是不同的。家庭危机可能成为儿童生活的重要转折点，或作为磨炼儿童的契机，使儿童从中获得经验和教训，提高心理应激能力，起积极作用；或导致情绪和行为紊乱，甚至是发育迟缓，而起消极作用。也有些儿童，家庭出现危机后没什么特别的反应，即家庭危机对儿童不构成影响，仍能健康成长。

(3) 儿童对家庭危机的反应受其他因素的影响，如儿童的发育状况、成长经历、家庭环境、应对技巧、社区资源等因素可能加重或减轻儿童对家庭危机的反应。应激性生活事件将使儿童更清醒地认识自己和周围的世界，面临新情况的挑战，不管事件是期望发生的还是不期望发生的，对儿童的影响取决于他自己的体验。有些事件是大多数儿童在童年时期都要经历的，如上幼儿园；有些则是不期望发生的，如亲人的死亡，后者对儿童来说是较难面对的。年龄越小，认知能力和情感控制能力越差，直接影响儿童对应激性事件的适应过程。

儿童应对应激性生活事件时出现的行为问题没有特异性，可表现为退化行为，如吮手指、排泄规律的紊乱、悲伤、抑郁、焦虑、失控及攻击行为等。有的出现诸如血压和心率等的躯体生理改变或频繁生病，严重者影响生长发育，出现发育迟缓。

2. 不同的应激性生活事件对儿童的影响

(1) 亲人亡故：亲人死亡对于儿童意味着是一场灾难。失去亲人后，儿童的日常生活、对亲人的依恋、情感的支撑都要发生变化，而且这些变化是不可逆转的。

不同儿童有不同反应。有些外表掩饰，内心则悲痛不已；有些则表现出极度悲伤和绝望，行为问题增多，甚至出现退化行为，如吮手指等表现；有些学前儿童出现短暂的幻觉，如眼前呈现亲人的形象、耳边听到亲人的声音等。

儿童对亲人亡故的反应随年龄、发育水平、气质、家庭情况及社会地位而不同。年龄大的儿童，对情感的控制能力强，表面平静的儿童不一定没有悲痛，家长应及时发现潜在的情绪反应。活着的父亲或母亲如果在孩子面前掩饰悲伤，孩子也不会正确地表达情感，结果是焦虑情绪增加了。所以，家长应正确地释放感情，让孩子也参与，彼此安慰，共同度过艰难时刻。儿童与亡故的亲人关系是否密切也影响儿童的反应。儿童的父母或主要养育者死亡比其他亲属死亡对儿童的打击更大，儿童的反应更严重。儿童对亲人亡故的承受能力远远超过我们的想象,最好不要隐瞒实情,简单明了地告诉他们亲人已死去,死去的人不会再回来了。不恰当的解释只能引发其他行为问题,如解释亲人永远睡着了,会使儿童产生对睡眠的恐惧和焦虑。如果儿童能及时了解真实情况,充分释放悲痛情绪,并得到必要的安慰和悉心的照料,将很快从悲痛中恢复过来。

(2) 父母离异:在某些情况下,父母离异对孩子来说是最好的结果,如离开虐待自己的父亲,父母不再无休止地争吵。但是,大量证据显示,父母分居或离异给大多数儿童造成身心两方面的不良影响。幼小的婴儿常常通过进食和睡眠的异常反映情绪的苦恼,学前儿童则容易丧失自尊心和自信心,年龄稍长的儿童表现出情绪低落、忧愁烦闷、敌视、嫉妒、心理逆反、悲伤、怨恨、无奈、焦虑、抑郁、孤僻、自卑、叛逆、攻击倾向等,或表现为躯体不良反应,出现多种病痛;也可能当时没有出现明显问题,但子女进入青春期或成年后可能出现对异性和婚姻的排斥、暴力倾向、异常人格或其他心理失常。

我国改革开放以来,婚姻危机日渐增多。婚姻危机也是家庭的危机,离婚对夫妻双方来说,是伤害或是解脱;对孩子来说几乎都是创伤性的,除非离婚使孩子免遭虐待或离开不良环境。婚姻危机使孩子得到生活照料和情感支持的时间大为减少,甚至成为父母的出气筒,将对子女构成长期和严重的影响。

离异后,父母应尽快调整心态,从离婚的阴影中走出来,积极地看待生活,为孩子的成长营造相对良好的环境。同时,在生活方面细心照料子女,在情感方面与孩子互相支撑,鼓励孩子与非抚养人保持联系,维系稳定的社会交往,善于获得他人的帮助和支持,及时发现子女发育行为方面的问题并予以纠正。

(3) 同胞出生:同胞出生对大一点孩子来说会感受到父母之爱被分割甚至会失去爱,感到被抛弃、被代替,惴惴不安、嫉妒和焦虑是他们常见的情绪反应。也有的儿童出现遗尿、头痛、夸张的咳嗽、气喘等躯体不适。年长儿的反应取决于自身的气质和发育水平。5岁的孩子较3岁的孩子适应快,反应相对轻。认知能力也起重要作用,如能理解家里需要多一个孩子,并且自己以后不再孤单时,不适反应会减轻。同胞间出生间距小,会减少每个孩子得到父母关爱、教育机会、居住空间等可供利用的家庭资源。如果是多胞胎同时出生,家庭资源的"稀释"就会加剧。

同胞出生不仅对年长儿来说是应激性的,对父母也是如此。父母要重新定位对生活的期望,调整家庭成员的关系,这对减轻年长儿的心理反应非常重要。出生后8~9个月是家庭重新调整关系的关键时期。母亲精力有限,为生产和照顾新生儿,对年长孩子的关心必然减少,此时父亲的努力很重要。他们可以代替母亲的部分角色,给予年长儿更多关心和爱护,尊重他们的感受,帮助孩子理解父母的需要和同胞出生的好处,给孩子机会充分表达自己的感受,让年长儿与父母一起盼望同胞的出生并参与弟妹的照顾,以培养他们之间良好的感情,可以帮助他们尽快地适应同胞的出生。

(4) 与养育者分离:在儿童要进入幼儿园或学前班,或父母出差、生病住院时,儿童容易出现分离焦虑。分离焦虑在婴幼儿的发育过程中是常见的,适当的分离焦虑是儿童发育正常的表现,但如果持续时间超过4周,焦虑的程度严重则为分离焦虑障碍,是儿童焦虑障碍的常见类型。

儿童的反应与其年龄、气质、发育水平和儿童看护的安排有关。因认知能力和情感控制能力的差异,年龄不同的孩子表现不同。5~8岁的孩子以担心养育者受到伤害为主,并且拒绝上学;9~12岁的孩子在分离期间表现更多的压抑;青少年拒绝上学和出现躯体症状者多。

有时分离可以使儿童学会适应,能促进儿童的发育,年龄越大,适应越快。5岁的女孩已具备一定的认知能力和控制能力,她们可以通过看父母的照片或画画表达自己的情感和说出自己感受,通过转移注意力来等待父母的归来。儿童与主要看护者分离后的反应与分离后如何安排儿童有关。如果儿童在熟悉的环境中,与熟悉的人在一起,反应则轻。父母平时不是主要的看护者,或孩子早已习惯不和父母睡,父母离开不会构成严重的影响。此外,事先计划是否充分、儿童是否有准备、分离的时间长短、家庭现状如何,都影响儿童的分离反应。

为避免儿童出现严重的焦虑反应,首先应维持良好的家庭环境和气氛,从小不要娇惯子女,培养独立精神,使儿童处于应有的发育水平。其次,父母或主要看护儿童的其他人离开前,应作好计划和物质上的准备,并告知孩子,可以留下照片或其他物品作为孩子思念亲人时的替代物。最后,孩子与亲人分离期间,要保证他们能得到良好的照料,通过电话或其他媒介和孩子取得联系,使其在情感上获得满足,更快地适应分离产生的焦虑不安。

(5) 机构领养:当婴幼儿被机构领养、面对许多看护者时,他们长大以后产生心理问题的风险较大,特别是难以与他人形成并维持良好的关系。由于这些儿童从来没有体验过稳定的依恋关系,他们便缺少一个与他人建立支持性关系的榜样。

三、家庭功能失调的因素

从家庭功能包括的三个方面来讲,家庭功能失调意味着欠缺其中的任意一项,例如缺吃少穿、住房条件不好、经济拮据、情感上的忽视、虐待儿童、社会隔离、保护过度、喂养过度等都属于家庭功能失调的表现。

(一) 生存和繁衍的功能失调

1. 喂养不足和过度　不能正确喂养儿童是家庭功能失调的表现之一。喂养不足的严重后果导致儿童生长发育迟缓。其原因可能是贫穷、食物选择不当或喂养方法有问题。有些家长追逐时尚以瘦为美,为保持身材,刻意不让孩子进食太多,以控制体重并使他们将来紧跟潮流。喂养过度则引起肥胖,结果过早罹患高血压、糖尿病或冠心病等疾病。

2. 无家可归和多家游荡　无家可归儿童家庭的整体性受到破坏,没有生存的基本条件,颠沛流离,希望渺茫,很难得到正常的养育和教育。无家可归对发育中的儿童来说是一种慢性应激性生活事件,会严重损害儿童心理健康,影响儿童的生长发育。

有特权和(或)富有家庭常常拥有多处住房,儿童可以随意居住。随着离婚率的上升,离异家庭增多,父母可能为抚养权和生活费发生争执,孩子在随父或母居住之间频繁变换。这样的孩子被称为"悠悠球"或"游荡者"。在多家游荡的孩子要不断地适应新环境,结交新朋友,容易出现适应不良;而且孩子接受的教养方式不一致,随意性大,疏于管教者多。

3. 缺乏安全保护和保护过度　缺乏安全保护是最常见的家庭功能紊乱。其原因有父母缺乏保护儿童安全的知识,或未能提供安全的环境,如让孩子接触了有毒物品或有害物;还有的父母虐待儿童,严重危害了儿童的健康。

儿童受虐待就是被父母或养育者故意或非故意地伤害。广义上包括被杀害的儿童、被精神异常的父母拷打的儿童,以及偶尔因品行问题遭到严厉惩罚的儿童。不同文化、种族、职业、性别、年龄的人对儿童虐待的理解是不一致的。有些父母已经或正在虐待儿童,还认为是正常行为。儿童虐待对儿童肉体和心灵同时造成伤害。儿童可能出现骨折、脑损伤、失明、烫伤等严重影响生长发育的躯体损害。心理上的不良反应在短期内表现为抑郁、焦虑、退缩、攻击行为、社会适应不良、技能障碍;长期后果则形成边缘型和反社会人格障碍,出现违法犯罪、自我损害及精神发育迟滞。

对儿童过度保护的父母处于过度焦虑中。他们担心孩子的健康,担心有灾难降临到孩子身上,对孩子的每一个微小的躯体不适或变化都会看寻求医疗帮助,其中多数是发育过程中的正常变化。这种父母多数生长于过度保护的环境中,往往有潜在的焦虑素质。他们认为自己养育孩子的技巧不可靠,为此咨询许多专家。孩子的小病成为家庭的灾难,避免一切可能危险成为家庭的行为准则,家庭日常生活难以继续,儿童必然受到影响。

4. 忽视医疗保健和医疗保健过度 为儿童提供医疗保健也是家庭功能的重要部分,因此,医疗忽视是家庭功能失调的表现。有调查发现不遵医嘱的行为即使是在受过良好教育的父母中也有很高的发生率。其原因可能是不理解医嘱、缺乏治疗动机或医疗资源有限等,但其后果造成儿童急性感染或其他问题。研究表明,忽视产前保健的母亲也容易忽视儿童的保健。

医疗保健过度——父母所致的 Munchausen 综合征(Munchausen syndrome by proxy),指父母模拟或诱发孩子患病(通常是母亲),因此到处求医问药:家长夸大甚至伪造症状和实验室检查结果。常见的报道有家长为了使儿童出现症状而反复让儿童接触毒物或服用药物,有时误认为孩子出现窒息、发热、血尿或静脉注射时混入杂质因而引起多重感染等情况,其后果导致儿童进行许多不必要的医疗检查和治疗。长期下去,从大人的行为中儿童可能体验到自己有病,因而过分担心身体的健康,甚至觉得自己就是个病人,带着患儿的角色去生活,依赖性增加,行为夸大。儿童可能长期被父母虐待,出现情绪问题。临床医师如遇到长期未治好的病,而家长对治疗非常配合,其家中通常只有一人带孩子,其他人经常不在家,家长往往有复杂的疾病史,从事或接触医疗护理工作时,首先应怀疑有医疗保护过度的问题。

(二) 生活和养育功能失调

1. 刺激不足和过度刺激 有些家长对孩子体格和认知能力的发展上没有给予足够的刺激,不知道孩子的情感需求,与孩子玩耍缺乏技巧或不知道怎样和儿童交流才能促进儿童智力的发展。有些则是满足生理需求,忽视促进智力发展的交流方式,如缺少或缺乏拥抱、亲吻、摇晃、紧贴着身体睡觉或其他情感交流的躯体动作。家长可能以机械的方式养育孩子,或主要对孩子进行行为规范的训练。对儿童忽略的典型家庭娱乐方式是看电视。这种家庭养育的儿童可能会出现一系列不良行为,如智力低下、学习困难、焦虑和抑郁倾向、人格障碍、冲动控制障碍、行为紊乱、伙伴关系不良、说谎等。这种儿童给人的印象是呆板、冷漠、无同情心、无所谓。严重者会影响生长发育,导致发育延迟。

这些家长可能是以自我为中心和情感冷漠的,他们对养育孩子毫无兴趣,而且并不认为应对此负责,因为自己也往往是在同样的环境中长大的。严重者完全忽略孩子的安全、营养和教育。

过度刺激也是常见的家庭功能失调,在我国城市独生子女家庭里非常普遍。家长望子成龙和望女成凤心切,出于对孩子过高的期望和对将来激烈竞争的准备,过度地刺激儿童的成长。比如 2、3 岁就开始认字、学弹琴、学舞蹈、学书法等,安排过多的学习内容,使孩子远离无拘无束的玩耍和活动,而后者正是儿童健康成长的重要因素。儿童成长过快,认知能力超过应有的水平,而心理适应能力相对落后,造成能力发展不平衡。从发育的角度讲,过度教育同刺激不足一样对儿童成长不利。临床医师应多了解儿童的活动情况、他们自己的愿望和爱好、他们的疲劳程度、睡眠和情绪控制情况、家长安排的学习任务量、为孩子的成功家长施加了多大的压力等,全面了解情况有助于帮助这个家庭重新恢复平衡。

2. **赞赏不足和过度纵容**　赞赏不足或过度批评使孩子生活在辱骂、嘲笑、责备、反对、教训和呵斥声中，与父母之间的情感交流以负性情绪为主，彼此的信任感下降，自尊心降低，缺乏安全感。甚至在学校也经常遭受批评者心理紊乱更严重。在批评中长大的孩子容易出现广泛性焦虑、恐怖、压抑、完美主义、抑郁、羞怯、自我责备，或表现出攻击、挑衅、活动过度、不负责任、对批评过分敏感等。他们不恰当地寻求接纳和安全感、极力地寻求他人的关注，他们的内心感受的是不被爱和需要、被拒绝、生气、怨恨、胆怯、敌对、自我怀疑、为给家庭增加负担而自责和负疚。赞赏不足的孩子倾向于长期的自我评价过低，很难在人际交往中保持亲密关系，出现婚姻问题、养育子女问题和心理障碍的危险性增加。

与赞赏不足相对的另一极端情况是过度纵容子女。由于我国计划生育政策的实施，20世纪80年代，城市90%以上的家庭只生育一个孩子，因此独生子女的教育受到家长的重视。家长对孩子给予过多的爱和培养。不能对孩子的行为进行恰当的限制和约束、常常屈服于孩子的要求，要什么给什么，唯恐伤害到孩子。被溺爱的孩子往往表现不成熟，自私、无安全感、容易烦恼和难以承受挫折、延迟满足困难、容易放弃、对自己抱有不切实际的期望、未达目标则极度失望、自控能力差、品行不端。

3. **夫妻关系失调**　夫妻之间的矛盾影响家庭的稳定性和协调性。反应迟钝的家庭及敌对和过分控制的家庭不利于儿童的成长。前者，长期的忽视造成儿童的不安全依恋和认知功能刺激不足。后者，儿童经常受到父母怒气和强制性命令的影响，会引发攻击、挑衅和反社会行为。在有暴力倾向的家庭中，暴力行为影响到每个家庭成员，尤其对儿童造成身心伤害的后果。离异家庭、单亲家庭、再婚家庭的子女问题行为多。

双亲之一患有严重的心理障碍、人格障碍、精神发育迟滞、酒精和物质滥用，以及家庭内部长期或严重的矛盾导致家庭暴力等都会影响夫妻感情，这必然影响到子女的健康成长。有精神障碍家族史者，患精神疾病的几率高于正常人群。其原因除遗传因素外，家庭环境因素也起重要作用。患有精神障碍的父母因患病和治疗不能及时满足子女的需求，而且经常在孩子面前争吵，甚至孩子频繁地与父母分开（需要住院治疗、离家出走等），其难以预期的病态行为都不可避免地影响着儿童的心理发展。

4. **性虐待和乱伦**　在几代人之间不能保持性的界限会出现性虐待和乱伦，引发躯体和行为症状，比如感染性传播疾病、妊娠、过分担心性行为或对性行为恐惧，不信任成年人。女孩遭受性虐待后变得依赖和退缩，男孩则容易效仿性虐待，施加给更小的孩子。性虐待和乱伦对儿童的伤害取决于儿童的年龄、性虐待的过程、家庭紊乱的程度、异性恋还是同性恋、儿童的情感承受能力因素。

（三）教育和社会化的功能失调

1. **家庭内部社会化不足和过度**　家庭是儿童社会化的第一个场所，通过家庭成员之间的相处教会儿童人际交往的能力。家庭内部社会化不足表现在家庭成员之间隔阂深，彼此沟通少，总有一种距离感。虽然生活在一个家庭里，却好像生活在不同的星球。家庭成员少也能造成家庭内部社会化不足，父母分居或离异后，子女只和抚养人生活，而抚养人无暇照顾孩子，经常独自在家的孩子不能和人交往。还有父母均常年在外或已亡，孩子和年迈多病的祖父母一起生活，或父母酗酒、吸毒、患有重性精神病及慢性躯体疾病等，自身情感控制有问题，与孩子言语交流少。这种环境下成长的孩子交往能力不足，他们没有机会学习如何与人相处和维持良好关系，缺乏分享彼此的情感、获得他人支持或必要时妥协的技巧，常常表现胆小、退缩、压抑、少言寡语和独来独往，出现情绪和行为障碍的危险性高。

　　精神分析理论认为超我是人格的最高部分,是社会禁忌、准则、规范在人心理上的反映,是个体在社会道德规范的影响下逐步形成。此形成主要通过父母教养在家庭内将社会道德观念内化成个人道德良知,在人格形成的早期即5~6岁时就已初步建立。人格中的本我、自我、超我三个成分分别代表三种不同的力量。当三种力量保持平衡与和谐时,人格是健康的。偏差行为之所以产生,就是因为形成了薄弱的超我或者越轨的超我。前者意指个体未能习得社会规则,因而超我无力、无法控制本我的冲动而出现偏差行为,挣脱心理冲突,获得直接的满足快乐。后者则指个体不仅未能习得正确的社会道德和行为规范,反而汲取了反社会的观念和行为方式,因而在没有心理冲突、没有罪恶感的状态下产生伤害社会的偏差行为。例如,我们经常会看到,儿童喜爱同伴的玩具不愿归还,双方因此发生争执哭闹,母亲往往会鼓励孩子把玩具还给对方,并告诉自己的孩子,这是别人的东西,用完应该还给别人,孩子做到了受到夸奖,做不到则受批评。在生活中,父母在与儿童的互动中将社会规则传递给子女,当道德的要求内化为个人的道德认知、道德情感、道德信念,在以后的生活实例中一旦触犯社会规则或禁忌,必然会产生内心的冲突而受到超我的惩罚。社会学习与控制理论认为,暴力的家庭容易滋生暴力。在问题家庭中,青少年长期目睹父母打闹或受到父母打骂,很容易模仿父母的行为而习得打架斗殴,形成用暴力来解决问题的思维定势和行为习惯,并且体会到这种方式"立竿见影"的有效性。

　　满足情感需要是家庭的又一重要功能。一方面,家庭情感功能的缺陷表现在爱的缺失。因家庭教育方式的不当,或是父母爱的表达不足,使青少年产生爱的缺失感,不能充分体验到家庭的温情而关闭心门,变得冷漠而无助。缺少了家庭情感的有力支持,青少年就会成为内心虚弱的个体,进而引发认知上的混乱,极需要到外界环境去寻求温情,需要借助于其他的人、物或事情来寻求力量,与家庭传统的依恋也因此减弱。在此情况下,青少年很容易受到外界不良文化影响而成为边缘少年。

　　另一方面,家庭情感功能的缺陷表现为爱的过度。这种现象很多发生在独生子女家庭中。子女在家庭中处于优越地位。父母在物质、精神、生活上对子女有求必应,为子女提供无所不在的帮助和照料,造成亲情过剩。久而久之,因一切来得太过容易,孩子就会觉得接受给予是理所当然的,形成自我中心的性格特征。这种溺爱的教育方式,使子女没有学会爱,不会爱别人,甚至变得冷漠和自私,不会移情,不会正确处理自己与他人、自己与社会的关系,造成生活中的低能,在人生中遭受很多挫败而无力承受,容易放任自己的情绪,甚至产生自卑心态,进而引发偏差行为。

　　家庭情感功能的缺陷还表现为爱的负重。结构式家庭心理治疗理论认为,家庭是有其内在结构的,这些结构的成分是一些家庭次系统,分别是夫妻次系统、父母次系统、亲子次系统及兄弟姐妹次系统。在家庭次系统之间必须有清晰的界限,次系统中的成员特别是夫妻次系统中的丈夫和妻子必须有良好的联盟,共同行使他们做父母的权力。如果家庭不同系统界限之间过于纠缠或疏离,家庭便会丧失功能,导致出现"三角关系症结"。孩子在这样的三角中,内外力极度不均衡,心理极易被扭曲。例如,在有些家庭中,父亲因工作繁忙或有了新的感情追求而表现为疏离家庭,母亲常常会倾向于拉住孩子,以取得三角关系的平衡。这样孩子出于对母亲忠诚的爱,往往背负起本不该由他背负的责任,即承担起"丈夫"的角色,这样势必会给成长中的青少年带来巨大的心理冲突,偏差行为由此产生。更有些青少年,出于对家庭、对父母的爱,亦背负起沉重的责任,尽力去想拉回父亲回归原有的位置,甚至于不惜用实施偏差行为的方式来吸引父母的重视,力图恢复家庭的平衡。当他用尽各种方法都不能如愿时,有些孩子就会滋生怨恨和自卑心理,潜意识中产生一份绝望,觉得自己一无是处,没有资格享受幸福的人生。在如此心态之下,这些孩子便容易自暴自弃,做出伤害自己的事情,亦由此产生偏差行为。

家庭成员之间过分依赖使家中每个成员深受其害,表现为亲子间情感过分亲密,界限不清,任何事情都要互相依赖,不能独立处世。有以情感依赖为主的家庭,也有以生活上依赖为主的家庭。后者常见于父母对子女过度保护,认为孩子还小,什么也不让子女做,亲自给孩子喂饭、穿衣、系鞋带等,造成孩子自理能力差。孩子如果和父母强行分离则出现极度的气愤、焦虑不安、抑郁或躯体化障碍,严重者不能如期入托或上学,独立性极差,离开父母不能自我照顾。

2. 家庭外部社会化失控和不足 功能良好的家庭里,父母应教会孩子如何与不同的人交往,如何区别对待家庭内外的人,并且规定外界交往的频率和时间。如果儿童的外界交往过于自由,过分亲密,父母对此不加以限制,表现为家庭外部社会化失控,也是家庭功能紊乱的表现。父母对孩子疏于管理,对儿童行为失去控制,后果不堪设想。厌学、早恋、加入不良社会团伙、吸毒、酗酒的儿童青少年常见于这类家庭。他们没有掌握正确的社交技巧,不能维持长久的友谊,不能被社会接纳,长期发展下去,会出现自我意识不良,缺乏安全感、焦虑、抑郁、悲观厌世等情绪和行为问题。

另一方面,家庭功能紊乱表现为家庭外部社会化不足。生活在城市的家庭往往亲朋邻里的往来减少,家居趋于私密化。加之有些家长过分重视孩子的学习,限制孩子外出活动的自由,使不少孩子被隔离在家中,缺乏家庭外部的人际交往训练。结果导致孩子不善于与人沟通和合作、伙伴关系不良。也有的家庭认为外面的世界危险、可怕,拒绝孩子去接触,以避免不良影响。孩子的感受是没有朋友、孤单、寂寞、压抑和无奈。过分限制社会交往也会导致孩子的反叛和离家出走,到了谈婚论嫁时,容易出现害羞和社交不成熟。

【操作方法】

(一)测量家庭功能与家庭关系的量表

目前常用的测量家庭功能的量表有家庭关怀度指数问卷、家庭环境量表、家庭功能评定量表、家庭亲密度和适应性量表;测量家庭关系的量表有父母养育方式评价量表。

1. 家庭关怀度指数问卷 美国华盛顿大学的 Smilkstein 医师于 1978 年根据家庭功能的特征设计了家庭关怀度指数问卷。它用于评价患者对家庭功能的满意程度。该量表包含家庭适应度(adaptation)、合作度(partnership)、成长度(growth)、情感度(affection)、亲密度(resolve)五个项目,又简称家庭 APGAR 问卷。每个项目分别对应 1 题,每题均有 3 个备选答案,即:经常这样、有时这样、几乎很少,分别赋予 2 分、1 分、0 分。总分 7~10 分表示家庭功能良好,4~6 分表示家庭功能中度障碍,0~3 分表示家庭功能严重障碍。该量表重测信度相关系数为 0.80~0.83。其优点是简单、快捷,缺点是该问卷只能较多地反映个体对家庭功能的主观感受,并不能完全客观地反映整个家庭的功能。

2. 家庭环境量表(family environment scale,FES) FES 系 Moos 等于 1981 年编制,共设 90 项是非题,需要大约 30 分钟。该量表分为 10 个分量表,分别评价 10 个不同的家庭社会和环境特征。国外,FES 已广泛应用于描述不同类型正常家庭的特征和危机状态下的家庭状况,评价家庭干预下的家庭环境变化,以及对家庭环境与家庭生活的其他方面进行比较。

FES 所评价的家庭特征包括亲密度、情感表达、矛盾性、独立性、成功性、知识性、娱乐性、道德宗教观、组织性和控制性。患者根据自己家庭的情况回答"是"或"否",分别计 1 分和 2 分。国内学者对量表进行了修订,形成家庭环境量表中文版(FES-CV),分量表的重测信度介于 0.55~0.92,内部一致性 Cronbach α 系数为 0.24~0.75。目前国内多用于评价精神分裂症患者的家庭,也可用于评价各种家庭类型和治疗所致的家庭状况变化。

3. **家庭功能评定量表** Epstein 等依据 McMaster 的家庭功能模式编制的家庭功能评定(family assessment device,FAD)共 60 项。它是一个自测式筛选问卷,主要适用于 12 岁以下的个体,用于评价家庭实现其基本功能、完成其基本任务的能力,从而能简单有效地找到家庭系统中存在的问题,区别健康与不健康家庭。FAD 测量家庭系统 6 个方面的家庭功能,包括:问题解决(在维持有效的家庭功能水平时,家庭解决威胁到家庭完整和功能容量的问题)、沟通(家庭成员的信息交流)、角色(家庭是否建立了完成一系列家庭功能的行为模式及任务分工和任务完成情况)、情感反应(家庭成员对刺激的情感反应程度)、情感介入(家庭成员相互之间对对方的活动和一些事情关心和重视的程度)、行为控制(家庭的行为方式)、总的功能(从总体上评定家庭功能)七个分量表。每个分量表的得分范围 1~4 分,1 分代表健康,4 分代表不健康。得分越高,说明家庭功能存在的问题越大。

4. **家庭亲密度和适应性量表** 家庭亲密度和适应性量表第 2 版(family adaptability and cohesion scale,second edition,FACESⅡ)由 Olson 等于 1982 年编制。该量表为自评量表,包括两个分量表,共 30 项,大约需要 25 分钟完成。FACESⅡ主要评价两方面的家庭功能:①亲密度:即家庭成员间的情感联系;②适应性:家庭体系随家庭处境及家庭不同发展阶段出现的问题而相应改变的能力。每个项目采取 5 级评分,1~5 分分别代表该项目所描述的状况在受试者家庭中出现的频次,等级越高表示出现的频率越高。对这 30 个项目的每个项目参试者要回答两次,一次是对自己家庭现状的实际感受,另一次是自己所希望的理想家庭状况。在美国,此量表主要应用于:对不同的家庭类型进行比较;找出在家庭治疗中需要解决的各种问题;评定家庭干预的效果。我国学者为了适应中国国情和文化,对 FACESⅡ进行修订,修订后的"家庭亲密度和适应性量表中文版(FACESⅡ-CV)的常模与原英文版本的常模相似。FACESⅡ-CV 各因子重测信度为 0.54~0.91,内部一致性为 0.68~0.75。

5. **父母养育方式评价量表** 父母养育方式评价量表(egma minnen av bardndosnauppforstran,EMBU)是 1980 年由瑞典 Umea 大学的 Perris 等编制的用于评价父母教养态度和行为的问卷。EMBU 共有 81 个条目,涉及父母 15 种教养行为:辱骂、剥夺、惩罚、羞辱、拒绝、过度保护、过度干涉、宽容、情感、行为取向、归罪、鼓励、偏爱同胞、偏爱被试和非特异性行为。对上述 15 个分量表进行主因素分析,抽取了四个主因素:因子Ⅰ是管束、行为取向和归罪行为,因子Ⅱ是一个维度,一级是情感温暖和鼓励行为,另一极是爱的剥夺和拒绝行为,因子Ⅲ是偏爱同胞或被度,Ⅳ是过度保护。

中文版修订时对全部 81 项进行主因素分析,从父亲教育方式中抽取六个主因素(情感温暖/理解、惩罚/严厉、过分干涉、偏爱被试、拒绝/否认、过度保护),母亲教养方式中抽取五个主因素(情感温暖/理解、过分干涉/保护、拒绝/否认、惩罚/严厉、偏爱被试),分别由 58 个和 57 个条目组成。其同质性信度为 0.46~0.88,分半信度为 0.50~0.91,重测信度为 0.58~0.82。

(二)家庭功能分级

Lewis 使用家庭评估表(family evaluation scales)对家庭的权威、家庭的通透性、家庭的气氛和情调、家庭成员之间的亲密度、情感的共鸣程度、为解决问题而妥协的能力及家庭成员

的生理健康状况等方面进行全面的测评,根据结果将家庭功能水平分为以下四个等级:

1. **优秀家庭** 此家庭的夫妻在心理上有高度的亲密感。家庭共享领导权,彼此都把对方看做是有能力的,似乎有一种不同寻常的情感将他们联系在一起,其为人父母的个性的成熟度和性生活的满意度都达到了相当高的水平,他们的结对(coalitions)关系中没有竞争,不会因情感负荷而造成婚姻紧张。他们与各自父母及朋友的关系是温馨而满意的。这种家庭能有效地利用谈判的方法解决所存在的问题。家庭成员之间的交流是明晰而自然的,他们会为自己的思想和行动负责。整个家庭系统有高度的通透性,情感内容丰富,成员之间能产生高水平的情感共鸣。家庭氛围温馨而充满柔情,幽默而乐观。家庭中个体成员的成熟度也非常高,丈夫事业成功,尽管工作很忙,但也会为自己的家庭留下时间。妻子的满足来自于婚姻和家庭,她们有自己的工作和业余爱好。孩子的认知能力、心理和社会适应能力均能达到与其年龄相适应的水平,不会受到父母过多的限制,能够清晰而自然地表达自己的感受。

2. **功能正常但情感受到伤害的家庭** 这种家庭的特征是失败的婚姻不能满足妻子的情感需求,妻子得不到丈夫的柔情和忠诚而导致在感情上是贫乏的,经常因身体不适去看医师,通常与孩子、父母或朋友结成紧密的联盟。这种家庭里的丈夫在事业上是成功的,但比较冷漠,很少公开表露情感,认为夫妻间的关系给予他们的回报少于事业成就给予他们的回报。他们知道妻子的不愉快,但却不愿意为此承担太多的责任,相反,却总是把注意力放在与妻子交往困难上,尽管这点使他们的婚姻出现裂痕。这些夫妻仍与孩子有高水平的情感牵连,并且承担家庭的重要义务。在这类家庭中,大多数倾向于某一方占优势,而缺乏家庭领导权的共享。如果问题是外部的,且对婚姻的伤痛没有太直接的影响,这些家庭通常有很好的谈判技巧,并能有效地解决问题。他们能明确清晰地表达各自的观点,相互间有很合理的通透性,总体上能为个体的行为负责,也鼓励自主性,但在家庭情感系统中,能表达的情感范围有一些限制,以避免某些强烈的刺激触及其婚姻的伤痛。虽然热情和关怀(特别是孩子的)是明显的,但缺乏幽默和快乐,情感共鸣只处于中等水平。夫妻之间的冲突虽然是克制的,但对家庭的影响却是明显的。孩子的身心健康和生长发育不会受到影响,他们能接受很好的教育,社会适应能力也能得到很好的发展。

3. **功能障碍的家庭** 这类家庭在结构上表现为两种类型,即主导 - 服从型和长期冲突型。其突出的特征是僵硬,面对任何压力性事件,只有一种刻板的反应。在主导 - 服从型家庭中反应是过度控制,在长期冲突型家庭中反应是冲突的增加。

在主导 - 服从型家庭,夫妻的某一方占主导地位,并且控制着家庭生活的每一个方面,其他成员要么被动地接受,要么用发泄情绪的行为规避之。虽然夫妻双方都有清晰的自我界线,但他们之间的交流和配合被家庭权力的极端不平衡所破坏,几乎没有什么亲切或亲密感,家庭成员之间也相互疏远。但是这些家庭并不认为他们的状况有什么异常,反而用指责某个人或家庭外的某些情况来解释他们的困难,或者把某个家庭成员当做替罪羊,把家庭生活中的所有过错都归咎于他。占据主导地位的一方决定着家庭中的每一件事情,往往忽略其他成员的观点和情感,情感的表达往往被遮掩,弥漫在家庭中的气氛要么是敌意的,要么是疯狂的,家庭成员之间很少产生情感共鸣,冲突虽然是无声的,但却是无处不在的。在长期冲突型家庭,夫妻之间的战争长久地持续着,哪一方都不愿意接受服从的角色,他们通过各种方式和手段来维持他们之间的战争,而不是通过谈判寻求妥协,对于谁有权决定什么这个问题,永远找不出一个彼此都可以接受的答案。尽管有无休止的冲突,但许多这样的家庭并不承认其家庭功能有何异常,而是在家庭内外寻找替罪羊来回避他们的问题。在这种家庭里,个体边界是清晰的,成员之间既无亲密感,也无信任感,孩子也常常会卷入父母的冲突中,其心理的发育和自主性的形成往往受到影响,很难获得情感力量,也学不会如何去解决问题。

4. **严重功能障碍的家庭** 这类家庭既不支持夫妻为人父母的个性成熟,也不鼓励孩子的自主性。主要表现为两种类型:一种是夫妻一方占绝对主导地位型。在这种类型家庭中,占主导地位的一方往往有精神或心理问题,因此其思维方式有问题且具有攻击性,家庭的情感系统往往是扭曲的,其很多特征都类似于主导-服从型的功能失调家庭。另一种类型是混乱的家庭。在这种家庭中,没有一个家庭成员能够对家庭权威产生足够的影响,家庭成员之间有清楚的边界,彼此之间的联系是松散的,交流是混沌不清的。他们与家庭之外的世界缺乏实质性的联系,当问题出现时,往往采取回避、否认的态度,因此问题可能永远也得不到解决。弥漫在家庭中的是愤世嫉俗、不抱希望的气氛,个体的情感表达往往被回避和压制,取而代之的是家庭成员之间的障碍性冲突。

一般而言,健康家庭的基本特征包含以下几点:权力共享;灵活的家庭组织;有适应性的解决问题的能力,能够找到不同的解决方法;积极的应付机制;高水平的交流;家庭体系内外多层次、多样性的联系;支持个体成长;鼓励高度的自主性。

【注意事项】

1. 家庭功能对不同年龄儿童生长发育均有重要影响,这种影响甚至具有深远的意义。

2. 在发育与行为儿科临床中,家庭功能的评估不可忽视,它既可促进儿童青少年的健康成长,也可损害其生长和发育,阻碍能力的发展。

3. 凡因家庭功能失调导致的儿童发育与行为问题,发育与行为儿科医师必须善于识别,在力所能及的情况下不仅要诊治儿童,还要给予家庭建议和咨询。

(杨斌让)

1. 毛萌,金星明.中国发育行为而科学的发展与展望.临床儿科杂志,2010,28:710-712.

2. 金星明.发育行为儿科学:儿科学的基础.中国儿童保健杂志,2012,20:4-5.

3. 杨玉凤.我国发育行为儿科学的内涵现状与发展趋势.中国儿童保健杂志,2010,18:34.

4. 彭进.加快建设我国儿童发育行为的研究和专业体系.中华儿科杂志,2009,47:248-249.

5. 金星明,Mark D Simms.它山之石可以琢玉:美国发育行为儿科学的发展对中国发育行为儿科学的借鉴意义.中国循证儿科杂志,2012,7:1-3.

6. Voigt RG,Macias MM,Myers SM. Developmental and behavioral pediatrics. USA:American Academy of Pediatrics,2011:249-291.

7. 董会芹.学前儿童问题行为与干预.北京:清华大学出版社,2012:4-15,50-56,73-164.

8. 邹小兵,静进.发育行为儿科学.北京:人民卫生出版社,2005:413-417.

9. Shaffer DR,等著.发展心理学:儿童与青少年.第8版.邹泓,等译.北京:中国轻工业出版社,2009:37-68.

10. Voigt RG,Macias MM,Myers SM. Developmental and Behavioral Pediatrics. United Sates of American. American Academy of Pediatrics Department of Marketing and Publications Staff,2011:37-58.

11. 沈晓明,王卫平.儿科学.北京:人民卫生出版社,2008:28-32.

12. Voigt RG,Macias MM,Myers SM. Developmental and Behavioral Pediatrics American Academy of Pediatrics,2010:122-145.

13. Gerber RJ,Wilks T,Erdie-Lalena C. Developmental milestones:Motor development. Pediatrics in Review,2010,31:267-276.

14. 26.Schultz MB,Blasco PA. Motor development//Volgt RG,Maclas MM,Myers SM. Developmental and Behavioral Pediatrics. USA:American Academy of Pediatrics,2011:93-119.

15. Delgado MR,Hirtz D,Aisen M,et al. Practice parameter:Pharmacologic treatment of spasticity in children and adolescents with cerebral palsy(an evidence-based review):report of the Quality Standards Subcommittee of the American Academy of Neurology and the Practice Committee of the American Academy of Neurology and the Practice Committee of the Child Neurology Society. Neurology,2010,74(4):336-343.

16. 33.Khirani S,Ramirez A,Aubertin G,et al. Respiratory muscle decline in Duchenne muscular dystrophy. Pediatr Pulmonol,2014,49:473-481.

17. 34.Prior TW,Snyder PJ,Rink BD,et al. Newborn and carrier screening for spinal muscular atrophy. Am J Med Genet A,2010,152A:1605-1607.

18. 刘倩,吴菁.脊髓性肌萎缩的诊疗进展.中国产前诊断杂志,2014,6(3):54-58.

19. Iskind CE,Panchal S,Smith CO,et al. A review of genetic counseling for Charcot Marie Tooth disease(CMT).J Genet Couns,2013,22(4):422-436.

20. 侯池,吕俊兰.遗传性运动感觉性神经病儿童功能障碍评估.中华实用儿科临床杂志,2014,29(12):945-947.

21. 陈文雄.发育行为障碍的早期识别.教育生物学杂志,2014,2(1):10-15.

22. Hoffman EP,Reeves E,Damsker J,et al. Novel approaches to corticosteroid treatment in Duchenne muscular

dystrophy. Phys Med Rehabil Clin N Am,2012,23:821-828.

23. 李婷婷,邹丽萍. 糖皮质激素治疗 Duchenne 肌营养不良的研究进展. 中华神经医学杂志,2012,11(11):1182-1185.

24. 刘湘云,陈荣华,赵正言. 儿童保健学. 第 4 版. 南京:江苏科学技术出版社,2011:265-270.

25. 美国精神医学学会编著. 精神障碍诊断与统计手册. 第 5 版.(美)张道龙,等译. 北京:北京大学出版社,2014:15-19.

26. 赵蓓. 幼儿情绪社会性发展问题的研究进展. 中国儿童保健杂志,2011(12):1107-1109.

27. 沈渔邨. 精神病学. 第 4 版. 北京:人民卫生出版社,2002.

28. 季成叶. 儿童少年卫生学. 第 7 版. 北京:人民卫生出版社,2012.

29. 金星明,静进. 发育行为儿科学. 北京:人民卫生出版社,2015.

30. 陶国泰. 儿童少年精神病学. 第 2 版. 南京:江苏科学技术出版社,2009.

31. 徐浙宁,苏雪云译. 异常儿童心理. 第 3 版. 上海:上海人民出版社,2009.

32. Voiget RG,Macias MM,Myero SM. Development and Behavioral Pediatrics. Ameruican of Academy Pediatrics,2011.

33. 美国精神医学会编著(张道龙等译). 精神障碍诊断与统计手册第五版(DSM-5). 北京:北京大学出版社,2014.

34. 江帆. 发育与行为儿科学. 北京:人民卫生出版社,2014:419-428.

35. 静进. 对儿童学习障碍的理解及其诊疗. 中国儿童保健杂志,2011,03:195-198.

36. Sexton CC,Gelhorn HL,Bell JA,et al. The Co-occurrence of Reading Disorder and ADHD:Epidemiology,Treatment,Psychosocial Impact,and Economic Burden. Journal of learning disabilities,2012,45(6):538-564.

37. 76.Mammarella IC,Cornoldi C. An analysis of the criteria used to diagnose children with Nonverbal Learning Disability(NLD). Child Neuropsychol,2014,20(3):255-280.

38. 静进. 儿童沟通与学习障碍的应对策略. 中国儿童保健杂志,2012,10:865-866.

39. Costanzo F,Menghini D,Caltagirone C,et al. How to improve reading skills in dyslexics:The effect of high frequency rTMS. Neuropsychologia,2013,51(14):2953-2959.

40. Margari L,Buttiglione M,Craig F,et al. Neuropsychopathological comorbidities in learning disorders. BMC Neurology,2013,13:198.

41. 赵滢,杜亚松. 注意缺陷多动障碍的分子遗传学进展. 上海精神医学,2010,22(3):183-185.

42. American Academy of Pediatrics. Clinical Practice Guideline ADHD:Clinical Practice Guideline for the Diagnosis,Evaluation,and Treatment of attention-Deficit/Hyperactivity Disorder in Children and Adolescents. Pdiatrics,2011:1007-1022.

43. Reiff MI,Stein MT. Attention-Deficit/Hyperactivity Disorder// Voigt RG,Macias MM,Myers SM. Developmental and Behavioral Pediatrics. Elk Grove Village,IL:American Academy of Pediatrics,2011:327-345.

44. 美国儿科学会(AAP)指南.ADHD:儿童和青少年注意缺陷/多动障碍的诊断、评估和治疗临床实践指南.Pediatrics(中文版),2011,128(5):1-16.

45. American Psychiatric Association. Desk Reference to the Diagnostic Criteria from DSM-5. Washington DC,American Psychiatric Publishing,2013:41-43.

46. 江帆. 发育与行为儿科学. 北京:人民卫生出版社,2014:493-499.

47. American Psychiatric Association(2013). Diagnostic and Statistical Manual of Mental Disorders(Fifth ed.). Arlington,VA:American Psychiatric Publishing.

48. Gaugler T,Klei L,Sanders SJ,et al. Most genetic risk for autism resides with common variation.Nature Genetics,2014,46:881-885.

49. Lai MC,Lombardo MV,Baron-Cohen S. Autism. Lancet,2014,383(9920):896-910.

50. 桂永浩. 小儿内科学高级教程. 北京:人民军医出版社,2011:440-447.

51. Diagnostic and Statistical Manual of Mental Disorders, 5th Edition: DSM-5 [American Psychiatric Association]. American Psychiatric Publishing, 2013.

52. Keith Cheng, Kathleen M Myers. Child and Adolescent Psychiatry: the Essentials (Second Edition). Lippincott Williams & Wilkins, a Wolters Kluwer business, 2011: 70-85.

53. Diagnostic and Statistical Manual of Mental Disorders, 5th Edition: DSM-5 [American Psychiatric Association]. American Psychiatric Publishing, 2013.

54. Eric J Mash, Russell A Barkley. Child Psychopathology, 3rd edition. the Guilford Press, 2014, a: 345-405; b: 225-302.

55. Keith Cheng, Kathleen M Myers. Child and Adolescent Psychiatry: the Essentials (2nd Edition). Lippincott Williams & Wilkins, a Wolters Kluwer business, 2011, a: 103-119; b: 177-219.

56. William B Carey, Allen C Crocker, William L Coleman. Developmental-Behavioral Pediatrics: Expert Consult: 4th Edition. Elsevier Health Sciences, 2010: 461-473.

57. 童梅玲. 儿童早期视力筛查的意义及方法. 中国儿童保健杂志, 2012, 20 (6): 482-484.

58. 李凤鸣. 中华眼科学. 第 5 版. 北京: 人民卫生出版社, 2005.

59. 李丽红, 刘虎, 钱梨, 等. 儿童眼病筛查. 北京: 科学出版社, 2011

60. Robert G, Voigt, Michelle M. Developmental and Behavioral Pediatrics. Section on Developmental and Behavioral Pediatrics. American Academy of Pediatrics, 2011.

61. 全国儿童保健工作规范和技术规范. 2013.

62. 国家卫生和计划生育委员会. 儿童眼及视力保健技术规范, 2013.

63. 张敏译, 池霞, 郭锡熔校. 儿童发育评估. 英国医学杂志中文版, 2013: 16 (2): 95-102.

64. 刘湘云, 陈荣华, 赵正言. 儿童保健学. 4 版. 南京: 江苏科学技术出版社, 2011, 6: 42-47.

65. Voigt RG, Macias MM, Myess SM. Developmental and Behavioral Pediatrics. American Academy of Pediatrics, 2011.

66. 金星明, 彭进. 发育与行为儿科学. 北京: 人民卫生出版社, 2014: 184-188.

67. Robert G Voigt, Michelle M Macias, Scott M Myess. Developmental and Behavioral Pediatrics. American Academy of Pediatrics, 2011: 221-248.

68. 沈渔邨. 精神病学. 第 4 版. 北京: 人民卫生出版社, 2002.

69. 季成叶. 儿童少年卫生学. 第 7 版. 北京: 人民卫生出版社, 2012.

70. Leppert MLO. Neurodevelopmental assessment and medical evaluation//Volgt RG, Maclas MM, Myers SM. Developmental and Behavioral Pediatrics. USA: American Academy of Pediatrics, 2011: 93-119.

71. Marks KP, LaRosa AC. Understanding developmental-behavioral screening measures. Pediatrics in Review, 2012, 33 (10): 448-458.

72. Radecki L, Sand-Loud N, O'Connor KG, et al. Trends in the use of standardized tools for developmental screening in early childhood: 2002-2009. Pediatrics, 2011, 128 (1): 14-19.

73. 邵肖梅, 叶鸿瑁, 丘小汕. 实用新生儿科学. 第 4 版. 北京: 人民卫生出版社, 2011: 677-678.

74. 左启华. 小儿神经系统疾病. 第 2 版. 北京: 人民卫生出版社, 2002: 8-13.

75. Brazelton TB, Nugent JK. Neonatal behavioral assessment scale (4th ed). London: Mac Keith Press, 2011.

76. William B Carey, Allen C Crocker, William L Coleman. Developmental-Behavioral Pediatrics: Expert Consult: 4th Edition. Elsevier Health Sciences, 2010: 763-835

77. 简斯·夸尔斯, 戴安·布瑞克, 伊丽莎白·托姆布著 (卞晓燕等译). 年龄与发育进程问卷: 社交 - 情绪. 上海: 上海科学技术出版社, 2013.

78. 江开达. 精神病学. 第 2 版. 北京: 人民卫生出版社, 2010: 272-297.

79. Keith Cheng, Kathleen M Myers. Child and Adolescent Psychiatry: the Essentials (Second Edition). Lippincott Williams & Wilkins, a Wolters Kluwer business, 2011: 455-487.

80. Aviva Yochman, Osnat Alon-Beery, Ahuva Sribman. Differential diagnosis of sensory modulation disorder (SMD)and attention deficit hyperactivity disorder(ADHD): participation, sensation, and attention. frontiers in integrative neuroscience, 2013, 7(862): 1-10.

81. 黎婉仪, 赵少芬. 感觉信息处理及自我调节功能检核表. 中国香港: 协康会, 2013.

82. oseann C Schaaf, Teal Benevides, Erna Imperatore Blanche. Parasympathetic functions in children with sensory processing disorder.frontiers in integrative neuroscience, 2010, 4(4): 1-11.

83. 万萍. 言语治疗学. 北京: 人民卫生出版社, 2012.

84. 沈晓明. 我为什么提出特殊教育的"医教结合"理念. 上海特教, 2012, 4: 2-3.

85. 杜亚松. 儿童心理障碍诊疗学. 北京: 人民卫生出版社, 2013: 573-576.

86. 张明园, 肖泽萍译. 精神病学教科书. 第5版. 北京: 人民卫生出版社, 2010: 153-164.

87. 毛萌, 金星明. 儿童保健与发育行为诊疗规范. 北京: 人民卫生出版社, 2015

88. 黎海芪. 实用儿童保健学. 北京: 人民卫生出版社, 2016

89. 邹小兵, 李咏梅. 儿童发育迟缓及发育障碍的早期干预和管理. 中国实用儿科杂志, 2016, 31(10): 756-760

90. 静进, 刘步云. 孤独症谱系障碍儿童的利他行为研究. 教育生物学杂志, 2016, 4(2): 53-56

91. 杨友, 金志娟. 儿童孤独症谱系障碍 DLGAP1 基因多态性研究. 中国实用儿科杂志, 2016, 31: 761-764

92. 金星明. 规范发育行为门诊. 中国儿童保健杂志, 2017, 25(7): 649-651

93. 杨玉凤. 儿童发育行为心理评定量表. 北京: 人民卫生出版社, 2016

94. 金星明. 重视儿童发育监测和筛查在儿童保健中的应用. 中国实用儿科杂志, 2016, 31(10): 726-729

95. 杨友, 钟向阳. 注意缺陷多动障碍儿童筛查中的医教结合初探. 教育生物学杂志, 2016, 4(2): 74-78

96. 杨友, 钟向阳. 上海儿童医学中心 2014-2015 年初诊注意缺陷多动障碍患儿用药情况分析. 教育生物学杂志, 2016, 4(3): 130-133

97. 马骏, 张安易. 脑功能影像技术在发育与行为儿科学中的应用. 教育生物学杂志, 2016, 4(1): 1-6

98. 静进. 孤独症谱系障碍儿童的康复教育现状及趋势. 中国儿童保健杂志, 2016, 24(12): 1233-1237

99. 杨玉凤. 整个医学与儿童早期发展. 中国儿童保健杂志, 2017, 25(2): 109-111

100. 李廷玉. 中国儿童营养面临的双重负担——营养不良和超重肥胖. 中国实用儿科杂志, 2015, 30(12): 881-883

101. 李廷玉. 胎儿环境暴露与儿童早期发育. 中国儿童保健杂志, 2015, 23(10): 1009-1011

102. 刘雪曼, de Villiers. "梦想"普通话标准化评估在听障儿童语言测试中的应用. 中华耳科学杂志, 2015, 13(4): 617-622

103. 陈文雄, 杨思达. 重症病毒性脑炎患儿非惊厥性癫痫持续状态 9 例临床分析. 中国循证儿科杂志, 2015, 10(4): 275-280

57